功能解剖学
Functional Anatomy

·第 2 版·

原著 〔美〕克里斯蒂·J.凯尔（Christy J. Cael）
主译 王 骏 高燕萍 黄薇园 吴虹桥

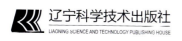

辽宁科学技术出版社
LIAONING SCIENCE AND TECHNOLOGY PUBLISHING HOUSE

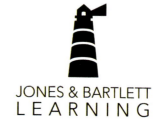

JONES & BARTLETT
LEARNING

图书在版编目（CIP）数据

功能解剖学：第2版 /（美）克里斯蒂·J. 凯尔（Christy J. Cael）著；王骏等主译.
—— 沈阳：辽宁科学技术出版社，2025.1.
—— ISBN 978-7-5591-3986-3

Ⅰ. R324

中国国家版本馆CIP数据核字第20248KY352号

ORIGINAL ENGLISH LANGUAGE EDITION PUBLISHED BY
Jones & Bartlett Learning, LLC
25 Mall Road
Burlington, MA 01803 USA

Functional anatomy: musculoskeletal anatomy, kinesiology, and palpation for manual therapists, Second edition /
Christy J. Cael, © 2023 JONES & BARTLETT LEARNING, LLC. ALL RIGHTS RESERVED.

著作权号：06-2023-14

版权所有　侵权必究

出版发行：辽宁科学技术出版社
　　　　　北京拂石医典图书有限公司
地　　址：北京海淀区车公庄西路华通大厦 B 座 15 层
联系电话：010-57252361/024-23284376
E - mail：fushimedbook@163.com
印　刷　者：天津淘质印艺科技发展有限公司
经　销　者：各地新华书店

幅面尺寸：210mm×285mm
字　　数：742 千字
出版时间：2025 年 1 月第 1 版

印　张：29.75
印刷时间：2025 年 1 月第 1 次印刷

责任编辑：李俊卿　陈　颖
封面设计：咏　潇
版式设计：咏　潇

责任校对：梁晓洁
封面制作：咏　潇
责任印制：丁　艾

如有质量问题，请速与印务部联系　联系电话：010-57262361

定　　价：198.00 元

翻译编委会

主　译　王　骏　高燕萍　黄薇园　吴虹桥
副主译　李百强　许　静　崔文静　李艳影　耿德新

译　者（排名不分先后）

耿德新　无锡市第二人民医院（江南大学附属中心医院）

张静雅　徐州市第一人民医院

刘　念　川北医学院附属医院

李兴辉　川北医学院附属医院

吴虹桥　常州市妇幼保健院（南京医科大学常州医学中心）

黄钟杰　深圳市龙华区妇幼保健院

崔文静　南京中医药大学附属医院

王建华　南京中医药大学附属医院

王洪杰　佛山市妇幼保健院

李百强　中国人民解放军东部战区总医院

姚志峰　南京大学医学院附属鼓楼医院

高燕萍　云南省肿瘤医院

黄薇园　海南医科大学附属海南医院（海南省人民医院）

张译文　南京医科大学附属儿童医院

许　静　中国人民解放军东部战区总医院

李艳影　安徽医科大学临床医学院

薛冠男　中国人民解放军联勤保障部队九八九医院

王　骏　长沙医学院

蒋一飞　常州市妇幼保健院（南京医科大学常州医学中心）

彭力娟　长沙医学院

邹亲玉　长沙医学院

李佳璇　长沙医学院

彭柔美　长沙医学院

刘　静　长沙医学院

张　杰　长沙医学院

储　天　华中科技大学同济医学院附属同济医院

译者序

在当今的医疗保健领域中，康复、按摩、纤体和健身专业人员的角色日益重要，他们不仅是治疗团队不可或缺的一员，更是促进患者康复并提升运动表现的关键力量。这些专业人士需要深入理解肌肉与关节的复杂关系，才能在临床实践中做出精准的诊断，并制定有效的治疗方案。《功能解剖学》正是这样一本为这些运动康复和健身领域的学生和从业者量身打造的经典之作。

本书的出版，旨在帮助那些致力于人体运动科学和康复工作的读者深入掌握人体解剖结构是如何在运动中协同工作的。对于健康护理、健身和纤体专业的学生来说，理解身体的复杂同步性不仅是专业所需，更是确保治疗计划有效性和安全性的基础。对于运动员和健身教练而言，常规性地分析复杂的运动模式，对于提升运动员的表现和预防伤害至关重要。因此，本书不仅是一本实用的专业指南，更是打开人体运动奥秘之门的一把钥匙。

在翻译本书的过程中，我深刻体会到作者在编写时的匠心独运。作者从人体的基本结构入手，逐步深入到骨骼、关节和肌肉等核心内容的讲解，层层递进，逻辑清晰。这种编写方式不仅有助于读者理解静态结构与动态功能之间的关系，还能系统性地学习触诊技巧。特别值得一提的是，作者将功能相关的肌肉组成肌群进行归类介绍，如背阔肌和大圆肌，这种编排方式极大地方便了读者对肌肉功能的理解和记忆。

本书的前三章奠定了坚实的基础，介绍了人体的基本结构和产生运动的基本原理；随后的六章则按照人体部位逐一展开，每章都遵循统一的编排格式，方便读者能够快速找到所需信息。每章的开头部分都列出了学习目标、章节大纲等内容，为读者提供了清晰的学习路径。随后，通过详细的骨性结构、肌肉附着点、关节和韧带的介绍，再结合浅层肌和深层肌的阐述，为读者构建了一个完整、立体的三维认识。

除了丰富的文字描述，本书还配备了大量精美的插图和照片，这些视觉元素不仅增强了内容的可读性，还使得复杂的解剖结构变得直观易懂。特别是那些展示触诊技巧和肌肉运动的照片，更是为读者提供了宝贵的实践指导。

本书的另一个亮点是对于协同肌和拮抗肌关系的深入探讨。通过"运动方式"部分的内容，作者生动地展示了在日常生活中和体育运动中，不同肌肉群是如何协同工作来完成各种动作的。这种介绍方式不仅有助于读者理解肌肉之间的平衡关系，还能为制定个性化的治疗方案提供科学依据。

在翻译过程中，我们力求保持原文的准确性和流畅性，同时结合中文读者的阅读习惯，对部分内容进行了适当的调整和补充。希望通过我们的努力，能够让更多的读者受益于这本经典之作，无论是在专业学习还是临床实践中，都能从中获得宝贵的启示和帮助。

最后，我想强调的是，本书不仅是一本解剖学教材，更是一本激发人体运动科学探索热情的宝库。

它鼓励读者带着疑惑和好奇的心态，去发现和体验人体中那些令人兴奋的新事物。因此，衷心希望每一位读者都能充分利用本书提供的学习工具和资源，积极尝试书中的触诊技巧和动作练习，不断提升自己的专业素养和实践能力。愿这本书成为你探索人体奥秘、攀登事业高峰的得力助手。

王骏

2024 年 7 月 1 日

于长沙医学院

原版前言

以往，医疗保健团队主要包括体检医师、物理治疗师、职业治疗师、专业按摩师、护理保健管理人员、法律顾问、保险公司代表以及其他医疗保健服务提供者，而在当今社会中，专注于按摩、纤体及健身领域的专业人士也在医疗保健团队中占据了举足轻重的地位。这些从业人员不仅需要对肌肉与关节功能有基础的认识，更要具备深刻的理解，以确保在治疗过程中能够准确无误地沟通，维护个人信誉，并有效获取治疗相关的支持。随着"效果导向"的合理性治疗新需求的涌现，对人体运动机制的全面掌握成为了专业人士的必备素养。

《功能解剖学（第2版）》的问世，旨在为即将投身于人体运动科学及塑形领域的学生提供一把钥匙，帮助他们深入理解人体解剖结构是如何协同工作以产生运动的。对于未来从事健康管理、健身指导及塑形服务的学生而言，深化对人体复杂协同机制的认识至关重要。此外，这些职业还要求治疗师能够设计出既简洁又高效的个性化治疗方案。为了确保运动员发挥最佳状态并预防伤害，健身教练及专业体育工作者还需定期分析复杂的运动模式，使之成为日常工作的一部分。

除这些实际的益处外，对功能解剖学的理解还能提高人们对人体运动知识的了解和对运动艺术的欣赏。有了对结构和功能关系的深入了解，我们就会明白人体犹如一个充满活力、栩栩如生且可做多种运动的奇妙物体。这本书能够帮助你探索人体参与运动的结构和解剖学关系，例如走、跑、举、投掷等。对这些结构进行的检查、触诊和移动，可以指导我们对人体及其运动潜能产生一个完整、立体的三维认识。

结构和内容

本书的章节设置旨在包括全部的解剖部位。这意味着首先要认识深层结构，然后再依次介绍浅层结构。这种编写方式能够帮助读者理解静态结构（如骨、韧带、关节囊）与肌肉的动态功能的关系。同时，由浅入深地展现肌肉有助于学习系统性的触诊技能。另外，本书把功能相关的肌肉组成的肌群放在一起介绍，例如，背阔肌和大圆肌在人体内的位置相互毗邻，有共同的附着点并且进行相似的活动，因此，它们在第四章中被一起阐述。

本书的前三章介绍了人体是如何组合并且产生运动的。第一章讨论和阐述人体的基本结构和系统，人体层次结构，解剖学术语和运动方式。第二章对骨和关节进行深入探讨，包括它们的基本结构，不同的形状、功能、分类，以及不同类型骨和关节的位置。第三章深入探讨骨骼肌，包括它们的功能、特性、纤维方向和分类，产生不同类型的收缩及如何调节。学完这几章后，你可以对人体的基本结构和产生运动的方式有一定的理解。同时，你也可以运用专业术语进行讨论。

其余六章中的每一章都会探讨人体的一个特定部位。这些章节按照统一的编排格式，同类信息会出现在每章相同的地方。这种方式有助于你方便快捷地找到章节内的任一主题。

这六章中每章前半部反复出现的内容按顺序编排，包括：

- ■ 学习目标
- ■ 概述
- ■ 表面解剖
- ■ 骨性结构
- ■ 骨性标志的触诊

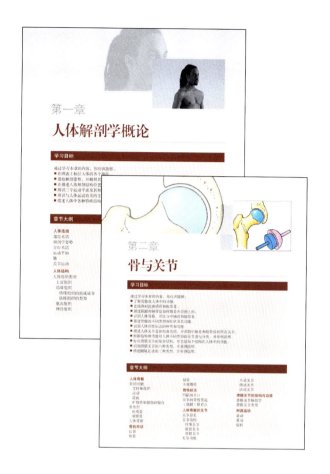

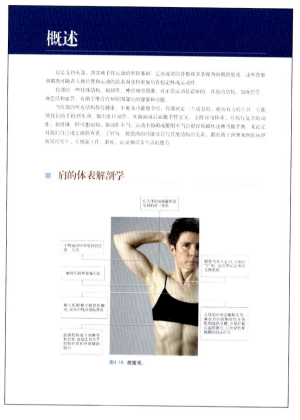

置，并标示了相关骨性标志和肌肉特性。对每块肌肉简单、一致的介绍，保证了其在课堂上或实验室中易于使用，同样也有利于学习和快速查阅。

肌肉概述之后，各章会有一部分内容讨论人体的运动功能。通过"运动方式"中对协同肌和拮抗肌之间关系的介绍和图片，来探讨日常生活和体育运动中涉及的结构与功能之间的关系。

本书的每个章节均以一个简要总结、复习题和学习活动来结束。学习活动中有针对性的练习，旨在有针对性地衔接所涵盖的各个解剖结构。

■ 肌肉附着点

■ 关节和韧带

■ 浅层肌

■ 深层肌

■ 特殊结构（除骨、韧带和肌肉外）

■ 关节所能做的运动

■ 关节的被动和阻力运动

各章开篇之后，首先用 1～2 页介绍该部位相关的肌肉，包括标识的肌肉起止点、肌纤维排列及其方向。图片下面的文字介绍了肌肉的起止点、运动和神经支配。还包括肌肉的功能解剖介绍，及与其他肌肉之间的关系，除运动外，在人体内的其他作用，以及与其相关的常见失衡和功能障碍。最后，以简单易懂的步骤解释如何触诊，以及如何给予对抗力，以确保触诊到适当的位置。本书以照片形式显示检查者和被检查者的恰当位

本书的特点

通过整合读者的思考及其他观察和触诊感觉，本书可使你更深刻地理解人体结构和功能。借助本书的指导，能够利用动态的、丰富多彩的视觉效果和运动练习，可以提高触诊技巧，强化个人以及小组的学习过程。为了进一步理解结构关系和其运动的可能性，应由内到外地探讨人体的每个局部结构。同时本书内容还包括简单、易

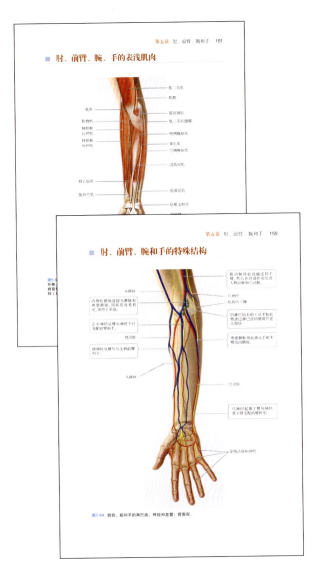

■ 肘、前臂、腕、手的表浅肌肉

■ 肘、前臂、腕和手的特殊结构

图5.8A 前臂、腕和手的淋巴结、神经和血管：前面观。

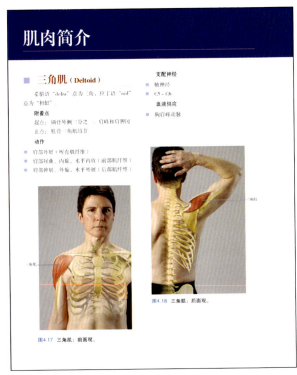

肌肉简介

■ 三角肌（Deltoid）

希腊语 "delta" 意为 "三角"，拉丁语 "oid" 意为 "相似"。

附着点
起点：锁骨外侧三分之一、肩峰和肩胛冈
止点：肱骨三角肌粗隆

动作
■ 肩部外展（所有肌纤维）
■ 肩部屈曲、内旋、水平内收（前部肌纤维）
■ 肩部伸展、外旋、水平外展（后部肌纤维）

支配神经
腋神经
C5～C6

血液供应
胸肩峰动脉

图4.18 三角肌：后面观。

图4.17 三角肌：前面观。

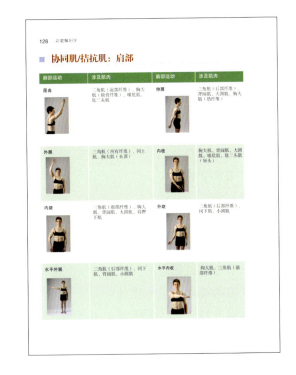

128 功能解剖学

■ 协同肌/拮抗肌：肩部

肩部运动	涉及肌肉	肩部运动	涉及肌肉
屈曲	三角肌（前部纤维）、胸大肌（锁骨纤维）、喙肱肌、肱二头肌	伸展	三角肌（后部纤维）、背阔肌、大圆肌、胸大肌（胸骨纤维）
外展	三角肌（所有纤维）、冈上肌、胸大肌（头部）	内收	胸大肌、背阔肌、大圆肌、喙肱肌、肱二头肌（短头）
内旋	三角肌（前部纤维）、胸大肌、背阔肌、大圆肌、肩胛下肌	外旋	三角肌（后部纤维）、冈下肌、小圆肌
水平外展	三角肌（后部纤维）、冈下肌、背阔肌、小圆肌	水平内收	胸大肌、三角肌（前部纤维）

懂的骨性标志触诊指导和对每块肌肉的介绍。

每一章节内还列出了一张协同肌与拮抗肌的简表，且配有一张特定的人体运动照片，如屈曲或伸展，并在表内列出了参与相应运动的所有肌肉。同时，配有对应的拮抗运动，以帮助你理解肌肉之间的平衡关系。

为了评估正常关节的功能，每一章节也讨论和阐述运动过程中的被动和阻力运动，帮助你识别参与运动的特定结构。

如前所述，每一章节的"运动方式"内容，对日常生活和运动中的特定动作进行了详细讲解。运动方式的照片生动地演示了参与该动作的相关肌群。

练习题"试一试"放在每章的结尾，这是一个简单、实用的部分，它涉及一个或多个本章要求掌握的核心概念。同时列出简单、易懂的步骤和其他一些可能需要的特殊用具。例如，第一章中的"试一试"要求读者按卡片上描述特定的人体运动，并与学习伙伴互动。这种学习方式利用多感官刺激，有助于正确使用解剖学术语和概念。

■ 运动方式

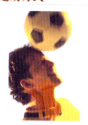

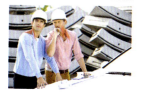

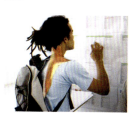

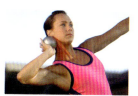

头球： 顶足球需要头颈部进行强有力的前向运动。深层肌肉如头前直肌、头长肌和颈长肌使前额倾斜并稳定住脊柱。而颈前部的表浅肌肉如前斜角肌、胸锁乳突肌和颈阔肌则促使这一动作的完成。

向一侧转头： 将头倾向一侧涉及颈部前后多块肌肉的激活。小面深的头外直肌和头上斜肌使头部倾斜，而半棘肌、夹肌、颈长肌、斜角肌、胸锁乳突肌和斜方肌协助头颈部产生更大的运动。

抬头： 颈后部的深层、中层和浅层肌肉的协调工作，使我们能够抬头。深层肌肉如枕下肌群协助头部旋转，而中层的半棘肌和夹肌使颈部后屈，并稳定椎骨。表浅肌肉如肩胛提肌和斜方肌连接头部和肩胛带。

头部旋转： 向后转头是驾车或游泳准备时暖时的关键动作。深层的枕下肌群帮助头部旋转，而半棘肌和夹肌控制颈部粗略的旋转。在这些运动中，斜角肌、肩胛提肌、胸锁乳突肌和斜方肌将头颈部固定在胸廓和肩胛带上，并从这种稳定的结构中产生杠杆效应，使头部转动。

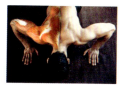

俯卧撑： 由于手放在地上，俯卧撑等活动需要将肩胛骨固定在胸廓上，同时保证盂肱关节在其活动范围内移动。斜方肌、菱形肌、前锯肌和胸大肌则负责上下移动身体。

小结

- 六块骨构成了肩部，包括成对的锁骨、肩胛骨以及左右肱骨。
- 肩部的两个主要结构是肩带和盂肱关节。肩带由锁骨和肩胛骨构成，它们在肩峰-锁骨关节处有关节连接。锁骨的内侧端与胸骨柄（胸骨的一块骨）相接。盂肱关节是肩胛骨的关节窝与上臂肱骨头构成的关节。这种关节通常被称为肩关节。
- 肩胸关节不是真正的关节，因为肩胛骨和胸廓之间没有滑膜性关节，肩胛骨只是在胸廓肌肉组上滑动。
- 附着在肩胛骨上的肌肉可以进行多种运动，包括抬高、下降、回缩、前伸、上旋和下旋。
- 盂肱关节的潜在运动包括屈曲、伸展、外展、内收、内旋、外旋、水平外展和水平内收。
- 被动活动度（ROM）可用于评估稳定结构的健康状况和功能，例如盂肱关节囊和盂肱关节、肩锁关节和肩锁关节韧带。也可用于评估肩胸关节和盂肱关节之间的相对运动。
- 抗阻活动度（ROM）可用于评估肩胸关节和盂肱关节的动态稳定结构和激动动的健康状况和功能。评估功能性力量和耐力有助于你

- 识别控制肩胛骨、稳定肱骨头和移动肱骨的肌肉之间的平衡和潜在的不平衡。
- 肩部较深、较小的肌肉，例如肩袖肌肉，往往稳定关节。更大、更多的表浅肌肉，例如胸大肌，可以产生有力的运动。
- 肩胛骨和盂肱关节肌肉的协调运动被称为肩肱节律。
- 肩带和盂肱关节的肌肉必须协调工作以产生运动，例如投掷、伸展、举起和俯卧撑。

■ 复习

多选题

1. 组成肩锁关节的骨骼是
   A. 肩胛骨和胸骨
   B. 肩胛骨和锁骨
   C. 锁骨和胸骨
   D. 以上都不是
2. 盂肱关节是
   A. 屈戍关节
   B. 滑动关节
   C. 不可动关节
   D. 球窝关节
3. 肩胸关节是
   A. 球窝关节

试一试!

活动：在一组3×5的卡片上，描述或绘制特定的人体运动，例如跳跃、打保龄球、制作雪天使等。找一个伙伴，让他处于解剖学姿势。抽一张卡片，不让你的伙伴看到上面描述的内容，使用正确的方向和动作术语，让你的伙伴按照卡片上描述的方式进行运动。如果在群体环境中进行，可以采用比赛的形式。第一对能正确描述并执行动作的搭档获胜!

更换伙伴，并抽取另一张卡片。重复上述步骤，与多个伙伴练习不同的运动。通过选择越来越困难的动作来挑战自己。

目 录

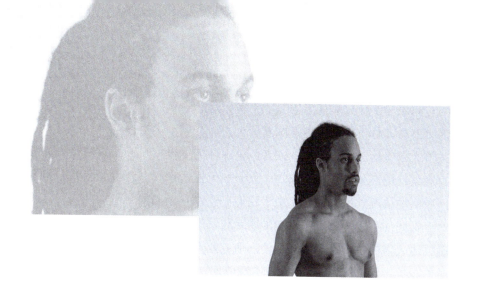

第一章

人体解剖学概论

学习目标

通过学习本章的内容，你应该能够：
- 在图表上标注人体的各个部位。
- 描绘解剖姿势，并解释其在理解人体运动中的重要性。
- 在描述人体解剖结构位置时，使用适当的方向术语。
- 辨识三个运动平面及其相应的轴线，并展示每个平面可能的运动。
- 辨识与人体运动有关的主要结构，并展示定位和触诊每个结构的方法。
- 描述人体中各种特殊结构的功能，包括皮肤、血管、淋巴系统、神经、软骨和滑囊。

想象一下，一位患者因为"手臂无法运动"前来就诊。你可能会想这意味着什么。涉及哪个关节？哪些运动受到影响？或者，也许你进一步"观察他的高尔夫挥杆动作"。你会如何描述你所看到的情况？幸运的是，由于我们已经建立了一个共同的称之为解剖术语的沟通系统，用于准确描述人体的各个部位及其运动，使专业人员、学者和学生能够有一个共同的理解和参照点。本章首先介绍这种专业的解剖学术语。

人体运动需要多个人体结构的协调作用。骨骼和肌肉提供了一个由韧带、肌腱、关节囊和筋膜连接在一起的杠杆系统。这些系统由提供营养、刺激或保护的特殊结构支持。本章将探索这些运动和特殊结构。

人体解剖学术语

在讨论人体的结构时，使用科学家、学者和医务人员共同商定的术语是很重要的。

（一）部位术语

如果一位同学向你描述一位被检查者腿部的组织损伤，你可能会认为损伤位于大腿，而实际上同学指的是小腿。为了避免这样的混淆，不同人体部位被赋予了精确的名称。图1.1显示了解剖连结的参照点和起点。

（二）解剖学姿势

即使使用了部位术语，如果双方没有共同的参照点，仍然可能出现误解，因此，需要确定标准的解剖学姿势。在西方医学中，解剖学姿势是

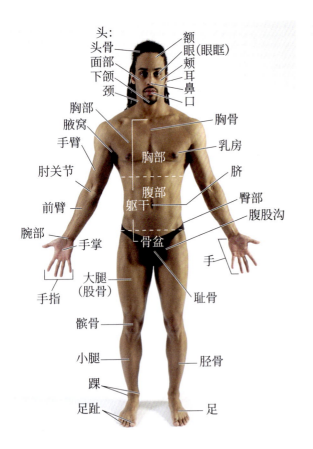

A   B

图1.1   人体解剖学姿势。A.前面观。B.后面观。

指人体直立，面向前方，足平行，手臂位于人体两侧并外展，手掌向前（图1.1A、B）。这种人体姿势被用于描述解剖特征的相对位置，以及人体各部位的运动。大多数解剖学教材和图表在介绍人体结构时都使用这个姿势。

（三）方位术语

在了解解剖学姿势的基础上，你可以描述人体不同结构的相对位置（图1.2）。例如：

- ◼ 胸部位于脊柱的前方。
- ◼ 手位于肘的远端，也就是说，手比肘离上肢的附着点更远，而肘部更近。
- ◼ 头部高于肩。
- ◼ 鼻位于两侧耳的中央，也就是说，鼻比耳更靠近人体的中线，耳更靠外。

方位术语在描述损伤位置时非常有用，例如，"患者在左髋骨近端约5cm处感到疼痛。"在描述人体位置时它们也很有用，例如，"运动员应该在手刚好位于臀部侧面时完成动作。"

图1.2中显示方位术语，描述了结构与人体表面的接近程度。这些术语包括表面（靠近表面）和深层（远离身体表面）。例如，头皮靠近颅骨表面，而脑部则靠近颅深层。

（四）运动平面

现在，我们已经学习了解剖学姿势和适当的方位术语，现在准备学习关于人体运动的通用语言。人体以复杂的方式运动，这可能使描述变得困难。科学家已经将人体运动的术语进行了分类和简化，以增强理解和沟通。通过将复杂的人体

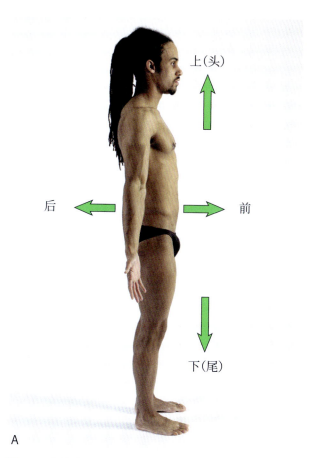

A

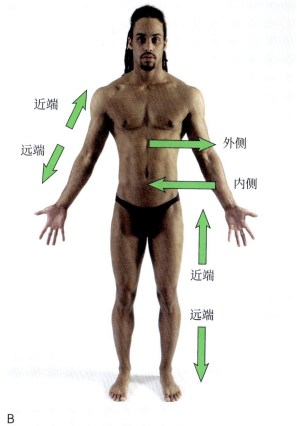

B

图1.2 **方位术语。** A.侧面观。B.前面观。

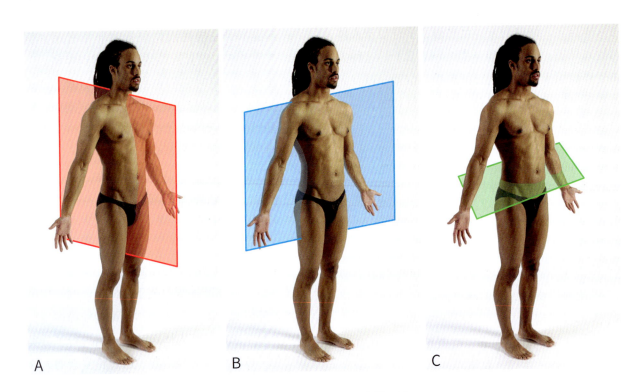

图1.3　人体平面。A.矢状面。B.额面（冠状面）。C.横断面（轴面）。

运动分解为更简单的部分，这样有助于对复杂人体运动进行一致性的描述和分析。

关节的运动大致可以沿着三个方向进行：前后、左右或旋转。为了精确描述这些运动，想象人体被三个大型虚构平面切割。

第一个平面将人体垂直地分为左右两半，称为矢状面（图1.3A）。前后运动与该虚构平面平行。摆动手臂和腿行走就是矢状面运动的例子。

第二个平面将人体分为前后两半，它被称为额面（或冠状面）（图1.3B）。左右运动与该虚构平面平行。做跳跃运动时发生的上下肢运动就是冠状面运动的例子。

第三个平面将身体分为上下两个部分，它被称为横断面（或轴面）（图1.3C）。旋转或转动运动与该虚构平面平行。将下肢向外转动或转动头部向后看都是横断面运动的例子。单词"transverse"意味着"横截"，因此对人体的横断面视图有时也称为横截面。

（五）轴

每种运动类型，矢状面（前后方向）、冠状面（左右方向）和横断面（上下方向）都必须围绕一个轴（枢轴点）进行。想象一下轮子在轴上转动。轴是轮子绕其旋转的轴线。每个运动平面都有一个相应的轴线，围绕该轴发生运动。该轴线始终垂直于（直角）相应的平面。

了解这些虚构的轴线及其对应的平面，有助于我们准确地交流关于运动的信息。例如：

■　在矢状面发生的前后运动围绕冠状轴旋转（图1.4A）。即行走时摆动手臂（前后）等运动发生在矢状面上，并围绕一个从右到左穿过肩的想象轴线旋转。当你向前弯腰时，情况也是如此。人体在矢状面（前后方向）上运动，围绕一个贯穿骨盆的冠状轴线（从身体一侧到另一侧的直角截面）旋转。

■　在冠状面发生的左右运动围绕矢状轴线旋转（图1.4B）。即跳跃时腿和手臂的运动发生在冠状面上，并围绕从前到后穿过髋部和

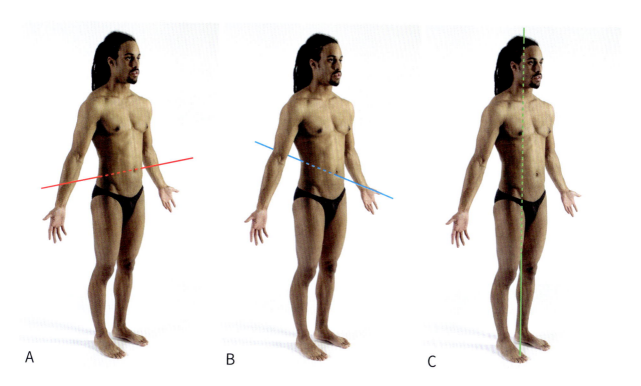

图1.4 围绕轴发生的运动。A.围绕冠状轴在矢状面中的运动。B.围绕矢状轴在冠状面中的运动。C.围绕纵轴在横断面中的运动。

肩部的想象轴线旋转。当你把头向一侧倾斜时，情况也是如此。该运动在冠状面（左右方向）上发生，围绕一个从前到后穿过颈椎的矢状轴线（从前到后的直角截面）旋转。最后，在横断面发生的旋转运动围绕纵轴线旋转（图1.4C）。例如，将头转向背后看的动作发生在横断面上，并围绕一个从上到下通过脊柱的假象轴线旋转。类似地，当你转动肩以掷飞盘时，你的手臂在横断面上（旋转）围绕通过肩部的纵轴线（从上到下与横截面为直角的截面）旋转。

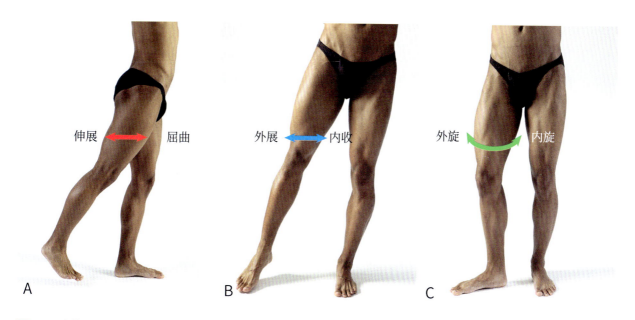

图1.5 关节的运动。A.髋关节的屈曲与伸展。B.髋关节的外展与内收。C.髋关节的内旋与外旋。

（六）关节运动

沿每个运动平面及其相应的轴发生的运动也有各自独特的名称。

在矢状面围绕冠状轴发生的运动称为屈曲和伸展（图1.5A）：屈曲为在矢状面上减小骨关节之间角度的运动；伸展为在矢状面上增大骨关节之间角度的运动。

在冠状面围绕矢状轴发生的运动称为外展和内收（图1.5B）。外展是指将肢体或肢体的部分（手，足）从人体的中心或中线移开。内收是指将肢体或肢体的部分朝向人体中线移动。请记住，在描述相对位置或运动时，解剖学姿势始终是起点。因此，外展手表示手腕向拇指方向偏，内收则表示手腕向小指方向偏。

在横断面上围绕纵轴发生的运动称为旋转（图1.5C）。躯干的旋转运动分为右旋和左旋，而肢体进行相同的运动被称为内旋和外旋。内旋为朝向中线的转动运动，而外旋为远离身体中线的转动运动。这些相同的运动也被称为内侧（内旋）和外侧（外旋）旋转。

人体的每个部位都存在自己特殊的运动，包括肩胛骨、肩关节、前臂、手腕、髋关节、踝关节和足。这些特殊的运动将在相关的人体部位的适当章节中讨论。

■ 人体结构

解剖学是研究生物体结构的学科，当你开始探索人体的结构时，你将学习每一个具有独特的大小、形状和其他特征的结构是如何对其功能（生理学）产生作用的。你还将发现形态和功能如何共同促进人体的运动，这一研究被称为运动学。在本书中，我们将使用文字描述、图像和触觉（触诊）来更深入地了解人体解剖学、生理学和运动学。

（一）人体组织类型

组织是一组具有相似结构和功能的细胞。人体仅由四种基本组织类型组成：覆盖组织的上皮组织、起支持作用的结缔组织、肌肉组织和神经组织（图1.6）。

1. 上皮组织

上皮组织覆盖在人体的内部和外部表面，存在于皮肤的外层、人体腔内的内膜以及腺体内。上皮组织保护、吸收、过滤和分泌体内物质。上皮组织与外部环境接触，有时还面临有害的环境，但由于它具有再生的能力，因此可以替换或修复死亡或受损的细胞。

上皮组织有三种功能：

- 表面上皮组织包含位于人体内部或外部表面的薄片状细胞层。它起着保护性机械屏障作用，例如皮肤，或者作为可渗透的膜，例如泌尿道中的膜。
- 腺上皮组织由专门用于分泌的细胞组成。它存在于两种类型的腺体中。外分泌腺包括汗腺、唾液腺和泪腺，通过导管向上皮表面分泌。相反，内分泌腺则没有导管。它们将被称为激素的分泌物释放到周围的组织液中，然后进入血液。
- 感觉上皮组织包含特殊细胞，能够感知和传导特定的刺激。这些细胞对于听觉、视觉、嗅觉和味觉等特殊感觉的功能至关重要。

2. 结缔组织

在四种组织类型中，结缔组织是最丰富的：它存在于几乎所有与人体运动有关的结构中。骨骼、肌腱、韧带和筋膜等主要运动结构都属于结缔组织，软骨、脂肪，甚至血液等支持组织也属于结缔组织。

（1）**结缔组织的组成部分**。结缔组织由细胞和大量的细胞间质组成（图1.7）。细胞间质包括液态、胶体状或固态的基质、丝状的纤

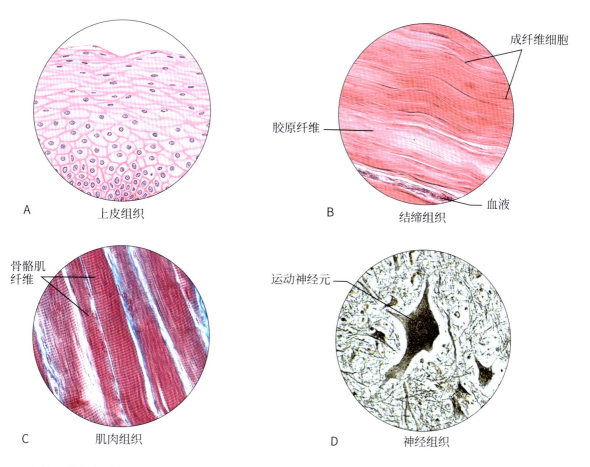

图1.6 人体四种组织类型。A.上皮组织。B.结缔组织。C.肌肉组织。D.神经组织。

维和不断循环的组织液。这种组织液含有水、黏多糖、蛋白多糖和糖蛋白。它独特的化学性质使得基质可以根据化学成分、张力和温度的不同而呈现水状液体（溶胶）或坚实固体（凝胶）形态。术语"流变性"指基质随着组织的运动和温度增加而变得更具液态的能力。

在基质中悬浮有三种类型的纤维：

- 胶原纤维是一种长而直的蛋白质细丝，像绳子一样缠绕在一起。这些纤维赋予结缔组织张力强度和柔韧性，且在需要抵抗力的组织中更为丰富，如韧带和肌腱。
- 网状纤维由细长的蛋白质分支形成微小的网状，能够抵抗多个方向的力。它们有助于保持器官及其支持结构（如血管和神经）的连结。

- 弹性纤维含有弹性蛋白质，呈分支和波状。它们的存在赋予结缔组织弹性，使其能够在被拉伸后恢复原状。

细胞分散在胞外基质中。这些细胞根据组织的位置和功能而异，但通常包括成纤维细胞，它们产生和分泌构成胞外基质纤维的蛋白质。不同结缔组织的纤维母细胞有特定名称，例如，在骨骼中称为成骨细胞，在软骨中称为成软骨细胞。其他结缔组织细胞包括对损伤或感染作出反应的免疫细胞，如肥大细胞、浆细胞和巨噬细胞，以及脂肪细胞，脂肪细胞中含有大量的脂滴。

（2）结缔组织的类型。基质、特殊蛋白质纤维和结缔组织中的细胞共同构成了一个高度可变的动态结构。也就是说，结缔组织通过改

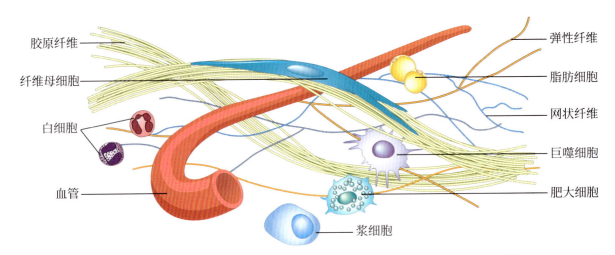

胶原纤维
纤维母细胞
白细胞
血管

弹性纤维
脂肪细胞
网状纤维
巨噬细胞
肥大细胞
浆细胞

图1.7 **结缔组织的细胞和纤维。**基质中的各种细胞为结缔组织中的支撑纤维组织运输营养物质和废物，抵御入侵者，储存能量。胶原纤维、网状纤维和弹性纤维为结缔组织提供抗拉伸强度、柔韧性和弹性。

变其组成部分的数量和比例来改变其外观和功能。

- 疏松结缔组织：具有较高比例的基质和少量的纤维。例如脂肪组织和浅筋膜，即皮肤下面的一层疏松结缔组织。
- 致密结缔组织：比疏松结缔组织更厚、更强韧，含有的胶原纤维更多，而基质较少。例如肌腱、韧带、关节囊和骨周膜都是致密结缔组织。
- 液态结缔组织：由于基质中存在大量的液体（称为血浆，含水量为92%）而呈水状。例如血液和淋巴。
- 支撑结缔组织：由于基质中沉积了额外的钙盐而变得很坚固，例如软骨和骨骼。

既然结缔组织遍布全身，那么它具有许多功能也就不足为奇了。然而，它的主要功能通常被认为是支持功能。结缔组织在整个人体中形成连续的网络，连接、支持和加固其他组织。它还为人体运输营养物质和废物，并容纳能够抵御有害入侵物的免疫细胞。另外，结缔组织还以脂肪细胞的形式储存能量。

3. 肌肉组织

肌肉组织是一种肌肉细胞网络，由包含被称为肌原纤维的收缩蛋白结构组成。肌原纤维受到神经系统的刺激，收缩或缩短，从而产生运动。肌原纤维收缩产生的力量传递到称为肌筋膜的周围结缔组织。这种力量驱动人体内部和外部的运动。在第三章肌肉中将进一步探讨肌肉组织的特性和类型。

4. 神经组织

神经组织是由神经元（称为神经细胞）和支持细胞组成的复杂网络。它具有对刺激作出反应并传导电信号的能力。电信号从一个神经元传递到另一个神经元或在神经元与其他细胞（如肌细胞）之间传递。这些信号用于神经系统与其他组织之间的通信，使神经系统能够监测和调节人体的内部和外部环境。在本章特殊结构部分和第三章肌肉的后面，将进一步探讨神经组织及其在运动中的作用。

■ 参与人体运动的结构

在本节中，我们将探讨人体运动的主要组

织，包括骨骼、韧带、肌肉、肌腱和筋膜。了解每种组织的结构、功能、位置和质地非常重要。接下来将介绍重要的支持结构，包括皮肤、血管、淋巴管和淋巴结、神经、软骨和滑膜囊。治疗师必须了解这些结构，才能更清楚地了解人体的工作原理，并避免在触诊和与其他组织接触时对这些结构造成损伤。

对于本节讨论的每个人体结构，我们将提供触诊指南。通过触觉来区分不同类型的组织是一种重要的学习方法。在方框1.1中提供了触诊的一般提示。

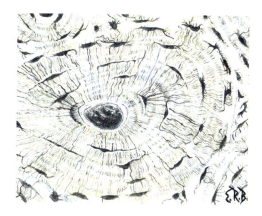

图1.8　骨的显微结构。骨组织是一种矿物质构成的支持结缔组织，类似于树的环状纹理。

方框1.1　触诊提示

以下基本指南将帮助你通过触觉学习有意识地探索解剖学：

- 使你即将触诊的结构可视化。在用手触摸和探索时，拥有该结构的图片或模型会有所帮助。
- 缓慢并耐心。让大脑有足够的时间来记录你用手感受到的结构。
- 深呼吸并放松。通过深呼吸使手掌和手指有意识地放松。
- 闭上眼睛。不用视觉会增强你的其他感官的功能，包括触觉。
- 当有疑问时，减轻力度。不要用力按压你触诊的结构；相反，让它们自己适应你的手。触诊不应引起疼痛。
- 允许差异。预计每个人之间会有差异，因为每个人都具有不对称性和解剖上的独特性。
- 保持好奇心。你可能会发现与你预想不同的结构。这是因为解剖结构受到遗传变异、习惯性活动和损伤的影响。
- 实践。触诊是通过反复操作来提高的技能。初学者不必要求完美，只需要有尝试的意愿。

行触诊，触诊肌肉、肌腱和韧带时都需要依靠重要的骨性标志。

骨骼组织，也称为骨组织，是一种支持性结缔组织，由胶原纤维和矿物质组成，形成人体的骨骼结构。该组织的结构在微观水平上类似于树的环状纹理（图1.8）。每个骨骼都被一层称为骨膜的致密结缔组织覆盖。

骨骼具有多种功能：它提供支撑人体的骨架，并完成人体运动；保护脑、脊髓和器官等易受损的结构；储存磷酸盐和钙等矿物质；它还是造血（血细胞形成）的场所。

1. 骨的形状

骨骼的形状与大小因人的年龄、性别、运动以及骨骼在人体中的功能而异（图1.9）：

- 长骨在中间有一个明显的杆状部分，两端有凸起。例如，肱骨（上臂骨）和股骨（大腿骨）。
- 短骨小，通常呈立方形状，可以实现精细的滑动运动。例如，腕骨和踝的跗骨。
- 扁骨稍薄，例如胸骨或髂骨（骨盆之一）。
- 不规则骨是完全独特的。包括脊柱椎骨和面骨。
- 籽骨是一种特殊类型的骨，被包裹在肌腱中，为跨越它的肌肉提供杠杆作用和力量。髌骨是一种籽骨。

（一）骨

我们首先介绍骨骼，因为它是运动的基本结构。它为人体提供复杂的支撑结构和杠杆系统，肌肉及肌腱拉动骨骼以产生运动。骨骼也容易进

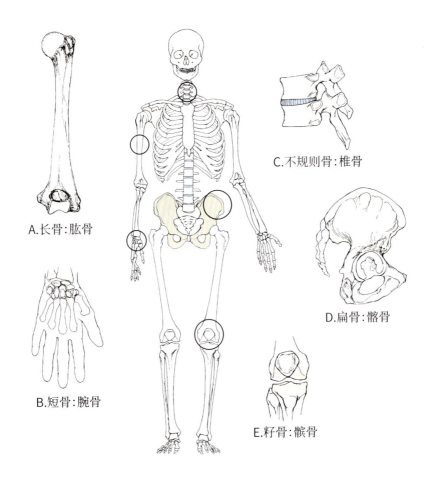

A.长骨:肱骨

B.短骨:腕骨

C.不规则骨:椎骨

D.扁骨:髂骨

E.籽骨:髌骨

图1.9 骨的形状。骨的形状与大小因的年龄、性别、运动及人体的功能而异。A.长骨。B.短骨。C.不规则骨。D.扁骨。E.籽骨。

　　施加在骨骼上的力会影响其形状。重力和压力决定了骨骼的密度，而来自肌腱牵拉的张力则塑造了它们的凸起和脊线。熟悉这些特征可以帮助你了解骨骼的功能以及它们与人体中其他结构的相互作用。骨骼的类型和功能将在本书第二章骨与关节中进行更详细的介绍。

2. 骨触诊

　　在接下来的探索中，我们学习触诊浅表骨骼，因为它们坚硬和恒定的形状使其易于定位。而且，在我们能够找到将骨骼连接在一起的肌肉与骨骼的韧带和肌腱之前，成功的骨触诊是非常必要的。以下是触诊骨的具体步骤：

① 将手臂伸直，并使肘关节弯曲。

② 用手指尖或手掌的掌垫找到你的肘部尖端（这是尺骨的鹰嘴突）（图1.10）。

③ 保持触摸状态，弯曲或伸直你的肘关节。你感觉到的骨在你活动手臂时应该保持它的形状。

④ 保持相同的姿势，将指尖和拇指移到肘关节的两侧。你应该能够找到两个硬块，位于肘关节的每一侧（这是肱骨的髁状突）。

⑤ 用手指和拇指轻轻握住这些突起，同时弯曲和伸直你的肘关节。当你移动手臂时，它们也应该保持形状不变。

⑥ 轻轻感受这些结构的边缘和特征。看看你能够从尺骨鹰嘴突向手部远端推进多远。看看你能够从肱骨上髁向肩近端推进多远。

⑦ 在人体的不同部位练习这个动作。适合练习的部位是锁骨、髌骨和踝关节。

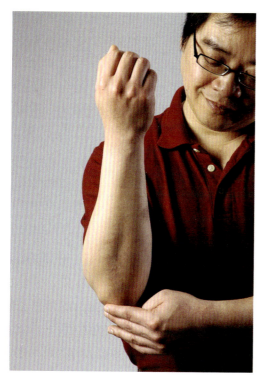

图1.10 骨触诊：找到鹰嘴突。"肘部的点"是尺骨的鹰嘴突，为前臂的一块骨。肘关节的运动不会改变鹰嘴突的形状和感觉。

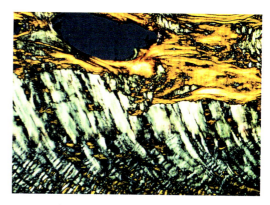

图1.11 韧带的显微结构。韧带将人体的骨相互连接，提供静态稳定和防止不必要的运动。不同角度的胶原纤维，使韧带可以形成在多个方向上的稳定性，并使它们在触诊时有类似"软骨"的感觉。

⑧ 在不同的人身上练习这个动作。将自己与其他人进行比较。哪些特征是相似的？有什么不同之处？

（二）韧带

韧带是由致密结缔组织构成的纤维结构，将骨骼相互连接。它们阻止关节运动，并有助于维持关节的稳定性。肌肉和肌腱被认为是动态稳定器，因为它们能够收缩和伸展，从而促进运动，而韧带被认为是静态稳定器，因为它们能够在不收缩的情况下抵抗张力。

1. 韧带的结构

韧带由复杂的胶原纤维网络组成，能够抵抗多个方向的应力（图1.11）。这种组织复杂性也导致韧带触感坚韧，这种感觉与平行排列的肌腱的光滑触感形成对比。

韧带存在于骨的末端，帮助形成关节。有时，一组韧带会环绕整个关节，形成关节囊。我们将在第二章骨与关节中更详细地探讨关节囊的结构和功能。

与韧带相关的另一个结构是骨间膜，它是一张宽阔的致密结缔组织薄膜，比韧带要薄，将骨骼沿其骨干连接起来。骨间膜位于前臂和腿部比较深的位置，无法触及。

2. 韧带触诊

由于韧带和肌腱常常位于人体的相似位置，它们很难区分。一种找到韧带的方法是触摸两个相邻骨的末端，然后寻找它们之间的纤维连接。运动也将帮助你区分这两种类型的组织。肌腱在肌肉收缩时会改变形状，并变得更紧张，而韧带则保持不变。

① 为了触诊韧带，我们找到足部。脱掉鞋袜，交叉双腿，使一只脚放在对侧膝关节上。

② 用拇指的指腹找到内踝（靠近踝的内侧突起）（图1.12）。

③ 将拇指移动到踝的下缘，稍向前。

④ 在你用拇指按住的同时，活动你的脚，主动绕圈，找到踝关节和足骨之间的空隙。你应该感觉到骨骼之间的间隙

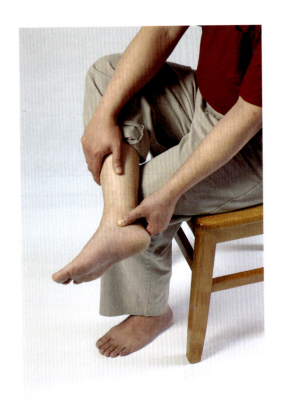

图1.12　**踝关节的韧带触诊。** 将一只脚放在对侧的膝关节上，找到踝关节的下缘。三角韧带非常坚硬，它连接着胫骨和足内侧的跟骨、舟状骨和距骨。

打开后，三角韧带会更靠近表面，更容易触诊。

⑤ 除了三角韧带外，还有几条韧带负责稳定踝关节。练习感受围绕踝关节和足部的骨骼、韧带和肌腱之间的区别。

⑥ 与不同的人一起练习这个动作，并比较你的结果。

（三）肌肉

肌肉是人体四种主要组织类型之一。尽管肌肉本身不是结缔组织，但它通过拉动肌腱以及与骨膜相连的致密结缔组织，从而产生运动。肌肉的特性和功能将在本教材的第三章肌肉中进一步讨论。

1. 肌肉的分类

人体有三种类型的肌肉：

■ **平滑肌：** 存在于中空器官、血管和呼吸道壁上，它在消化、泌尿、生殖、循环和呼吸等方面发挥作用。我们无法自觉控制平滑肌；因此，它被称为不随意肌。

■ **心肌：** 构成了心脏的壁。它产生了推动血液在人体中循环所必需的脉动作用。这种肌肉类型也属于不随意肌。

■ **骨骼肌：** 与骨骼连接，并在关节处产生运动。这种肌肉组织是随意肌，也就是说，它在我们的意识控制下。在三种肌肉组织中，骨骼肌与我们对人体运动的研究最相关。

骨骼肌具有一些独特的特征，有助于将它们与骨骼的其他组织区分开来。首先，它们由平行的纤维束构成，与其他更光滑的骨骼和肌腱相比，它们有一种波纹状的感觉（图1.13）。这些"波纹"还具有明确的方向，称为纤维走向。

当你触诊肌肉时，知道一个给定的肌肉纤维的方向可以帮助你识别并区别附近的其他肌肉（图1.14）。肌肉组织的特性和肌肉的功能将在第三章肌肉中进一步探讨。

当人体运动时，骨骼肌会改变形状。当肌肉被拉伸时，它变得更长，纤维紧绷，就像绷紧的绳子。相反，当肌肉收缩时，它在中心变得更厚，整个肌肉更坚实。你可以通过完全放松臂膀，然后紧握拳头，在自己的身体上感觉一下肌肉的变化。

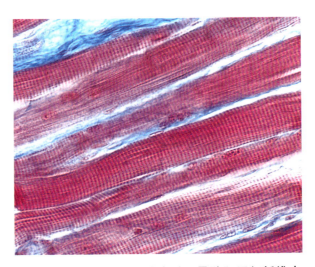

图1.13　**骨骼肌纤维。** 触诊时，骨骼肌平行纤维束有助于与其他结构，如骨骼、肌腱和韧带，进行区分。

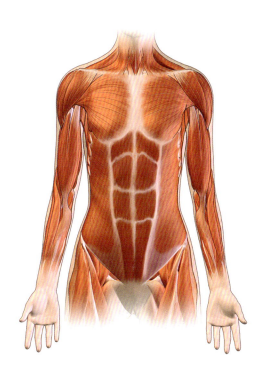

图1.14 纤维方向。骨骼肌纤维有不同的走向和排列，这反映了它们的功能。了解这些走向有助于你在触诊时识别肌肉。

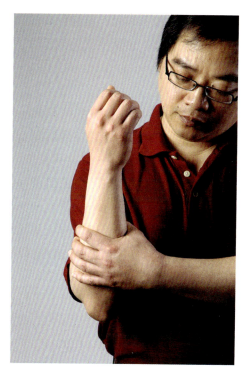

图1.15 触诊肌肉组织。用一只手握住前臂肌肉。观察肌肉随着交替收缩和拉伸而发生的形状改变。

2. 肌肉触诊

对于初学者来说，深层肌肉的触诊较为困难。因此，让我们从一些浅表肌肉开始探索肌肉的触诊：

① 在肘部稍远的位置用手握住对侧前臂。当前臂放松时，肌肉应该感觉柔软而有弹性（图1.15）。

② 缓慢地来回弯曲你的手腕。注意感觉一下当你活动手腕时，另一只手手掌下面的肌肉有什么变化。

③ 注意哪种运动会使肌肉感到拉伸和紧绷，哪种运动使肌肉感到收缩和增厚。

④ 用手握住前臂的不同位置，继续进行这个练习。有些位置肌肉的移动比其他位置更多吗？你能想象出手下肌肉的样子吗？与骨相比，肌肉是什么感觉？

⑤ 尝试在人体的不同部位进行这个练习。较好的练习部位是肩和膝的周围。通过运动来拉伸和收缩肌肉，以更清楚地观察肌肉的运动。

⑥ 与不同的人一起尝试这个练习。比较你们的发现。

（四）肌腱

肌肉周围的致密结缔组织汇聚形成肌腱（图1.16），从而将肌肉连接到骨骼上。肌腱含有丰富的胶原纤维，这是结缔组织的基本成分。这些

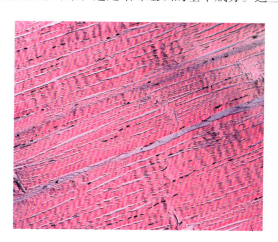

图1.16 肌腱的显微视图。连接在肌肉纤维束周围的致密结缔组织汇聚形成肌腱。肌腱将肌肉连接在其运动的骨骼上。在肌肉和肌腱之间的过渡点可以感觉到组织变得更光滑、更结实了。

纤维使肌腱富有强度和弹性，肌腱可以将肌肉产生的力量传递给骨骼，进而促成关节运动。

1. 肌腱的形状

像骨骼和肌肉一样，肌腱的形状和大小因其功能和位置而异。例如，背部的肌腱宽而平坦，而前臂和手腕的肌腱像电缆一样长。

当肌肉收缩时，就会将相应的肌腱拉紧，进而对骨骼施加力量。这使得肌腱在肌肉活动时感觉更坚韧，而在肌肉松弛时感觉更柔软。这个特点还帮助我们区分肌腱、骨骼以及韧带。肌腱也往往比肌肉更致密、更光滑。

2. 肌腱触诊

在触诊肌腱时，先找到一块肌肉，然后沿着肌纤维延伸触诊，可以感觉到它们附着到骨骼之前变得更光滑。这种变化是由于触摸到了肌腱——肌肉末端的结缔组织纤维索。

① 要探索肌腱的触诊，请将拇指腹置于对侧手腕的内侧（图1.17）。

② 轻轻地来回移动拇指，感受皮肤下的肌腱。

③ 保持按压的拇指不动，然后张开和握住被按压的手。观察肌腱是否移动和变化？如何改变？

④ 在保持拇指不动的情况下，扭动被按压手的手指。观察肌腱是否移动和改变？如何改变？

⑤ 用拇指指腹顺着肌腱从近端向肘部触诊。你能感觉到从肌腱过渡到肌肉了吗？

⑥ 顺着肌腱从远端朝手腕触诊。你能感觉到肌腱附着在骨骼的位置吗？在手背上触诊肌腱时更容易感觉到。

⑦ 在你身体的不同位置重复这个过程。较好的练习部位是髌骨和足的背面。

⑧ 与不同的人一起尝试这个练习，并比较你们的发现。

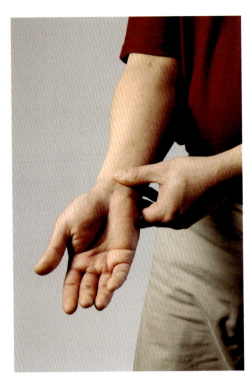

图1.17　腕部肌腱触诊。用对侧拇指指腹按住手腕内侧。手腕和手的关节运动会改变底层肌腱的张力。

（五）筋膜

筋膜是一种覆盖在人体结构上的薄膜，由疏松或致密结缔组织构成，保护人体组织结构并将它们结合成一个结构单元。有不同的筋膜结构环绕着骨骼、肌肉和关节。筋膜还分隔皮肤、肌肉层、体腔和腔隙。此外，它形成神经和血管的鞘，使血管和神经锚定在其调节或滋养的结构附近。它还形成或加厚韧带及关节囊。简而言之，筋膜形成了一个连接人体所有结构的连续基质。

1. 筋膜结构

筋膜有多种形式，分为不同的层次。具有独立胶原纤维方向的多层次结构使筋膜具有独特的外观和触感（图1.18）。

2. 筋膜层次

如图1.19所示，筋膜有3个层次：

■ 浅筋膜：位于皮下，也称为皮下组织。它储

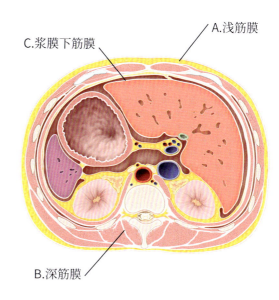

图1.19　筋膜层次。筋膜的不同层次帮助组织和分隔不同结构。A.浅筋膜（也称为皮下组织），位于皮肤深处。B.深筋膜分隔肌肉和肌肉群。C.浆膜下筋膜分隔腹腔的器官。

图1.18　筋膜的微观结构。筋膜中不同张力和应力的胶原纤维交织在一起。这种结缔组织产生重叠覆盖，以抵抗张力并结合和分隔结构，但依旧保持伸缩性。

存脂肪和水，构成神经和血管的通道。浅筋膜由疏松结缔组织组成。

- 深筋膜：在肌肉及其内部结构周围形成错综复杂的网络。它有助于肌肉运动，提供肌肉附着点，缓冲肌肉层，并为神经和血管提供通道。深筋膜由致密结缔组织构成。

- 浆膜下筋膜：浆膜下筋膜将深层筋膜与身体胸腔和腹腔的膜分开。胸腔和腹腔的膜为疏松结缔组织，使内部器官具有灵活性和运动性。与深筋膜一样，浆膜下筋膜由致密结缔组织构成。

3. 筋膜触诊

筋膜与其他人体组织不同的独特之处在于，它将不同的结构连接在一起。由人体表面皮肤张力线（或皮纹线）可以看出筋膜网的复杂性。这些皮纹线反映了底层胶原纤维的方向，并说明结缔组织结构是如何适应张力的（图1.20）。筋膜的各个层次也是根据应力线胶原纤维的方向而定位的。根据位置和组织的健康状况，筋膜在触诊时可以有波浪状、致密或平滑

的感觉。与所有结缔组织一样，筋膜有时可以是固态坚硬的，有时可以是液态流动的。它采取哪种形式取决于组织所受的温度、压力和张力，且筋膜几乎存在于人体的各个部位及各个层面，因此筋膜触诊比人体运动的其他结构的触诊更具挑战性。让我们从尝试触诊你肘部和前臂的筋膜开始：

① 轻轻弯曲一只手臂，用对侧手的拇指和食指捏住你肘部松弛的皮肤（图1.21）。

② 紧捏并试试能否在指间滚动。这是浅筋膜。

③ 用手指捏住肘部皮肤的同时，弯曲并伸直你的肘部，感受张力和松弛的交替。

④ 在前臂不同的位置以同样的方式捏住皮肤。找到皮肤上的一个标记，比如雀斑、痣或瘢痕，或者在手臂的某个地方做个记号。注意标记的位置，看看你是否能通过捏起手臂不同部位的皮肤使它移动。

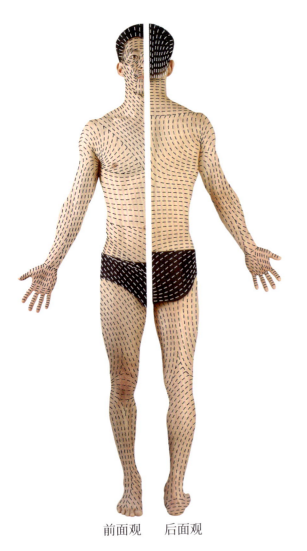

前面观　后面观

图1.20 皮肤的张力线。这些正常的、永久性的皮肤折痕，也被称为皮纹，反映了皮下胶原纤维的方向。

⑤ 在人体的不同部位练习，例如膝或腹部。比较机体在不同位置的筋膜的"运动"。看看随着你手指抓捏的皮肤面积越来越大，触诊部位的移动量是否会有改变。

⑥ 在不同的人身上练习。比较不同部位和不同人的"运动"和敏感性。

▮ 特殊结构

在探索人体运动所依赖的结构时，我们必须意识到体内存在的互补结构。骨骼、肌肉、肌

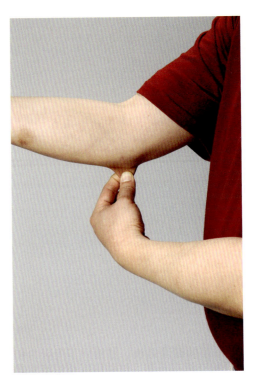

图1.21 触诊肘部筋膜。用拇指和食指捏住肘关节鹰嘴突周围松弛的皮肤，使其在指尖滚动，并向不同方向轻轻拉一下，看看浅筋膜在移动时的感觉。

腱、韧带和筋膜在机械力学上负责运动，其他人体系统和结构则负责保护、滋养、调节和支持它们的功能，这些特殊结构包括皮肤、血管、淋巴管和淋巴结、神经、软骨和滑膜囊。每一种结构都有助于健康和高效的运动。

（一）皮肤

皮肤作为一个连续的结构，覆盖着整个人体。它能够防止外部侵入物和辐射，帮助调节内部温度，并排泄某些废物。通过其复杂的感受器系统，皮肤帮助我们适应外部环境。

1. 皮肤结构

皮肤由两层组织组成（图1.22）：表皮和真皮：

▮ 表皮：属于上皮组织，是我们之前介绍的四种主要组织类型之一。它包含几层细胞，这些细胞产生一种叫做角蛋白的保护性蛋白质和一种叫做黑色素的色素蛋白质。表皮还含

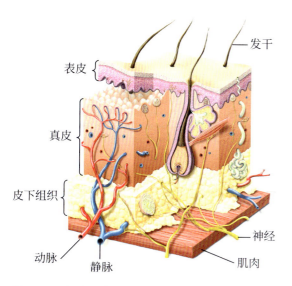

图1.22 **皮肤层次。**皮肤由三层组成：覆盖在上面的为表皮；软厚的真皮层，包含毛囊、腺体、神经、血管和肌肉；再下一层是由脂肪细胞组成的皮下组织。

有用于抵御外来物质的防御性细胞。

■ 真皮：位于表皮下方，主要由致密结缔组织构成。它包含毛囊、腺体、神经、血管和微小肌肉。

真皮下方是浅筋膜，我们之前也提到过它被称为皮下组织。

与所有解剖结构一样，皮肤与其所在的位置、功能和环境相适应。例如，手指尖、手掌和足底部会受到反复摩擦，所以表皮会变厚。指尖的真皮含有更多的神经细胞，使我们具有触觉敏感度，而足底则要承受持续的压力。

2. 皮肤触诊

皮肤是身体最表层的组织，因此非常容易触诊。在触诊时，注意皮肤的温度、柔软性和质地。以下是皮肤触诊的具体步骤：

① 将食指指腹置于对侧手掌上（图1.23）。

② 轻轻地用指尖摩擦皮肤，不要移动手掌。皮肤是光滑还是粗糙？有隆起、凸起或老茧吗？皮肤是油腻、出汗还是干燥？皮肤的颜色是什么？在手背上重复这个动作。

③ 再次用指尖触摸手掌。

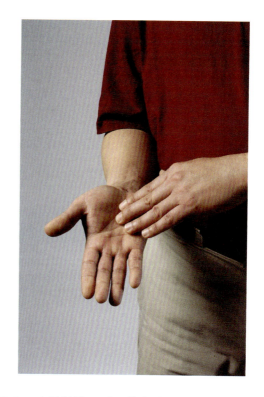

图1.23 **皮肤触诊。**对手掌皮肤进行触诊。

④ 保持双手放松，在手掌上用指尖做小而深的圆圈运动。尝试让手掌上皮肤移动。

⑤ 充分张开你的手，观察皮肤是否改变。

⑥ 在手背上重复这个练习。与手背上的皮肤相比，手掌上的皮肤有何不同之处？有何相同之处？这些特征在触摸时是否改变？

⑦ 在身体的不同部位尝试这个练习，并比较你的发现。

⑧ 尝试与不同的人进行这个练习，并比较你的发现。

（二）血管

血管是心血管系统的一部分，血液通过它在全身循环（图1.24）。血液循环将氧气和营养物质输送到人体组织，并清除废物。血管的大小从大动脉和大静脉到较小的动脉和静脉，再到最细的毛细血管，在毛细血管中血液和细胞之间进行气体、营养物质和废物的交换（图1.25）。

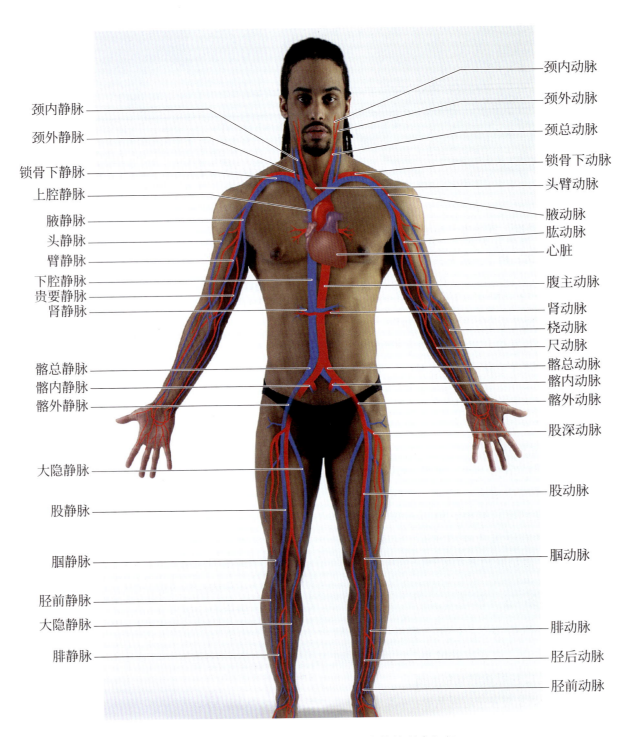

图1.24 **心血管系统。**心脏和庞大的血管网络确保血液运输到人体的所有组织。

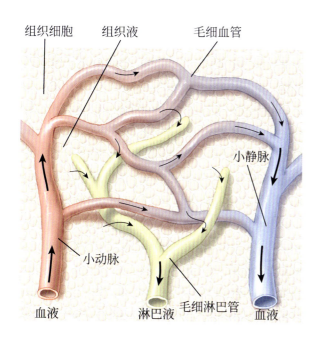

组织细胞　　组织液　　毛细血管

小静脉

小动脉

血液　　　淋巴液　毛细淋巴管　血液

图1.25　毛细血管床。这是心血管系统中最小的单位，营养物质和废物在这里发生交换。淋巴管位于这些结构的附近，从周围的组织中收集液体。

这个血管网络贯穿整个人体，与淋巴、神经和运动结构并存。在触诊这些血管结构时要小心谨慎，以避免损伤血管。当手指触诊到脉搏，表明你已经压迫到一条血管，多半是动脉。

（三）淋巴管和淋巴结

复杂的淋巴系统包括淋巴器官、淋巴结、淋巴管和淋巴血管（图1.26）。其主要功能之一是收集渗漏到人体组织中的液体和血浆蛋白，并将它们作为淋巴液返回心血管系统；另一个重要功能是产生和分散淋巴细胞，这些免疫细胞帮助人体抵抗感染和疾病。

淋巴循环的方式与血液循环非常不同。毛细淋巴管从毛细血管和组织细胞之间的间质间隙收集淋巴液，如图1.25所示。然后将淋巴液运输到更大的淋巴管，沿途有数百个淋巴结，这些淋巴结从液体中净化掉外来颗粒、病毒和细菌（图1.27）。淋巴液通过传入淋巴管进入淋巴结，过滤和净化外来颗粒，然后通过传出淋巴管离开淋巴结，沿着淋巴系统中逐渐变大的淋巴管继续其旅程。经过大淋巴管的净化淋巴液分别流入胸部

的两个淋巴管，右淋巴管或胸导管，然后流入胸部的大静脉中。

淋巴器官包括淋巴结，以及较大的器官，如脾脏、胸腺、扁桃体和肠道的派尔集合淋巴结。所有这些器官对于人体的免疫系统至关重要，免疫系统是一组由器官、组织、细胞和化学物质组成的复杂系统，保护人体免受内、外部有害物质和其他情况的影响。

淋巴系统与心血管系统不同，它没有类似于心脏的泵，所以它的循环不像心血管系统那样存在压力。因此，淋巴系统的循环在很大程度上依赖于骨骼肌的收缩和人体运动。呼吸和附近动脉的搏动也有助于推动淋巴液流动。当淋巴循环不顺畅时，组织会发生水肿，即异常积液。

淋巴结在人体的某些部位聚集。例如，它们在颈部、腋窝区和腹股沟区特别密集。这些部位聚集的淋巴结通常位于周围结缔组织中，靠近表面。健康时它们通常很小，形状类似芸豆，有弹性。病毒或细菌感染等疾病可能导致相关淋巴结增大，使其肿胀和变硬。

（四）神经

神经是神经系统的一部分，用于控制着身体的其他部分。神经系统包括大脑，脊髓，脊神经，以及监测、判断和影响人体变化的周围神经（图1.28）。

神经传递来自脑、脊髓和体周的电信号。例如，感觉神经监测内部和外部环境，并将这些信号传递给大脑。大脑整合这些信息并决定作出反应，再由名为运动神经的定向运动神经执行反应。通过利用这些接收和反应路径，神经系统能够控制人体，与包括负责运动的所有人体系统进行联系。

回想一下，神经组织是人体四种主要组织类型之一。它由称为神经元的可兴奋细胞组成（图1.29）。神经元的功能中心即细胞核所在区域被称为细胞体。正如图中所示，大多数神经元的细胞体看起来像是有许多腿的蜘蛛。被称为树突的短"腿"将神经冲动传递给细胞体。值得注意的

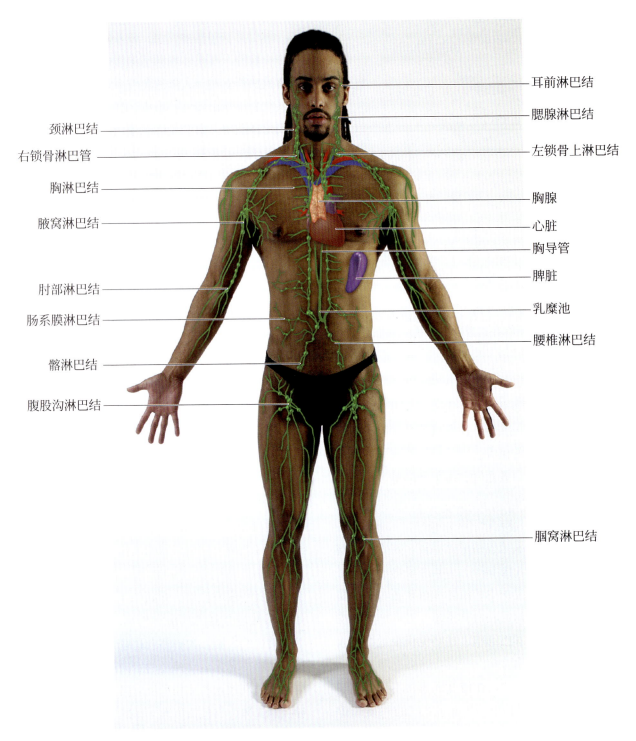

颈淋巴结

右锁骨淋巴管

胸淋巴结

腋窝淋巴结

肘部淋巴结

肠系膜淋巴结

髂淋巴结

腹股沟淋巴结

耳前淋巴结

腮腺淋巴结

左锁骨上淋巴结

胸腺

心脏

胸导管

脾脏

乳糜池

腰椎淋巴结

腘窝淋巴结

图1.26 淋巴系统。淋巴系统收集人体组织中多余的液体并将其送回到心血管系统，帮助人体抵抗感染和疾病。它包括淋巴器官，如扁桃体、胸腺和脾脏，以及淋巴结和淋巴管。

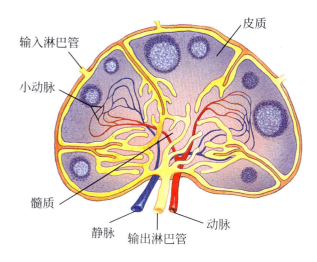

输入淋巴管

小动脉

髓质

静脉 输出淋巴管 动脉

皮质

图1.27 淋巴结结构。淋巴液通过传入淋巴管进入淋巴结，过滤和清除外来颗粒，然后通过传出淋巴管离开淋巴结。

是，树突的数量根据神经元的功能而有所不同，有些神经元只有一个！从细胞体延伸出来的是一个长的纤维，称为轴突，它从细胞体接收冲动并将其发送到相邻的细胞。大多数长轴突被髓鞘覆盖，这种覆盖物使轴突绝缘，并加快了神经冲动沿其长轴的传导。

现在，我们可以将神经定义为包裹在结缔组织中的轴突，类似于电缆的束。如图1.30所示，每个单独的神经元轴突被称为神经内膜的结缔组织包裹。每个轴突束（称为束）被包裹在神经束膜中，每条神经都覆盖着神经外膜。注意，在图1.30中，神经通过微小的血管获得营养。

神经以与血管类似的方式穿行于人体，从脊髓附近的大的神经根开始的节段，称为脊神经。一旦这些节段离开脊柱，它们会在整个人体中分支成越来越小的段，成为周围神经（图1.28）。

1.皮节和肌节

每条脊神经都可分为支配或感觉人体特定区域的感觉和运动节段。与特定脊神经相关的感觉区域称为皮节，而与脊神经相关的类似的运动功能区域称为肌节。两者都是根据该特定脊神经从脊髓分支并从脊髓发出的位置而命名的。

把人体想象成一张地图，你可以看到每条感觉脊神经代表的皮肤感觉区域（皮节），每条运动脊神经代表的肌肉活动区域（肌节）（图1.31）。有8对颈神经、12对胸神经、5对腰神经和5对骶神经。脊神经从脊髓的左右两侧分支出来，分别形成左右两边的皮节和肌节。了解脊神经支配特定的感觉和运动功能区域，在评估人体的结构健康和功能时至关重要。虽然个体之间神经的分布可能会有轻微的变化，但总体分布相对一致。

（1）皮节。头部感觉区域由三叉神经（第五对脑神经）和第二、第三对颈部脊神经支配。下方的颈神经和第一对上胸部脊神经支配上肢。躯干周围的感觉区域与特定的胸部脊神经相关联，而腰部和骶部脊神经则与盆腔和下肢的感觉区域相关。特定感觉脊神经的功能障碍可能表现为相应皮节上的灼热、刺痛、电击疼痛、感觉减退、刺痛甚至完全麻木。

（2）肌节。人体中的每块肌肉或肌肉群都由特定的运动脊神经分区支配，这会在本书的每块肌肉剖面中介绍。肌节区域与头部、上肢、躯干、盆腔和下肢的皮节区域遵循相同的分布模式。特定运动脊神经的功能障碍可能表现为相应肌节的无力、肌肉萎缩或完全丧失功能。

（3）神经丛。在某些情况下，一组脊神经在位置和功能上组合在一起形成神经丛（图1.28）。例如颈丛，它起源于颈（C）1至颈（C）4节段的脊神经，支配颈部、肩部和膈肌相关肌肉。臂丛起源于颈（C）5至胸（T）1节段，支配上肢相关肌肉。腰丛起源于胸（T）12至腰（L）4节段，支配下肢相关肌肉，而骶丛由腰（L）4至骶（S）4节段组成，支配盆腔、盆底和下肢肌肉。有时将这两者合并，成为由胸（T）12至骶（S）4节段组成的腰骶丛（图1.28）。

在触诊大的周围神经分支时可感觉到神经紧张且有韧性，并且在运动时不会改变形状。在触及浅表神经时要小心，如果你压迫神经，

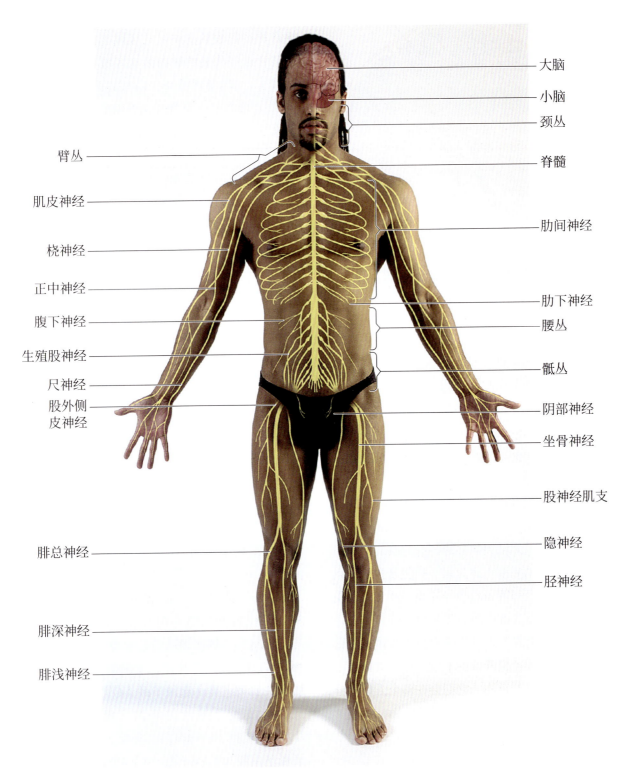

大脑

小脑

颈丛

脊髓

臂丛

肌皮神经

桡神经

肋间神经

正中神经

腹下神经

肋下神经

生殖股神经

腰丛

尺神经

骶丛

股外侧
皮神经

阴部神经

坐骨神经

股神经肌支

腓总神经

隐神经

胫神经

腓深神经

腓浅神经

图1.28　神经系统。神经系统控制着人体的其他部位。这个系统包括脑、脊髓和周围神经，它们监测、判断和影响着人体的变化。

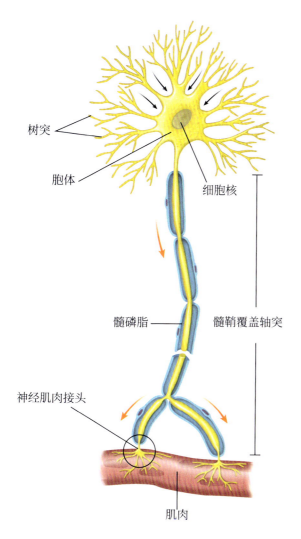

图1.29 **神经细胞。**神经细胞或神经元包括一个细胞体，该细胞体包含细胞核，是细胞的功能中心；树突，向细胞体传递脉冲；一个轴突，它将脉冲从细胞体传递到相邻的细胞中。

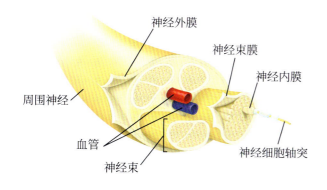

图1.30 **神经结构。**神经是由结缔组织包裹起来的电缆状轴突束。

可能会引发灼热、刺痛、麻木、麻刺痛或无力的症状。

（五）软骨

软骨是一种支持性结缔组织，其质地和功能根据分布在基质中的蛋白质的比例而有所不同。由于软骨不含血管或神经，因此在受伤后它的自愈能力有限。人体中的软骨有三种类型，弹性软骨、透明软骨和纤维软骨（图1.32）。

弹性软骨：是三种软骨类型中弹性纤维比例最高的（图1.32A）。它存在于自我支撑但具有柔韧性的结构中，如外耳。弹性软骨没有像其他类型的软骨那样，直接应用于人体运动。

透明（或关节）软骨：存在于鼻、肋骨和胸骨之间、气管以及骨表面形成关节的地方。透明软骨光滑而有弹性，在运动过程中帮助减少摩擦（图1.32B）。它可通过增加软骨细胞的数量和大小，以应对增加的活动。这会使组织增厚，并增强其缓冲和润滑关节表面的能力。透明软骨的损伤可能导致关节的慢性炎症，通常称为骨关节炎。

纤维软骨：具有致密的胶原纤维网络（图1.32C）。它构成了椎间盘，股骨与胫骨之间的半月板的一部分。这些结构对关节表面起缓冲作用，并增强关节的连续性，即骨骼相互配合的方式。纤维软骨中的胶原纤维网有助于抵抗拉力、压力和剪切力，使其成为一个理想的缓冲垫，同时仍可进行轻微的移动。

（六）滑膜囊

滑膜囊是小而扁平的囊状结构（滑囊的拉丁语意为"钱包"）。它们含有滑膜液，这是一种润滑剂，有助于减少摩擦，并在结构之间产生滑动运动。滑膜囊位于身体的摩擦区域，例如肌肉或肌腱必须在骨突上滑动的地方。在图1.33中，你可以看到滑膜囊在臀部肌腱和股骨大粗隆之间作为缓冲垫，保护软组织在移动过程中不受硬骨损伤。

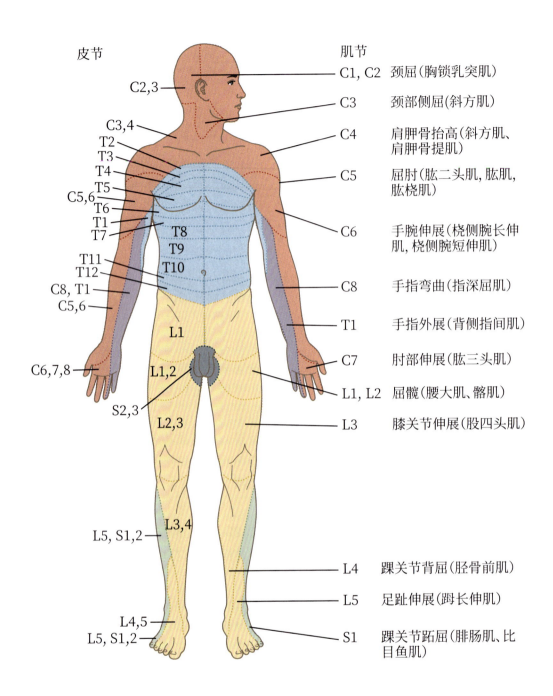

皮节　　　　　　　　　　　　　　　　　　　肌节

C1, C2　颈屈(胸锁乳突肌)

C3　颈部侧屈(斜方肌)

C4　肩胛骨抬高(斜方肌、肩胛骨提肌)

C5　屈肘(肱二头肌, 肱肌, 肱桡肌)

C6　手腕伸展(桡侧腕长伸肌, 桡侧腕短伸肌)

C8　手指弯曲(指深屈肌)

T1　手指外展(背侧指间肌)

C7　肘部伸展(肱三头肌)

L1, L2　屈髋(腰大肌、髂肌)

L3　膝关节伸展(股四头肌)

L4　踝关节背屈(胫骨前肌)

L5　足趾伸展(蹞长伸肌)

S1　踝关节跖屈(腓肠肌、比目鱼肌)

图1.31　皮节和肌节。（C：颈；T：胸；L：腰；S：骶）

主要的滑膜囊位于肩部、肘部、髋部和膝部。它们呈纤维状，很柔软，触诊时软绵绵的。然而，它们通常很难触及，因为它们位于骨骼和大肌腱之间。如果暴露在过多的摩擦下，滑膜囊可能会变大和肿胀。这种病理情况称为滑囊炎，常见于大的滑膜囊。当滑膜囊受到刺激和炎症时，它会像一个袋子里装满了液体，不仅可见，也可触及。

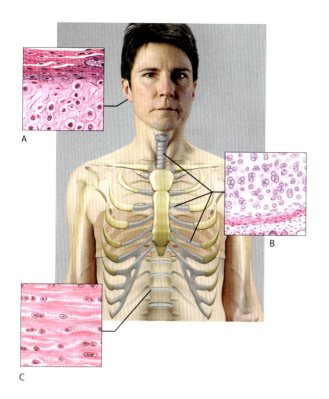

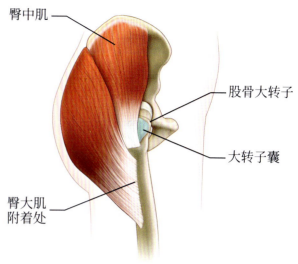

臀中肌

股骨大转子

大转子囊

臀大肌
附着处

图1.33 髋关节囊：后面观。关节囊位于人体摩擦的部位，如肌肉或者肌腱不得不在骨突起处滑行。这个功能在臀部尤为明显，关节囊可以保护几条臀部肌腱在股骨转子上滑动。

图1.32 不同类型的软骨。A.弹性软骨，耳的软骨是灵活而柔软的。B.透明软骨，气管中的软骨很光滑，类似橡胶。C.纤维软骨，位于椎骨之间，很坚硬，能抵抗张力、压力和剪切力。

小结

■ 精确和一致的解剖术语对于清晰地描述人体及其运动是必要的。

■ 部位术语用于标识人体部位和结构，例如腋窝或胸部。

■ 解剖学姿势是一种通用的参考位置，用于描述结构位置和人体运动。它为直立，面朝前，双臂置于两侧，掌心向前的位置。

■ 方位术语描述了解剖学姿势下人体结构的相对位置。

■ 可以将人体想象为被三个假想平面（矢状面、冠状面和横断面）所分割。每个平面都有相应的轴（冠状轴、矢状轴和纵轴）。

■ 人体平面和轴与特定的运动相关。这些平面和轴包括屈曲、伸展、外展、内收、内旋和外旋。

■ 人体的多个结构共同工作，使运动成为可能。这些结构包括骨骼、肌肉、肌腱、韧带和筋膜，以及神经和其他特殊结构。通过观察和触诊可以识别这些结构。

■ 各种特殊结构为实现人体运动的结构提供营养、调节或其他支持。这些特殊结构包括血管、神经、淋巴管和淋巴结、软骨和滑膜囊。

■ 复习

多选题

1. 描述相对位置时，手腕位于肘部的
   A. 上方
   B. 尾部（下方）
   C. 前方
   D. 远端

2. 描述相对位置时，头部位于胸部的
   A. 近端
   B. 前方
   C. 上方
   D. 侧方

3. 描述相对位置时，鼻位于耳的
   A. 侧方
   B. 前方
   C. 头部
   D. 远端

4. 描述相对位置时，脊柱位于腹部的
   A. 尾部（下方）
   B. 后方
   C. 近端
   D. 内侧

5. 描述相对位置时，肩位于手腕的
   A. 前方
   B. 尾部（下方）
   C. 近端
   D. 侧方

6. 弯曲肘部，使手向肩靠近称为
   A. 外展
   B. 伸展
   C. 屈曲
   D. 旋转

7. 将整个上肢向一侧抬起，直至头顶为
   A. 外展
   B. 伸展
   C. 屈曲
   D. 旋转

8. 伸直膝关节，从坐姿站立起来为
   A. 内收
   B. 旋转
   C. 外展
   D. 伸展

9. 行走时，前后摆动双臂，为
   A. 外展
   B. 屈曲
   C. 伸展
   D. B和C

10. 开车时向后看，为
    A. 内收
    B. 旋转
    C. 外展
    D. 伸展

配伍题

下面列出了不同的解剖结构。将其正确的功能与相应的结构进行匹配。

11. _____ 滑膜囊　　　A. 促进平滑运动，缓冲和减少骨表面的摩擦

12. _____ 软骨　　　　B. 将信号传递到脑和脊髓

13. _____ 肌肉　　　　C. 清除多余的组织液、异物、病毒和细菌

14. _____ 毛细血管　　D. 为血细胞的生成和无机盐的储存提供场所

15. _____ 神经　　　　E. 减少摩擦，在肌腱和骨性标志物之间产生滑动运动

16. _____ 肌腱　　　　F. 将肌肉与骨骼连接起来

17. _____ 筋膜　　　　G. 通过感觉受体保护身体免受外界损伤，并与外部环境互动

18. _____ 骨　　　　　H. 产生关节运动的力量

19. _____ 皮肤　　　　I. 覆盖或包裹人体结构

20. _____ 淋巴结　　　J. 血液和细胞之间进行气体、营养物质和废物交换的场所

下面列出了不同的运动。匹配正确的平面和轴及其运动方向。答案可以多选。

21. ＿＿＿ 内旋
22. ＿＿＿ 屈曲
23. ＿＿＿ 外展
24. ＿＿＿ 旋外
25. ＿＿＿ 外旋
26. ＿＿＿ 内收
27. ＿＿＿ 旋内
28. ＿＿＿ 伸展

A. 冠状轴
B. 纵轴
C. 矢状轴
D. 矢状面
E. 横断面
F. 冠状面

简答题

29. 简要描述解剖位置。

30. 触诊时骨骼与其他结构的区别。

31. 触诊时肌肉与其他结构的区别。

32. 识别下图中人体的每个部位。

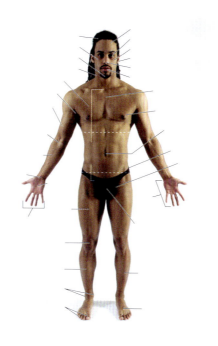

试一试！

活动：在一组3×5的卡片上，描述或绘制特定的人体运动，例如跳跃、打保龄球、制作雪天使等。找一个伙伴，让他处于解剖学姿势。抽一张卡片，不让你的伙伴看到上面描述的内容，使用正确的方向和动作术语，让你的伙伴按照卡片上描述的方式进行运动。如果在群体环境中进行，可以采用比赛的形式。第一对能正确描述并执行动作的搭档获胜！

更换伙伴，并抽取另一张卡片。重复上述步骤，与多个伙伴练习不同的运动。通过选择越来越困难的动作来挑战自己。

参考文献

Hendrickson T. *Massage and manual therapy for orthopedic conditions*. 2nd ed. Jones & Bartlett Learning; 2009.

Juhan D. *Job's body*. 3rd ed. Station Hill; 2003.

Kendall FP, McCreary EK, Provance PG, et al. *Muscles: Testing and function with posture and pain*. 5th ed. Lippincott, Williams & Wilkins; 2005.

Magee DJ. *Orthopedic physical assessment*. 6th ed. Saunders; 2013.

Myers TW. *Anatomy trains: Myofascial meridians for manual and movement therapists*. 4th ed. Elsevier; 2020.

Premkumar K. *The massage connection anatomy & physiology*. 3rd ed. Lippincott, Williams & Wilkins; 2011.

Werner, R. *Scheumann's The balanced body: A guide to deep tissue and neuromuscular therapy*. 4th ed. Jones & Bartlett Learning; 2018.

在线资源

1. Visible Human Project (http://www.nlm.nih.gov/research/visible/visible_human.html)
   The Visible Human Project provides transverse CT (computed tomography), MRI (magnetic resonance imaging), and cryosection images of a representative male and female cadaver at an average of 1-millimeter intervals. This site provides a description of the project and information on how to access the images.

2. Institute of Human Anatomy (https://instituteofhumananatomy.com)
   This unique facility specializes in the utilization of human cadavers as instruments for advanced anatomical education, training, and testing.

3. American Association of Anatomy (AAA) (http://www.anatomy.org/)
   AAA is the professional association for biomedical researchers and educators interested in anatomical form and function. The site provides professional information and links to a variety of anatomy-related resources for researchers, educators, and students.

（张静雅　王　骏　高燕萍　储　天）

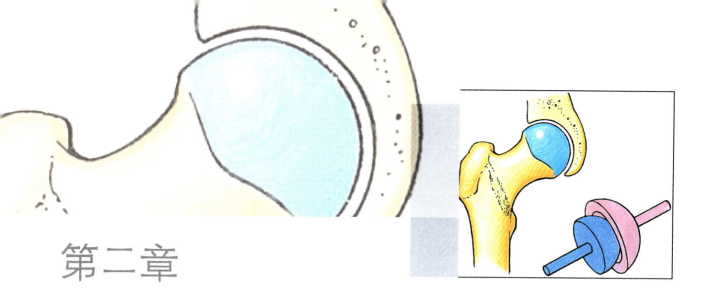

第二章

骨与关节

在人类的进化过程中，人体骨骼的活动性和结构也是根据它们在人体的功能和日常生活中的需要而不断变化的。例如，骨骼根据作用在其上的力而形成特定的标志——凹陷、嵴、隆起和其他特征。这些力包括重力的压迫以及肌肉和肌腱的张力。

大多数骨骼与其他骨骼连接形成关节，关节是一种复杂的结构，根据其形状和组成，它们的运动能力各不相同。一些关节很少或不运动，而另一些关节则可在多个方向上灵活运动。在这一章中，我们探讨骨和关节的结构和功能。了解这些结构的功能解剖学对我们理解人体运动至关重要。关节的运动类型和方向将影响相关韧带和肌肉的结构和功能。

人体骨骼

学习骨骼的基本功能、结构和分类有助于我们理解人体的运动。前缀osteo-的意思是骨骼。骨骼学是研究骨骼的学科，研究骨骼的发育及其对环境的反应。

（一）骨的功能

骨骼在人体内有四个主要功能：支持和保护、运动杠杆、造血、储存矿物质和脂肪。

1. 支持和保护

人体骨骼是一个支撑人体所有软组织并保护多个重要器官的框架。例如，颈椎支撑着颅骨，胸廓支撑着胸腔的软组织，下肢的骨骼支撑着我们站立和行走时的体重。多种骨骼具有保护作用：头骨保护脑免受创伤，脊椎骨保护脊髓。在胸腔的结构中骨骼的保护功能也很重要，它保护心脏和肺。

2. 运动

骨骼还充当肌肉拉动产生运动的坚硬杠杆。当人体坐或站在一个固定的位置时，肌肉、骨骼和重力等共同作用可维持人体的姿势。产生和控制运动需要更复杂的相互作用。

3. 造血

某些类型的骨骼内部有一个含红骨髓的腔，红骨髓是制造血细胞的疏松结缔组织。这种血细胞的生成过程称为造血，主要发生在成人的颅骨、骨盆、肋骨、胸骨、股骨和肱骨末端。在婴儿期，红骨髓也存在于长骨的骨干中。成年后，这种红骨髓转化为黄骨髓，主要由脂肪组织组成。如果需要大量血细胞形成，黄骨髓作为造血的储备，可以再转化回红骨髓。

4. 矿物质和脂肪的储存

骨骼中矿物质的储存是骨骼坚硬的原因之一。钙和磷酸盐等矿物质相当于骨骼的"水泥"，沿着骨骼的胶原纤维沉积。这些矿物质不仅使骨骼坚硬，还可以从骨骼中释放出来，在体内发挥关键的化学功能。例如，钙离子是碱性的（一种碱），人体可用它来帮助维持血液的酸碱平衡。如果血液变得过于酸性，沉积在骨骼中的钙就会被释放出来，以稳定血液的pH值。钙还用于传递神经冲动，帮助肌肉收缩，维持血压，并在创伤后启动血液凝固。我们需要摄入足够量的钙、磷酸盐和其他骨矿物质，否则骨骼中的"储存库"会被耗尽，导致骨密度降低。这可能增加骨质疏松症（即多孔骨）和骨折的风险。

人们通常认为人体骨骼是一个僵硬的、静态的结构，但实际上它是动态的、反应灵敏的，能根据遇到的力进行自我调节。沃尔夫定律描述了这种现象，该定律指出"机械应力可刺激骨形成，废用可引起骨丢失。"换句话说，骨骼就像肌肉一样，在我们的一生中会根据我们如何使用它们而发生变化。当我们深入探索骨组织时，这种适应能力将被进一步阐明。

（二）骨组织

回忆一下第一章人体概述，骨组织是一种支持结缔组织。几乎人体所有的骨骼都包含两种类型的骨组织：松质骨和致密骨。两者都是由两种类型的骨细胞构成的。成骨细胞是形成骨的骨细胞。它们将钙盐沿着细胞外基质中的胶原纤维"支撑"排列。随着新的和不同的应力作用在骨骼上，破骨细胞分解旧骨，释放出降解矿物质的化学物质，并将其储存的钙释放到血液中。这一过程为成骨细胞形成新骨做了准备。破骨细胞和骨细胞不断地分解和形成骨骼，确保了以最小的体积和重量获得最大的强度。

1. 松质骨

松质骨是一种充满红骨髓的三维网状结构的多孔骨组织（图2.1）。它的密度低于密质骨，类似于海绵。松质骨的骨"支柱"或骨小梁根据应力线形成和重组。就像用来支撑建筑物的支架一样，这提供了最大的强度。松质骨通常位于骨的核心部位，深至密质骨之下。营养通过外层密质骨内的血管系统到达松质骨中央。

2. 密质骨

如图2.1所示，你首先注意到的是密质骨比松质骨的骨密度致密得多。其有几个特点。骨基质中有微小腔体容纳骨细胞，这些空腔被称为腔隙，并围绕着中央哈弗斯通道形成同心圆（称为骨板）。注意，血管和神经在这些哈弗斯通道中运行，为组织提供营养。骨板和哈弗斯通道共同构成骨的功能单元，称为骨单位（或哈弗斯系统）。这些单位类似于树的年轮。

有几条通道从中央哈弗斯管向外辐射。骨小管，字面意思是"微小的管道"，可穿透致密的骨基质，将微小的血管和神经分支延伸到外围的

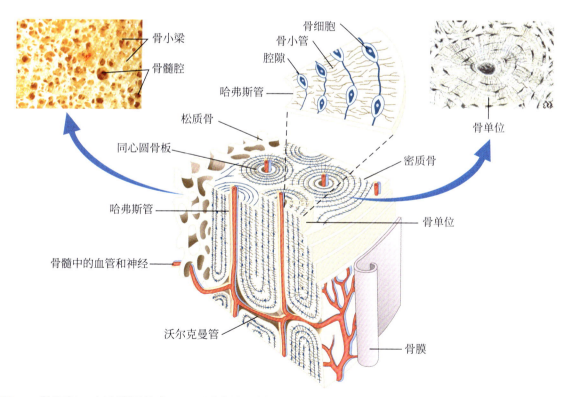

图2.1 骨组织。在这张图片中，可见内侧松质骨和外侧密质骨。应重点关注运输通道系统，包括哈弗斯管、沃尔克曼管和微小的骨小管。从俯视和侧视图都可以看到同心圆骨板。顶部有一个单独的骨单位，请注意骨细胞系统（骨细胞）、容纳它们的空腔（腔隙）、中央哈弗斯管及其相应的骨小管。骨膜在骨骼周围形成一个保护性结缔组织层，松质骨的显微照片（左）清楚地显示了它的多孔性。密质骨的显微照片（右）中的小黑点是腔隙内的骨细胞。较大的黑色区域为中央哈弗斯管。

骨细胞。沃尔克曼管（Volkmann管，也叫穿通管）与哈弗斯管（Haversian管）垂直，它们成为从骨表面到骨内部的通路。

如图2.1所示，整个复合体被称为骨膜的致密结缔组织所覆盖。骨膜围绕着骨骼，起到滋养和保护的作用。这层覆盖物由血管和神经提供充足的营养，血管为骨骼提供营养，神经负责通讯，如发出机械撞击的警告。骨膜还参与骨组织的再生和损伤后如骨折的新骨形成。

（三）人体骨骼

人体骨骼共有206块骨、可以分为两部分（图2.2）。中轴骨形成人体的"轴"：也就是说，它构成人体的中心。它由头部和躯干的骨骼组成，包括颅骨和相关骨、舌骨、胸骨、肋骨、椎骨、骶骨和尾骨。一个典型的成人骨骼在轴部包含80块骨。

肢带骨被"附加"到中轴骨骼上。在正常的成年人中，肢带骨共有126块，排列在以下结构中：

- 肩胛带包括锁骨和肩胛骨。
- 上肢包括肱骨、桡骨、尺骨、腕骨、掌骨和指骨。
- 骨盆带包括髋骨，实际上是由三块骨融合而成（髂骨、坐骨和耻骨）。
- 下肢包括股骨、胫骨、腓骨、跗骨、跖骨和趾骨。

上肢和下肢对于独立运动和与环境充分互动是必不可少的，但轮椅、假肢和其他设备，使人们能够在没有它们的情况下也能过上有意义的生活。

■ 骨的形状

骨骼有不同的形状和大小，这取决于它们在人体中的功能（图2.3）。有些长而纤细，有些小而方，有些则呈完全独特的外形。

（一）长骨

长骨的长度大于宽度（图2.3A）。其分为一个骨干和两个骨骺。骨干由密质骨和一种称为骨髓的特殊结缔组织组成，其填充中空的中心部分称为髓腔。

在婴儿期，髓腔主要是造血细胞的红骨髓填充的。当个体成长到成年，大约一半的红骨髓转化为脂肪性黄骨髓。

每个骨骺由松质骨组成，周围环绕着一层薄薄的密质骨。骨骺与骨干的交汇处称为骨骺板或生长板。长骨在通过骺板处的透明软骨的发育和骨化而生长。在骨化过程中，成骨细胞沉积在骨组织，最终取代软骨。当骨骺板完全被骨取代并闭合时，在成年的早期，骨化过程就已经结束了。

骨骺的外表面通常覆盖着透明软骨，它们与其他骨关节连接。这一平滑的表面可以减少骨骼之间关节处的摩擦力。人体长骨包括肱骨、桡骨、尺骨、股骨、胫骨和腓骨。

（二）短骨

短骨主要由松质骨构成（图2.3B），呈立方体状。一层薄薄的致密骨包裹着松质骨。腕部的腕骨和踝部的跗骨都是短骨。这些部位包括多个短骨，使手和足可以完成精细、复杂的运动。一种被称为籽骨的特殊短骨对人类的运动具有特别重要的意义（图2.3C）。这些骨类似于芝麻种子，包裹在肌腱内。籽骨可加强肌腱的承受力，改善相应肌肉的牵引力。人体中最大的籽骨是髌骨，但手和足也有较小的籽骨。

（三）扁骨

扁骨薄而扁平，往往是弯曲的（图2.3d）。这些骨不是由透明软骨形成的，而是由纤维网骨化而形成的。扁骨发育成熟状态为由一层薄薄的松质骨组成，周围是密质骨。扁骨中央的松质骨是造血的场所。颅骨、胸骨、肩胛骨、肋骨和髂骨大多数都是扁骨。

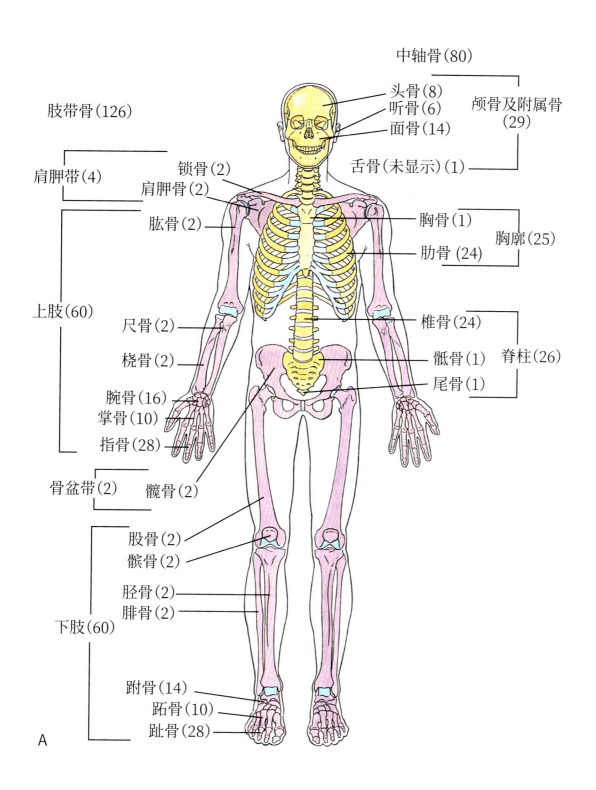

中轴骨(80)

头骨(8)
听骨(6)
面骨(14)
颅骨及附属骨
(29)

肢带骨(126)

肩胛带(4)

锁骨(2)
肩胛骨(2)

肱骨(2)

舌骨(未显示)(1)

胸骨(1)

肋骨 (24)
胸廓(25)

上肢(60)

尺骨(2)

桡骨(2)

椎骨(24)

骶骨(1)
脊柱(26)

尾骨(1)

腕骨(16)
掌骨(10)
指骨(28)

骨盆带(2)

髋骨(2)

股骨(2)
髌骨(2)

胫骨(2)
腓骨(2)

下肢(60)

跗骨(14)
跖骨(10)
趾骨(28)

A

图2.2A **人体骨骼前面观。**正常成人有206块骨,中轴骨80块(黄色),肢带骨126块(粉色)。

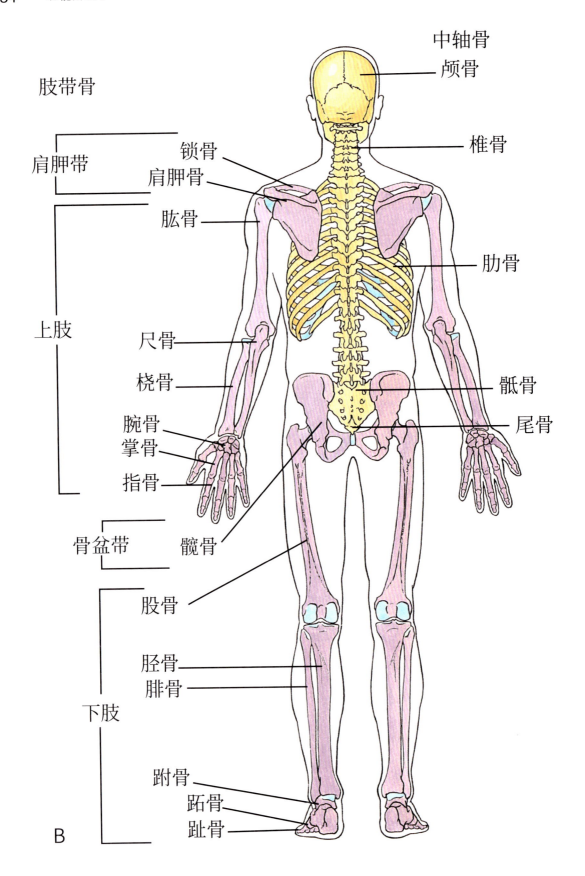

肢带骨

肩胛带

上肢

骨盆带

下肢

中轴骨
颅骨

锁骨
肩胛骨
肱骨

尺骨
桡骨

腕骨
掌骨
指骨

髋骨

股骨

胫骨
腓骨

跗骨
距骨
趾骨

椎骨

肋骨

骶骨
尾骨

B

图2.2B　后面观。

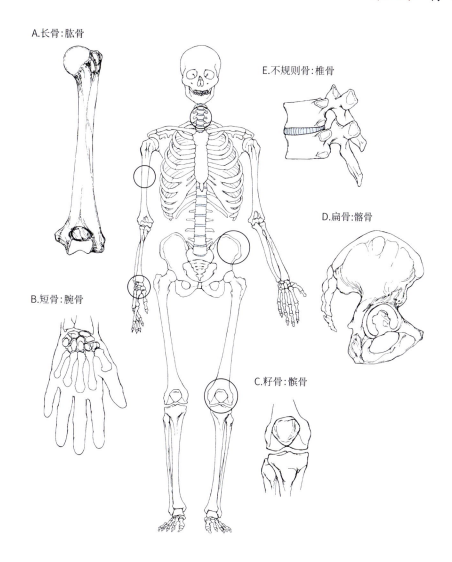

A.长骨:肱骨

E.不规则骨:椎骨

D.扁骨:髂骨

B.短骨:腕骨

C.籽骨:髌骨

图2.3 骨的形状。A.长骨（肱骨）。B.短骨（腕骨）。C.籽骨（髌骨）。D.扁骨（髂骨）。E.不规则骨（椎骨）。

（四）不规则骨

不规则骨是指那些具有独特形状的骨，因此不属于前面的分类（图2.3E）。椎骨具有独特形状和功能，骨盆的坐骨和耻骨也是不规则骨。

▦ 骨性标志

随着时间的推移，骨骼具有或生长出具有多种功能的特定标志。每个骨性标志都有一个独特的名称，用于描述它的功能和位置。表2.1列出了骨性标志的一些常用术语。

（一）凹陷和开口

凹陷是可以容纳肌肉、肌腱、神经和血管的下凹和通道。临床检查者区分两种类型的凹陷，窝是一种浅凹陷，例如位于肱骨的远端和骨盆的髂骨中的窝；而沟是一种狭窄的、细长的凹陷，例如肱骨近端两个结节之间的凹陷。

开口是允许神经、血管、肌肉和肌腱通过的孔和通道。那些充满气体的腔，称为窦。用于描述开口的术语为裂隙、孔和道。裂缝分成两半，有点像骨上扩大的裂缝或缝隙。例如眼后颅骨的眶上裂。孔的大小也各不相同，通常是圆形开口，例如枕骨大孔，它使脊髓与脑干相连。道

表2.1　骨性标志

骨性标志类型	描述	举例	插图
裂隙	深沟，裂缝或狭缝	颅骨的眶裂	
孔	穿过骨的圆形开口	颅骨枕骨大孔	
窝	长的，盆形凹陷	肩胛盂窝	
沟	窄的，狭长的凹陷	肱二头肌沟	

骨性标志类型	描述	举例	插图
道	通道或管道	颞骨外耳道	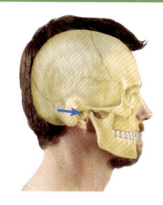
窦	骨内空腔或空洞	筛窦	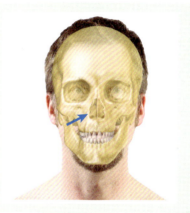

表2.1　骨性标志（续）

连接关节的体表突出物：

髁	关节突呈圆形	股骨髁	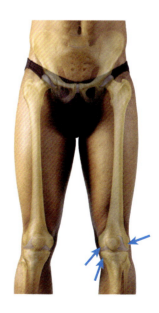

表2.1   骨性标志（续）

骨性标志类型	描述	举例	插图
面	小而光滑的区域	胸椎肋面	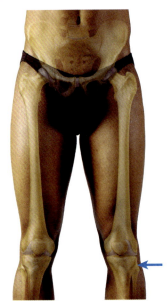
头	位于四肢部，从狭窄的颈部突出的圆	腓骨头	
支	突出部分，伸长的突起或分支	下颌支	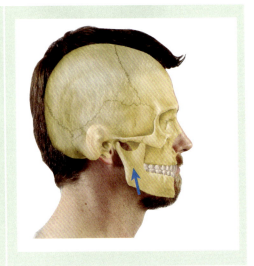

表2.1 骨性标志			
骨性标志 类型	描述	举例	插图

附着点的突起：

骨嵴	细长的隆起或嵴	髂嵴	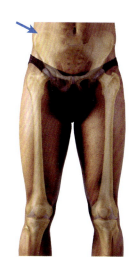
上髁	髁上的突起	肱骨上髁	
线	隆起，不如嵴突出	股骨粗线	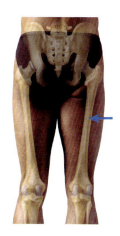

表2.1 骨性标志

骨性标志类型	描述	举例	插图
突	任何骨的突出	肩胛骨突	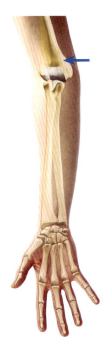
嵴	线状隆起	肱骨髁上嵴	
棘	尖锐的小突起	肩胛棘	

表2.1 骨性标志

骨性标志类型	描述	举例	插图
结节	小而圆的突起	股骨内收结节	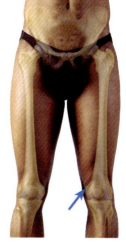
粗隆	大而圆的、粗糙的突起	胫骨粗隆	
转子	大而钝的突起，指在股骨上的突起	大转子、小转子	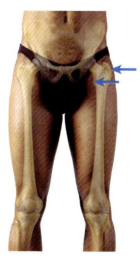

是指通道，尤指导管的外部开口，例如颞骨外耳道。

（二）关节的骨性突起

骨上的一些突起有助于形成关节。这些往往位于骨的末端，包括圆形髁，扁平的面，长骨的头端，形成骨桥的分支等。

（三）肌腱附着点

凸起和嵴表示肌腱和韧带附着点。它们的大小和形状依据产生力的类型和大小而各不相同。有的长而窄，像棘、线、嵴等。有的圆，像结节、粗隆、转子。上髁、突起和棘是软组织与骨相连的其他突起。

一些骨骼特征在出生时就存在，而另一些则因对施加在骨骼上的力作出反应而形成。例如，颞骨的外耳道在出生时就存在。相比之下，乳突（耳正后方的大凸起）是在颈部肌肉拉动这个骨性附着物的过程中经过数年才形成的。因此，在连接韧带和肌腱附着的地方，骨骼可形成骨突起。骨突起除了可改变松质骨的骨小梁结构和增加致密骨的厚度外，还可使骨骼成为高度适应性结构。

◼ 人体的关节

骨在体内聚在一起形成关节。前缀"athr–"表示关节。关节学是研究关节以及关节如何运动和为什么会以这种方式运动。关节位于骨的连接处。

（一）关节命名

许多关节是根据相互接触的骨而命名的。例如，肱尺关节是指手臂的肱骨与前臂的尺骨的关节连接。要命名此关节，我们只需简单地将两个骨骼名称相连，在它们之间放置一个"o"。因此，这些骨骼形成了肱尺关节（humer + o + ulnar）。通常，先命名较大或更稳定的骨骼，然后命名较小或更易活动的骨骼。

有时一块骨骼会参与多个关节。肩胛骨就是这样，它形成了两个关节。在这种情况下，我们根据形成关节的骨性标志来命名关节。由于肩胛骨和肱骨在关节窝形成关节，因此它们形成的关节被称为肩肱关节（glen+o+humer+al）。肩胛骨也在肩峰突与锁骨连接，形成肩锁关节（acromi + o + clavicul + ar）。

这些规则有几个例外。例如，髋关节被称为髋臼关节。股骨与髋关节相连，髋骨由髂骨、坐骨和耻骨形成。根据骨骼+o+骨骼规则，这将是髂骨坐骨耻骨股关节。好绕口啊！使用"髋关节"一词要简单得多。另一个例子是，踝关节的临床名称是距小腿关节。三块骨，胫骨、腓骨和距骨，形成此关节，但这个名字是由距骨加上它连接的人体部位（Crural=腿）而得来的。

（二）关节结构

描述关节时使用三个主要结构类型：纤维关节、软骨关节和滑膜关节。

1. 纤维关节

纤维关节在骨骼之间有牢固的连接。由最小的关节腔（关节表面之间的空间）和胶原蛋白密集的结缔组织将骨骼紧密地固定在一起。这些关节很少或根本无法移动；因此，它们是最稳定的类型。纤维关节有三种类型：

- **缝**（图2.4A）是骨与骨之间的连续骨膜连接，例如颅骨之间的连接。
- **韧带连结**（图2.4B）是由结缔组织的索（韧带）或板（骨间膜）连接在一起的纤维关节。小腿的胫骨和腓骨之间的连接是一种韧带连结。
- **嵌合**（图2.4C）是一种特殊的纤维关节，牙齿在此与颌骨的牙槽窝相吻合（gomphos意为螺栓或钉子）。

2. 软骨关节

软骨关节比纤维性关节的活动度稍高。此处有软骨将相邻骨的关节面分开（图2.5）。软

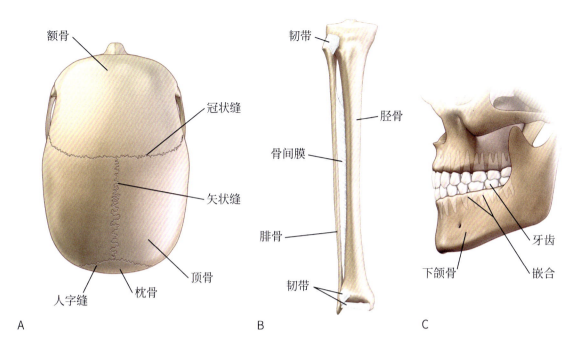

图2.4　纤维关节。骨之间牢固的纤维连接阻止了这些关节的运动。A.颅骨缝。B.小腿韧带和骨间膜形成的韧带连结。C.牙齿和下颌骨中的牙槽之间的嵌合。

骨增加了关节的柔韧性，允许轻微的移动。这种类型的关节存在于椎体之间（图2.5A），使脊柱吸收来自行走、奔跑、跳跃和举重时的负荷。在肋软骨交界处(肋骨与胸骨交汇处）（图2.5B)，软骨关节使胸廓扩张和收缩以便呼吸。耻骨联合处也有软骨关节（两块耻骨在骨盆带前部的连接处）（图2.5C）。当我们行走和跑步时,特别是在不平坦的地面上时，这种轻微的运动能力对骨盆带起到了悬挂系统的作用。

3. 滑膜关节

滑膜关节（synovial joints）是所有关节中活动度最高的关节，它们因其独特的结构而得名（图2.6），其结构类似于鸡蛋（syn-意为"在一起"，ovi-意为"鸡蛋"）。我们将会更深入地讨论它们的解剖以及类型。

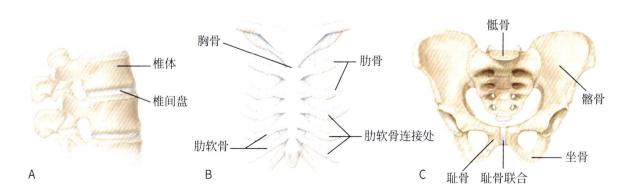

图2.5　软骨关节。软骨增加了这些关节的柔韧性，允许轻微的运动。A.脊柱的椎间盘。B.胸腔的肋软骨连接。C.骨盆的耻骨联合。

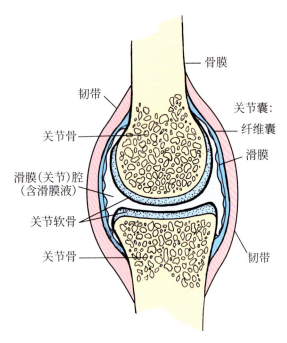

骨膜

韧带

关节囊：
纤维囊
滑膜

关节骨

滑膜(关节)腔
(含滑膜液)

关节软骨

关节骨

韧带

图2.6　滑膜关节解剖。这种类型的关节有几个独特的特征，包括厚的关节囊，分为外侧的纤维囊和内侧的滑膜。滑膜产生滑液，以减少关节腔的摩擦。光滑的关节软骨覆盖关节骨端，以进一步减少运动时的摩擦。韧带支持纤维囊，为关节提供稳定性。

（三）关节功能

现在我们已经了解了不同类型的关节，是时候探索它们独特的功能了。关节的功能有三种类型：

■ 不动关节很少或没有运动。
■ 微动关节可轻微活动。
■ 活动关节是所有关节中最灵活的。

1. 不动关节

不动关节（synarthrotic joint）具有非常紧密的关节连接表面（syn-意为连接在一起，arthrosis意为关节连接），这限制了它们的活动能力。有些纤维性关节是不动的，正如另一种称为骨性连接的关节类型也是不动的。骨盆带的髂骨、坐骨和耻骨之间的连接为骨性连接。

2. 微动关节

微动关节（amphiarthrotic joint）的关节表面相距较远，关节之间或关节周围有柔韧的结构（amphi-意为"周围"）。这使得微动关节有更大的活动能力。柔性结构可以是韧带（韧带联合）或纤维软骨（联合）的连接方式。小腿胫骨和腓骨之间，以及前骨盆带之间是微动关节。

3. 活动关节

活动关节（diarthrotic joint）可自由活动，因为它们的关节面相距最远（di-表示分离或分开）。这种分离形成了所有关节类型中的最大的灵活性。滑膜关节往往是活动关节，结合其他解剖特征，成为高度灵活的关节。

将关节的结构和功能一起考虑，可以使我们对关节的解剖结构如何影响其运动有更清楚的了解。表2.2列出了一些关节结构和功能的例子。

表2.2　关节的结构和功能

关节结构	关节功能	关节活动性	举例
纤维关节	不动关节	无法移动	颅缝、胫腓骨韧带连接、牙齿嵌合
软骨关节	微动关节	可轻微移动	椎间关节、胸腔肋软骨连接、骨盆耻骨联合
滑膜关节	活动关节	可自由活动	肩关节、肘关节、膝关节

滑膜关节的结构和功能

因为滑膜关节负责人体的大部分运动，所以我们将对它进行深入讨论。

（一）滑膜关节解剖学

我们已经了解了滑膜关节是可自由活动的关节，它们具有几个独特的特征（见图2.6）。

骨关节端被包裹在厚厚的关节囊里。这种囊分为两部分：纤维囊和滑膜。外部纤维囊为关节提供稳定性和保护，其余的韧带通常依据限制特定的运动来帮助实现这一功能。内侧滑膜位于关节腔内，产生滑液，滑液是一种润滑剂，可以减少摩擦，滋养关节软骨。关节腔内充满滑液，关节腔是活动关节特有的一个微小的间隙，对自由活动至关重要。

滑液也存在于关节以外的摩擦区域。滑液囊被称为滑囊，遍布全身（见第一章人体解剖学概论）。手和足的长肌腱周围有滑液鞘。

（二）滑膜关节类型

所有滑膜关节都由上述基本结构组成，但它们的形状各不相同，可完成不同运动（表2.3）。

- **球窝关节**在一个骨上有一个球形头部，而在另一个骨上有一个与之相应的圆形空腔。这些关节具有最大的运动可能性，被认为是三轴性的，因为它们可以在所有三个平面上运动：矢状面、冠状面和横断面（见第一章人体解剖学概论）。球窝关节包括肩关节的盂肱关节和髋关节。
- **屈戌（铰链）关节**在一块骨上有一个圆柱形的突起，可以嵌入另一块骨上与之相应的凹陷中。因为它们在单一平面内运动，这些关节是单轴的。例如肘部的肱尺关节是屈戌关节。颌的颞下颌关节和膝的胫股关节是改良的屈戌关节：它们还可完成除

了它们的主要屈戌运动之外的附加运动。
- **枢轴关节**由圆柱状的关节头和与之相应的凹面关节窝构成。因为只允许该关节的旋转（纵向）运动，枢轴关节也是单轴的。颈椎的寰枢关节和前臂的桡尺关节是枢轴关节。
- **髁状突（或椭球）关节**类似于球窝关节，但具有类似扁平圆或椭圆的椭圆形关节表面（ellip-表示缩短）。有些像髁突，即之前提到的圆形突出。因为可以在两个平面上运动，髁状突关节是双轴的。手腕的桡腕关节和手的掌指关节就是髁状突关节。
- **鞍状关节**由两个骨表面组成，一个方向凹，另一个方向凸。它们像坐在马鞍上的骑手一样组合在一起，因此得名。这些关节也是双轴的，仅见于拇指的腕掌关节。这使得拇指能够进行独特的运动，而其他手指却不能。
- **滑动关节**具有平坦的表面，允许微小的平面运动。因为是所有滑膜关节中运动性最差的，这些关节被认为是非轴向的。在椎体的关节突、肩胛带骨、腕骨和足踝的跗骨之间可进行有限的运动。

附属运动

在第一章人体解剖学概论中，我们介绍了关节在基本平面上的运动（屈曲、伸展、外展等），通过基本平面的大体运动称为生理运动。而附属运动是指关节的关节表面相对于彼此的运动。全方位的生理运动取决于正常、健康的附属运动。附属运动的灵活性取决于具有一定"弹性"的关节囊和关节周围韧带。这种"弹性"也被叫做关节内运动。

滚动、滑动和旋转描述了当关节进行生理运动时关节表面之间发生的变化（图2.7）。这些附属运动有助于维持生理运动时关节的最

表2.3　滑膜关节的类型

关节类型	平面/轴的数目	可能的运动	举例
球窝关节 	三轴	屈曲 伸展 内收 外展 旋内 旋外和环转运动 （组合运动）	盂肱关节 肩锁关节 髋关节
屈戌关节 	单轴	屈曲 伸展	颞下颌关节（改良型） 尺肱关节 指间关节 胫股关节（改良型） 踝关节
枢轴关节 	单轴	旋转	寰枢关节 桡尺关节
髁状突（椭球）关节 	双轴	屈曲 伸展 内收 外展 侧向屈曲	寰枕关节 桡腕关节 掌指关节

表2.3 滑膜关节的类型（续）			
关节类型	平面/轴的数目	可能的运动	举例
鞍状关节 第一掌骨 腕骨(大多角骨)	双轴	屈曲 伸展 外展 内收	第一腕掌关节（拇指）
滑动关节 锁骨 肩胛骨	非轴向	缺乏数据	肩锁关节 腕间关节 跗骨关节

佳位置。可防止关节面之间的压缩和接触性损伤。

（一）滚动

当一个骨表面上的一系列点与另一个骨表面上相应的一系列点接触时，就会发生滚动（图2.7A）。这类似于汽车向前滚动时，汽车轮胎上的各个点接触地面上的各个点，从而在地面上留下胎面痕迹。例如，当膝关节屈曲和伸展时，股骨的圆形髁在凹陷的胫骨平台上滚动。

（二）滑动

当一个骨表面上的一个点与另一个骨表面上的一系列点接触时，就会发生滑动（图2.7B）。这类似于"打滑"：轮胎没有滚动，但汽车仍在向前移动。滑动有时被称为平移。通常，滑动和滚动同时进行，以保持最佳的关节位

置。让我们使用胫股关节来说明（图2.8）。想象一下，你准备坐在椅子上。当膝关节屈曲时，股骨向后滚动，向前滑动（图2.8A），这保持了两个骨骼的关节面之间的最佳接触。现在想象你从椅子上站起来。腿伸展时，股骨先向前滚动，再向后滑动（图2.8B）。

凸凹规则决定了滑动和滚动的方向。关节曲面的形状决定了它们的移动方式。大多数关节面要么是凸面（向外圆角），要么是凹面（向内圆角）（图2.9）。如果凹面关节面（如胫骨近端）在固定的凸面（如股骨远端）上移动，滑动将发生在与滚动相同的方向。相反，如果凸面（例如，股骨远端）在固定的凹面（例如，胫骨近端）上移动，则滑动和滚动发生在相反的方向。根据这一规则，胫股关节的附属运动类型取决于受试者是负重（人体站立状态下，重力在胫骨上）还是非负重（坐着或躺着时的胫股关节运

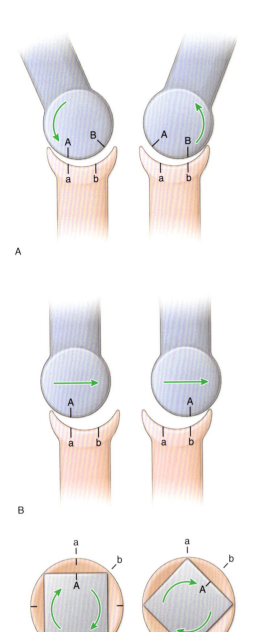

A

B

C

图2.7 附属运动。正常的附属运动是完成全面的生理运动所必需的。它们可防止关节面之间的压力和接触所致的损伤。A：当一个骨表面（A和B）上的一系列点与另一个骨表面（a和b）上相应的一系列点接触时（侧面观），就会发生滚动（侧视图）。B.当一个骨表面上的一个点与另一个骨表面上的一系列点接触时(侧视图)，就会发生滑动。C.当一个骨表面（A）绕固定的纵轴（a和b）顺时针或逆时针旋转时（俯视图），就会发生自旋。

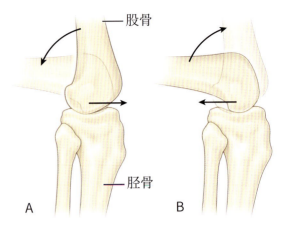

股骨

胫骨

A   B

图2.8 胫股关节的滚动和滑动。通常，滑动和滚动同时进行，可保持最佳的关节位置。A：在这张侧位图中，你可以看到在屈膝时，股骨向后滚动，并在胫骨上向前滑动。B.在膝关节伸展时，股骨向前滚动，并在胫骨上向后滑动。这一附属运动遵循在固定胫骨情况下的凸凹规则。

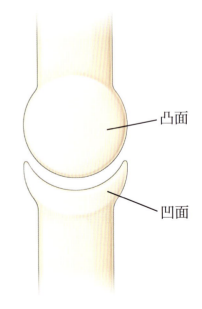

凸面

凹面

图2.9 凸凹规则。这一原则决定了滑动和滚动的方向，且关节面的形状决定了它们的移动方式。大多数关节结合面要么是外凸外圆，要么是内凹内圆。哪一端是固定的决定了附属运动的方向。

动）状态。

（三）旋转

当一个表面围绕固定的长轴顺时针或逆时针旋转时，就会发生旋转。这种运动类似于绕轴旋转。因为胫股关节是一个"改良"的屈戌关节，所以能够轻微旋转。膝关节伸展结束时，胫骨相对于股骨侧向旋转（图2.10）。这个运动可以让胫股关节旋转和"锁定"，在完全伸展时获得更大的关节稳定性。旋转运动是反向的(胫骨内侧旋转)，以在屈膝开始时"解锁"关节。

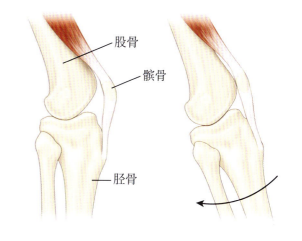

股骨
髌骨
胫骨

图2.10 胫股关节旋转。在伸膝结束时，胫骨相对于股骨侧向旋转，允许关节转动并"锁定"。

小结

- 骨骼在人体中有四个主要功能：为软组织提供支持和保护；运动杠杆系统；血细胞形成的场所；以及储存矿物质和脂肪。
- 有两种类型的骨：松质骨和密质骨。松质骨是多孔的，它的骨小梁按应力线整齐排列，是造血的地方。密质骨密度更大，往往环绕松质骨，并有几个独特的特征，包括一个传输通道系统。
- 骨被骨膜包裹，骨膜可保护和滋养底层结构。
- 典型的人体骨骼有206块骨。中轴骨包括头部和躯干的骨，肢带骨包括肩胛带、上肢骨、骨盆带和下肢骨。
- 骨有几种形状，包括长骨、短骨、扁骨和不规则骨。每种形状在人体中都有独特的用途。
- 骨性标志可用于描述神经或血管横跨骨的位置，肌肉、肌腱或其他结构的位置，关节形成的位置，以及肌腱和韧带连接的位置。每个结构都有唯一的名称来表示其功能和位置。
- 骨与骨之间连接在一起形成关节。它们是根据其结构和功能进行分类的。
- 关节命名系统是将构成关节的两块骨的名字结合在一起，并用"o"将它们连接起来。
- 关节结构包括纤维、软骨和滑膜，每种结构都有独特的组织将它们连接在一起。
- 关节可分为不动关节、微动关节或活动关节。关节的活动性取决于关节面之间的空间，空间越大，活动性越大。
- 滑膜关节允许人体进行最大的运动。
- 滑膜关节的特征包括厚的关节囊和含有滑液的关节腔。
- 滑膜关节有多种形状，包括球窝关节、屈戌关节、枢轴关节、髁状突（椭球）关节、鞍状关节和滑动关节。每种形状都有独特的运动特点。
- 附属运动指关节面之间的运动，它与生理运动一起发生。附属运动可减少压力并在人体移动时保持最佳关节对线。
- 滚动、滑动和旋转是三种类型的附属运动。

复习

多选题

1. 描述血细胞形成的术语是
   A. 体内平衡
   B. 造血
   C. 血流动力学
   D. 出血

2. 一种储存在骨骼中并有助于维持血液酸碱平衡、神经冲动传导、肌肉收缩、维持血压和血液凝固的矿物质是
   A. 磷
   B. 锰
   C. 钙
   D. 碳

3. 血细胞形成的场所是以下哪种疏松组织
   A. 松质骨
   B. 骨小梁
   C. 致密骨
   D. 骨膜

4. 骨骼周围是什么组织在受伤后提供营养、保护和再生？
   A. 松质骨
   B. 骨小梁
   C. 致密骨
   D. 骨膜

5. 圆形关节突所形成的关节称为
   A. 小孔
   B. 通道
   C. 髁突
   D. 窝

6. 在肌腱或韧带附着的尖锐而细长的突起称为什么？
   A. 分支
   B. 嵴
   C. 通道
   D. 面

7. 成骨细胞沉积于骨骼，取代纤维或软骨的过程称为什么
   A. 骨化
   B. 造血
   C. 骨学
   D. 关节学

8. 什么填充成熟的长骨骨干中心？
   A. 骨小梁
   B. 钙
   C. 骨髓
   D. 致密骨

9. 手腕上有什么类型的骨？
   A. 籽骨
   B. 短骨
   C. 不规则骨
   D. 扁骨

10. 一个骨表面上的一系列点与另一个骨表面上相应的一系列点接触，是哪种附属运动？
    A. 旋转
    B. 滑动
    C. 滚动
    D. 凸出

配伍题

下面列出了关节的不同类型，将它们与最恰当的描述进行匹配。

11. _____ 枢轴关节
12. _____ 纤维关节
13. _____ 滑动关节
14. _____ 鞍状关节
15. _____ 滑膜关节
16. _____ 髁状突（椭球）关节
17. _____ 软骨关节
18. _____ 屈成关节

A. 总是包含关节囊、关节腔和滑液，使它们可以自由运动
B. 唯一的三轴滑膜关节
C. 具有由结缔组织紧密结合的骨表面
D. 只能在第一腕掌关节（拇指）中找到
E. 以骨间骨化为特征
F. 旋转的单轴关节
G. 骨表面由柔韧的软组织连接，允许轻微移动
H. 存在于手腕的腕骨间关节处

19. ＿＿＿ 球窝关节　　　I. 可以被"改良"，以进行比单轴屈曲和伸展更多的运动
20. ＿＿＿ 联合关节　　　J. 在掌指关节或手的"指关节"处特有的

简答题

21. 简述骨骼的所有功能。

22. 比较中轴骨和附属骨的异同。列出其组成的每块骨骼。

23. 简述人体不同的骨形状，并各举一个例子。

24. 比较附属运动和生理运动的异同，说明三种附属运动的类型。

25. 识别下图中每个结构的名称。

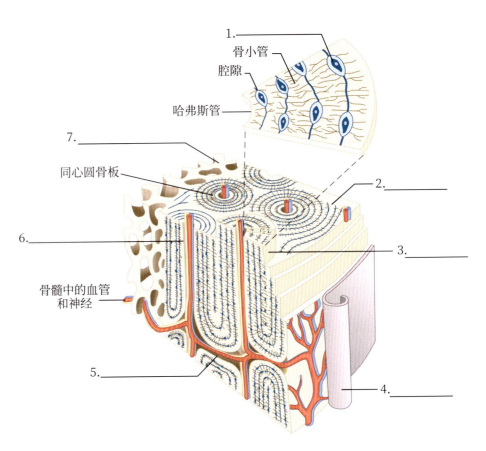

1.
骨小管
腔隙
哈弗斯管

7.
同心圆骨板

2.

6.
骨髓中的血管和神经

3.

5.

4.

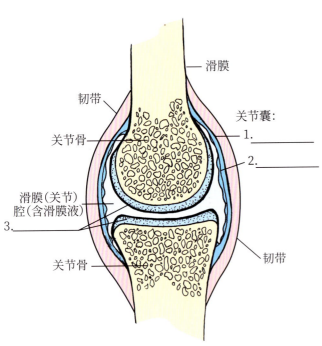

滑膜

韧带

关节囊:

关节骨

1.

2.

滑膜(关节)腔(含滑膜液)

3.

韧带

关节骨

试一试！

　　活动：制作一组卡片，每张卡片写出一种类型的关节（纤维关节、软骨关节、滑膜关节）。此外，还有不同类型的滑膜关节（球窝、屈戌、枢轴、髁状突、鞍状、滑动）的卡片。洗牌抽出一张卡片。在自己的身体上指出（或同伴的身体）一个符合你所选类型的关节。练习使用正确的关节名称（盂肱关节而不是肩关节）。如果你不记得关节的名称，就用bone+o+bone的公式。即使是你一个人在进行这组活动，也要大声说出来。

　　进一步挑战自己，确定关节是单轴、双轴、三轴还是非轴（如果你选择滑膜关节）。一旦你做到了这一点，可在关节完成运动时，边说边做动作。

参考文献

Clarkson H. *Joint motion and function: A research-based practical guide.* Lippincott, Williams, & Wilkins; 2005.

Frost HM. From Wolff's law to the Utah paradigm: Insights about bone physiology and its clinical applications. *Anat Rec.* 2001;262(4):398–419.

Moore KL, Dalley AF II. *Clinical oriented anatomy.* 8th ed. Lippincott Williams, & Wilkins; 2017.

Oatis CA. *Kinesiology—The mechanics and pathomechanics of human movement.* 3rd ed. Lippincott, Williams & Wilkins; 2016.

Prekumar K. *The massage connection anatomy & physiology.* 3rd ed. Lippincott, Williams, & Wilkins; 2011.

Prentice WE. *Rehabilitation techniques for sports medicine and athletic training.* 7th ed. SLACK Incorporated; 2020.

Ruff C, Holt B, Trinkaus E. Who's afraid of the big bad Wolff? "Wolff's law" and bone functional adaptation. *Am J Phys Anthropol.* 2006;129(4):484–498.

（刘　念　王　骏　高燕萍　张　杰）

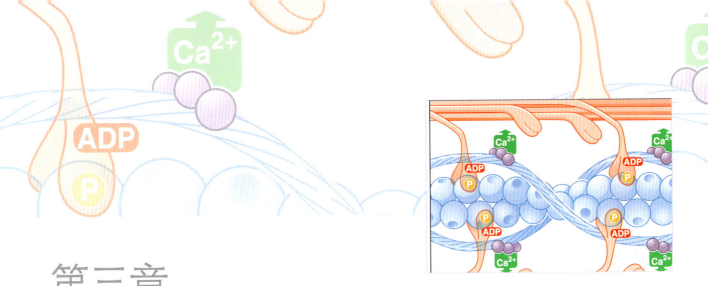

第三章

肌肉

肌肉命名
　纤维方向
　位置
　动作
　大小
　形状
　肌头数量

骨骼肌特性
伸展性
弹性
兴奋性
传导性
收缩性

骨骼肌组织解剖学
宏观解剖
微观解剖

肌肉收缩生理学
神经－肌肉连接处的活动
肌丝滑行学说

影响肌力产生的因素
　运动单元聚集
　横截面
　纤维排列
　肌肉长度

骨骼肌纤维类型
慢缩肌纤维
快缩肌纤维
中间肌纤维
肌纤维类型分布

肌肉收缩类型
等长收缩
等张收缩
　向心性收缩
　离心性收缩
人体运动中收缩类型的整合

肌肉之间的关系
激动肌
协同肌

拮抗肌

人体杠杆
杠杆构成
杠杆类型
　第一类杠杆
　第二类杠杆
　第三类杠杆

本体感觉器
肌梭
高尔基肌腱器
其他本体感受器
　前庭感受器
　机械感受器

活动度
主动活动度
被动活动度
抵抗活动度

　　现在我们已经探讨了骨和关节，准备学习肌肉。从眨眼睛到跨栏，所有的运动都需要肌肉参与。虽然在人体中有三种类型肌肉组织，但在本章中我们重点关注骨骼肌，即产生运动的肌肉类型。我们将学习骨骼肌的功能及其特性，然后探讨骨骼肌的结构和收缩能力之间的关系，从而探究产生运动背后的力量。

　　对肌肉进行探索，将融合从第一章至第三章的概念，从而学习人体运动中更加复杂的组成部分。然后继续学习人体结构中的杠杆作用及其结构功能。随后，我们将深入了解本体感觉的结构及其工作原理。本章的学习目标：肌肉的类型、肌肉的功能和肌肉活动度的评估方法。

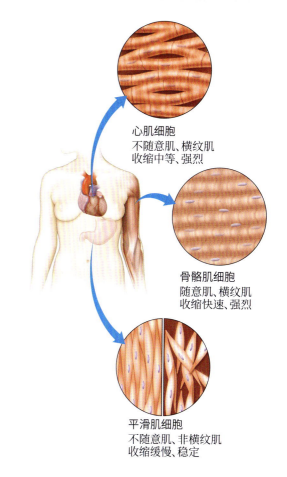

心肌细胞
不随意肌、横纹肌
收缩中等、强烈

骨骼肌细胞
随意肌、横纹肌
收缩快速、强烈

平滑肌细胞
不随意肌、非横纹肌
收缩缓慢、稳定

肌肉组织类型

　　人体有三种肌肉组织类型，分别是平滑肌、心肌和骨骼肌。每种类型存在于特定的位置并承担相应的功能（图3.1）。

图3.1　肌肉类型。心肌、平滑肌和骨骼肌是人体中的三大肌肉类型。每一种都有反映其功能的独特结构和位置。

（一）平滑肌

平滑肌存在于中空器官、血管、呼吸道壁上，其可在消化、生殖、循环以及呼吸中发挥作用。由于平滑肌并不受我们意识的控制，因此称为不随意肌，例如，我们无需通过意识就能将食物推进人体消化道。相反，为了应对食物的存在，平滑肌自动产生波浪形的收缩（称为蠕动）以促进消化。存在于血管和细支气管（呼吸系统）的平滑肌能扩张和收缩这些结构，以增加或减少血流量或者气体流动。由于瞳孔周围存在平滑肌，所以瞳孔大小可以随光线水平的改变而变化。另外，当我们寒冷时，附着在毛囊周围的结缔组织鞘上的平滑肌，使我们的毛发"末端竖立"，吸收温暖的空气靠近人体。

平滑肌之所以如此命名，原因在于其无横纹。横纹在其他肌肉组织类型中可见到，为深色和浅色纤维交替的纹路。这表示蛋白质紧密排列，可以使肌肉产生强烈收缩。平滑肌中，这些可收缩蛋白质是分散的，而非整齐排列，所以看起来没有横纹。由于平滑肌收缩缓慢而稳定，并且与横纹肌（心肌、骨骼肌）相比产生的收缩较弱，所以对于平滑肌而言不是必须存在横纹的。

（二）心肌

心肌构成了心脏壁，并且能够产生血液循环所必需的推动力。同平滑肌一样，心肌是不随意肌：我们不能通过意识控制心脏肌肉纤维促使心脏跳动。心肌不同于平滑肌，它是横纹肌，心肌中的可收缩蛋白质都沿某一方向排列，因此能够产生强有力的收缩，以推动血液通过动脉系统。

心肌的独特之处在于，心肌纤维收缩所必需的电脉冲可在心肌细胞间传递。这一特性使心肌纤维可实现同步化收缩，并且作为独立单元发挥作用。因此，心肌同步化运动能够产生驱动循环系统的强大泵送作用。

（三）骨骼肌

骨骼肌与骨骼相连，并且可使关节产生运动。它是唯一的一种随意肌（可受意识控制）：我们可以决定骨骼肌如何收缩、何时收缩来产生运动。当然骨骼肌也有可能产生非自主运动，有时无意识的反射和保护机制会兴奋骨骼肌。同心肌一样，骨骼肌属于横纹肌，当肌肉兴奋时，会产生快速而强烈的收缩。不同的是，骨骼肌纤维更易疲劳。

骨骼肌纤维较脆弱，所以很容易受到损伤。受伤后，骨骼肌自我再生能力较局限。幸运的是，骨骼肌纤维集合成束，并且被结缔组织加固，结缔组织可以在强烈的肌肉收缩中保护骨骼肌纤维（稍后讨论）。这些结缔组织包围缠绕肌纤维，形成肌腱，肌腱可以将骨骼肌附着在运动的骨骼上。

骨骼肌功能

因为本章的学习重点在于人体运动，所以将主要关注骨骼肌。骨骼肌在人体中具有多种功能，包括发起运动、维持姿势、保护、产热以及血管泵作用。

（一）运动

骨骼肌最主要的功能是对骨骼施加拉力，从而产生运动。骨骼肌收缩使我们的脚能够离开地面，手臂能够来回摆动，甚至在走路时能撅起嘴唇吹口哨。当你深吸气时，骨骼肌会扩张胸廓；当你呼气时，会使胸廓收缩。人体所有的运动都是由骨骼肌收缩而产生、调整和控制的。

（二）姿势

骨骼肌能在抗重力的情况下保持人体的直立姿势。骨骼肌使头能保持直立、躯干直立、臀部和膝与足对线。当人俯身或者是从椅子上站起来，骨骼肌也能够对人体姿势的改变进行调整和应对。只要人保持清醒或直立，这些维持姿势的肌肉就不能休息。

（三）保护

骨骼肌能够保护骨骼无法保护的人体部位的底层结构。例如，由于腹部没有骨骼保护，所以腹部器官较脆弱。强壮的腹部肌肉能够在允许躯干自由活动的同时保护深层结构。

（四）产热

骨骼肌收缩发起运动的同时也会产热，这种产热称为生热作用。肌肉组织产生的能量约3/4都是热能。当我们寒冷时，人体会出现战栗，这时就可以观察到这一功能。这些不随意肌收缩产热可以使人体温暖起来。

（五）血管泵

我们已经知道心肌负责驱动循环系统，此外，骨骼肌也可发挥作用。具体而言，骨骼肌收缩有助于推动淋巴、静脉血循环。心脏泵可以使动脉血管维持高压力，但相对来讲，淋巴管道、静脉血管内压力较低，这就需要周围肌肉的收缩来使液体能够向前流动。像静脉血从下肢回流至心脏，这必须在抵抗重力的情况下向上流动，肌肉收缩对此而言极其重要。

肌纤维方向和肌肉命名

回顾此前我们对肌肉触诊的学习可知（第一章人体解剖学概论），骨骼肌细胞平行排列形成肌纤维。可以说，成束的肌纤维通过排列以实现特定的动作（表3.1）。纤维排列的两大方式分别是平行排列和羽状排列。

（一）平行排列

平行肌的肌纤维长度相等且互不交叉。这种排列方式确保了整块肌肉收缩长度和方向的一致性。平行排列能够使我们的活动范围最大化。平行肌包括梭形肌、环形肌以及三角肌。

表3.1　纤维排列

	形态	作用	举例
平行排列		整块肌肉收缩长度和方向一致，可使活动度最大化	
梭形肌		使力集中于特殊骨性标志附着处	肱肌、肱二头肌
环形肌		收缩时关闭裂孔，舒展时打开裂孔	口轮匝肌、肛门括约肌
三角肌		肌肉的活动多样化，可产生多种运动	胸大肌、斜方肌

	形态	作用	举例
表3.1 纤维排列（续）			
羽状排列		增加区域内肌纤维数量，以产生更大的肌力	
半羽肌		从一个方向牵拉，从而产生强大的肌力	胫骨后肌、趾长伸肌
羽肌		从两个方向牵拉，从而产生强力收缩	股直肌
多羽肌		从多个方向牵拉，从而产生较弱的肌力	三角肌

1. 梭形肌

梭形肌纤维的排列情况为厚的中心肌腹和逐渐变细的两个末端，这些变细的末端使力集中于特殊骨性标志的附着处。上臂的肱肌和肱二头肌就属于梭形肌。尤其是肱二头肌，其有特殊的附着点、极大的运动范围。

2. 环形肌

环形肌的肌纤维围绕开口形成括约肌，这些肌肉的作用在于收缩时关闭裂孔、舒张时打开裂孔。口周的口轮匝肌以及肛周的肛门括约肌都属于环形肌，这些肌肉负责控制消化系统的摄入与排出。

3. 三角肌

三角肌纤维排列始于宽阔的基底部，然后汇集于一点。其扇形排列方式可以分散肌肉收缩产生的活动，进而产生多种运动。胸大肌和斜方肌都是三角肌，三角肌能产生多种甚至是相反的运动。这些肌肉能够拉伸至不同方向，取决于肌纤维的集合方向。

（二）羽状排列

长短不一的羽状肌形似羽毛，其较短的肌纤维与中心肌腱相交。这种排列方式能增加局部区域肌纤维的数量。肌纤维数量越多，肌肉的横截面越大，产生的肌力也越大。同平行排列一样，羽状排列的肌肉也包括不同的类型：半羽肌、羽肌和多羽肌。

1. 半羽肌

半羽肌纤维沿中心肌腱一侧斜行，形似一支羽毛的一半。这种排列方式使得肌肉在一个方向上可以产生极大的肌力。胫骨后肌和趾长伸肌属于半羽肌。

2. 羽肌

羽肌纤维沿中心肌腱两侧斜形，形似完整的一支羽毛。羽肌从两个方向上牵拉中心肌腱，从而产生强烈收缩。股直肌就属于羽肌。

3. 多羽肌

多羽肌的特点在于两侧斜行的肌纤维连接多条肌腱。肌纤维与肌腱相连，且从多个方向上牵拉肌腱。在三种类型的羽状肌中，多羽肌产生的力量最小。多羽状结构的三角肌包裹肩关节外侧，产生多种运动。

（三）肌肉命名

肌肉的名称能反映其一些特点，包括肌纤维的方向、位置、运动、大小、形状以及肌头数量。

1. 纤维方向

我们已经讨论了肌纤维走向：肌纤维走向是指肌纤维发力的方向（见前述）。例如，斜、直等术语就用以表示肌肉纤维的方向。腹外斜肌和腹直肌都属于腹部肌肉，但它们的肌纤维方向有所区别。

2. 位置

通常一类肌肉的命名涉及其在人体当中的位置或相对位置，以区别于其他存在于不同部位但又类似的肌肉。例如，brachii（手臂）、femo-

方框3.1　用于肌肉命名的特征

- **纤维方向**　斜、直、横
- **位置**　肱骨、股骨、胸部、腹部
- **运动**　屈、伸、内收、外展、旋前、旋后
- **大小**　大、小、最大、中等、最小、长、短
- **形状**　斜方肌、菱形肌、三角肌、锯肌、方肌
- **肌头数量**　二头肌、三头肌、四头肌

ris（大腿）、pectoralis（胸部）和abdominus（腹部）等术语可以表示对应区域位置。在识别肱二头肌和肱三头肌、股直肌和腹直肌、胸大肌时，我们需要使用这一策略。

肌肉附着的位置也反映在肌肉名称上。我们通过以下示例可以明白：喙肱肌附着于肩胛骨喙突；髂肌附着于骨盆髂窝。类似的，脊柱肌肉群附着于椎骨的棘突。不同的是，冈上肌并非附着在椎体，而是附着在肩胛骨冈上窝：－supra意思是上面的，此处spina指的是肩胛冈。

3. 动作

有时候根据肌肉的名称，可以了解这类肌肉产生的动作或者运动。例如通过屈、伸、内收、外展深入了解肌肉的作用。由肌肉产生的动作而命名的包括桡侧腕屈肌、趾伸肌和旋前圆肌。

4. 大小

当形态和功能相似的肌肉位于同一位置时，我们最好通过它的大小、体积或长度予以区分。下列肌肉都是根据大小进行区分的：

- 胸大肌和胸小肌
- 臀大肌、臀中肌和臀小肌
- 腓骨长肌、腓骨短肌和第三腓骨肌
- 大收肌、长收肌、短收肌

5. 形状

有时肌肉拥有独特的形状或外观，这使早期的解剖学家联想到某些物体。例如：风筝样的斜方肌就让人想到几何梯形；三角形的三角肌看起来就像希腊字母δ；像锯齿一样的前锯肌，形状则对应于锯（在拉丁语中serratus代表锯形）。

6. 肌头数量

最后，一块肌肉也许拥有一个以上的肌头。我们使用后缀-ceps代表"肌头"，解剖学家将肌肉命名为二头肌（两个肌头）、三头肌（三个肌头）或四头肌（四个肌头）。例如

上肢的肱二头肌和肱三头肌；伸直膝关节的四块大腿前肌，通常组合称为股四头肌。小腿肌肉有两个肌头的腓肠肌和比目鱼肌一起形成跟腱，而且有时被称为小腿三头肌（字面翻译，三个肌头的小腿肌肉）。

通过综合某些特征，我们可以从肌肉名称中收集信息。如我们所知，胸大肌是一块很大的胸部肌肉，也可以猜测出在同一部位存在一块更小的肌肉（胸小肌）。我们知道背阔肌代表人体背部一块宽阔的肌肉（lati代表宽的，dors代表背部）。尺侧腕屈肌便是起自于尺骨而完成屈腕动作的肌肉。仅仅通过肌肉名称，我们就可以发现很多信息。

骨骼肌的特性

现在我们已经清晰了解了为什么人需要骨骼肌，它们是如何排列的，以及如何进行命名的，接下来我们将进一步学习骨骼肌是如何工作的。肌肉组织具有伸展性、弹性、兴奋性、传导性和收缩性。正是因为有这些特性，骨骼肌才能够产生运动。

（一）伸展性

伸展性是在不造成持续损伤的情况下，肌肉进行拉伸的能力。这一特性使肌肉能在放松时伸长。在保持关节的稳定和平衡的同时，肌肉会在相反方向产生运动，所以伸展性至关重要。当一块肌肉处于收缩状态，其对侧肌肉必

须是放松和拉长的，这样才能保证关节向预定的方向运动。例如，当前臂肌肉屈肌收缩变短，那后臂伸肌则必须处于放松和拉长的状态。如果没有伸展性，肌肉就会损伤。

（二）弹性

弹性是指肌肉在拉伸或缩短之后恢复到原状的能力。随着肌肉组织承担多种功能，其形状会发生变化或者是变形。一旦肌肉工作完成，肌肉就可以进行休息恢复到初始形态。肌肉具有可塑性，所以肌肉能够维持特定形状和几何形状。就以之前的例子来说，一旦手臂的屈肌完成收缩，伸肌就会相应地伸长，两者都会恢复至静态长度。正是因为肌肉存在弹性，所以肌肉才有可能恢复到原始长度。

（三）兴奋性

兴奋性也称为应激性，是指肌肉组织通过产生电信号来对刺激做出反应的能力。为了对触摸或者预定动作等做出反应，与肌肉相连的神经会释放一种名为神经递质的特殊化学物质。神经递质促进一种称为动作电位的电信号的扩布，进而引发一系列使肌肉收缩的活动（详见肌丝滑行学说）。如果骨骼肌没有对神经系统做出反应的能力，骨骼肌将无法收缩和发挥其作用。

（四）传导性

传导性是指肌肉组织传播包括动作电位的电信号的能力。一旦肌肉组织受到神经系统的"刺激"，其会将电信号传导至细胞内部结构。传导性使动作电位沿着肌细胞传播，然后兴奋组织引发肌肉收缩。

（五）收缩性

收缩性是指在特定的刺激下，肌肉收缩变短、变厚从而产生肌力的能力。在此处，刺激是指由神经系统发起的动作电位。收缩变短的能力是肌肉组织独有的特点，并且肌

方框3.2　骨骼肌特性

- **伸展性**　在不损害组织的情况下拉伸的能力
- **弹性**　在拉伸或缩短以后恢复到初始形状的能力
- **兴奋性**　通过产生电信号对刺激做出反应的能力
- **传导性**　传播电信号的能力
- **收缩性**　对刺激反应缩短、变厚的能力

肉有产生肌力的能力。肌肉组织中称为肌原纤维的特殊蛋白质相互作用，使肌肉变厚、缩短从而产生力量，人体依靠这种力才能运动。

骨骼肌组织解剖学

为了解肌肉是如何产生肌力和发起运动的，我们必须学习骨骼肌的宏观和微观解剖。

（一）宏观解剖

结缔组织包裹支撑、保护和分隔肌肉部分和整块肌肉（图3.2）。称为肌纤维的单个肌细胞都被包裹在一层称为肌内膜（endo-代表里面的）的结缔组织鞘中。许多肌纤维聚集成束称为肌束，肌束是被一层称为肌束膜（peri-代表周围的）的结缔组织包裹在一起。最后，一束束的肌纤维被肌外膜（epi-代表覆盖）包裹在一起，肌外膜是深筋膜网络（见第一章人体解剖学概论）的一部分。所有结缔组织层共同帮助传导力，并且在肌肉收缩过程中保护肌肉纤维不会受到损害。

正如图3.2所示，包裹整块肌肉的肌外膜汇聚形成肌腱，肌腱将肌肉与骨骼连接起来。肌肉肌腱连接处代表这种结缔组织开始汇聚的地方。肌腱之间的肌肉部分称为肌腹。较大的血管和神经被包裹在肌外膜内，毛细血管和神经纤维末梢则被包裹在肌内膜内，在此处肌纤维与它们相互作用。

（二）微观解剖

如果我们在显微镜下观察肌纤维，可以发现一些特殊结构（图3.2）。肌膜包裹整条肌纤维，肌膜充当细胞膜负责调节肌纤维中化学物质的摄入与排出。肌纤维内各结构周围是一种称为肌浆的胶状物质，肌浆是肌细胞的细胞质。肌纤维内重要的结构是肌细胞核和肌原纤维。人体中大多数细胞是单核

细胞，但是肌纤维内存在多个细胞核。肌细胞核包含细胞的功能信息，并且调控细胞运作。肌原纤维是特殊收缩蛋白，其使骨骼肌呈现横纹。横纹反映肌纤维的两种肌丝：细肌丝单独位于较亮的I带（图3.2，浅蓝色表示），而较暗的A带则是粗肌丝和细肌丝重叠的区域（用红色表示）。较亮的I带被称为Z线的锯齿线打断，Z线标志着肌纤维功能单元的边界，被称为肌节。一个肌节包括从一条Z线到另一条相邻Z线之间的结构。稍后我们详细解释，由于肌小节缩短产生肌肉收缩，所以肌节被认为是肌纤维的功能单元。

肌膜中包含的其他功能性结构包括线粒体，线粒体生成储有肌肉收缩所需能量的化合物——三磷酸腺苷（ATP）。功能性结构还有管道网络：横小管与肌小节相垂直，将神经冲动从肌膜传递至细胞内部。肌质网为充满液体的腔室网状结构，像网状套管一样覆盖每根肌原纤维。肌质网通道内储有钙离子，这是矿物钙的一种带电形式。正如第二章"骨与关节"所学习的，钙离子有助于触发肌肉收缩。

肌肉收缩生理学

记住，肌肉组织的特性之一是兴奋性。肌细胞必须对来自于神经系统的刺激做出反应才能发挥作用。因此，在研究导致肌肉收缩的活动之前，我们必须先学习神经和肌肉是如何实现交流沟通的。

（一）神经-肌肉连接处的活动

图3.3展示了神经元和肌纤维之间的连接，称为神经-肌肉连接。

回顾第一章人体解剖学概论中所讲到的，神经元有细长的轴突，由细胞体伸出末梢分支，神经元末梢将动作电位传递给其他细胞——在这里传递给骨骼肌纤维。不同

图3.2 骨骼肌宏观结构。肌纤维由连续的结缔组织层包裹而形成肌肉，其中包括肌外膜、肌束膜和肌内膜。这种排列分隔并保护脆弱的肌纤维，同时将力导向骨骼。肌膜包裹缠绕肌核、线粒体和肌原纤维。肌原纤维含有结构良好的蛋白质，这些蛋白质可以重叠并形成Z线、Ⅰ带（明带）和A带（暗带）。肌质网储有钙离子，并且横小管能够传递来自于细胞内肌膜的电信号。二者对于肌肉的功能至关重要。

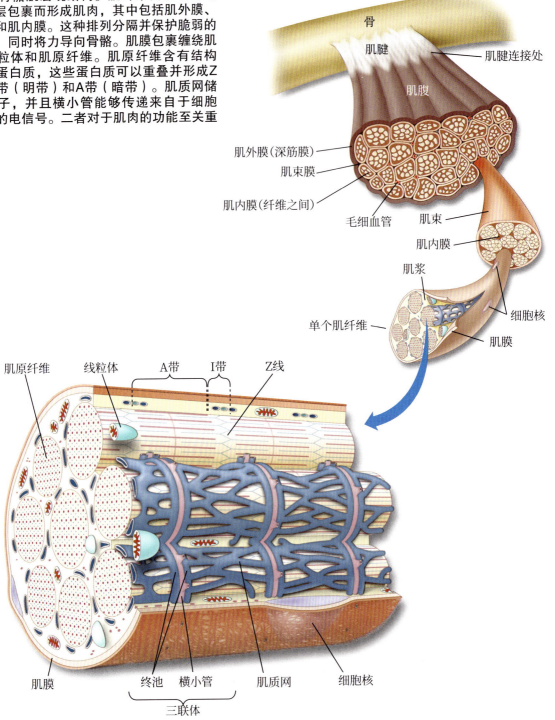

于其他类型的电信号，动作电位很强且不衰减，并且能够在人体中远距离传播。例如，动作电位能从脊髓传至手指的肌纤维。轴突分支能几乎接触到其所支配的肌肉纤维。而这个间隙则称为突触间隙，突触间隙可以避免信号自行传至肌肉。只有在称为乙酰胆碱

的神经递质的帮助下，电信号才能跨越突触间隙。乙酰胆碱被储存在轴突分支末端中称为突触囊泡的小腔中，当动作电位传播至神经肌肉连接处，乙酰胆碱才会被释放。一旦乙酰胆碱通过了突触间隙，就会同肌膜上的受体结合，这会刺激发生化学变化，产生新

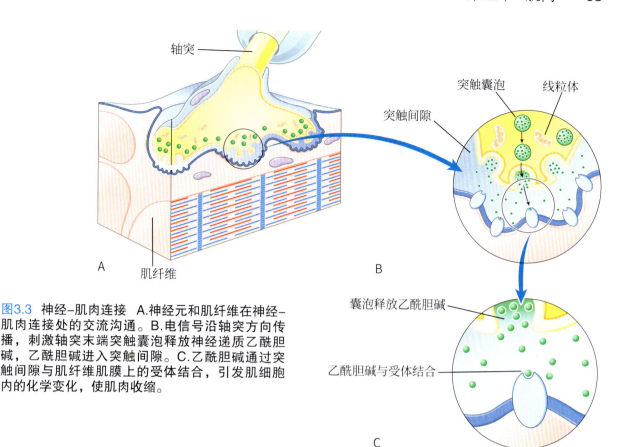

图3.3 神经-肌肉连接　A.神经元和肌纤维在神经-肌肉连接处的交流沟通。B.电信号沿轴突方向传播，刺激轴突末端突触囊泡释放神经递质乙酰胆碱，乙酰胆碱进入突触间隙。C.乙酰胆碱通过突触间隙与肌纤维肌膜上的受体结合，引发肌细胞内的化学变化，使肌肉收缩。

的动作电位。动作电位发生在神经肌肉连接处的肌纤维一侧。新的动作电位反过来又触发肌肉收缩的化学过程。正如本章前面提到的那样，因为骨骼肌有传导性，所以动作电位才能在骨骼肌纤维上传导。

接下来，我们一起回顾触发肌肉收缩所涉及的活动：

① 神经元向轴突发送一种称为动作电位的电信号。

② 电信号沿轴突到达轴突分支末端，刺激突触囊泡释放神经递质乙酰胆碱（ACh）。

③ 乙酰胆碱分子通过突触间隙后与肌膜上的受体结合。

④ 肌肉的动作电位能够沿肌膜传导至横小管。

剩余的问题是：肌肉的动作电位如何导致肌肉收缩？

（二）肌丝滑行学说

肌肉动作电位产生以后的活动，可以用肌丝滑行学说来描述。肌丝滑行学说解释了肌原纤维中粗、细肌丝中的可收缩蛋白质是如何结合和释放，从而使肌节缩短的，即肌肉收缩。有四种可收缩蛋白参与其中（图3.4）：

■ 细肌丝由称为肌动蛋白的球状蛋白链构成。图3.4中，肌动蛋白"珠"组装成长链。

■ 肌动蛋白珠被原肌球蛋白覆盖。只要肌肉处于放松状态，原肌球蛋白就会覆盖肌动蛋白分子上的结合位点，阻止它们参与肌肉收缩。

■ 原肌球蛋白链上依次附着有肌钙蛋白簇，并受肌钙蛋白调控。肌肉放松时，肌钙蛋白将原肌球蛋白固定在肌动蛋白结合位点上。肌钙蛋白又能使原肌球蛋白移动而发生肌肉收缩。

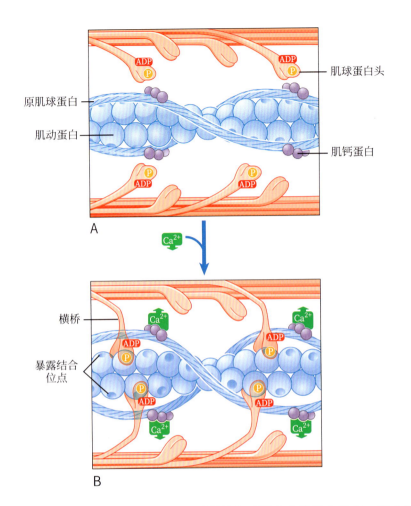

图3.4 肌肉的收缩过程。A.静止时，原肌球蛋白肽链覆盖肌动蛋白上的结合位点，阻止肌动蛋白与肌球蛋白发生相互作用。B.动作电位将钙离子释放到肌浆中，钙离子与肌钙蛋白结合。肌钙蛋白使原肌球蛋白构型改变后，暴露肌动蛋白上的结合位点，促使肌球蛋白头与肌动蛋白之间形成横桥。

■ 粗肌丝由称为肌球蛋白的蛋白质构成，其形成较短、较粗的束，头呈球根状（图3.4）。这些肌球蛋白头必须要与肌动蛋白结合才能发生肌肉收缩。

现在让我们看看这四种蛋白质是如何参与肌肉收缩动作的。

动作电位通过神经–肌肉连接处后，传递至肌质网。此时，储存钙被释放到肌质网中，钙离子与细肌丝上的肌钙蛋白结合，将原本覆盖在肌动蛋白结合位点上的原肌球蛋白链移开。随着肌动蛋白上的结合位点的暴露，细肌丝准备收缩。

同时，粗肌丝上面的肌球蛋白头充满ATP分解产生的能量（回想一下，肌肉纤维中线粒体可合成ATP）。利用能量，肌球蛋白头与肌动蛋白上的活性受体结合位点结合，形成称为横桥的连接。

一旦形成横桥，肌球蛋白头与肌动蛋白结合，肌节彼此靠拢，就可以发生一种称为动力冲程的棘轮运动。就像长船上的一排桨手，同时划着桨在水面上滑动，肌球蛋白头沿着粗肌丝将细肌丝拉向肌节中心，从而缩短蛋白链（图3.5）。

随着肌球蛋白头完成动力冲程，其会结合更多的ATP。ATP向肌球蛋白提供所需的

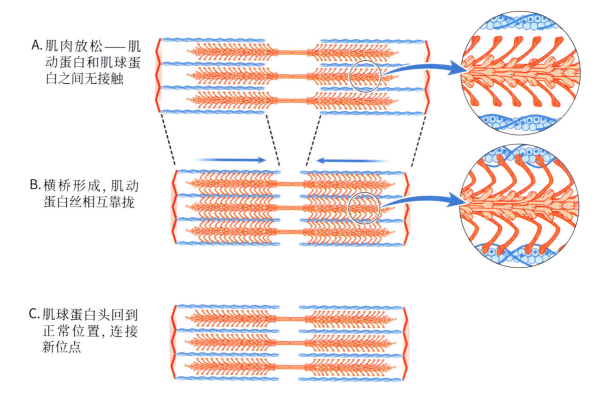

A.肌肉放松——肌动蛋白和肌球蛋白之间无接触

B.横桥形成,肌动蛋白丝相互靠拢

C.肌球蛋白头回到正常位置,连接新位点

图3.5 肌丝滑动学说。A.在动作电位到达之前,肌动蛋白与肌球蛋白之间没有横桥连接。B.活性位点一经暴露,肌球蛋白头与肌动蛋白结合,发生动力冲程。肌球蛋白头的同步运动拉动肌节两端,从而使肌肉缩短。C.来自于ATP的能量能释放肌球蛋白头,并空出下次发生动力冲程的位置。

能量,以释放肌球蛋白和肌动蛋白之间的结合,横桥分离。这一过程沿着肌纤维方向,由细肌丝两侧交替的肌球蛋白头反复进行,从而使肌肉发生收缩。

一旦粗、细肌丝滑行完成肌肉收缩,神经动作电位会停止。任何残留在突出间隙的乙酰胆碱都会被分解和灭活。肌钙蛋白释放的钙离子会通过主动运输返回肌质网(利用ATP产生的额外能量)。原肌球蛋白链重新覆盖肌动蛋白结合位点,阻止进一步形成横桥。随后,肌肉被动恢复到静止长度。

(三)影响肌力产生的因素

所有肌肉都是通过肌丝滑行学说产生肌力,但同样的肌肉又如何产生大小不同的肌力呢?我们利用相同的肌肉如何能够举起轻的东西和重的东西,比如纸张和镇纸器?此外,为什么一些肌肉能够产生远大于其他肌肉的肌

方框3.3 肌肉收缩活动

1. 动作电位传递到肌膜
2. 肌质网释放钙离子
3. 肌钙蛋白与钙离子结合,肌动蛋白上的活性位点暴露
4. 有能量的肌球蛋白头与肌动蛋白结合,产生横桥
5. 动力冲程使肌节之间相互靠拢,肌肉发生收缩

力?影响肌力产生的因素包括:运动单元聚集、横截面、纤维排列和肌肉长度。

1. 运动单元聚集

神经元和肌纤维之间的关系在肌力产生中至关重要。负责始动的神经元称为运动神经元,运动神经元与特定数量的肌纤维相联系。一个运动神经元及其所支配的全部肌纤维组成运动单元

（图3.6）。如头、面部的运动单元中，每个神经元仅仅支配极少数的肌纤维，因此能够做出精细动作。而像大腿部的运动单元，神经元则支配成千上万的肌纤维，因此大腿部能产生有力的运动，但缺乏精细控制。

一块肌肉通常是多个运动单元组成，人体通过改变运动单元聚集的数量和大小来控制肌肉产生的肌力。如果仅刺激少数运动单元只能产生较小的力量，然而激活肌肉所有运动单元就能产生最大的肌力。集合越来越多的运动单元的过程称为总和。运动单元越大、数量越多，产生最大肌力的潜力越大。

总是保持兴奋的某些运动单元能够使静息肌产生最小张力，这时肌肉保持稳定，且为收缩做好准备。运动单元持续兴奋产生的张力称为肌张力，其表示神经系统和骨骼肌之间连接的强度。如果经常使用肌肉，比如锻炼，能使肌张力增加。事实上，过度使用肌肉有时会产生过度张力，称为高张力。肌肉减少使用或受伤，会使肌肉的张力下降或者变得松弛。肌张力可有助于维持姿势，并保持关节的稳定性，且可以减少产生肌力所需的时间。

2. 横截面

横截面是影响肌力产生的主要因素。事实上，比起肌肉总体积，肌力产生与肌肉的厚度关系更加密切。因此较短、较粗的肌肉比较长、较细的肌肉能够产生更大的力量，横截面与肌肉的肌原纤维大小有关。通过锻炼肌肉，肌原纤维能够变得更大（肥厚），肌肉横截面会增大，能产生更大的肌力。

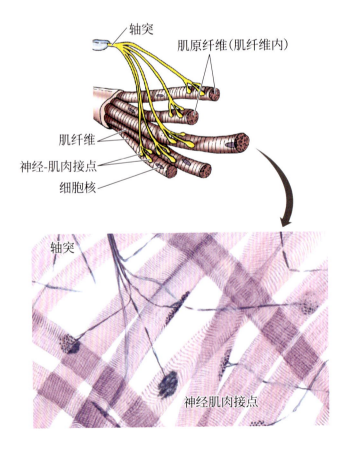

图3.6　运动单元。运动单元包括一个运动神经元及其所支配的所有肌肉纤维。如图所示，有些神经元只支配少数肌纤维，而某些神经元则支配数以千计的肌纤维。运动单元的大小影响肌力产生的大小。

3.纤维排列

相较于平行排列的肌肉，羽状排列的肌肉能产生更大的总肌力。羽状排列能够使更多肌纤维存在于既定区域。肌纤维越多，就能有效增加肌肉的横截面积，进而提高产生肌力的能力。羽状排列肌肉可以牺牲运动范围以增加肌肉收缩的强度和速度。

4.肌肉长度

无论肌肉处于收缩、放松或伸长哪种状态，粗、细肌丝之间的关系都受到肌肉长度的影响（图3.7）。在收缩的肌肉中，粗、细肌丝之间能进一步重叠的距离很小，这会削弱产生肌力的能力。相比之下，处于静态的肌肉仍有缩短的余地，粗、细肌丝之间能产生最大的相互作用，所以能够产生最大的肌力。随着肌肉伸长超过静息长度，肌动蛋白和肌球蛋白间横桥形成的数量会减少，形成的横桥越少，产生的肌力越小。

骨骼肌纤维类型

之前我们通过纤维排列情况对肌肉进行了分类，现在通过纤维类型对肌肉进行分类。纤维类型不仅取决于解剖结构，还取决于ATP产生能量的方式。这些因素反过来又会影响三种纤维类型的收缩速度，正如它们的名称所反映的那样：慢缩肌纤维、快缩肌纤维、中间肌纤维。

（一）慢缩肌纤维

慢缩肌纤维也被称为慢氧化纤维，其收缩缓慢、不易疲劳（图3.8A）。这有可能是由于慢缩肌纤维依赖有氧氧化产生能量。有氧能量的产生依赖于氧气来生成ATP，因此称为氧化。慢缩肌纤维常被用于持续时间长的活动中（超过两分钟），例如散步和慢跑。需保持长时间收缩的姿势肌主要由慢缩肌纤维组成。

（二）快缩肌纤维

快缩肌纤维也被称为快速糖酵解纤维，能产生快而有力的肌缩，但容易疲劳（图3.8B）。由于快缩肌纤维的肌原纤维数量多，所以直径比慢肌纤维更大。越多的肌原纤维就能产生更大的肌力。快缩肌纤维并不依赖氧气而产能，它利用无氧方式产生能量。此处，在糖酵解过程中，一种被称为葡萄糖的原料首先转化为丙酮酸盐，丙酮酸盐随后转化为乳酸盐。这种途径效能低下、产能少。快缩肌

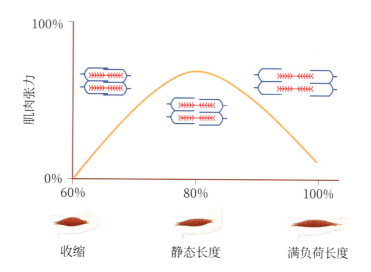

图3.7　肌肉长度–张力关系。静态长度的肌肉能够产生最大的肌力。在收缩和拉伸状态下的肌肉，粗肌丝与细肌丝之间的相互作用都受到限制。

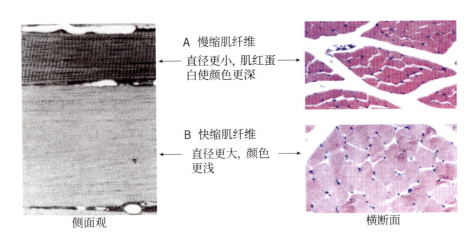

A 慢缩肌纤维
直径更小，肌红蛋白使颜色更深

B 快缩肌纤维
直径更大，颜色更浅

侧面观　　　　　　　　　　横断面

图3.8 肌纤维类型 A.慢缩肌纤维内有更多的毛细血管和肌红蛋白来进行有氧产能。这些纤维常用于持续时间长的运动，例如散步，慢跑和一般的游泳等。B.快缩肌纤维更粗、颜色更浅，通过无氧方式产生能量。这类肌纤维易疲劳，常使用于举重、跳跃和短跑。

纤维常于激烈、短暂的运动中使用（持续时间小于两分钟），例如短跑和举重。大而有力的肌肉主要由快缩肌纤维组成。

（三）中间肌纤维

中间肌纤维也称为快氧化糖酵解纤维，兼具快缩肌纤维和慢缩肌纤维两者的特点。有证据表明，中间肌纤维能适应机体需求。例如，随着长跑运动员的训练，中间肌纤维能变得像慢缩肌纤维一样有氧产能。在举重训练当中，中间肌纤维能适应并且进行无氧产能，协助快缩肌纤维。因此。可以把中间肌纤维想成是随时随地准备受召唤的后备军。

（四）肌纤维类型分布

慢缩肌纤维、快缩肌纤维以及中间肌纤维分布混杂，且取决于基因。一些人拥有大量的慢缩肌纤维，他们的肌肉往往长而细瘦，他们更擅长持续时间长的运动，例如马拉松和远距离骑行。而拥有较多快缩肌纤维的人，更易成为优秀的短跑运动员或者健美运动员，他们的肌肉往往更大更壮。肌纤维类型分布是连续的，并且不同个体之间的差异较大。

肌肉收缩类型

一些肌肉负责收缩产生运动，一些肌肉负责调节运动，也有一些负责稳定关节和维持人体姿势。等长收缩和等张收缩用于描述各种可能性。

（一）等长收缩

在肌肉长度和关节角度不变的情况下产生肌张力，称为等长收缩（图3.9A）。这种收缩类型旨在稳定关节，而不是发起运动。推或拉动固定物体，或者将物体固定在某位置时，都需要肌肉发力，但关节不产生运动。

（二）等张收缩

等张收缩是指肌肉在改变长度的情况下发生收缩、发起运动（图3.9B、C）。其中，有两种不同的类型：向心性收缩、离心性收缩。

1. 向心性收缩

在向心性收缩中，肌肉会缩短。这一类收缩可发起、加速运动，以及克服如重力的外部阻力（图3.9B）。从桌上拿起一本书或者站立起来，都需要进行向心性收缩。

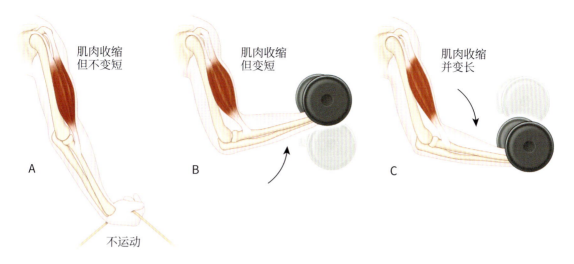

图3.9　收缩类型。A.等长收缩中肌肉长度不变，用于稳定关节。相反，等张收缩涉及到肌肉长度的改变。B.向心性收缩发生在肌肉缩短时，以发起、加速运动或克服外界阻力。C.离心性收缩在肌肉拉长时减缓并控制运动。

2. 离心性收缩

　　离心性收缩涉及到肌肉伸长。这类收缩可减缓、控制运动，并且快速产生最大肌力（图3.9C）。离心性收缩最有力，其次是等长收缩，最后才是向心性收缩。缓慢放下书本置于桌上，或者自己坐在椅子上都涉及到离心性收缩。当我们试图阻止或控制诸如跌倒或掉落物体的运动时，通常会涉及离心性收缩。

（三）人体运动中收缩类型的整合

　　让我们看看能否弄清楚人体是如何利用等长收缩、向心性收缩和离心性收缩来完成日常工作的。首先，让我们用坐在椅子上这个例子来解释大腿前方的股四头肌在这项运动中的重要作用。想象一下，你坐着并且打算站起来，股四头肌可以缩短以伸展膝关节，这使得我们能够从座位上站起来，这时股四头肌发生了向心性收缩。躯干肌肉能够让你起身的时候保持平衡和稳定，这是通过躯干肌等长收缩实现的。当你决定坐回椅子上时，股四头肌必须伸长并且减慢你的速度，防止你一下子倒下去。

　　我们再来看另一个例子：往锅里装满水。想象一下，你站在水槽旁边，一只手端着锅，从水龙头中接水。当锅内的水越来越多时，你会感觉到手臂前侧肌肉越来越用力（肘屈肌）。在你稳稳拿着锅的时候，这是一个等长收缩。一旦锅内盛满了水，通过相同的肘屈肌进行向心性收缩，我们才能将锅拿开。你将锅拿到炉子旁，并且小心放到火炉上，尽量不让水洒出来或锅没拿稳掉在地上，此时肘屈肌的离心性收缩在控制着放锅的动作。

■ 肌肉之间的关系

　　以从椅子上站起来，或往锅里装水为例，肌肉需要共同工作才能完成一些运动。肌肉分为发起运动、辅助运动，而有些肌肉则负责拮抗运动。我们可以观察特定的肌肉和肌肉群（图3.10A、B）来理解它们是如何相互作用和产生运动的。

（一）激动肌

　　与产生关节运动最相关的肌肉是激动肌，也称为原动肌。原动肌主要负责通过屈曲或外展的特定动作来使关节产生运动。当我们描述与其他肌肉或肌肉群之间的关系时，激动肌可以作为参考点。例如，三角肌主要负责肩部外展，因此三角肌是这种运动的激动肌。

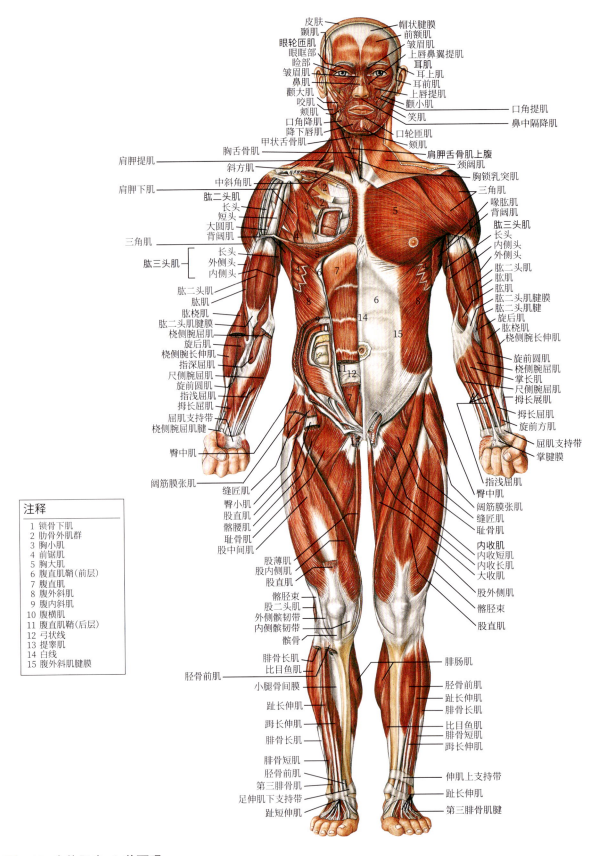

注释

1 锁骨下肌
2 肋骨外肌群
3 胸小肌
4 前锯肌
5 胸大肌
6 腹直肌鞘(前层)
7 腹直肌
8 腹外斜肌
9 腹内斜肌
10 腹横肌
11 腹直肌鞘(后层)
12 弓状线
13 提睾肌
14 白线
15 腹外斜肌腱膜

图3.10　人体肌肉　A.前面观。

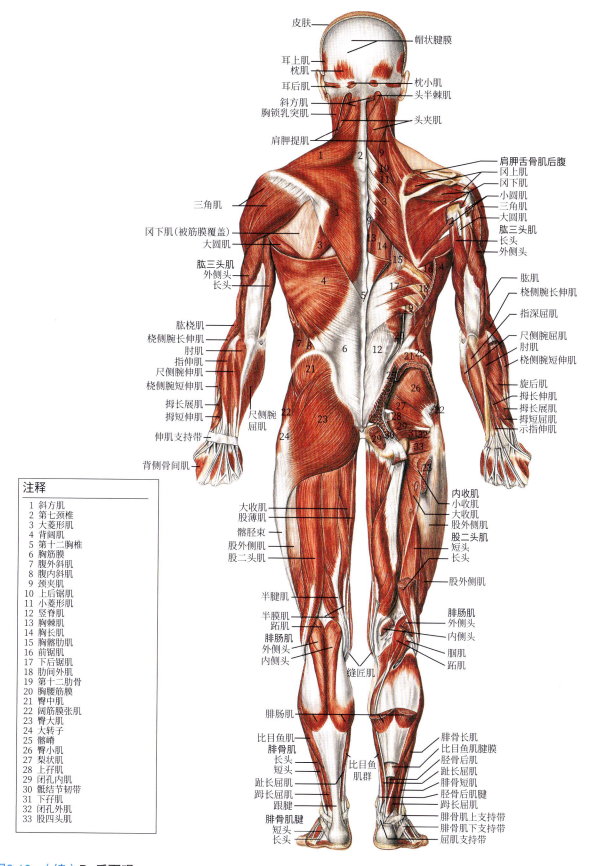

皮肤
帽状腱膜
耳上肌
枕肌
耳后肌
斜方肌
胸锁乳突肌
肩胛提肌

枕小肌
头半棘肌
头夹肌

肩胛舌骨肌后腹
冈上肌
冈下肌
小圆肌
三角肌
大圆肌
肱三头肌
长头
外侧头

三角肌
冈下肌(被筋膜覆盖)
大圆肌
肱三头肌
外侧头
长头

肱肌
桡侧腕长伸肌
指深屈肌
尺侧腕屈肌
肘肌
桡侧腕短伸肌
旋后肌
拇长伸肌
拇长展肌
拇短屈肌
示指伸肌

肱桡肌
桡侧腕长伸肌
肘肌
指伸肌
尺侧腕伸肌
桡侧腕短伸肌
拇长展肌
拇短伸肌
伸肌支持带
背侧骨间肌

尺侧腕屈肌

内收肌
小收肌
大收肌
股外侧肌
股二头肌
短头
长头
股外侧肌

大收肌
股薄肌
髂胫束
股外侧肌
股二头肌

半腱肌
半膜肌
跖肌
腓肠肌
外侧头
内侧头
缝匠肌

腓肠肌
外侧头
内侧头
腘肌
跖肌

腓肠肌

比目鱼肌
腓骨肌
长头
短头
趾长屈肌
𧿹长屈肌
跟腱
腓骨肌腱
短头
长头

腓骨长肌
比目鱼肌腱膜
胫骨后肌
趾长屈肌
腓骨短肌
胫骨后肌腱
𧿹长屈肌
腓骨肌上支持带
腓骨肌下支持带
屈肌支持带

比目鱼
肌群

注释

1 斜方肌
2 第七颈椎
3 大菱形肌
4 背阔肌
5 第十二胸椎
6 胸筋膜
7 腹外斜肌
8 腹内斜肌
9 颈夹肌
10 上后锯肌
11 小菱形肌
12 竖脊肌
13 胸棘肌
14 胸长肌
15 胸髂肋肌
16 前锯肌
17 下后锯肌
18 肋间外肌
19 第十二肋骨
20 胸腰筋膜
21 臀中肌
22 阔筋膜张肌
23 臀大肌
24 大转子
25 髂嵴
26 臀小肌
27 梨状肌
28 上孖肌
29 闭孔内肌
30 骶结节韧带
31 下孖肌
32 闭孔外肌
33 股四头肌

图3.10 （续）B. 后面观。

（二）协同肌

协同肌以某种方式辅助激动肌发挥功能（syn意思是相同的）。这些肌肉通过稳定、引导或促进特定关节运动，以起到协同作用。协助完成相同动作或运动的肌肉，就称为协同肌。例如，冈上肌协同三角肌负责肩部外展，两者互为协同肌。一些肌肉的所有活动都相同，因此称为直接协同肌。而其他肌肉仅有一个或几个活动相同，为相对协同肌。此处，协同关系仅针对特定的活动。

（三）拮抗肌

执行与激动肌相反运动的肌肉称为拮抗肌（anti 意思是相反或对抗）。背阔肌负责肩关节内收，这与肩关节外展相反，所以背阔肌是三角肌和冈上肌的拮抗肌。相反的运动包括：屈曲和伸展、外展和内收、内旋和外旋。协同和拮抗关系都是特定于关节而言。这意味着，肩关节肌肉能互为协同肌或拮抗肌，但是不能和臀部或膝部肌肉互为关系。

激动肌-拮抗肌关系对于平衡姿势、减缓和控制人体运动至关重要。例如，竖脊肌群（躯干伸肌）与拮抗肌腹直肌（躯干屈肌）相互平衡。二者的适当发育对于维持正常直立的躯干姿势至关重要。肩部的前锯肌（肩胛骨外展肌、降肌、上旋肌）和菱形肌（肩胛骨内收肌、提肌、下旋肌）也是一个好例子，这些肌肉通过产生相反的运动，以保持肩胛骨在胸廓上的位置。

散步等运动中，臀部屈肌和膝部伸肌使腿向前摆动，从而推动人体向前走。臀部伸肌和膝部屈肌可减慢、停止运动。若这些肌肉群之间没有适当的平衡，人体就无法控制和完成其发起的动作。随着我们在后续章节学习单个肌肉和肌肉群，将进一步探讨肌肉关系。

人体杠杆

现在，我们该把知识归纳在一起来理解人体运动是如何发生的了。从第二章骨与关节中，我们了解到骨就是一个杠杆系统，是传导或改变力来产生运动的刚性装置。

（一）杠杆构成

为了理解杠杆系统，我们必须学习杠杆所有的组件。每一个杠杆系统都必须存在一个轴（或支点），这是杠杆本身能转动的部分。例如，一把剪刀，其支点就是手柄和刀片之间的一个枢轴点。扳手也是一种杠杆，其转动的螺栓中心就是轴。在人体中，关节可作为支点。例如，肘关节就是手臂和前臂之间的支点。

接下来，我们需要两种来源的机械能量，其中一种是通过牵拉肌肉而产生的内部能量，可以简单定义为动力；第二种是外部的机械能量，例如重力或者摩擦力，这种称为阻力。以使用剪刀为例，你按压手柄时产生的力量为动力，而剪的东西则提供阻力。在扳手的例子中，努力转动把手施加的力是动力，阻力由螺栓的螺纹产生。

（二）杠杆类型

为了完成不同的任务，杠杆有不同的配置。人体中有三类不同的杠杆，包括：第一类杠杆、第二类杠杆和第三类杠杆。每一种杠杆的特点在于其动力（F）、阻力（R）和支点或轴（A）的特定排列。我们使用日常的例子来学习每一种杠杆（图3.11）。

1. 第一类杠杆

第一级杠杆的特点在于，中心支点两侧分别为动力和阻力，此类型可被称为动力-轴-阻力（FAR）。如果你玩过跷跷板，你就已经体验过第一级杠杆（图3.11A）。在中央支架上放置一块平板，两端分别坐一个人。两个人可以在中轴上保持平衡，或者可以一个人向上跃起的同时另一个人向下降。

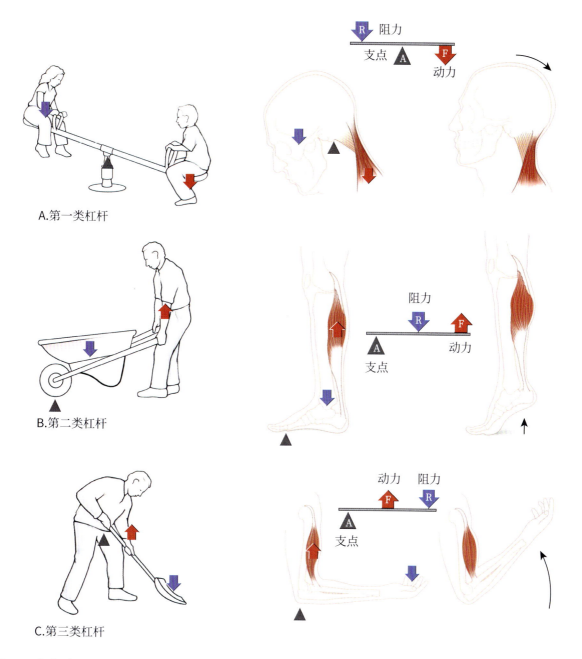

图3.11 杠杆类型　不同杠杆在人体中承担不同作用。A.第一类杠杆促进力量平衡，头和脊柱之间就属于第一类杠杆。B.第二类杠杆最有力，例如踝关节。C.第三类杠杆最常见，能增加运动的速度和幅度。

第一类杠杆旨在平衡。靠近轴或远离端点，就能改变杠杆或机械优势。支点靠近动力端，可以增加肌肉运动的幅度和速度；支点靠近阻力端，杠杆就能产生更大的肌力。

第一类杠杆通常在人体需要平衡力量的地方使用。在低头后抬头就属于第一类杠杆在工作。头部重量相对于脊柱是向前的，这就形成了杠杆中的阻力。颅底和寰椎间的关节构成支点。伸展头部时，斜方肌和其协同肌提供杠杆的动力。阻力在杠杆一侧，支点在中间，而动力在另一侧。这种杠杆位置关系可使头部与脊柱保持平衡。

2.第二类杠杆

第二类杠杆其动力和支点分别位于两端，阻力位于二者之间（FRA）。独轮推车就是常用的第二类杠杆（图3.11B）。人抬起把手提供杠杆的动力，车轮作为轴中心，装满了垃圾或其他东西的车头则提供阻力。第二级杠杆十分有力，但以减少运动幅度和速度为代价。

踝关节处的力量和推力十分重要，属于第二类杠杆。以我们踮起足尖站立为例，此时支点为足趾，附着在足跟的强壮的小腿肌肉（足底屈肌）提供动力。来自于人体重量的阻力通过支点和动力之间的胫骨向下压。强有力的杠杆可推动人体完成如散步、跑步和跳跃的动作。这也解释了为什么腓肠肌会比其他小腿肌肉更强壮。这类杠杆并不维持平衡，而是提供力量。

3.第三类杠杆

第三类杠杆的阻力和支点分别位于两端，动力位于二者之间（RFA）。用铁铲就属于第三类杠杆（图3.11C）。当你用铲子挖土时，地面则提供了阻力。当你抬起手柄中部的时候就提供动力。另一只手则在手柄的远端作为支点。这些杠杆能够提供极大的运动幅度和速度。

第三类杠杆是人体中最常见的类型，我们弯曲肘部以靠近肩部就属于第三类杠杆在工作。肘关节是轴，远端的肱二头肌和肱肌提供动力，前臂和手里拿的东西的重量则为阻力。

■ 本体感受器

我们已经学习过运动神经元、神经系统部分是如何发动肌肉收缩和参与产生肌力的。神经系统也通过本体感觉促进肌肉的健康状况与功能。本体感觉是对人体位置的整体感知，其独立于视觉，并且对于趋避伤害和产生高效运动十分重要。通过不同的本体感觉器，我们可以感知和改变人体的位置，神经系统才能同肌肉、肌腱、关节相互交流。

我们尝试闭上眼睛或不要看着手臂，将手臂举过头顶。你能分辨出什么时候上举？以及什么时候手臂完全高于头顶吗？如果你没有看着做，那你又是如何分辨的？我们再试试单足站立，站稳后闭上眼睛，你能感受到人体在调整吗？这是怎么发生的？而这正是本体感受器的功能所在（表3.2）。

（一）肌梭

肌梭属于本体感受器，分布于骨骼肌组织中，并且监测组织长度的改变。肌梭内有称为梭内肌纤维的特殊肌纤维，梭内肌纤维由感觉神经末梢包裹。感觉神经或传入纤维负责监测肌肉拉伸的速度和幅度。

如果拉伸的强度或速度足以造成潜在组织损伤，α运动神经元会促进周围梭内肌纤维收缩变短，从而避免损伤，这种反应称为牵张反射。梭外肌纤维调节长度，以保护肌肉的同时，γ运动神经元也调节肌梭张力，来维持其长度监测的功能。

如果之前检查者测试过你的反射功能，你就见过牵张反射。我们用反射锤快速敲击来拉伸膝部前方的髌骨肌腱。这一动作会促使大腿前方股四头肌收缩，你的腿会踢出去，这就告诉检查者，你的肌梭功能正常。

（二）高尔基肌腱器

高尔基肌腱器是另一个重要的本体感受器，这一结构被结缔组织包裹于肌腱内，可监测肌肉张力的改变。我们通过拉伸或收缩会产生肌肉张力。

无论是强烈的肌肉收缩还是过度拉伸，一旦肌肉产生过度张力，高尔基肌腱器都会抑制肌肉收缩，促使肌肉放松，同时，也会促使对侧肌肉群的收缩。这两种动作都会降低效应肌肉的张力。此称为反牵张反射。我们可在扣人心弦的一些电影中可以看到这种反应，当一个

表 3.2 本体感受器

结构	位置	触发	反应
肌梭 结缔组织囊 γ运动神经元传入纤维 α运动神经元 梭内纤维 梭外纤维	平行于骨骼肌纤维	快速或过度的肌肉拉伸	目标肌肉收缩
高尔基肌腱器 肌肉 高尔基肌腱器 感觉神经 肌腱囊 （结缔组织） 骨 肌腱束 （胶原纤维） 与骨相连接	肌腱结缔组织内	过度肌肉收缩或被动拉伸	抑制目标肌肉收缩、使对侧肌肉收缩
前庭感受器 碳酸钙结晶 耳石膜 毛细胞	内耳	头部位置发生改变	重新确立平衡
环层小体 囊 单一神经纤维 轴突	皮肤、结缔组织、肌肉、肌腱	振动、深部压力	指示运动方向和速度

表 3.2　本体感受器（续）			
结构	位置	触发	反应
鲁菲尼小体	关节囊	关节囊变形	监测关节位置

坏人紧抓某物不放一段时间后，他的手会突然放开。这种"放手"就是高尔基肌腱器的功能之一，高尔基肌腱器保护手和前臂肌肉免于受伤。

肌梭和高尔基肌腱器二者可以相互制衡，这是指一块肌肉舒张的同时，对侧肌肉会处于收缩。这使得人体能够运动，而不是自我对抗。相反运动的肌群之间，必须进行适当的协调，才能实现平稳、协调的运动。

（三）其他本体感受器

除了肌梭和高尔基肌腱器，机体也需要依赖其他的本体感受器。位于内耳、皮肤、结缔组织、关节囊内的感受器，可提供关于人体位置和运动的附加反馈。

1.前庭感受器

内耳的前庭感受器提供了对头部位置的反馈。当倾斜头部时，感受器内储存的碳酸钙结晶在重力作用下移动。该物质的移动会刺激毛细胞向大脑发送指示头部相对位置的信息。内耳的损伤或感染可以破坏这种平衡，削弱本体感觉。

2.机械感受器

机械感受器是在压力下会发生变形的特殊神经末梢，变形类似压扁手中的捏捏球。通过记录变形的速度和数量，可以监测到相关结构的位置和运动。本体感觉存在两种类型的机械感受器：

- 环层小体位于皮肤、肌肉周围的结缔组织和肌腱中。环层小体可以检测出这些组织中最初施加的振动和深部压力，从而有助于监测人体运动的方向和速度。
- 鲁菲尼小体散在于关节囊内。随着关节变形，鲁菲尼小体可以确定关节的确切位置。

■ 活动度

活动度是用来描述关节运动可能的活动程度的术语。每一关节在正常情况下都有一定的活动度，正常的活动范围可能受到一些因素的限制，包括：构成关节的骨的形状，将骨骼连接在一起的韧带，跨越关节的肌肉的长度，一些肌肉的张力，神经系统控制的程度，损伤或慢性反应损伤——例如肿胀、瘢痕组织形成、年龄、性别等因素。

活动度分为三类：主动活动度、被动活动度和抵抗活动度。

（一）主动活动度

人独立移动特定人体部位产生的是主动活动度。因此，其体现了人进行关节自主运动的意愿和能力。为了完成主动运动，所有的结构和系统必须协同工作。相较于被动运动（稍后讨论），主动运动范围稍小，这是因为神经系统需要限制运动范围，以保护关节周围的肌肉和肌腱。

评估主动活动范围的方法如下：

①　使被检查者保持舒适直立的体位，各部位姿势保持一致。

②　你处于既可观察被检查者动作，也可观察其面部表情的位置。这有助于发现引起被检查者疼痛的动作。

③　示范需要被检查者执行的动作，示范的同时指导被检查者在其舒适的范围内进行移动。需采用常规术语，例如，要求被检查者：伸直你的右手臂，用大拇指引导手臂向上举，举过头顶。现在可以让被检查者进行这个活动，注意观察被检查者动作有无受限或者节奏、对称性破坏。

④　适当的时候，让被检查者另一侧进行重复动作，比较两次情况。

⑤　询问限制因素，区分拉伸、接近感（人体相触）、疼痛，焦虑或防备的感觉。简要描述这些感觉。

⑥　记下被检查者情况，以便对比。

（二）被动活动度

当被检查者处于静息状态，检查者以适当的动作移动被检查者的关节，此时产生的是被动活动。在被检查者保持放松的状态下，使其关节进行可行的活动，检查者可确定关节的终末感。终末感是指关节在可行活动范围末的动作感知。关节活动终末感的类型可以用于了解被动或惰性稳性结构的功能和健康情况，例如，韧带、关节囊以及在运动过程中拉伸肌肉、肌腱时的终末感。这些稳定结构包括执行运动的拮抗肌（例如肘关节被动屈曲可以评估肘关节伸肌的健康情况和功能）。

四种正常的终末感包括：

①　在骨性终末感中，两块骨头间的接触是有限的，有时被称为坚硬终末感，其可于肘部伸展末感觉到（图3.12A）。

②　在囊性终末感中，关节囊提供牢固的限制。例如，将被检查者大腿内旋时，会在活动末感觉到一种"皮革"样感觉（图3.12B）。

③　在弹性/肌性终末感中，肌肉和肌腱的拉伸会限制关节运动。例如，肩关节外展时，背阔肌和大圆肌会被拉伸。与囊性终末感相比，肌性终末感更有弹性的感觉（图3.12C）。

④　接近终末感是第四种正常的终末感。当人体结构彼此靠近时，会产生接近终末感。例如，手臂接触前臂就限制了肘关节屈曲（图3.12D）。

当关节受伤或疾病时，可能会产生异常终末感。肌肉痉挛（强直）的特点在于，在预期活动范围末前出现突然或颤抖的动作。肌肉或关节损伤，会刺激神经系统限制活动。弹性阻碍是在终末感前变为软弱无力或反弹力停止。例如，膝关节半月板软骨撕裂，常会限制关节活动。当韧带或关节囊限制活动的地方发生了异常活动，不会感觉到应有的终末感，我们称为无效感或空感。最后，湿软的、沼泽般的海绵终末感提示关节肿胀。每一种异常的终末感都提示关节损伤或病变，需由检查者评估。正常、异常的终末感见表3.3。

评估被动活动范围的方法如下：

①　使被检查者保持舒适并且有支撑的体位。你处于可观察关节运动和被检查者面部表情的位置。

②　支撑周围关节，以保护被检查者安全，并且保持被检查者最大限度的放松。

③　在适当活动范围内，指导被检查者充分放松关节。

④　在活动过程中，询问不适或疼痛的情况。

⑤　对关节进行终末感检查，并且确认类型是正常（骨性、囊性、弹性或接近终

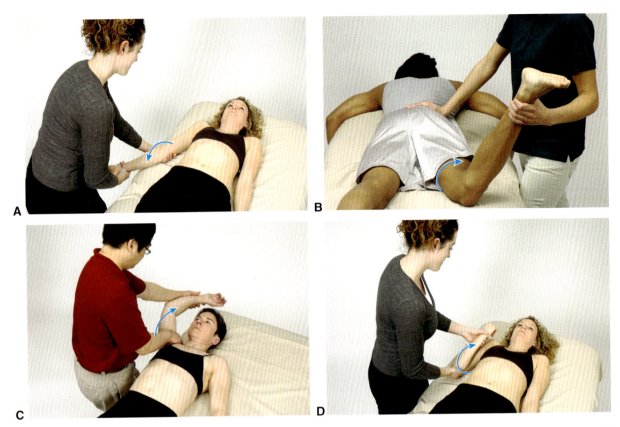

图3.12 不同类型的正常终末感。蓝色的箭头表示运动的方向。A.肘部伸展的骨性终末感。B.髋关节内旋的囊性终末感。C.肩外展的弹性终末感。D.肘关节屈曲的接近终末感。

表3.3	正常终末感与异常终末感	
终末感类型	**活动局限**	**示例**
正常终末感		
骨性	骨骼相触	伸肘
囊性	关节囊拉伸	转髋
弹性	肌肉/肌腱拉伸	肩关节外展
接近终末感	人体结构接触	屈肘
异常终末感		
肌肉痉挛/强直	肌肉、肌腱、关节受损	疼痛、肌肉劳损
弹性受阻	软骨撕裂、关节内异物	膝关节半月板撕裂
无效感/空感	缺乏限制	韧带、关节囊撕裂（扭伤）
海绵感	肿胀	急性韧带扭伤、滑囊炎

末感）还是异常（肌肉痉挛/肌肉僵
直、弹力阻碍、松/空或海绵感）。

⑥ 适当的时候，在另一侧重复活动，并且
比较两侧情况。

⑦ 记录被检查者情况，包括活动量和相
应的终末感。

（三）抵抗活动度

被检查者活动关节时遇到检查者施加的阻
力，此时发生的是抵抗活动。抵抗运动度可以
用来评估收缩的肌肉和相应肌腱的健康情况和
功能。神经系统、肌肉纤维和肌腱需协同工
作，才能产生对抗重力和操作者阻力的力量。

评估抵抗活动范围的方法如下：

① 使被检查者保持舒适直立的体位，身体
各部位姿势协调。

② 你处于能够抵抗被检查者活动，并且可
以观察被检查者面部表情的位置。当你
无法直面被检查者时，可使用镜子。

③ 适当时，可用体位或者是另一只手来固
定被检查者测试关节的近端。这有助
于减少代偿，并且有利于你最大限度
的限制目标肌肉。演示你将进行的动
作，指导被检查者产生并施加与阻力
相当的力量。

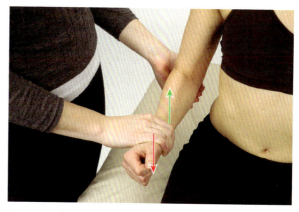

图3.13　抵抗活动度。肘关节屈曲的抵抗活动度的
表现和情况。红色箭头指示操作者施加压力的方
向。绿色箭头指示被检查者抵抗方向。

④ 施加阻力，并且让被检查者尝试活动关
节（图3.13）。被检查者产生的肌肉收
缩，通常是静态的（等长收缩），即
不会发生移动。被检查者只需产生达
到与阻力相当的力量，不用克服它。

⑤ 询问被检查者在活动过程中是否存在不
适或疼痛。

⑥ 适当时，在另一侧重复动作，比较两侧
情况。

⑦ 根据表3.4对被检查者进行耐力评分，在
被检查者记录表上记下情况。

所有关节可能的活动范围和每一评估流程将
在本书相应章节讨论。

表3.4　抵抗活动度

等级	描述
5	能在重力和最大阻力下保持测试体位
4+	能抵抗最大阻力，但不能维持
4	能在重力和中等阻力下保持测试体位
4−	能在重力和中等以下阻力下保持测试体位
3+	能在重力和最小阻力下保持测试体位
3	能在重力下保持测试体位

抵抗活动度得分小于"3"是病理情况，需由检查者评定。

小结

- 肌肉组织是人体四大主要的组织类型之一，肌肉组织包括三种类型：心肌、平滑肌和骨骼肌。每一种类型都有特殊的功能，这取决于其解剖结构和位置。

- 骨骼肌在人体中有多种作用，包括：发起运动、维持姿势，保护内在结构、产热和血管泵作用。

- 根据肌肉的位置和功能，骨骼肌纤维分为平行排列和羽状排列。平行排列能最大化活动范围，羽状排列能够使肌力最大化。

- 影响骨骼肌命名的因素包括：纤维方向、位置、动作、大小、形状和肌头数量。

- 骨骼肌组织特性与其功能至关重要，其特性包括：伸展性、弹性、兴奋性、传导性和收缩性。收缩性是肌肉组织特有的。

- 肌肉和肌纤维被结缔组织排列成多层，包括肌外膜、肌束膜和肌内膜。这种排列可以保护脆弱的肌纤维，并且将力传导给骨骼。

- 肌膜——肌细胞的细胞膜，包含多个细胞核和储有特殊细胞器的肌浆。

- 肌原纤维是负责产生肌力的特殊蛋白质。肌钙蛋白、原肌球蛋白和肌动蛋白构成细肌丝。肌球蛋白构成粗肌丝。

- 根据肌丝滑行学说，肌肉的粗肌丝与细肌丝相互作用产生肌力。神经系统通过称为动作电位的电信号发起和控制这一过程。

- 影响肌肉产生肌力大小的因素包括：运动单元聚集的数量、肌肉横截面、纤维排列和肌肉长度。

- 慢缩肌纤维、快缩肌纤维和中间肌纤维产生能量的方式不同，并且它们在人体中承担不同的功能。这些纤维的分布和发育是分散的，这取决于基因、肌肉功能和人体运动模式。

- 肌肉可以进行等长收缩、向心性收缩和离心性收缩。总的来说，这些收缩类型共同稳定机体、产生和控制运动。

- 肌肉组织可分为发起运动的激动肌、辅助工作的协同肌和负责平衡的拮抗肌。肌肉群之间正常的关系对于人体姿势和功能运动至关重要。

- 人体中存在第一类杠杆、第二类杠杆、第三类杠杆。轴、动力、阻力三者不同排列的方式可以实现不同的目标，包括：平衡、力量、速度、活动度。

- 本体感觉是指人体对于空间位置的感知情况，独立于视觉。肌梭和高尔基肌腱器监测肌肉长度和张力。前庭感受器负责监测头部的位置。机械感受器可以感知关节位置和运动。本体感受器共同增强运动并保护相关结构。

- 主动活动度是指无外界的辅助下进行的自主活动，其需要人体多系统之间的共同协作。

- 被动活动度需要借助外界的力量而产生运动，其用于评估终末感和惰性结构，例如韧带、关节囊。

- 抵抗活动度利用对运动的控制，评估像肌肉、肌腱等动态结构的健康情况。

复习

多选题

1. 心肌细胞的特点包括
   A. 随意肌、横纹肌
   B. 随意肌、无横纹肌
   C. 不随意肌、横纹肌
   D. 不随意肌、无横纹肌

2. 平滑肌细胞的特点包括
   A. 随意肌、横纹肌
   B. 随意肌、无横纹肌
   C. 不随意肌、横纹肌
   D. 不随意肌、无横纹肌

3. 骨骼肌细胞的特点包括
   A. 随意肌、横纹肌
   B. 随意肌、无横纹肌
   C. 不随意肌、横纹肌
   D. 不随意肌、无横纹肌

4. 最有力的肌纤维排列方式为
   A. 多羽状
   B. 三角形
   C. 半羽状
   D. 梭形

5. 肌肉组织独有的组织特性是
   A. 传导性
   B. 收缩性
   C. 兴奋性
   D. 弹性

6. 股四头肌是由什么特性进行命名的?
   A. 大小、位置
   B. 肌头数量、动作
   C. 位置、纤维方向
   D. 形状、位置

7. 根据用途不同,能够改变产能方式的肌纤维类型是
   A. 慢缩肌纤维
   B. 快缩肌纤维
   C. 中间肌纤维
   D. 以上都是

8. 短跑、跳远和投掷主要利用哪种类型的肌纤维
   A. 慢缩肌纤维
   B. 快缩肌纤维
   C. 中间肌纤维
   D. 以上都是

9. 人体用以发起运动的肌肉收缩是
   A. 等长收缩
   B. 向心性收缩
   C. 离心性收缩
   D. 以上都是

10. 辅助另一肌肉运动或发挥作用的肌肉,称为
    A. 激动肌
    B. 拮抗肌
    C. 始动肌
    D. 协同肌

排序题

将以下列肌肉收缩过程排序:

11.___神经细胞向轴突下发动作电位

12.___动作电位到达横小管

13.___突触囊泡释放乙酰胆碱(ACh)

14.___钙离子与肌钙蛋白结合

15.___乙酰胆碱(ACh)与肌膜上的受体结合

16.___原肌球蛋白扭曲,肌动蛋白上活性位点暴露

17.___肌肉开始舒张,肌节恢复静息长度

18.___肌节开始缩短

19.___肌质网释放钙离子

20.___肌动蛋白结合位点与肌球蛋白之间形成横桥

简答题

21. 列举骨骼肌的功能

22. 描述骨骼肌的所有特性，并且解释每一种特性对于运动的意义

23. 描述影响肌力产生的所有因素

24. 简要说明中间肌纤维的作用和其如何适应不同类型的运动锻炼

25. 用你自己的语言定义本体感觉器，描述参与本体感觉的特定解剖结构

26. 识别下图结构

A. _____

B. _____

C. _____

D. _____

E. _____

F. _____

G. _____

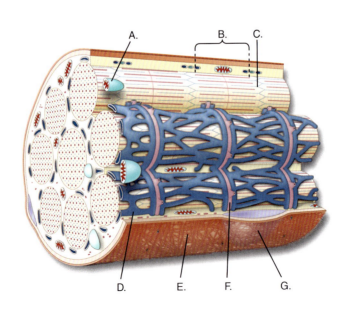

试一试！

使用图3.10中的肌肉名称创建一组卡片。在每张卡片上写出肌肉名称。洗牌，抽一张。大声说出这块肌肉的名字。记住，这个肌肉的名字可能会告诉你它的纤维方向、位置、动作、大小、形状或肌头的数量。

为了进一步挑战自己，在卡片的另一面画一张肌肉的图片，包括肌肉独特的纤维排列。不看图片洗牌，抽一张牌。你还记得它的纤维排列方式吗？是平行的还是羽状的？它是什么形状？梭形、圆形还是三角形？如果是羽状，是半羽肌、羽肌、多羽肌？

作为最后的挑战，看看你是否能确定肌肉是慢缩肌纤维，还是快缩肌纤维。记住，小而深且与姿势相关的肌肉往往为慢缩肌纤维，而大而强的肌肉往往为快缩肌纤维。你可以在第4～9章的肌肉概述中查一下，看看是否正确。

参考文献

Chandler J, Brown LE. *Conditioning for strength and human performance.* 3rd ed. Routledge; 2018.

Cohen BJ. *Memmler's the structure and function of the human body.* 12th ed. Jones & Bartlett Learning; 2021.

McArdle WD, Katch FI, Katch VL. *Essentials of exercise physiology.* 5th ed. Lippincott, Williams, and Wilkins; 2015.

Oatis CA. *Kinesiology—The mechanics and pathomechanics of human movement.* 3rd ed. Lippincott, Williams, & Wilkins; 2016.

Prekumar, K. *The massage connection anatomy & physiology.* 3rd ed. Lippincott, Williams, & Wilkins; 2011.

（李兴辉 王 骏 高燕萍 刘 静）

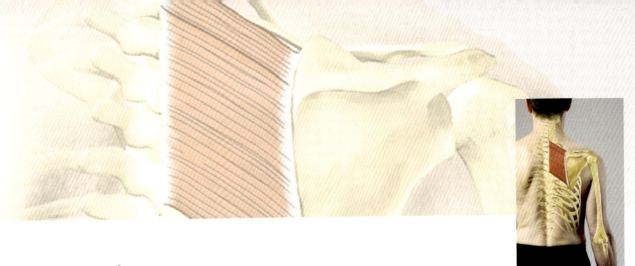

第四章

肩

学习目标

在学习完本章的内容后，你应该能够：
- 识别肩的主要结构，包括骨骼、关节、特殊结构、深层和浅层肌肉。
- 识别并触诊肩的主要表面标志。
- 描绘、识别及触诊深层和表层肩部肌肉。
- 定位肩部肌肉附着点、支配神经和血液供应。
- 识别并能展示肩部肌肉的所有动作。
- 展示肩关节被动及抵抗的活动度。
- 描述肩部各肌肉之间的独特功能解剖及关系。
- 能识别肩部各种运动的协同肌和拮抗肌（屈曲，伸展等）。
- 了解用于执行伸展、举起、投掷、俯卧撑四种协调运动的肌肉的作用。

概述

　　肩是支持头部、颈部和手臂运动的坚固基础。它由成对的骨骼和多条强劲的肌肉组成。这些骨骼和肌肉可随着人体位置和运动的需求而变得更加具有稳定性或运动性。

　　肩部的一些特殊结构，如韧带、神经和滑膜囊，对正常运动是必要的。其他的结构，如淋巴管、淋巴结和血管，有助于维持肩和周围部位的健康和功能。

　　当肩部的所有结构保持健康、平衡及功能健全时，肩部就是一个动态的，强而有力的工具。它能使我们的手抬到头顶、做出推拉动作、在前面或后面做手臂交叉、支撑自身体重，并执行复杂的动作，如投掷。但可想而知，如动作不当、运动不协调或使用不当会很容易破坏这种功能平衡。无论是对我们自己或是被检查者，了解每一块肌肉的功能及其与其他结构的关系，都有助于预测和预防病理状况的发生，并增强工作、锻炼、运动和日常生活的能力。

■ 肩的体表解剖学

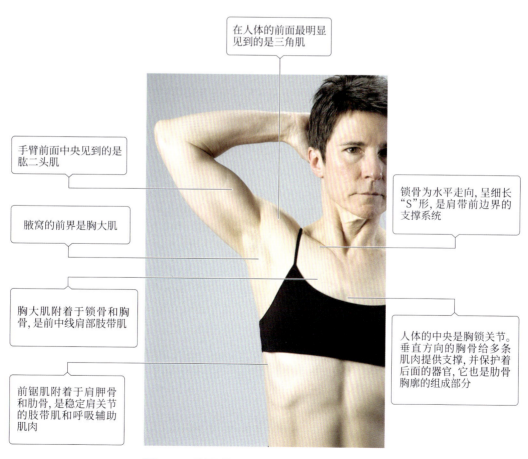

在人体的前面最明显见到的是三角肌

手臂前面中央见到的是肱二头肌

腋窝的前界是胸大肌

胸大肌附着于锁骨和胸骨，是前中线肩部肢带肌

前锯肌附着于肩胛骨和肋骨，是稳定肩关节的肢带肌和呼吸辅助肌肉

锁骨为水平走向，呈细长"S"形，是肩带前边界的支撑系统

人体的中央是胸锁关节。垂直方向的胸骨给多条肌肉提供支撑，并保护着后面的器官，它也是肋骨胸廓的组成部分

图4.1A　前面观。

肩的体表解剖学

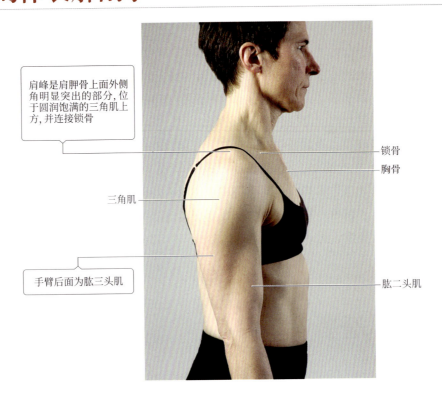

肩峰是肩胛骨上面外侧角明显突出的部分,位于圆润饱满的三角肌上方,并连接锁骨

三角肌

手臂后面为肱三头肌

锁骨

胸骨

肱二头肌

图4.1B 侧面观。

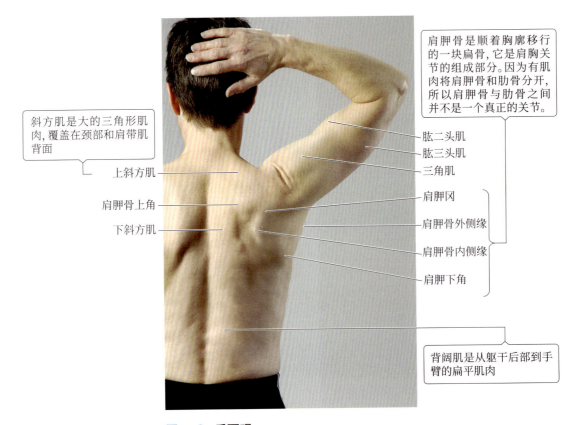

斜方肌是大的三角形肌肉,覆盖在颈部和肩带肌背面

肩胛骨是顺着胸廓移行的一块扁骨,它是肩胸关节的组成部分。因为有肌肉将肩胛骨和肋骨分开,所以肩胛骨与肋骨之间并不是一个真正的关节。

上斜方肌

肩胛骨上角

下斜方肌

肱二头肌

肱三头肌

三角肌

肩胛冈

肩胛骨外侧缘

肩胛骨内侧缘

肩胛下角

背阔肌是从躯干后部到手臂的扁平肌肉

图4.1C 后面观。

肩的体表解剖学

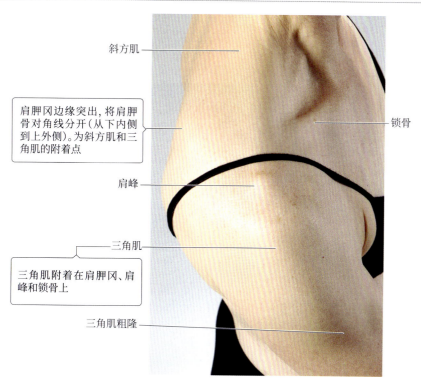

斜方肌

肩胛冈边缘突出, 将肩胛骨对角线分开(从下内侧到上外侧)。为斜方肌和三角肌的附着点

锁骨

肩峰

三角肌

三角肌附着在肩胛冈、肩峰和锁骨上

三角肌粗隆

图4.1D 上面观。

肩的骨性结构

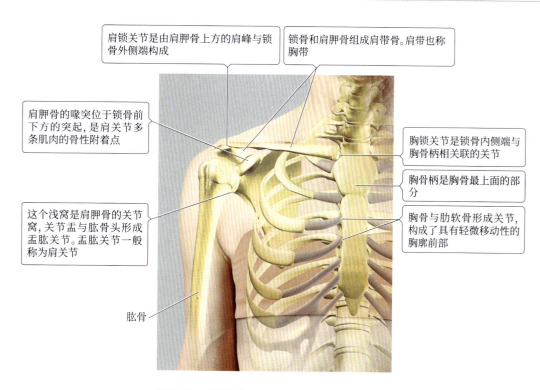

肩锁关节是由肩胛骨上方的肩峰与锁骨外侧端构成

锁骨和肩胛骨组成肩带骨。肩带也称胸带

肩胛骨的喙突位于锁骨前下方的突起, 是肩关节多条肌肉的骨性附着点

胸锁关节是锁骨内侧端与胸骨柄相关联的关节

胸骨柄是胸骨最上面的部分

这个浅窝是肩胛骨的关节窝, 关节盂与肱骨头形成盂肱关节。盂肱关节一般称为肩关节

胸骨与肋软骨形成关节, 构成了具有轻微移动性的胸廓前部

肱骨

图4.2A 前面观。

■ 肩的骨性结构

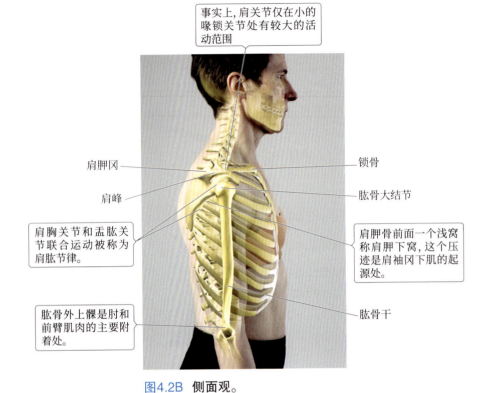

事实上，肩关节仅在小的喙锁关节处有较大的活动范围

肩胛冈

锁骨

肩峰

肱骨大结节

肩胸关节和盂肱关节联合运动被称为肩肱节律。

肩胛骨前面一个浅窝称肩胛下窝，这个压迹是肩袖冈下肌的起源处。

肱骨外上髁是肘和前臂肌肉的主要附着处。

肱骨干

图4.2B 侧面观。

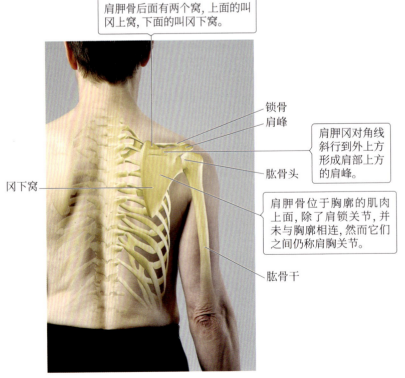

肩胛骨后面有两个窝，上面的叫冈上窝，下面的叫冈下窝。

锁骨

肩峰

肩胛冈对角线斜行到外上方形成肩部上方的肩峰。

肱骨头

冈下窝

肩胛骨位于胸廓的肌肉上面，除了肩锁关节，并未与胸廓相连，然而它们之间仍称肩胸关节。

肱骨干

图4.2C 后面观。

肩的骨性结构

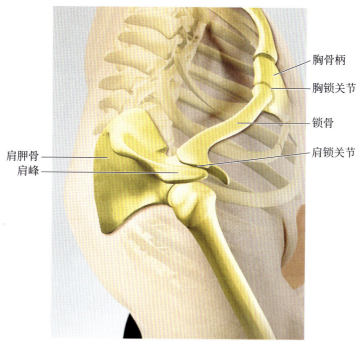

图4.2D 上面观。

标注（从上到下，从右侧）：
- 胸骨柄
- 胸锁关节
- 锁骨
- 肩锁关节

标注（左侧）：
- 肩胛骨
- 肩峰

肩的骨性标志

（一）锁骨触诊

体位：被检查者仰卧位。

① 位于喉部中线外侧的水平突起。

② 向外侧和下方触诊，锁骨边缘呈"S"型。

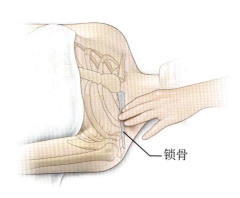

图4.3A 锁骨。

标注：锁骨

（二）胸骨触诊

体位：被检查者仰卧位。

① 定位锁骨，并触诊其最内侧边缘。

② 胸部中下部可触及宽平的胸骨。

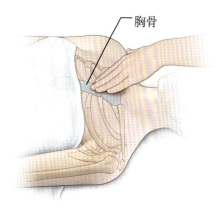

图4.3B 胸骨。

标注：胸骨

肩的骨性结构

（三）肩峰触诊

体位：被检查者仰卧位。

① 定位锁骨并触诊其最外侧缘。

② 向外后方触诊，由肩峰构成的肩部圆点。

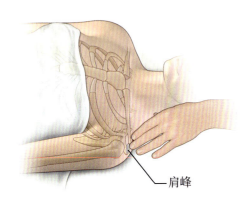

图4.3C　肩峰。

（四）喙突触诊

体位：被检查者仰卧位。

① 定位外侧锁骨的S形最凹处。

② 触诊下方并深入到喙突的突出处，就在圆形肱骨头的内侧。

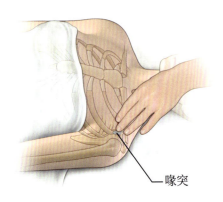

图4.3D　喙突。

（五）大结节触诊

体位：被检查者仰卧，肩部处于中立位。

① 定位肩峰外侧边缘，向下触诊到肱骨近端。

② 触诊肱骨前外侧近端圆形部。

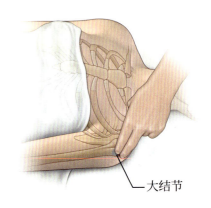

图4.3E　大结节。

（六）肱二头肌沟触诊

体位：被检查者仰卧，肩部位于中立位。

① 定位肱骨大结节，在被动向外旋转被检查者肩部时保持接触。

② 让你的手指滑进肱二头肌沟，就在大结节内侧。

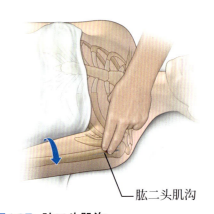

图4.3F　肱二头肌沟。

肩的骨性结构

（七）小结节触诊

体位：被检查者仰卧，肩处于中立位。

① 定位肱骨大结节，在被动向外旋转被检查者肩部时保持接触。

② 让你的手指滑过肱二头肌沟，滑到小结节的小而圆的凸起处。

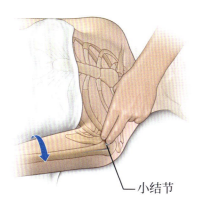

图4.3G　小结节。

（八）三角肌粗隆触诊

体位：被检查者仰卧位。

① 定位肩峰的外侧边缘，在肱骨外侧下半部向下触诊。

② 沿上臂正中位向深部可触诊三角肌的止点——三角肌粗隆。

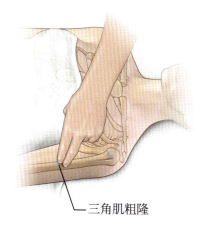

图4.3H　三角肌粗隆。

（九）肩胛冈触诊

体位：被检查者俯卧。

① 定位肩峰，在肩外侧尖端，触诊内侧略下的位置。

② 沿着锐利的边缘，通过肩胛骨最宽处可触及向后突出的肩胛冈。

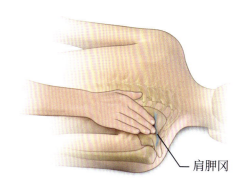

图4.3I　肩胛冈。

（十）肩胛骨内侧缘触诊

体位：被检查者俯卧位。

① 定位肩胛冈，并触诊其最内侧边缘。

② 由于肩胛内侧缘向上和向下延伸，因此可在垂直方向触诊其内侧缘。

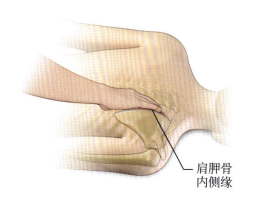

图4.3J　肩胛骨内侧缘。

肩的骨性结构

（十一）肩胛骨上角触诊

体位：被检查者俯卧位。

① 定位肩胛骨内侧缘，触诊肩胛冈上后方。

② 触诊肩胛骨上角，它向外侧弯曲，形成上角。

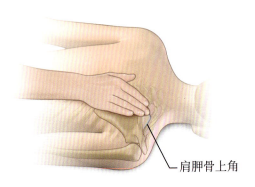

肩胛骨上角

图4.3K　肩胛骨上角。

（十二）肩胛骨外侧缘触诊

体位：被检查者俯卧位。

① 定位肩胛骨内侧缘，并在下角周围向下触诊。

② 继续在与后腋窝平行的圆形外侧缘上触诊。

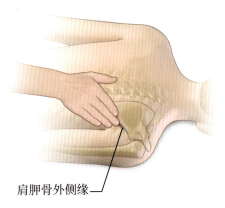

肩胛骨外侧缘

图4.3L　肩胛骨外侧缘。

肌肉附着点

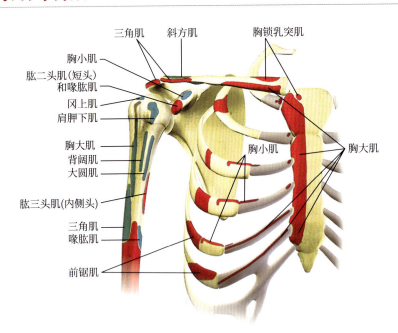

三角肌　斜方肌　胸锁乳突肌
胸小肌
肱二头肌(短头)
和喙肱肌
冈上肌
肩胛下肌
胸大肌
背阔肌
大圆肌
肱三头肌(内侧头)
三角肌
喙肱肌
前锯肌
胸小肌　胸大肌

图4.4　轴位肌肉附着点：前面观。肩部的几块肌肉稳定地附着于胸廓。大的激动肌，如胸大肌，在胸廓上有较广泛的起点（红色区域），在肱骨上有较小的止点（蓝色区域）。

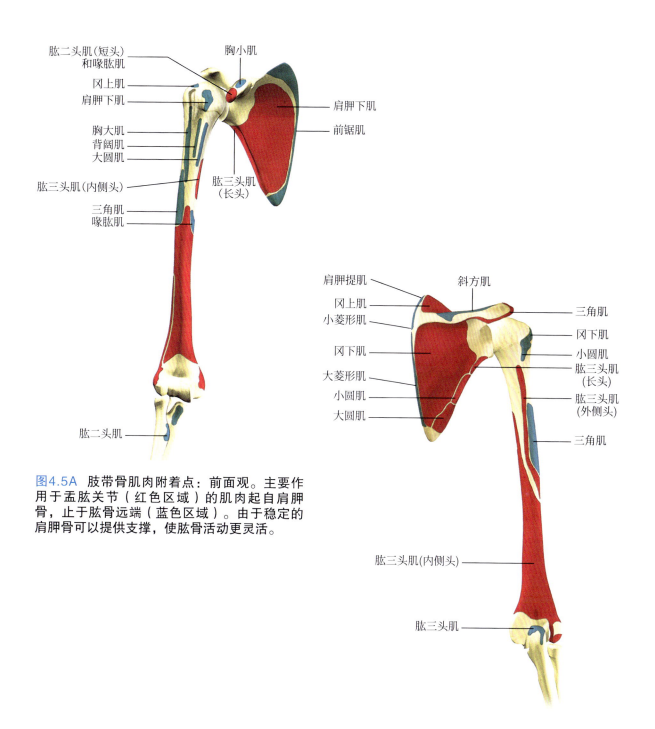

图4.5A 肢带骨肌肉附着点：前面观。主要作用于盂肱关节（红色区域）的肌肉起自肩胛骨，止于肱骨远端（蓝色区域）。由于稳定的肩胛骨可以提供支撑，使肱骨活动更灵活。

图4.5B 肢带骨肌肉附着点：后面观。肩胛骨后部为肩部肌肉提供了几个附着点。突出的肩胛冈主要为斜方肌和三角肌提供支撑。稳定盂肱关节的肩袖肌肉附着于肩胛冈上下窝。

肩的韧带

喙锁韧带附着于锁骨下远端至肩胛骨的喙突上。

肩峰　　　　　锁骨

喙肩韧带连接肩胛骨的喙突和肩峰。它可以在举手超过头顶部运动时稳定肱骨头。

胸锁韧带将锁骨内侧端固定在胸骨柄上。

盂肱关节韧带有助于将肱骨近端固定在肩胛骨的肩关节窝内。

胸骨

肱骨

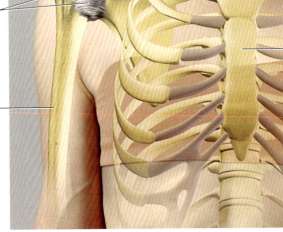

图4.6A　前面观。

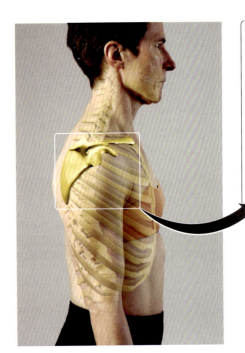

图4.6B　侧面观。

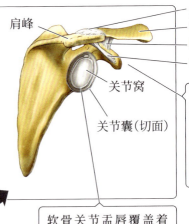

肩峰
肩锁韧带
锁骨
喙锁韧带
喙肩韧带

关节窝

关节囊(切面)

肩带的韧带以不同的角度分布,以限制多个方向的运动。垂直方向的喙锁韧带可防止锁骨向上抬起,而水平方向的肩锁韧带可防止肩峰与锁骨外侧分离。

软骨关节盂唇覆盖着关节窝的边缘,缓冲盂肱关节。

肩的韧带

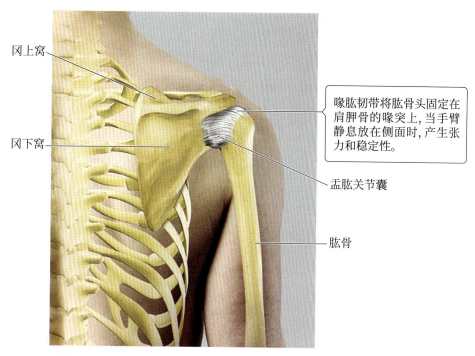

冈上窝

冈下窝

喙肱韧带将肱骨头固定在
肩胛骨的喙突上，当手臂
静息放在侧面时，产生张
力和稳定性。

盂肱关节囊

肱骨

图4.6C　后面观。

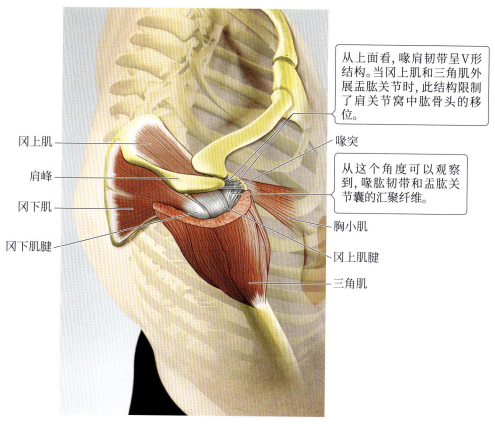

从上面看，喙肩韧带呈V形
结构。当冈上肌和三角肌外
展盂肱关节时，此结构限制
了肩关节窝中肱骨头的移
位。

冈上肌

肩峰

喙突

冈下肌

从这个角度可以观察
到，喙肱韧带和盂肱关
节囊的汇聚纤维。

冈下肌腱

胸小肌

冈上肌腱

三角肌

图4.6D　上面观。

肩的表浅肌肉

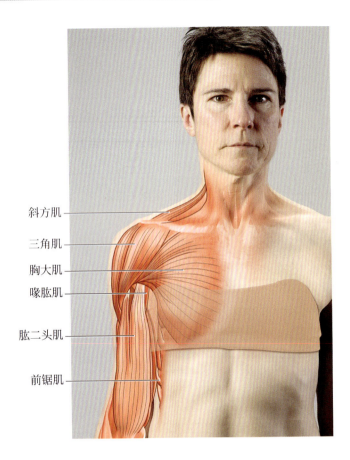

斜方肌
三角肌
胸大肌
喙肱肌

肱二头肌

前锯肌

图4.7A 前面观。

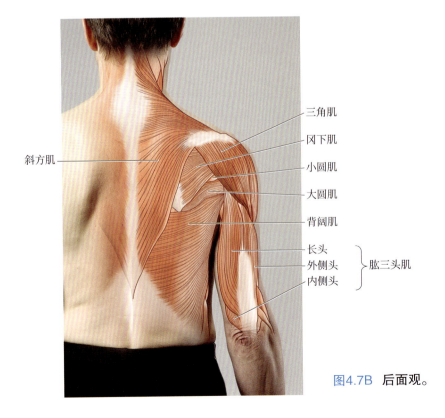

斜方肌

三角肌
冈下肌
小圆肌
大圆肌
背阔肌
长头
外侧头   }肱三头肌
内侧头

图4.7B 后面观。

肩的深部肌肉

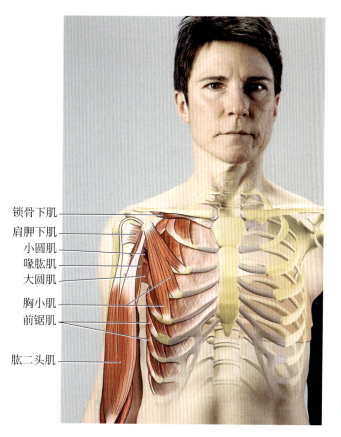

锁骨下肌
肩胛下肌
小圆肌
喙肱肌
大圆肌

胸小肌
前锯肌

肱二头肌

图4.8A　前面观。

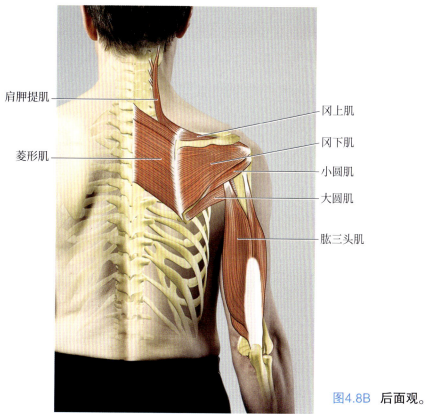

肩胛提肌

菱形肌

冈上肌

冈下肌

小圆肌

大圆肌

肱三头肌

图4.8B　后面观。

肩的特殊结构

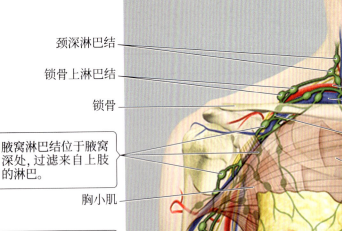

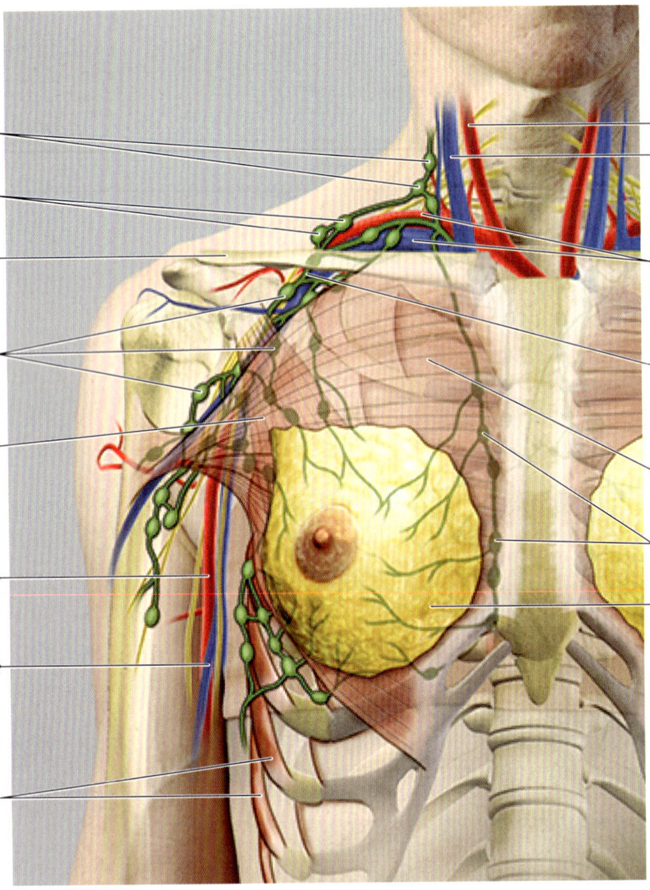

颈深淋巴结

锁骨上淋巴结

锁骨

腋窝淋巴结位于腋窝深处,过滤来自上肢的淋巴。

胸小肌

肱动脉将富含氧气的血液从较大的胸动脉输送到上肢。

臂静脉将缺氧的血液从上肢回流到较大的胸静脉,再输送到心脏。

前锯肌

颈总动脉
颈内静脉

锁骨下动脉和静脉位于锁骨深处,为上肢供血。

臂丛是一大束神经纤维,向深部延伸到锁骨和胸小肌,然后分布到手臂。

胸大肌

胸骨旁淋巴结排列在胸骨两侧。

乳房组织

图4.9 肩的特殊结构。

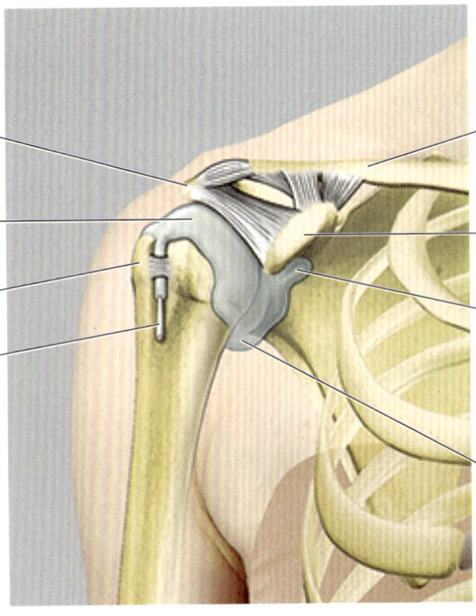

肩峰

肩峰下囊分离盂肱关节囊和肩峰。

肱骨大结节

肱二头肌肌腱(长头)

锁骨

喙突

肩胛下囊位于盂肱关节下表面,并分离关节囊和肩胛下肌腱。

当手臂处于中立状态时,盂肱关节囊的下部处于松弛状态,当手臂举过头顶时,则是绷紧的。

图4.10 肩部滑膜囊。

肩的姿势

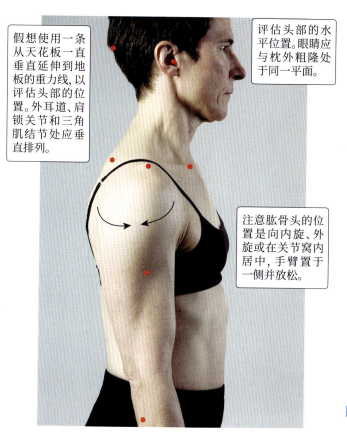

假想使用一条从天花板一直垂直延伸到地板的重力线，以评估头部的位置。外耳道、肩锁关节和三角肌结节处应垂直排列。

评估头部的水平位置。眼睛应与枕外粗隆处于同一平面。

注意肱骨头的位置是向内旋、外旋或在关节窝内居中，手臂置于一侧并放松。

图4.11A　评估肩关节的姿势：侧面观。

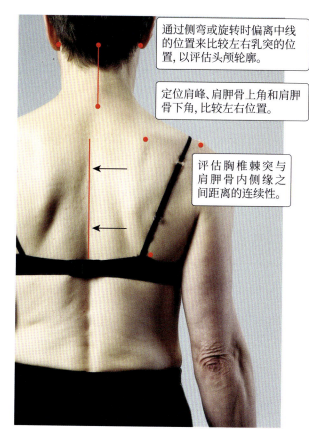

通过侧弯或旋转时偏离中线的位置来比较左右乳突的位置，以评估头颅轮廓。

定位肩峰、肩胛骨上角和肩胛骨下角，比较左右位置。

评估胸椎棘突与肩胛骨内侧缘之间距离的连续性。

图4.11B　评估肩部姿势：后面观。

主动活动度：肩胸关节

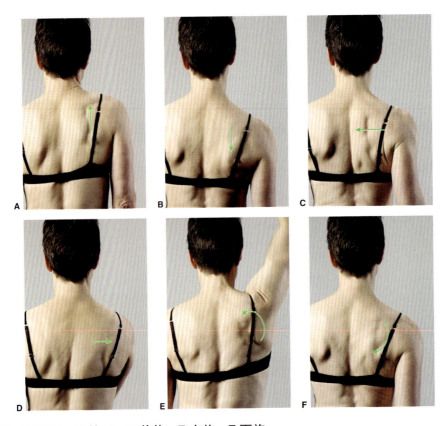

图4.12　A.上提。B.下降。C.缩回。D.前伸。E.上旋。F.下旋。

主动活动度：盂肱关节

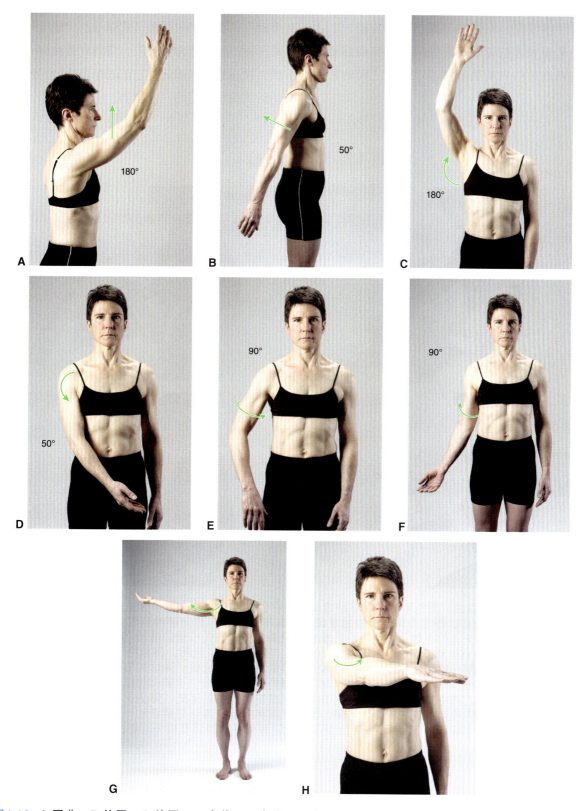

图4.13 A.屈曲。B.伸展。C.外展。D.内收。E.内旋。F.外旋。G.水平外展。H.水平内收。

被动活动度

盂肱关节的被动活动度（ROM）评估，有助于了解其固定结构的健康状况和功能，如盂肱关节囊和盂肱韧带、肩锁韧带和胸锁韧带。你还可以评估肩胸关节和盂肱关节之间的相对运动。

被检查者应该躺在按摩台或检查床上。嘱被检查者放松，让你在没有被检查者"帮助"的情况下进行被动活动练习。对于下面所示的每一个动作，在观察肩胸关节或躯干的代偿（外来运动）时，将手臂伸到极限。将肩胛骨和肩一起评估，这样你就可以评估它们的综合功能。评估被动活动的步骤见第三章肌肉。

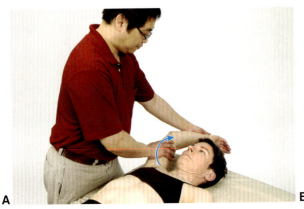
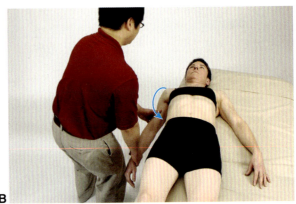
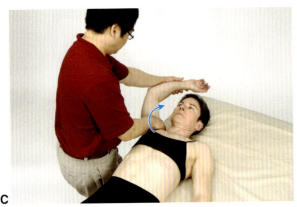
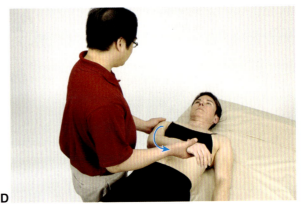

图4.14　A.肩的被动屈曲。蓝色箭头表示移动方向。站在台面的头侧。一只手握住被检查者的手腕，另一只手抓住被检查者肘部以稳定肢体。将被检查者的手掌向内转动，面向被检查者的身体，并保持肘部相对平直。然后将被检查者的手臂从体侧移到被检查者的头上。评估关节囊的活动度并伸展肩部的肌肉。B.肩的被动伸展。站在被检查者一侧，朝向台面的头侧。支撑手腕和肘部，将被检查者的手掌向上翻转朝向天花板。将手臂移到一边，远离被检查者身体，至感觉舒服的最远处。评估关节囊以及肩部内收肌的活动度。C.肩的被动外展。站在被检查者一侧，朝向台面的头侧。支撑住手腕和肘部，将被检查者的手掌向上转动，朝向天花板。将手臂移到一边，远离身体，至感觉舒服的最远处。评估关节囊以及肩部内收肌的活动度。D.肩的被动内收。站在被检查者一侧，支撑手腕和肘部，方法与肩被动外展相同。将手臂向下移动，越过被检查者身体前部，直到感觉舒适的极限为止。评估关节囊以及肩外展肌的活动度。

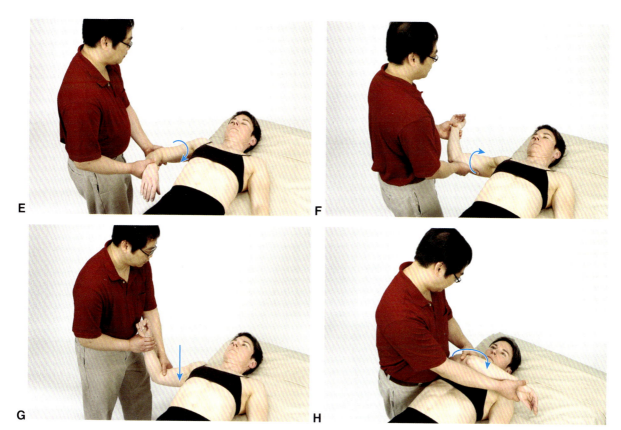

图4.14 （续）E.肩的被动内旋。站在被检查者一侧，支撑手腕和肘部，肘部屈曲90°。以被检查者的肩为轴，使手向下朝着地板移动，至感到舒适的极限。评估关节囊以及肩外旋肌的活动度。F.肩的被动外旋。站在被检查者一侧，支撑手腕和肘部，肘部屈曲至90°。以被检查者的肩为轴，使手向上并朝向天花板移动，至感到舒适的极限。评估关节囊以及肩内旋肌的活动度。G.肩的被动水平外展。站在被检查者一侧，支撑手腕和肘部。移动手臂，直到肘部与肩膀齐平，然后朝地板向下移动，直到感觉舒服的极限。评估关节囊以及肩水平内收肌的活动度。H.肩的被动水平内收。站在被检查者一侧，支撑手腕和肘部。移动手臂，直到肘部与肩膀齐平，然后在尽可能感到舒适的情况下向内并越过身体。评估关节囊以及肩水平外展肌的活动度。

抵抗活动度

对肩胸关节和盂肱关节进行抵抗活动度评估，有助于了解该部位动态稳定结构和原动力结构的健康状况和功能。评估功能性力量和耐力有助于识别控制肩胛骨、稳定肱骨头和移动肱骨的肌肉之间的平衡与潜在的不平衡。请注意，没有必要单独评估肩胛骨的向上旋转和向下旋转，因为这些运动是盂肱关节运动的组成部分，需要在盂肱关节运动过程中进行评估。第三章肌肉中概述了评估抵抗活动的步骤及分级评估程序。

（一）　抵抗活动度：肩胛骨

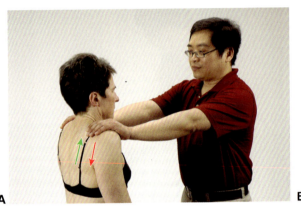
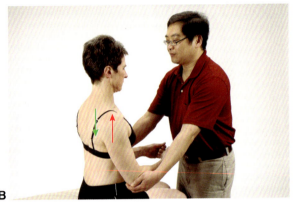
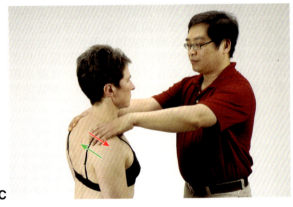
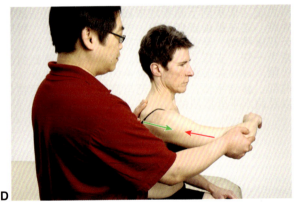

图4.15　A.抵抗肩胛骨抬高。绿色箭头表示被检查者的移动方向，而红色箭头表示来自检查者的阻力方向。面向被检查者站立。将手掌置于被检查者的肩部上方。指导被检查者在你轻轻但有力地向下按压肩的同时，向上耸肩，以对抗你的阻力。评估提升肩胛骨肌肉的力量和耐力。B.抵抗肩胛骨下降。面向被检查者站立。将手掌放在被检查者前臂下方。当你轻轻但有力地将被检查者的手臂向上抬向天花板时，请被检查者将其肩向下压。评估压迫肩胛骨肌肉的力量和耐力。C.抵抗肩胛骨回缩。面向被检查者站立，将手掌置于被检查者肩部两侧。轻轻但有力地将被检查者肩向前拉向你，指导被检查者通过向后回缩肩部对抗你的阻力。评估回缩肩胛骨肌肉的力量和耐力。D.抵抗肩胛骨前移。站在被检查者身后，让被检查者向前伸出一只手臂，保持肘部屈曲90°。将一只手放在被检查者屈曲的肘部前方，另一只手在被检查者的背部，以稳定躯干。要求被检查者将整个手臂向前推，同时你轻轻但有力地将手臂直接向后拉，以对抗被检查者的阻力。评估肩胛骨前移肌的力量和耐力。

（二） 抵抗活动度：肩

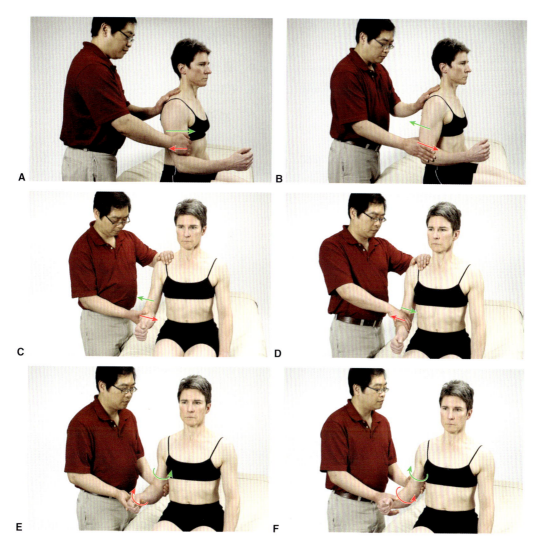

图4.16 A.抵抗肩屈曲。站在被检查者身后。将一只手置于肩顶部，以使其稳定，并将另一只手置于肱骨中部。指导被检查者松拳，将肘部屈曲90°。嘱被检查者将手臂向前推。当被检查者这样做时，对抗被检查者的阻力，以评估肩部屈曲肌肉的强度和耐力。B.抵抗肩部伸展。站在被检查者身后。将一只手置于肩顶部，以使其稳定，另一只手置于肱骨远端后部。指导被检查者松拳，将肘屈曲90°。嘱被检查者将手臂向后推。对抗被检查者阻力，以评估肩部伸展肌肉的力量和耐力。C.抵抗肩部外展。站在被检查者身边。将一只手置于肩顶部，以使其稳定，另一只手抓住被检查者前臂外侧。指导被检查者松拳，将肘屈曲90°。嘱被检查者将手臂向外推，使其远离人体。测量被检查者的阻力，以评估肩部外展肌肉的力量和耐力。D.抵抗肩部内收。站在被检查者身边。将一只手置于肩顶，以稳定被检查者，另一只手抓住被检查者前臂中部。指导被检查者松拳，将肘屈曲90°。嘱被检查者将手臂拉向身体。对抗被检查者的阻力，以评估肩部内收肌的力量和耐力。E.抵抗肩部内旋。站在被检查者身边。将一只手置于肘部，以使其稳定，另一只手置于前臂内侧腕部，朝向手腕。指导被检查者松拳，将肘部屈曲90°。让被检查者手臂为轴旋转，将前臂朝向人体。对抗被检查者的阻力，以评估肩部内旋肌肉的力量和耐力。F.抵抗肩部外旋。站在被检查者的一侧。将一只手置于被检查者的肘部，以使其稳定，另一只手则置于前臂近腕部外侧。指导被检查者松拳，将肘屈曲90°。嘱被检查者以手臂为轴转动，将前臂旋转离开身体。对抗被检查者的阻力，以评估肩部外旋肌肉的力量和耐力。

肌肉简介

三角肌（**Deltoid**）

希腊语 "delta" 意为三角，拉丁语 "oid" 意为"相似"。

附着点
起点：锁骨外侧三分之一、肩峰和肩胛冈
止点：肱骨三角肌结节

动作
- 肩部外展（所有肌纤维）
- 肩部屈曲、内旋，水平内收（前部肌纤维）
- 肩部伸展、外旋，水平外展（后部肌纤维）

支配神经
- 腋神经
- C5 ~ C6

血液供应
- 胸肩峰动脉

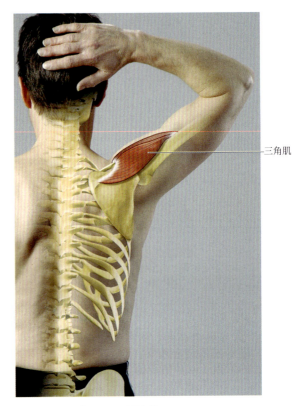

图4.18 三角肌：后面观。

三角肌

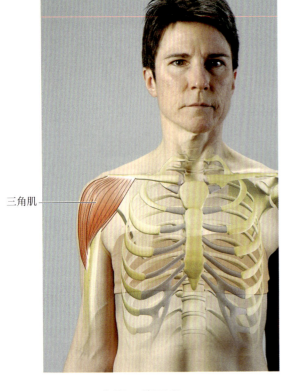

图4.17 三角肌：前面观。

三角肌

三角肌

（一）功能解剖学

三角肌是肩部几乎所有运动的原动力结构。它的纤维呈多羽状排列、具有大的横截面和宽大的附着点，为盂肱关节提供了极好的杠杆作用。三角肌通过包裹盂肱关节，并将其固定在一起，在稳定肩部方面也发挥着重要作用。当三角肌的所有纤维协同工作时，它是一个强大的肩部外展肌。当三角肌外展肩部时，冈上肌稳定肱骨头部，防止肱骨头撞击肩峰。三角肌的这种功能，对于抬起手臂，到达肩膀位置，并举过头顶至关重要。

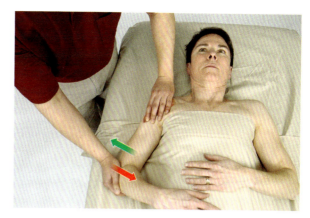

图4.19　三角肌前部纤维和中部纤维触诊。

三角肌的前部纤维与胸大肌协调工作，可使肱骨屈曲并内旋。这是一个强大的组合，这些肌肉被用于推动、伸展和启动投掷动作。由于三角肌与胸大肌的这种协同关系，以及大多数日常生活活动中都是进行手臂在身体前方的运动，三角肌的前部肌纤维通常过度发育，后部纤维通常发育不全。

另外，三角肌的后部肌纤维与背阔肌和大圆肌协同工作，以伸展肩部，是肱骨的主要外旋肌。后部纤维也是拉动运动（如划船）的有力激动肌。在将手臂举过头顶的运动中，如投掷和击打，三角肌后部与胸大肌、背阔肌和大圆肌协同工作，以使肱骨举过头顶后在屈曲位伸展。

（二）三角肌触诊

1. 前部和中部肌纤维

体位：被检查者仰卧，手臂置于体侧。
① 定位肩峰。
② 用手掌沿着三角肌肌腹向下触诊。
③ 继续触诊肌腹，因为它在肱骨外侧的中部汇集。
④ 当被检查者进行肩部屈曲和/或外展时检查者给予对抗力，这时可以触诊三角肌前部和中部纤维。

2. 后部肌纤维

体位：被检查者俯卧，手臂置于体侧。
① 用四个手指的指尖定位肩胛冈。
② 沿着肩胛冈向外到肩峰。
③ 向三角肌结节的远端触诊，以发现肌腹。
④ 当被检查者进行肩部伸展时给予对抗力，以确保触诊到适当的位置。

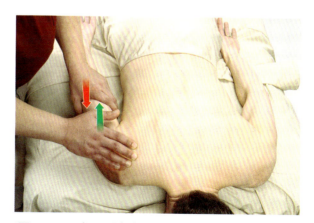

图4.20　三角肌后部纤维触诊。

胸大肌（Pectoralis Major）

拉丁语"pectoral"意为"胸"，"major"意为"较大"。

附着点

起点：锁骨内侧、胸骨和肋骨1~7的肋软骨
止点：肱骨的肱二头肌沟外侧嵴

动作

- 肩部屈曲（锁骨部分）
- 在手臂举过头顶位置伸展肩部（肋骨部分）
- 在肩部以下高度进行肩部内收
- 在肩部以上的高度进行肩部外展
- 肩部内旋
- 肩部水平内收（所有纤维）

支配神经

- 胸内侧神经和胸外侧神经
- C5~T1

血液供应

- 胸主动脉和胸肩峰动脉

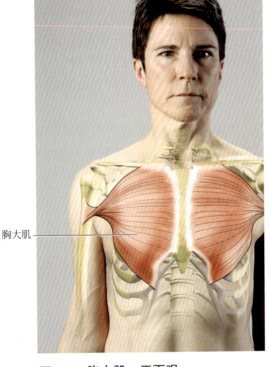

图4.21　胸大肌：正面观。

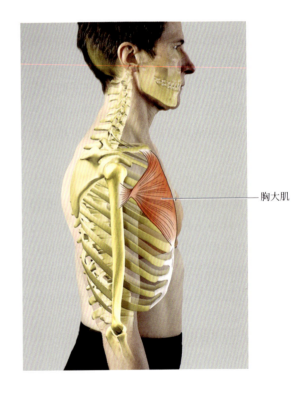

图4.22　胸大肌：侧面观。

■ 胸大肌（续）

（一）功能解剖学

胸大肌是一种强大的胸肌，负责人体前方的运动，如推、伸、扔和拳击。胸大肌有多种肌纤维方向，呈向斜下方、水平方向和向斜上方三条力线。这些不同的纤维排列可完成不同的运动。上臂或锁骨肌纤维主要用于肱骨屈曲。中段或胸骨肌纤维与所有其他肌纤维一起用于水平内收。肱骨从屈曲或过头顶位置伸展时，下部肌纤维或肋肌纤维被激活。

胸大肌在肱骨附着点附近的肌肉中有一个明显的"扭转"。此功能可在肩部的不同位置保持不同肌纤维的杠杆作用，充分屈曲肩部"解开"远端附着点附近的扭转，并为肌肉伸展和内旋肱骨的动作做好准备，这对于投掷、击球、扣球和游泳等力量十足的手臂过头顶的运动尤为重要。大的背阔肌中也有类似的扭曲，这是胸大肌和背阔肌之间协同关系的线索。这两块宽阔强壮的肌肉，连同大圆肌和三角肌后部一起工作，产生巨大的力量，从而可使手臂举过头顶，然后下降。

当手臂支撑人体重量时，胸大肌与肩带肌一起工作，以保持胸部直立。当你从椅子上站起来，或进行双杠等体育活动时，就会发生这种情况。当从头顶往下拉物体或固定手的位置将身体拉起时，如爬梯子或攀绳时，胸大肌与背阔肌和大圆肌一起工作，将肩部内收。

（二）胸大肌触诊

1.肌腹

体位：被检查者仰卧，手臂置于体侧。
① 定位锁骨下方。
② 沿着肌腹向下触诊，手掌朝向胸骨和肋软骨。
③ 沿着肌腹触诊胸大肌在锁骨、肋软骨和胸骨上的附着点。

④ 当被检查者进行肩部内旋时抵抗，以确保适当位置。

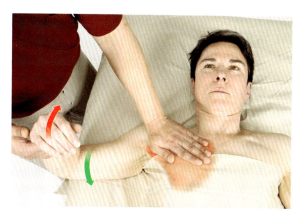

图4.23　胸大肌（肌腹）触诊。

2. 腋前缘

体位：被检查者仰卧，手臂外展。
① 用指尖定位锁骨下段。
② 用拇指抓住腋内胸大肌外侧缘，在锁骨下方向上按压。
③ 当被检查者进行肩部内旋时给予对抗力，以确保触诊到适当的位置。

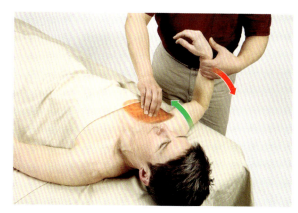

图4.24　胸大肌触诊（腋前缘）。

喙肱肌（Coracobrachialis）

希腊语"coraco"意为喙突，拉丁语"bra-chialis"意为手臂。

附着点

起点：肩胛骨喙突

止点：肱骨干中间三分之一

动作

- 肩部屈曲并内收

支配神经

- 肌皮神经
- C5～C7

血液供应

- 肱动脉

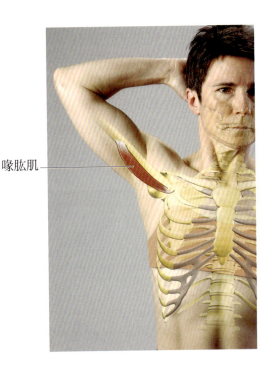

喙肱肌

图4.25　喙肱肌。

（一）功能解剖学

喙肱肌与肱二头肌紧密配合，可以使肩部屈曲和内收。它就像是肱二头肌的第三个头。该肌肉在内收时也是三角肌的拮抗肌，在肱骨的中部有一个类似的附着点，三角肌附着在外侧，喙肱肌附着在内侧。

喙肱肌、背阔肌、大圆肌、胸肌和肱三头肌的长头共同作用，使肩部内收。包括身体下拉和向内拉的动作、手臂的负重活动，以及体育运动，如体操吊环和双杠，都涉及肩部内收。将手臂越过身体前方，例如做高尔夫挥杆或快速投掷垒球中的投球动作，也会使用喙肱肌。

喙肱肌是一种强有力的肩部稳定器，行走时有助于向前摆动手臂。

（二）喙肱肌触诊

体位：被检查者仰卧，手臂置于体侧。

① 定位腋窝的前缘。

② 沿着肱骨内表面向后和外侧触诊。

③ 定位在肱二头肌深处的喙肱肌肌腹，并沿着肌腹触诊至肱骨干内侧，与三角肌远端的距离大致相同。

④ 当被检查者进行肩部内收时给予对抗力抵抗，以确保触诊到适当的位置。

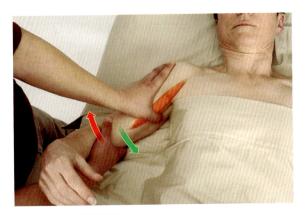

图4.26　喙肱肌触诊。

肱二头肌（Biceps Brachii）

拉丁语"biceps"意为"双头"，"bra-chii"意为手臂。

附着点

起点：长头：肩胛骨关节盂上结节

短头：肩胛骨喙突

止点：屈肌肌腱上的桡骨结节和肱二头肌腱膜

动作

- 肩部屈曲、外展（长头）和内收（短头）
- 前臂屈曲和仰卧

支配神经

- 肌皮神经
- C5 ~ C7

血液供应

- 肱动脉

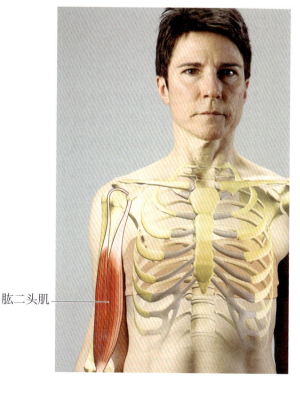

肱二头肌

图4.27 肱二头肌。

（一）功能解剖学

肱二头肌是手臂上最浅的肌肉之一，同时作用于肩部和前臂。与单个关节上的协同肌三角肌和肱肌相比，因其呈梭形，并涉及多关节功能，限制了其机械力优势。

肱二头肌长头和短头的附着点相对，有助于在肩部屈曲过程中稳定肩部。通过这种方式，它与三角肌、喙肱肌和肱三头肌协同工作。肱二头肌的短头也与喙肱肌协同工作，使手臂内收，并在行走时向前摆动。

肱二头肌主要通过与肱肌、肱桡肌和大部分手腕屈肌协同来屈曲前臂。它有前臂旋后的额外动作，这使它能够在扭转运动中发挥作用，例如从瓶子上取出软木塞。

（二）肱二头肌触诊

体位：被检查者仰卧，手臂侧放，前臂旋后。

① 定位上臂前部中心的肌腹。

② 捏住肩部和肘部中间的肌腹。

③ 当被检查者进行肘关节屈曲和旋时给予对抗力，以确保触诊到适当的位置。

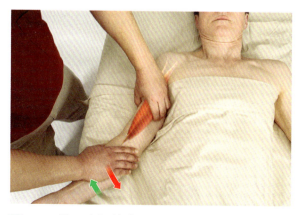

图4.28 肱二头肌触诊。

胸小肌（Pectoralis Minor）

拉丁语"pectoris"意为胸部，"minor"意为较小。

附着点

起点：第3~5肋骨

止点：肩胛骨喙突

动作

- 肩胛骨突出和凹陷
- 提升第3~5肋骨

支配神经

- 胸内侧神经
- C8~T1

血液供应

- 胸肩峰动脉

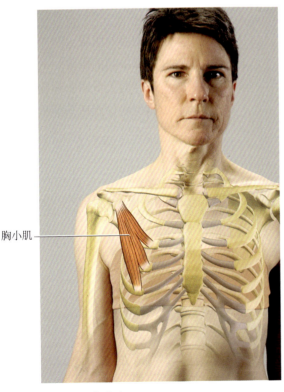

图4.29　胸小肌。

（一）功能解剖学

胸小肌在肩胛骨的喙突有牢固的附着点，并起到肩胛骨与胸廓前部连接的纽带作用。当对手臂施加重力或外力时，胸小肌有助于稳定肩胛骨的前部。当你用手臂将自己向上推时，胸小肌与前锯肌一起保持肩胛骨在身体的固定位置。当你做俯卧撑时，把自己从椅子上推起来或离开地面时，肩胛骨的这种固定是必要的。这些肌肉与锁骨下肌一起，动态稳定肩带并保持其姿势。

胸小肌也是第二呼吸肌：通过固定肩胛骨和抬高第3~5肋骨，有助于扩大胸廓，并增加胸腔内的空间。在这一功能中，胸小肌与横膈、外侧肋间肌、斜角肌、前锯肌和上后锯肌协同工作。所有这些肌肉都附着在胸廓上，在用力呼吸时一起扩张胸部。

胸小肌过度使用和紧绷会导致圆肩体态，这通常发生在那些在人体前面做重复性活动的人身上，例如电脑工作、开车、推和举重。

（二）胸小肌触诊

video

体位：被检查者仰卧。

① 被动外展肱骨以松弛组织。

② 将手指从外侧向内侧滑入腋窝。

③ 找到肩胛骨的喙突，沿着前肋骨向内下方滑动，滑到胸小肌纤维上。

④ 当被检查者内收肩胛骨时给予对抗力，以确保触诊到适当的位置。

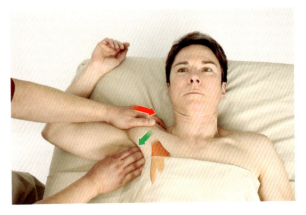

图4.30　胸小肌触诊。

锁骨下肌（Subclavius）

拉丁语 "sub" 意为在什么下，"clavius" 意为关键。

附着点

起点：与肋软骨连接处的第一肋

止点：锁骨中间三分之一的下表面

动作

■ 固定锁骨下方或抬高第一肋骨

支配神经

■ 锁骨下神经

■ C5～C6

血液供应

■ 胸肩峰动脉和肩胛下动脉

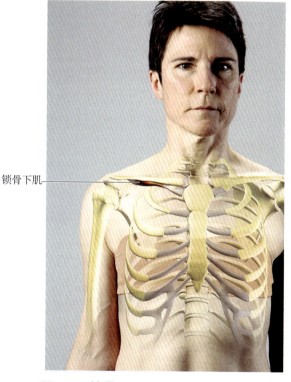

图4.31 锁骨下肌。

（一）功能解剖学

对于锁骨下肌的功能的看法是有争议的。大多数人都认为，它的作用主要是在手臂和/或肩带移动过程中稳定或固定锁骨。因此，锁骨下肌作用于胸锁关节和肩锁关节，这两个关节都有强大的韧带，极大地限制了它们的活动能力。大部分运动发生在胸锁关节，这是一种球窝关节，可允许在完成手臂举过头顶动作时锁骨的轻微旋转。

锁骨下肌与其他稳定性肌肉，例如胸小肌和前锯肌，协同作用，动态稳定肩带。每当手臂承受体重或推动外部负荷时，肩胛骨和锁骨都必须牢固固定。多做这些活动可以增强锁骨下肌及其协同作用肌肉的肌力。

（二）锁骨下肌触诊

体位：被检查者仰卧。

① 找到位于锁骨内侧端和外侧端之间的锁骨下缘。

② 将拇指向下向锁骨深处滑动。

③ 当被检查者进行肩胛骨下沉时给予对抗力，以确保触诊到适当的位置。

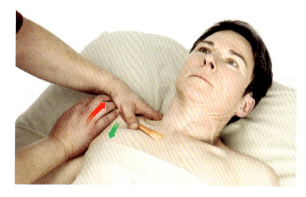

图4.32 锁骨下肌触诊。

斜方肌（Trapezius）

希腊语 "trapezius" 意为小桌子。

附着点

起点：整个肌肉：枕骨、项韧带和C7～T12
棘突

起点：上部纤维：枕外粗隆、枕颈线上中三
分之一、C7的项韧带和棘突

起点：中间纤维：T1～T5棘突

起点：下部纤维：T6～T12的棘突

止点：锁骨外侧三分之一、肩峰和肩胛冈

动作

▪ 将头部和颈部向同一侧伸展，并侧向屈曲

▪ 将头部和颈部旋转到另一侧（对侧）

▪ 提升并向上旋转肩胛骨（上部纤维）

▪ 收缩肩胛骨（整个肌肉）

▪ 肩胛骨下降并向上旋转（下部纤维）

支配神经

▪ 副神经的脊髓根

▪ C3～C4

血液供应

▪ 颈动脉

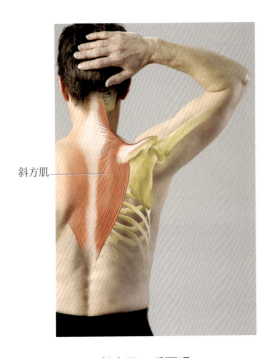

图4.33 斜方肌：后面观。

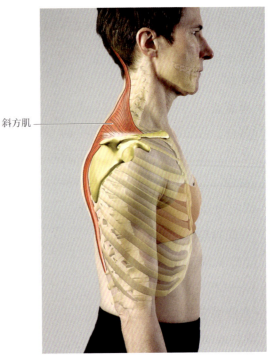

图4.34 斜方肌：侧面观。

（一）功能解剖学

斜方肌是背部最浅表的肌肉，从颅底开始，覆盖着一片风筝状的大区域，横向延伸穿过肩胛骨，并与脊柱上的背阔肌上部重叠。它有三个不同方向的纤维，包括上部纤维、中部纤维和下部纤维。

上部纤维的纤维方向向下，与肩胛提肌和菱形肌协同负责肩胛骨的耸肩运动或抬高，还可以进行伸展、侧屈，以及头部和颈部的对侧旋转。

中间纤维的纤维方向水平，它们与菱形肌协同收缩肩胛骨。

下部纤维的纤维方向向上，可下压肩胛骨。上部和下部纤维共同作用，可使肩胛骨向上旋转。

当斜方肌的所有纤维协同工作时，可将肩胛骨固定在胸廓上，在负重和推力活动中提供强大的支撑。当上肢不固定时，斜方肌的不同纤维与其他协同肌共同完成肩胛骨的特定运动，例如抬高、缩回或降低。在肩胛骨向上旋转中，斜方肌有助于在手臂举过头顶的运动中定位关节盂窝，从而增强盂肱关节的抵抗活动度（ROM）。

斜方肌

尽管斜方肌纤维能够作为一个单元一起工作，但下部纤维通常较弱且未得到充分利用，上部纤维通常较紧且在提升、搬运和拉动动作中会出现过用，这会导致斜肩。锻炼斜方肌上下部纤维之间的平衡灵活性和力量，有助于优化头部和肩带的位置，使其免受重力的影响。

（二）斜方肌触诊

1.肌腹

体位：被检查者俯卧，手臂置于体侧。

① 定位肩胛骨内侧缘。

② 沿着肌腹向内触诊，手掌边缘朝向脊椎。

③ 沿着宽阔肌腹的三个不同纤维方向：向上朝向枕骨，水平朝向上胸椎，向下对角线朝向下胸椎。

④ 当被检查者进行肩胛骨回缩时给予对抗力，以确保触诊到适当的位置。

2.上部纤维

体位：被检查者俯卧，手臂置于体侧。

① 用拇指定位肩胛冈。

② 将拇指移到肩胛冈上方，并将手掌卡在锁骨上方的肌肉上。

③ 用拇指和手指一起抓住上斜方肌纤维。

④ 当被检查者进行肩胛骨抬高时给予对抗力，以确保触诊到适当的位置。

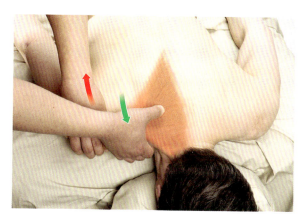

图4.36 斜方肌触诊（上部纤维）。

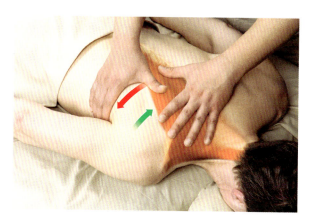

图4.35 斜方肌触诊（肌腹）。

肩胛提肌（Levator Scapulae）

拉丁语"levator"意为提升，"scapula"意为肩胛骨。

附着点

起点：C1～C4的横突

止点：肩胛骨上角

动作

- 提升并向下旋转肩胛骨
- 颈部向同侧伸展、侧屈和旋转

支配神经

- 颈神经和肩胛背神经
- C3～C5

血液供应

- 肩胛动脉

（一）功能解剖学

肩胛提肌和斜方肌上部纤维共同作用，提升肩胛骨并伸展头部。在有些时候，肩胛提肌与斜方肌的上下部纤维相拮抗，使肩胛骨向下旋转，而斜方肌使肩胛骨向上旋转。大菱形肌和小菱形肌辅助肩胛提肌向下旋转，有助于在上肢运动过程中稳定关节窝。这种对关节盂的"操控"加强了盂肱关节的运动，尤其是内收。

这些肌肉和其他肩胛骨稳定器（胸小肌和前锯肌）的共同收缩，有助于在负重（如推压）时，将肩胛骨固定在胸廓上。肩胛提肌附着在颈椎横突附近，这种独特的扭曲结构有助于肩胛提肌在整个被动活动（ROM）中保持张力和产生力量。

肩胛提肌通常会被过度使用和过度紧张，这是由于上肢两侧不对称的搬运、抬举和伸展的结果。肩胛提肌通常与其他肌肉协同工作，例如斜方肌或菱形肌；因此，在这些协同肌肉群中，任何肌肉的功能障碍通常都会波及其他协同肌。

（二）肩胛提肌触诊

体位：被检查者俯卧位。

① 站在被检查者的头旁，找到同一侧的肩胛骨上角。

② 用一只手的指尖找到上颈椎的横突。

③ 另一只手触诊肩胛骨上肩胛提肌肌腹。

④ 当被检查者进行肩胛骨抬高时给予对抗力，以确保触诊到适当的位置。

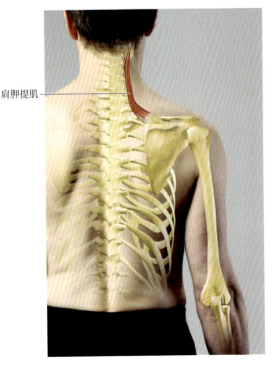

肩胛提肌

图4.37 肩胛提肌。

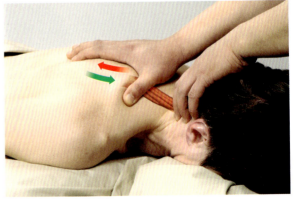

图4.38 肩胛提肌触诊。

大菱形肌和小菱形肌
（Rhomboid Major and Minor）

希腊语 "rhombos" 意为菱形（一种几何形状），拉丁语 "oid" 意为 "相似的"。

附着点

起点：C7～T1棘突（小）

起点：T2～T5棘突（大）

止点：从脊柱根部到肩胛下角的内侧缘（大菱形肌和小菱形肌）

动作

■ 肩胛骨收缩、抬高和下旋

支配神经

■ 肩胛背神经
■ C5

血液供应

■ 肩胛背动脉

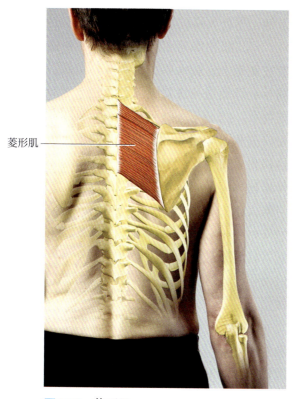

菱形肌———

图4.39 菱形肌。

（一）功能解剖学

菱形肌与斜方肌、肩胛提肌和前锯肌共同作用，在胸廓负重运动中稳定肩胛骨。菱形肌和前锯肌之间，存在尤为明显的拮抗关系，因为这两块肌肉都附着在肩胛骨的内侧缘，但它们的纤维走行方向相反。这两块强大肌肉的共同收缩，有助于稳定肩胛骨与胸廓的关系。菱形肌、肩胛提肌和前锯肌也引导关节盂向下旋转，以增加盂肱关节的活动度。划桨等回拉的动作是菱形肌和斜方肌共同收缩肩胛骨的结果。

与中斜方肌一样，如果菱形肌并不发达，就会导致圆肩的姿势。当菱形肌与强大的前锯肌失去平衡时，肩胛骨被保持在一个伸展和下降的位置，这会让颈椎产生张力并减低颈椎的活动度。附着于肩胛骨和肩带上的肌肉保持相对平衡的力量，有助于上半身的协调一致和灵活性。

（二）菱形肌触诊

体位：被检查者俯卧，手臂置于体侧。

① 定位C7～T5的棘突。

② 用四指指尖触诊肩胛骨内侧缘。

③ 注意，菱形肌肌腹相对平坦，纤维方向斜向下走行。

④ 当被检查者进行肩胛骨回缩和抬高时给予对抗力，以确保触诊到适当的位置。

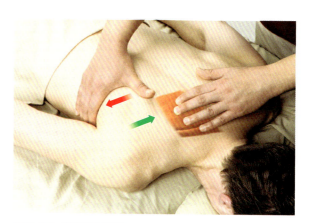

图4.40 菱形肌触诊。

背阔肌（Latissimus Dorsi）

拉丁语"latissimus"意为宽的，"Dorsi"意为"背"。

附着点

起点：T7～L5棘突、髂后上嵴和骶骨后棘突（经胸腰椎筋膜）

止点：肱骨肱二头肌沟内侧嵴

动作

■ 肩关节内收、水平外展、伸展和内旋

支配神经

■ 胸背神经

■ C6～C8

血液供应

■ 胸背动脉

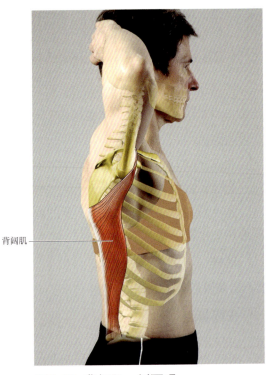

图4.42 背阔肌：侧面观。

（一）功能解剖学

背阔肌是一块止于肱骨的大块背部肌肉，它广泛附着在胸腰部筋膜上，也附着在肱骨上，这样可以在盂肱关节上产生更大的张力。在一小部分人群中，背阔肌附着在肩胛骨外侧下部，靠近大圆肌处。

背阔肌在肌肉中有一个明显的扭曲，它附着在肱骨上，胸大肌也有类似的扭曲，这一共同特征可使这两块宽阔强壮的肌肉之间具有协同关系。它们与大圆肌及后三角肌一起工作，在投掷和击球运动中向下拉动并抬高手臂（在远端附着点附近"解开"扭曲的位置）。当手臂抓握固定时，例如在攀爬过程中，背阔肌也与胸大肌一起工作，使手臂内收或抬起身体。另外，当手臂承受重力时，如从椅子上向上站立、挂着拐杖走路或体操中在吊环或双杠上完成动作时，这些肌肉共同作用，防止躯干向下移位。

背阔肌足够的抵抗活动度（ROM）对于正确完成手臂举过头顶的运动至关重要。当该肌肉过度紧张时，背部拱起进行代偿，会造成脊柱后部结构的压迫。这是运动员和其他进行重复性手臂举过头顶运动（如举重或投掷）的人下背部疼痛的常见原因。

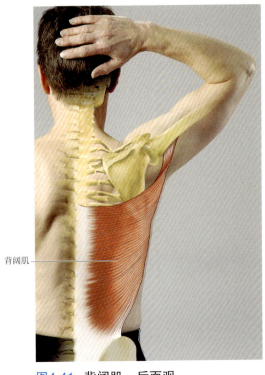

图4.41 背阔肌：后面观

■ 背阔肌

（二）背阔肌触诊

1.肌腹

体位：被检查者俯卧，手臂置于体侧。

① 用手掌定位腰椎棘突。

② 向肩胛骨下角侧方触诊。

③ 定位背阔肌肌腹，起于髂后上嵴和骶骨，止于肱骨近端。

④ 当被检查者进行肩部伸展和内收时给予对抗力，以确保触诊到适当的位置。

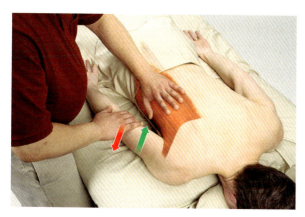

图4.43　背阔肌（肌腹）触诊。

2.后腋窝

体位：被检查者俯卧，手臂外展。

① 用四指指腹定位肩胛骨外侧缘。

② 用拇指和手指从腋内侧握住后外侧的肌肉组织。

③ 当被检查者进行肩部伸展时给予对抗力，以确保触诊到适当的位置。

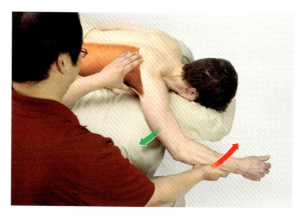

图4.44　背阔肌（后腋窝）触诊。

大圆肌（Teres Major）

拉丁语"teres"意为"圆形"，"major"意为"大"。

附着点

起点：肩胛骨下角后表面

止点：肱骨上的肱二头肌沟内侧嵴

动作

- 肩部内收、伸展和内旋

支配神经

- 肩胛下神经
- C5 ~ C6

血液供应

- 肩胛动脉

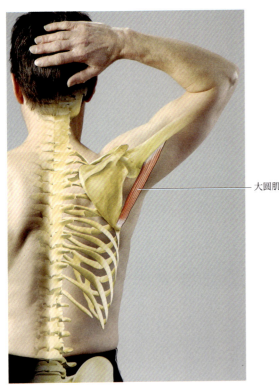

图4.45 大圆肌。

（一）功能解剖学

因为大圆肌与背阔肌负责相同的动作：肩部伸展、内收和内旋，因此大圆肌是背阔肌的直接协同肌。这两块肌肉在肱骨前方包裹并插入肱二头肌沟。因为这两块肌肉之间有很强的关联性联系，大圆肌通常被称为"背阔肌的小帮手"。

大圆肌对肩胛骨下的作用比任何其他肩袖肌肉都强，因为它可以进行肩部的内旋。小圆肌与大圆肌形状相同，但它们的功能并不相同。事实上，因为小圆肌包裹在肱骨后方，起着外旋器的作用，它是大圆肌的一种拮抗肌。

当手臂固定时，大圆肌与背阔肌一起将躯干拉向手臂，例如在攀登时。当手臂自由运动时，大圆肌与所有肩部内旋肌和伸展肌一起工作，向前和向下拉动抬起手臂，例如游泳、投掷和过头顶击球。

（二）大圆肌触诊

体位：被检查者俯卧，手臂置于体侧。

① 用拇指定位肩胛骨的外侧缘。

② 在肩胛骨外侧缘下方和外侧触诊肌腹。

③ 触诊厚厚的圆形肌腹，它位于腋窝的后缘。

④ 当被检查者进行肩部伸展时给予对抗力，以确保触诊到适当的位置。

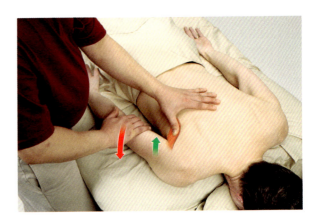

图4.46 大圆肌触诊。

前锯肌（Serratus Anterior）

拉丁语"serra"意为"锯"，"anterior"意为"趋于前方"。

附着点

起点：第8肋或第9肋上缘外侧面

止点：肩胛骨内侧缘的肋面

动作

- 肩胛骨伸展、向下及向上旋转
- 提升肋骨，有助于深呼吸时吸气顺畅

支配神经

- 胸长神经
- C5 ~ C7

血液供应

- 胸部动脉和胸背动脉

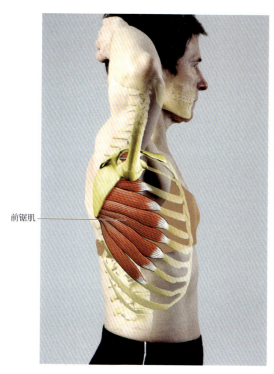

前锯肌

图4.47　前锯肌。

（一）功能解剖学

前锯肌在人体中具有多种功能。首先，它与胸小肌一起将肩胛骨固定在胸廓上，尤其是在手臂的负重活动时，此功能有助于进行手臂的推掷运动。前锯肌位于肩胛下深处，介于肩胛骨和胸廓之间，在肩胛骨的内侧缘与菱形肌有共同的附着点。

前锯肌还与斜方肌一起工作，在手臂过头顶的活动中引导关节窝进入最大抵抗活动度（ROM）的位置。这一功能对于在伸展、投掷和推送等动作中保持盂肱关节的健康节律至关重要。盂肱节律是肩胸关节和盂肱关节之间的协调运动。

最后，前锯肌可以与横膈、外侧肋间肌、胸小肌、斜角肌和其他附着在胸廓上的肌肉一起，辅助用力吸气。例如，它通常是在与运动相关的深呼吸过程中被激活，但前提是肩胛骨的内侧缘固定在胸廓上。

（二）前锯肌触诊

体位：被检查者侧卧，手臂向前。

① 站在被检查者身后，找到肩胛骨最外侧的部分。

② 用你的四个手指从肩胛骨的外侧缘向前、向下触诊至肋骨。

③ 沿着前锯肌肌腹的每一部分朝着每根肋骨附着的方向进行触诊。

④ 当被检查者进行肩胛骨牵伸时给予对抗力，以确保触诊到适当的位置。

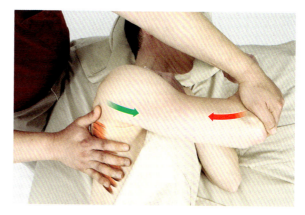

图4.48　前锯肌触诊。

冈上肌（Supraspinatus）

拉丁语"supra"意为"上方"，"spina"意为"脊"（肩胛骨的脊）。

附着点
起点：肩胛骨冈上窝
止点：肱骨大结节

动作
- 引发肩部外展

支配神经
- 肩胛上神经
- C5 ~ C6

血液供应
- 肩胛上动脉

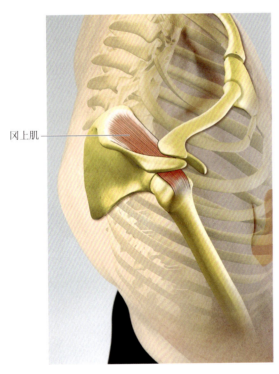

图4.49 冈上肌。

（一）功能解剖学

冈上肌是构成肩袖的四块肌肉之一。冈上肌、冈下肌、小圆肌和肩胛下肌都作为一个功能单位发挥作用，将肱骨头固定在关节窝中。当手臂移动到不同的位置时，每块肌肉在控制肱骨头方面有着特殊的作用。如果没有肩袖来动态稳定这个关节，肱骨头就会与周围的骨性结构（如肩峰或喙突）发生碰撞，这将导致滑膜囊、肌腱、神经和血管的撞击。

具体来说，冈上肌作为主要运动肌向下移动肱骨头，就像三角肌外展肩部一样。这样可以防止肱骨撞击肩峰，损伤肩峰下囊和冈上肌肌腱。冈上肌肌腱位于肩峰下方，使该肌肉特别容易发生肌腱炎、撞击和撕裂等。肌肉损伤比较常见，这会使整个肩部的功能出现问题。冈上肌和与其他肩袖肌群的强壮、健康状况对肩部功能至关重要。

（二）冈上肌触诊

体位：被检查者俯卧，手臂置于体侧。
① 用拇指触诊肩胛冈。
② 将拇指向上移动到冈上方，以定位冈上窝。
③ 将肌腹定位在冈上窝。
④ 沿着肩峰下的冈上肌肌腱触诊至肱骨大结节。
⑤ 当被检查者进行肩部外展时给予对抗力，以确保触诊到适当的位置。

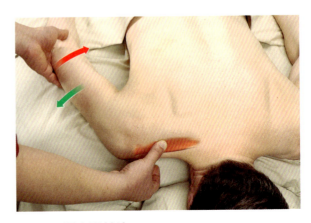

图4.50 冈上肌触诊。

冈下肌（Infraspinatus）

拉丁语 "infra" 意为 "下"，"spina" 意为脊（肩胛骨的）。

附着点

起点：肩胛骨冈下窝

止点：肱骨大结节

动作

■ 肩部外旋、伸展和水平外展

支配神经

■ 肩胛上神经

■ C5 ~ C6

血液供应

■ 肩胛上动脉和肩胛动脉

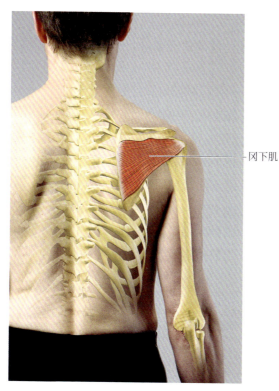

冈下肌

图4.51　冈下肌。

（一）功能解剖学

冈下肌是构成肩袖的四块肌肉之一。冈上肌、冈下肌、小圆肌和肩胛下肌都作为一个功能单元来稳定关节窝中的肱骨头。当手臂移动到不同位置时，每块肌肉在控制肱骨头方面都有着特殊的作用。冈下肌与小圆肌协同工作，将肱骨头向后固定在关节窝中，以防止其撞击肩胛骨的喙突。

冈下肌是盂肱关节最有力的外旋肌之一，在肩部向后伸展和外旋（如投球和过头顶击球）的活动中，它是上肢 "预加载" 的关键。在这些有力动作的后程或减速阶段，冈下肌可减缓上肢运动。如果肩部强大的内旋肌（胸大肌、背阔肌、大圆肌、三角肌前肌和肩胛下肌）和较小的外旋肌（三角肌后肌、冈下肌和小圆肌）之间出现不平衡，会导致盂肱关节力学对线不良。

（二）冈下肌触诊

体位：被检查者俯卧，手臂放在检查床边缘。

① 用拇指触摸肩胛骨的外侧缘。

② 将同一只手的手指放在内侧缘和上缘，找到冈下肌。

③ 将肌腹定位在肩胛骨冈下窝。

④ 沿着肱骨头部周围的冈下肌腱向上并横向触诊至肱骨大结节。

⑤ 当被检查者进行肩部外旋时给予对抗力，以确保触诊到适当的位置。

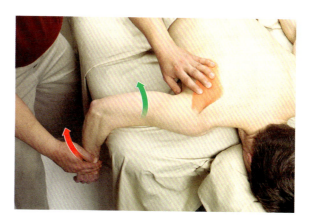

图4.52　冈下肌触诊。

小圆肌（Teres Minor）

拉丁语"teres"意为"圆形"，"minor"意为"小"。

附着点
起点：肩胛骨外侧缘上三分之二
止点：肱骨大结节

动作
- 肩部外旋、伸展、内收和水平外展

支配神经
- 腋神经
- C5 ~ C6

血液供应
- 肩胛动脉和肱动脉

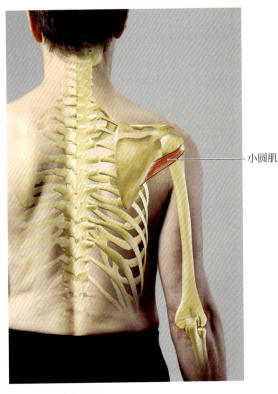

图4.53　小圆肌。

（一）功能解剖学

小圆肌是构成肩袖的四块肌肉之一。冈上肌、冈下肌、小圆肌和肩胛下肌都作为一个功能单元来稳定关节窝中的肱骨头。当手臂移动到不同的位置时，每块肌肉在控制肱骨头方面都有特定的作用。具体来说，小圆肌与冈下肌共同作用，将肱骨头向后固定在关节窝中，并防止其撞击肩胛骨的喙突。

小圆肌也于大圆肌、背阔肌和胸大肌肋纤维协同工作，以降低抬高的手臂，该功能有助于控制复杂的动作，例如牵引、投掷和过头顶击球。

在过头顶部运动的手臂"收卷"或预加载阶段，小圆肌与冈下肌协同使肩部外旋，并在手臂过头顶运动的后程阶段使上肢运动减速。

（二）小圆肌触诊

体位：被检查者俯卧，手臂放在检查床一侧。

① 用拇指触摸肩胛骨的外侧缘。
② 将拇指向内侧和上方移动，以定位小圆肌。
③ 将小圆肌腹定位在冈下窝外侧。
④ 沿着小圆肌腱顺着肩胛骨外侧缘，向上并横向围绕肱骨头部触诊，到达肱骨大结节。
⑤ 当被检查者进行肩部外旋时给予对抗力，以确保触诊到适当的位置。

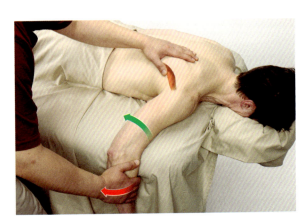

图4.54　小圆肌触诊。

肩胛下肌（Subscapularis）

拉丁语 "sub" 意为 "下"，"scapula" 意为 "肩胛骨"。

附着点

起点：肩胛骨肩胛下窝

止点：肱骨小结节

动作

- 肩部内旋

支配神经

- 肩胛下神经
- C5 ~ C6

血液供应

- 肩胛上动脉

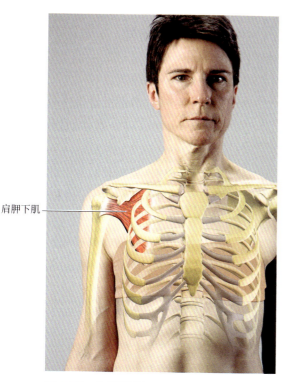

图4.55　肩胛下肌。

（一）功能解剖学

肩胛下肌是构成肩袖的四块肌肉之一。冈上肌、冈下肌、小圆肌和肩胛下肌都作为一个功能单元来稳定关节窝中的肱骨头。当手臂移动到不同的位置时，每块肌肉在引导肱骨头方面都有其特定的作用。肩胛下肌是最大的肩袖肌，也是四块肌肉中唯一的内旋肌。

具体来说，在胸大肌、背阔肌、大圆肌和三角肌前部的用力运动过程中，肩胛下肌在手臂拉伸动作（如投掷和过顶击球）中可使抬起的手臂下沉，从而稳定肱骨头。为了正确执行动作，这种过顶的姿势需要四块肩袖肌旋转的精确平衡；当肩袖功能失调时，肩胛下肌在这些类型的运动中特别容易撞击受伤。

肩胛下肌也是正常步行过程中手臂向后摆动的主要动力。

（二）肩胛下肌触诊

体位：被检查者俯卧，手臂置于体侧。

① 用四个手指的手掌侧触诊肩胛骨外侧缘。

② 向后和内侧按压背阔肌，背阔肌形成腋窝的后缘。

③ 另一只手托起肩胛骨，使肩胛骨前表面可及。

④ 当被检查者进行肩部内旋时给予对抗力，以确保触诊到适当的位置。

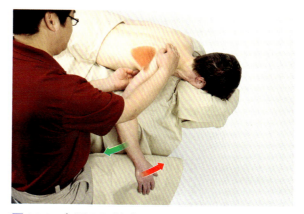

图4.56　肩胛下肌触诊。

肱三头肌（Triceps Brachii）

拉丁语"triceps"意为"三个头"，"brachii"意为"手臂"。

附着点

起点：长头：肩胛骨关节盂下结节

起点：外侧头：肱骨干后部近端1/2

起点：内侧头：肱骨干后部远端1/2

止点：尺骨鹰嘴突

动作

- 肩部伸展和内收（长头）
- 肘部伸展

支配神经

- 桡神经
- C7 ~ C8

血液供应

- 臂动脉

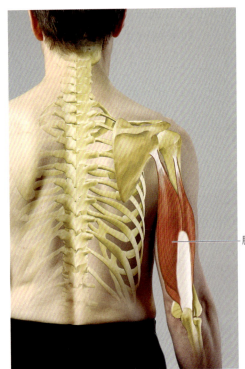

图4.57 肱三头肌。

（一）功能解剖学

肱三头肌是涉及多个关节的肌肉，就像它相对应的肱二头肌一样。这两块肌肉同时作用于肩部和肘部，主要是相互拮抗。在划桨等拉伸肩部动作中，肱三头肌与背阔肌、大圆肌和三角肌后部一起使肩部伸展。

肱三头肌的长头负责将抬高或向前伸展的手臂向后拉向身体或伸展。在像穿衬衫这样的动作中，它还会将肩部拉向身体后方。

肱三头肌最强大的功能是伸展肘部，这是由该肌肉的所有纤维完成的。肱三头肌通过将肘关节的滑膜从前进的鹰嘴突中拉出来，以帮助完成这种运动。肱三头肌的这种功能用于推动手臂和肩部的运动。

（二）肱三头肌触诊

体位：被检查者俯卧，手臂置于体侧，并处于内旋的状态。

① 确定鹰嘴突的位置。

② 拇指和手指向肩部沿着肌腹向上触诊。

③ 当三个头融合时，握住肌腹，成马蹄形。

④ 沿着内侧和外侧头到肱骨上的附着点，沿着长头触诊，直到三角肌下和肩胛骨。

⑤ 当被检查者进行肩部伸展和肘部伸展时给予对抗力，以确保触诊到适当的位置。

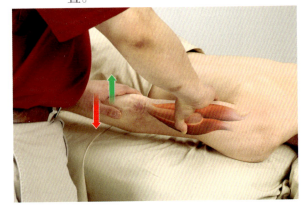

图4.58 肱三头肌触诊。

功能方面

协同肌/拮抗肌：肩胛骨

肩胛骨运动	涉及肌肉	肩胛骨运动	涉及肌肉
上提	斜方肌（上部纤维）、肩胛上提肌、菱形肌	下降	斜方肌（下部纤维）、胸小肌、前锯肌
回缩	斜方肌（所以纤维）、菱形肌	前伸	胸小肌、前锯肌
上旋	斜方肌（所有纤维）、前锯肌	下旋	肩胛提肌、菱形肌

协同肌/拮抗肌：肩部

肩部运动	涉及肌肉	肩部运动	涉及肌肉
屈曲 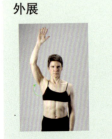	三角肌（前部纤维）、胸大肌（锁骨纤维）、喙肱肌、肱二头肌	伸展 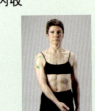	三角肌（后部纤维）、背阔肌、大圆肌、胸大肌（肋纤维）
外展  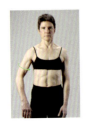	三角肌（所有纤维）、冈上肌、胸大肌（头顶）	内收 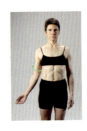	胸大肌、背阔肌、大圆肌、喙肱肌、肱二头肌（短头）
内旋	三角肌（前部纤维）、胸大肌、背阔肌、大圆肌、肩胛下肌	外旋	三角肌（后部纤维）、冈下肌、小圆肌
水平外展 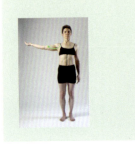	三角肌（后部纤维）、冈下肌、背阔肌、小圆肌	水平内收 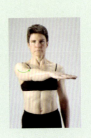	胸大肌、三角肌（前部纤维）

运动方式

　　肩胸关节和盂肱关节的肌肉共同完成常见的动作，如伸展、举起、投掷和推动。如前所述，这种协调的动作被称为肩肱节律。平稳的运动有赖于多个肌肉群适时的收缩。其中一些运动需要在空间移动身体部位或物体，而另一些运动则需要克服重力移动全身。肌肉向心收缩产生运动，而离心收缩则用来减缓和控制手臂的运动。

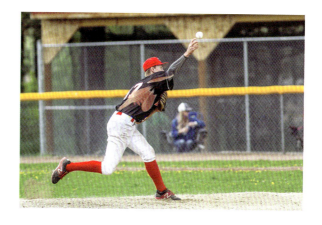

　　投掷：投掷是上半身最复杂的运动之一，需要协调有力的肌肉收缩，同时使盂肱关节保持稳定。肩袖肌稳定肱骨头部，而强大的胸大肌、背阔肌、三角肌前部和肱三头肌将手臂向前拉并越过身体。一旦投掷出球后，三角肌后部、小圆肌、冈下肌、菱形肌和斜方肌必须离心收缩，以减缓手臂运动。这些激动肌和拮抗肌共同作用，使动作流畅有效地完成。

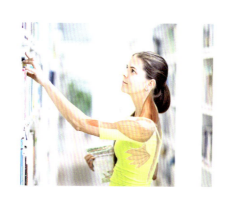

　　伸展：几种肌肉必须协同工作才能完成将手拉过头顶上和拿起物体以对抗重力。这些肌肉包括稳定肱骨头的肌肉，例如冈上肌、冈下肌、小圆肌、肩胛下肌和肱二头肌，以及激动肌，例如三角肌前部、胸大肌和斜方肌。

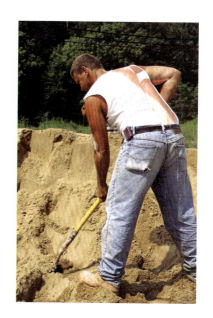

　　举起和抬高：肩带和盂肱关节必须与身体和手臂协同工作，才能将物体从地面举起。菱形肌和斜方肌收缩肩胛骨，而三角肌、背阔肌、大圆肌和肱二头肌稳定、外展和伸展肱骨。

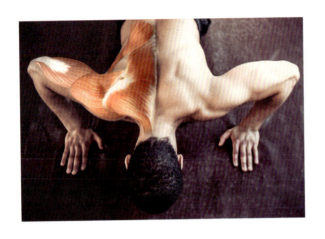

俯卧撑：由于手放在地上，俯卧撑等活动需要将肩胛骨固定在胸廓上，同时保证盂肱关节在其运动范围内移动。斜方肌、菱形肌、胸小肌和前锯肌固定肩胛骨，而三角肌前部和胸大肌则负责上下移动身体。

小结

- 六块骨构成于肩部，包括成对的锁骨、肩胛骨以及左右肱骨。

- 肩部的两个主要结构是肩带和盂肱关节。肩带由锁骨和肩胛骨组成，它们在肩峰–锁骨关节处有关节连接。锁骨的内侧端与胸骨柄（胸廓的一块骨）相接。盂肱关节是肩胛骨的关节窝与上臂肱骨头构成的关节。这种关节通常也称为肩关节。

- 肩胸关节不是真正的关节，因为肩胛骨和胸廓之间没有骨性关节，肩胛骨只是在胸廓肌肉组织上滑动。

- 附着在肩胛骨上的肌肉可以进行多种运动，包括抬高、下降、回缩、前伸、上旋和下旋。

- 盂肱关节的潜在运动包括屈曲、伸展、外展、内收、内旋、外旋、水平外展和水平内收。

- 被动活动度（ROM）可用于评估稳定结构的健康状况和功能，例如盂肱关节囊和盂肱关节、肩锁关节和胸锁关节韧带。也可用于评估肩胸关节和盂肱关节之间的相对运动。

- 抵抗活动度（ROM）可用于评估肩胸关节和盂肱关节的动态稳定结构和激动肌的健康状况和功能。评估功能性力量和耐力有助于你

识别控制肩胛骨、稳定肱骨头和移动肱骨的肌肉之间的平衡和潜在的不平衡。

- 肩部较深、较小的肌肉，例如肩袖肌肉，往往能稳定关节。更大、更多的表浅肌肉，例如胸大肌，可以产生强有力的运动。

- 肩胛带和盂肱关节肌肉的协调运动被称为肩肱节律

- 肩带和盂肱关节的肌肉必须协调工作以产生运动，例如投掷、伸展、举起和俯卧撑。

复习

多选题

1. 组成肩锁关节的骨骼是
   A. 肩胛骨和胸骨
   B. 肩胛骨和锁骨
   C. 锁骨和胸骨
   D. 以上都不是

2. 盂肱关节是
   A. 屈戌关节
   B. 滑动关节
   C. 不可动关节
   D. 球窝关节

3. 肩胸关节是
   A. 球窝关节

B. 鞍状关节
C. 屈戍关节
D. 以上都不是

4. 肩峰下方减少肩峰和肱骨头之间摩擦的结构是
   A. 肩峰下囊
   B. 关节囊
   C. 肩锁韧带
   D. 肩袖

5. 组成肩袖的四块肌肉是
   A. 冈上肌、冈下肌、大圆肌和肩胛下肌
   B. 冈上肌、冈下肌、小圆肌和肩胛下肌
   C. 锁骨下肌、冈下肌、小圆肌和肩胛下肌
   D. 锁骨下肌、冈下肌、大圆肌和肩胛下肌

6. 哪些肌肉能移动肩胛骨
   A. 胸小肌、肩胛提肌和前锯肌
   B. 胸大肌、背阔肌和大圆肌
   C. 胸小肌、菱形肌和小圆肌
   D. 肩胛下肌、前锯肌和菱形肌

7. 伸展肱骨的三块肌肉是
   A. 喙肱肌、肱二头肌和背阔肌
   B. 肱二头肌、肱三头肌和三角肌
   C. 肱三头肌、三角肌和背阔肌
   D. 背阔肌、大圆肌和冈上肌

8. 使肱骨外旋的三块肌肉是
   A. 背阔肌、胸大肌和三角肌
   B. 胸大肌、大圆肌和三角肌
   C. 肩胛下肌、冈下肌和小圆肌
   D. 三角肌、冈下肌和小圆肌

9. 使肩胛骨下沉的三块肌肉是
   A. 肩胛提肌、冈上肌和斜方肌
   B. 前锯肌、胸小肌和斜方肌
   C. 斜方肌、背阔肌和大圆肌
   D. 前锯肌、胸小肌和背阔肌

10. 肩部横跨两个关节的两块肌肉是
    A. 喙肱肌和小圆肌
    B. 喙肱肌和肱二头肌
    C. 肱二头肌和肱三头肌
    D. 肱三头肌和肩胛下肌

配伍题

下面列出了不同肌肉的附着点。正确匹配肌肉与其附着点。

11. ＿＿＿枕骨、项韧带和C7～T12棘突
12. ＿＿＿肩胛骨喙突
13. ＿＿＿锁骨外侧、肩峰和肩胛冈
14. ＿＿＿肱骨大结节
15. ＿＿＿肩胛骨内侧缘肋面
16. ＿＿＿肱骨肱二头肌沟外侧嵴
17. ＿＿＿肩胛骨关节盂下结节
18. ＿＿＿肱骨肱二头肌沟内侧嵴
19. ＿＿＿肩胛骨上角
20. ＿＿＿C7～T5棘突

A. 前锯肌
B. 冈下肌
C. 斜方肌
D. 菱形肌
E. 三角肌
F. 背阔肌
G. 肩胛提肌
H. 胸小肌
I. 肱三头肌
J. 胸大肌

下面列出了不同的肌肉动作，正确匹配肌肉与其动作。答案可多选。

21. _____ 上提肩胛骨
22. _____ 下降肩胛骨
23. _____ 下旋肩胛骨
24. _____ 缩回肩胛骨
25. _____ 前伸肩胛骨
26. _____ 肩部屈曲
27. _____ 肩部伸展
28. _____ 肩部外展
29. _____ 肩部内收
30. _____ 肩部水平外展

A. 喙肱肌
B. 三角肌（后部纤维）
C. 前锯肌
D. 冈上肌
E. 肩胛提肌
F. 菱形肌
G. 肱三头肌
H. 肱二头
I. 胸小肌
J. 斜方肌（上部纤维）

简答题

31. 什么是肩肱节律

32. 描述胸锁关节的一般结构，并将其与盂肱关节的结构进行比较

试一试！

　　活动1：找到合作伙伴，从侧面研究这个人的站姿。写下或画出你观察到的姿势，特别注意他们的肩带和上肢。重复这一过程，这次是从前面观和后面观。如果你注意到任何偏差，利用你对肌肉功能和关系的了解，来确定哪些肌肉可能失衡。看看你能不能弄清楚哪些肌肉紧张。更换合作伙伴，并重复此过程，比较你的发现。

　　活动2：找一个合作伙伴，让他们表演"运动方式"环节中确定的一项技能。确定构成该技能的肩部的具体动作。把它们写下来。使用协同肌列表来确定哪些肌肉共同作用来产生这个动作。确保按照正确的顺序进行操作。看看你是否能发现哪些肌肉在稳定或引导关节就位，哪些肌肉负责提供运动力量。

　　建议：更换合作伙伴，并尝试"运动方式"中不同的技能。

　　重复上述步骤。

参考文献

Bernasconi SM, Tordi NR, Parratte BM, et al. Effects of two devices on the surface electromyography responses of eleven shoulder muscles during azarian in gymnastics. *J Strength Cond Res.* 2006;20(1):53–57.

Bongers PM. The cost of shoulder pain at work: variation in work tasks and good job opportunities are essential for prevention. *BMJ.* 2001;322(7278):64–65.

Brumitt J, Meira E. Scapula stabilization rehab exercise prescription. *J Strength Cond Res.* 2006;28(3):62–65.

Cogley RM, Archambault TA, Fiberger JF, et al. Comparison of muscle activation using various hand positions during the push-up exercise. *J Strength Cond Res.* 2005;19(3):628–633.

Davies GJ, Zillmer DA. Functional progression of a patient through a rehabilitation program. *Orthopaedic Physical Therapy Clinics of North America.* 2000;9:103–118.

Dickerson CR, McDonald AC, Chopp-Hurley JN. Between two rocks and in a hard place: Reflecting on the biomechanical basis of shoulder occupational musculoskeletal disorders. *Human Factors.* January 2020.

Grezios AK, Gissis IT, Sotiropoulos AA, et al. Muscle-contraction properties in overarm throwing movements. *J Strength Cond Res.* 2006;20(1):117–123.

Jeran JJ, Chetlin RD. Training the shoulder complex in baseball pitchers: a sport-specific approach. *J Strength Cond Res.* 2005;27(4):14–31.

McMullen J, Uhl TL. A kinetic chain approach for shoulder rehabilitation. *J Athl Train.* 2000;35(3):329–337.

Myers JB, Pasquale MR, Laudner KG, et al. On-the-field resistance-tubing exercises for throwers: an electomyographic analysis. *J Athl Train.* 2005;40(1):15–22.

Panagiotopoulos AC, Crowther IM. Scapular dyskinesia, the forgotten culprit of shoulder pain and how to rchabilitate. *SICOT J.* 2019;5:29.

Ronai P. Exercise modifications and strategies to enhance shoulder function. *J Strength Cond Res.* 2005;27(4):36–45.

Terry GC, Chopp TM. Functional anatomy of the shoulder. *J Athl Train.* 2000;35(3):248–255.

Tyson A. Identifying and treating rotator cuff imbalances. *J Strength Cond Res.* 2006;28(2):92–95.

Tyson A. The importance of the posterior capsule of the shoulder in overhead athletes. *J Strength Cond Res.* 2005a;27(4):60–62.

Tyson A. Rehab exercise prescription sequencing for shoulder external rotators. *J Strength Cond Res.* 2005b;27(6):39–41.

Voight ML, Thomson BC. The role of the scapula in the rehabilitation of shoulder injuries. *J Athl Train.* 2000;35(3):364–372.

Wu JG, Bordoni B. Anatomy, shoulder and upper limb, scapulohumeral muscle. [Updated 2021 Jan 18]. In: *StatPearls* [Internet]. Treasure Island (FL): StatPearls Publishing; 2021 Jan-.

（黄钟杰 王 骏 黄薇园 许 静 彭柔美）

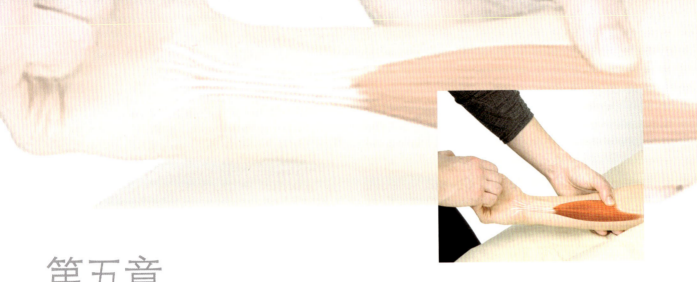

第五章

肘、前臂、腕和手

通过本章的学习你应该能够做到：
- 认识肘、前臂、腕和手的主要结构，包括骨、关节，特殊结构和深层肌、表浅肌
- 标识并触诊肘、前臂、腕和手的主要的体表标记
- 找到肘、前臂、腕和手部肌肉的附着点和神经支配
- 识别并演示肘、前臂、腕和手部肌肉的所有动作
- 演示肘、前臂、腕和手部被动活动度及抵抗活动度
- 绘制、标记、触诊和激发肘、前臂、腕和手部深层肌、表浅肌
- 描述肘、前臂、腕和手的每个肌肉独特的功能解剖及彼此间的关系
- 认识肘、前臂、腕和手的每一个运动的协同与拮抗作用（例如：屈曲、伸展等）
- 认识肌肉在肘、前臂、腕和手执行四个协调运动中的作用：推举、旋转、投掷和抓握。

概述

　　肘、前臂、腕和手的运动形式多种多样，并且承担了多种重要的功能。其中抓握、上举非常有力量。其他的动作如扭转、摘取则更加的精确，甚至于精细。多种动作是复杂的，提示了主要关节的多功能性。例如肘部可以屈曲和旋转，两个不同的关节，肘和腕的配合使得完成多种动作成为可能。腕关节和手的功能也非常多，这得益于它们有诸多小关节和小肌肉群。最终，人类通过从肘到手指关节的协同运动，依靠双手完成了有别于其他物种的动作。

　　长肌腱将肘关节和前臂的肌腹连接到腕和手的骨骼。这个滑轮系统需要一个复杂的韧带、结缔组织和神经组成的网络完成其功能，并由血液及淋巴管保证该部位营养的维持。滑囊和腱鞘减少了关节间的摩擦。

　　鉴于手臂结构的复杂性，你可以很容易理解为什么不正确的位置和使用方式，会轻而易举地破坏它的功能。理解了本章的内容，将有助于促进你自己和被检查者的健康维护。

肘、前臂、腕和手的表面解剖

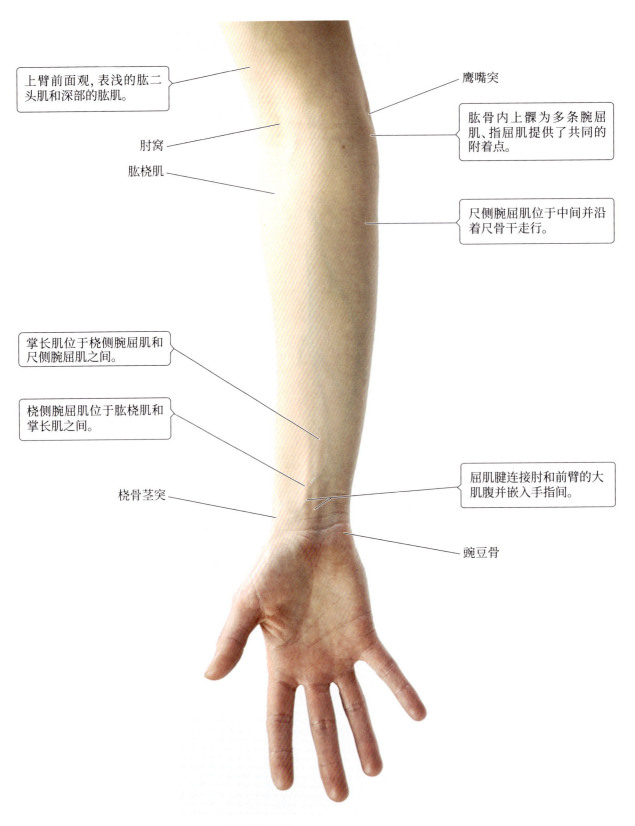

上臂前面观, 表浅的肱二头肌和深部的肱肌。

肘窝

肱桡肌

掌长肌位于桡侧腕屈肌和尺侧腕屈肌之间。

桡侧腕屈肌位于肱桡肌和掌长肌之间。

桡骨茎突

鹰嘴突

肱骨内上髁为多条腕屈肌、指屈肌提供了共同的附着点。

尺侧腕屈肌位于中间并沿着尺骨干走行。

屈肌腱连接肘和前臂的大肌腹并嵌入手指间。

豌豆骨

图5.1A　前臂前面观。

▨ 肘、前臂、腕和手的表面解剖

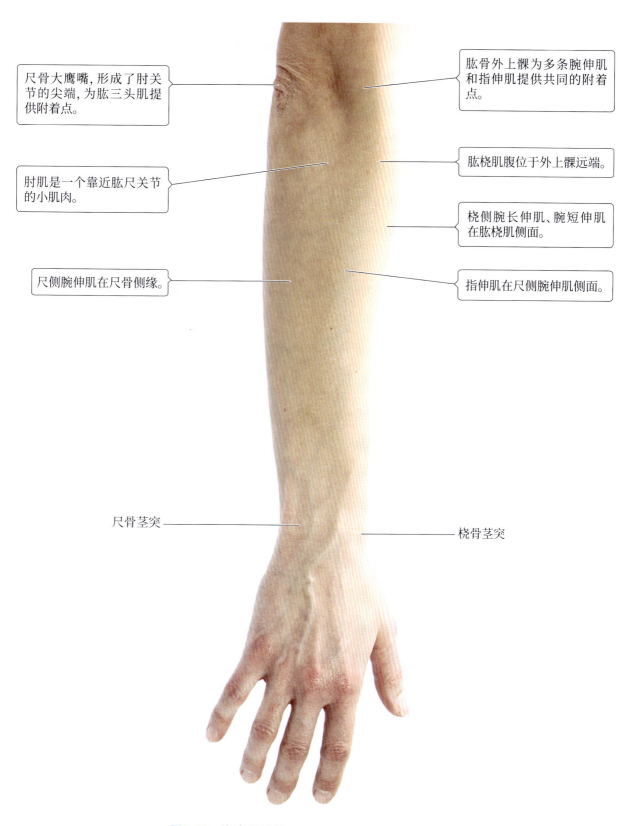

尺骨大鹰嘴, 形成了肘关节的尖端, 为肱三头肌提供附着点。

肱骨外上髁为多条腕伸肌和指伸肌提供共同的附着点。

肘肌是一个靠近肱尺关节的小肌肉。

肱桡肌腹位于外上髁远端。

桡侧腕长伸肌、腕短伸肌在肱桡肌侧面。

尺侧腕伸肌在尺骨侧缘。

指伸肌在尺侧腕伸肌侧面。

尺骨茎突

桡骨茎突

图5.1B 前臂后面观。

肘、前臂、腕和手的表面解剖

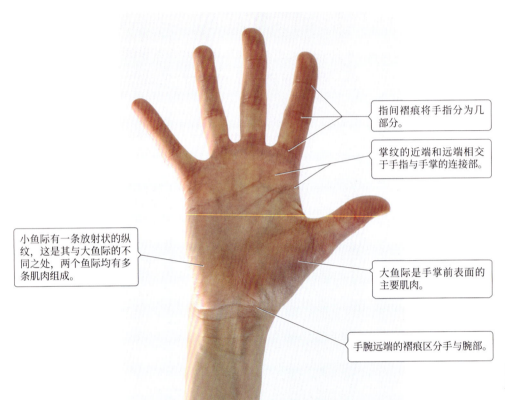

指间褶痕将手指分为几部分。

掌纹的近端和远端相交于手指与手掌的连接部。

小鱼际有一条放射状的纵纹，这是其与大鱼际的不同之处，两个鱼际均有多条肌肉组成。

大鱼际是手掌前表面的主要肌肉。

手腕远端的褶痕区分手与腕部。

图5.1C 手的前面观。

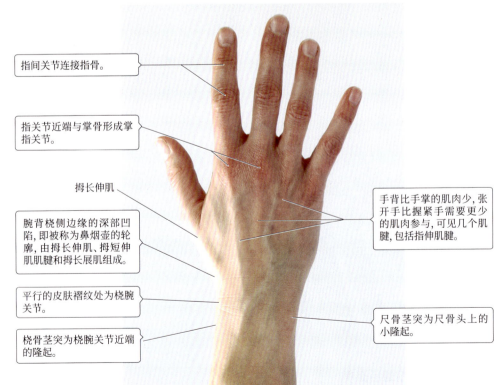

指间关节连接指骨。

指关节近端与掌骨形成掌指关节。

拇长伸肌

腕背桡侧边缘的深部凹陷，即被称为鼻烟壶的轮廓，由拇长伸肌、拇短伸肌肌腱和拇长展肌组成。

平行的皮肤褶纹处为桡腕关节。

桡骨茎突为桡腕关节近端的隆起。

手背比手掌的肌肉少，张开手比握紧手需要更少的肌肉参与，可见几个肌腱，包括指伸肌腱。

尺骨茎突为尺骨头上的小隆起。

图5.1D 手的后面观。

肘、前臂、腕和手的骨性结构

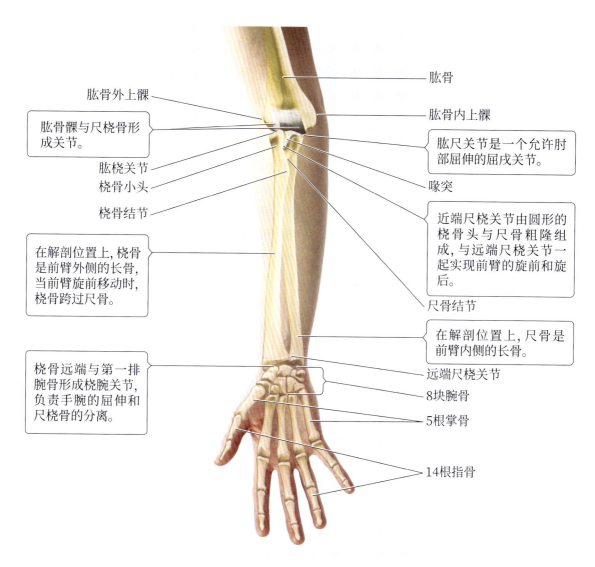

肱骨

肱骨外上髁

肱骨髁与尺桡骨形成关节。

肱桡关节

桡骨小头

桡骨结节

在解剖位置上，桡骨是前臂外侧的长骨，当前臂旋前移动时，桡骨跨过尺骨。

桡骨远端与第一排腕骨形成桡腕关节，负责手腕的屈伸和尺桡骨的分离。

肱骨内上髁

肱尺关节是一个允许肘部屈伸的屈戌关节。

喙突

近端尺桡关节由圆形的桡骨头与尺骨粗隆组成，与远端尺桡关节一起实现前臂的旋前和旋后。

尺骨结节

在解剖位置上，尺骨是前臂内侧的长骨。

远端尺桡关节

8块腕骨

5根掌骨

14根指骨

图5.2A 前臂的骨性结构：前面观。

肘、前臂、腕和手的骨性结构

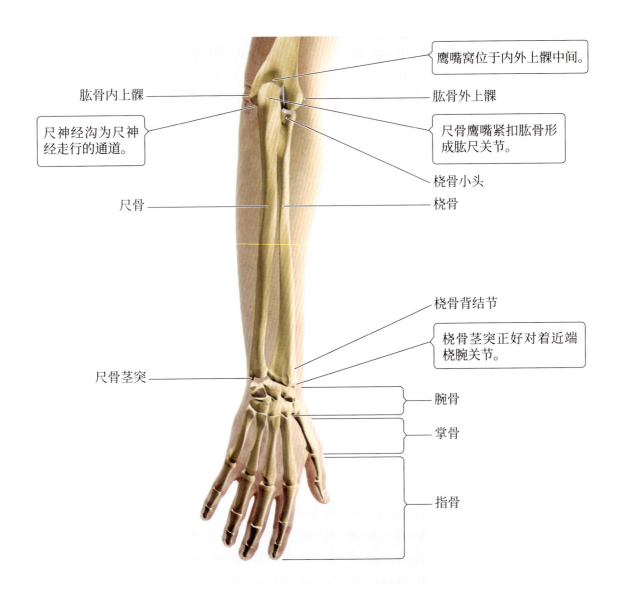

鹰嘴窝位于内外上髁中间。

肱骨内上髁

肱骨外上髁

尺神经沟为尺神经走行的通道。

尺骨鹰嘴紧扣肱骨形成肱尺关节。

桡骨小头

尺骨

桡骨

桡骨背结节

桡骨茎突正好对着近端桡腕关节。

尺骨茎突

腕骨

掌骨

指骨

图5.2B 前臂骨性结构：背面观。

肘、前臂、腕和手的骨性结构

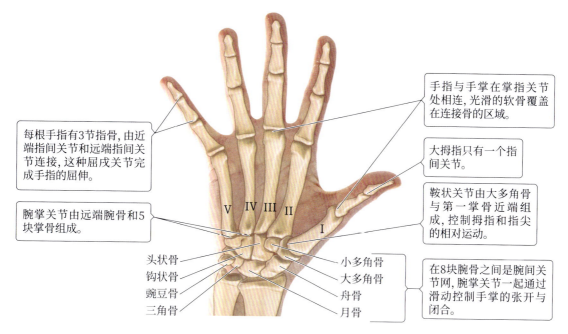

每根手指有3节指骨，由近端指间关节和远端指间关节连接，这种屈戌关节完成手指的屈伸。

腕掌关节由远端腕骨和5块掌骨组成。

手指与手掌在掌指关节处相连，光滑的软骨覆盖在连接骨的区域。

大拇指只有一个指间关节。

鞍状关节由大多角骨与第一掌骨近端组成，控制拇指和指尖的相对运动。

在8块腕骨之间是腕间关节网，腕掌关节一起通过滑动控制手掌的张开与闭合。

头状骨
钩状骨
豌豆骨
三角骨

V　IV　III　II

I

小多角骨
大多角骨
舟骨
月骨

图5.2C　手的骨性结构：前面观。

肘、前臂、腕和手的骨性标志

（一）触诊鹰嘴突

体位：被检查者仰卧，肘部前屈，前臂中立位。

① 定位肘后皮肤表面。

② 被动屈曲和伸展肘部，可触诊鹰嘴突圆点。

（二）触诊鹰嘴窝

体位：被检查者仰卧、屈肘。

① 定位尺骨鹰嘴突。

② 滑动你的手指近端深入鹰嘴窝的凹陷处。

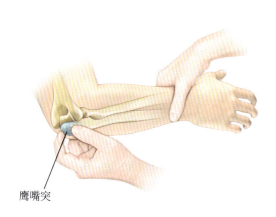

鹰嘴突

图5.3A　鹰嘴突。

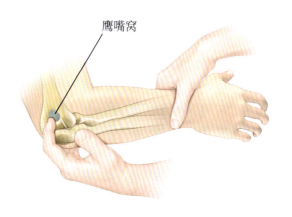

鹰嘴窝

图5.3B　鹰嘴窝。

肘、前臂、腕和手的骨性标志

（三）触诊肱骨外上髁

体位：被检查者仰卧，屈肘。

① 定位尺骨鹰嘴。

② 手指沿外侧缘向前滑动，侧面大而圆的骨性突起即为外上髁。

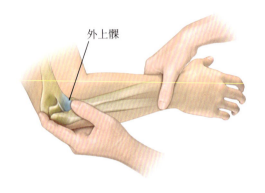

图5.3C　外上髁。

（四）触诊肱骨内上髁

体位：被检查者仰卧，肘部前屈，前臂仰放。

① 定位尺骨鹰嘴突。

② 向内前滑动手指，大而圆的骨性突起即为肱骨内上髁。

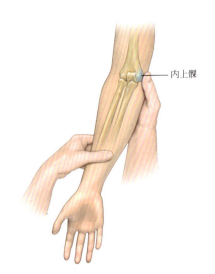

图5.3D　肱骨内上髁。

（五）触诊桡骨头

体位：被检查者仰卧，肘部前屈，前臂中立位。

① 定位肱骨外上髁。

② 将手指向远端滑动到较小的桡骨小头，被动地旋前、旋后转动前臂，感受它在你的手指下方作为一个枢轴关节的感觉。

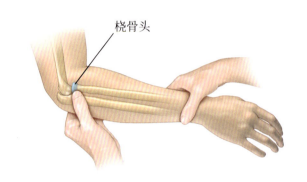

图5.3E　桡骨头。

（六）触诊尺骨脊

体位：被检查者仰卧，肘部屈曲，前臂中立位。

① 定位尺骨鹰嘴突。

② 手指朝远端滑动，随尺骨脊的边缘至腕部。

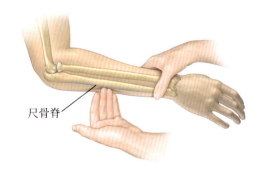

图5.3F　尺骨脊。

肘、前臂、腕和手的骨性标志

（七）触诊尺骨茎突

体位：被检查者仰卧，肘部放松，前臂旋前。

① 定位手腕内侧边缘。

② 将手指向前滑动至突出部位，即为尺骨茎突。

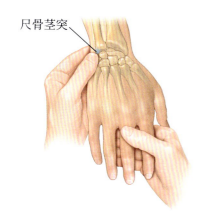

图5.3G　尺骨茎突。

（八）触诊桡骨结节

体位：被检查者仰卧、肘部放松、前臂旋前。

① 定位尺骨茎突。

② 将手指滑动到内侧更深的部位，触及一小突起，即为桡骨结节。

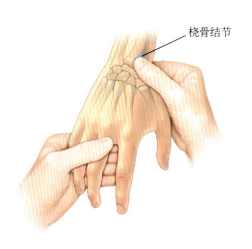

图5.3H　桡骨结节。

（九）触诊桡骨茎突

体位：被检查者仰卧、肘部放松、前臂旋前。

① 定位桡骨结节。

② 手指向内侧远端滑动至桡骨茎突的圆形突起。

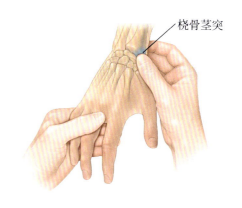

图5.3I　桡骨茎突。

（十）触诊背部腕骨

体位：被检查者仰卧、肘部放松、前臂旋前。

① 用双手大拇指，定位尺骨和桡骨茎突。

② 拇指向远端滑动到腕骨背面。

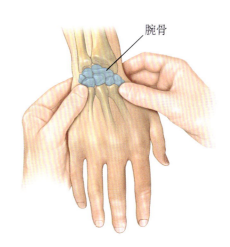

图5.3J　腕骨背面。

肘、前臂、腕和手的骨性标志

（十一）触诊舟状骨

体位：被检查者仰卧，肘部放松，前臂旋前。

① 用手指定位桡骨茎突。

② 被动偏离手腕侧部，并滑动拇指至远端深部到舟状骨表面。

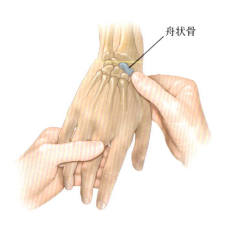

图5.3K 舟状骨。

（十二）触诊掌骨

体位：被检查者仰卧，肘部放松，前臂旋前。

① 用双手拇指定位指关节。

② 沿着掌骨长轴滑动拇指至近端，纤细的为掌骨干。

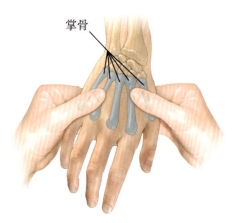

图5.3L 掌骨。

（十三）触诊掌侧腕骨

体位：被检查者仰卧，肘部放松，前臂旋后。

① 用双手拇指定位掌面大小鱼际下方的隆起。

② 触诊深部下方，腕掌表面两个柔软结构之间。

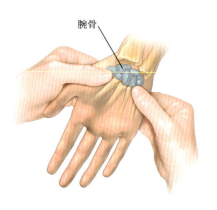

图5.3M 掌侧腕骨。

（十四）触诊豌豆骨

体位：被检查者仰卧，肘部放松，前臂旋后。

① 用一只手的拇指定位小鱼际隆起。

② 将拇指滑向小拇指近端方向的突起，即为豌豆骨。

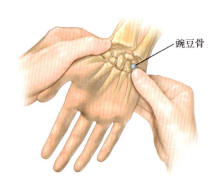

图5.3N 豌豆骨。

肘、前臂、腕和手的骨性标志

（十五）触诊钩状骨

体位：被检查者仰卧，肘部放松，前臂旋后。

① 用一只手的拇指定位豌豆骨。

② 拇指滑向远端深部即为钩状骨。

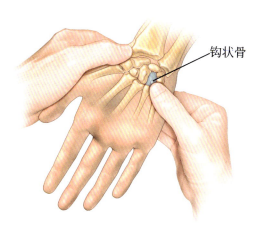

图5.3O **钩状骨**。

（十六）触诊指骨

体位：被检查者仰卧，肘部放松，前臂旋后。

① 用两手定位指间关节。

② 抓住手指并滑动至远端，掌指关节、近端指间关节、远端指间关节。

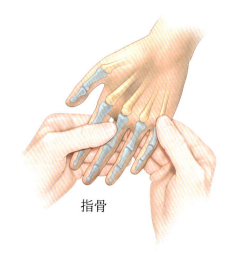

图5.3P **指骨**。

肌肉附着点

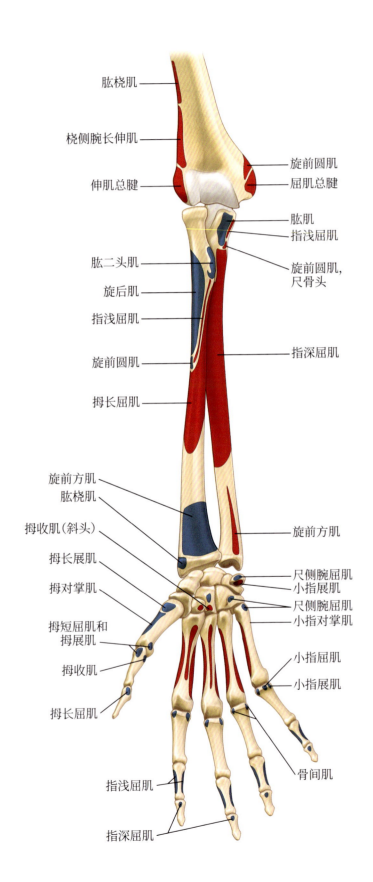

肱桡肌

桡侧腕长伸肌

伸肌总腱

旋前圆肌

屈肌总腱

肱肌

指浅屈肌

旋前圆肌,
尺骨头

肱二头肌

旋后肌

指浅屈肌

旋前圆肌

拇长屈肌

指深屈肌

旋前方肌

肱桡肌

拇收肌(斜头)

拇长展肌

拇对掌肌

拇短屈肌和
拇展肌

拇收肌

拇长屈肌

指浅屈肌

指深屈肌

旋前方肌

尺侧腕屈肌

小指展肌

尺侧腕屈肌

小指对掌肌

小指屈肌

小指展肌

骨间肌

图5.4A 手臂肌附着点正面观:肘、前臂、手腕和手的主要肌肉起自肱骨和尺桡骨的近端(红色标记),止于腕骨、掌骨和指骨远端(蓝色标记)。因为肌肉起源于近端,可以带动骨骼进行更多的移动,止于远端可以使骨骼更趋稳定。

◼ 肌肉附着点

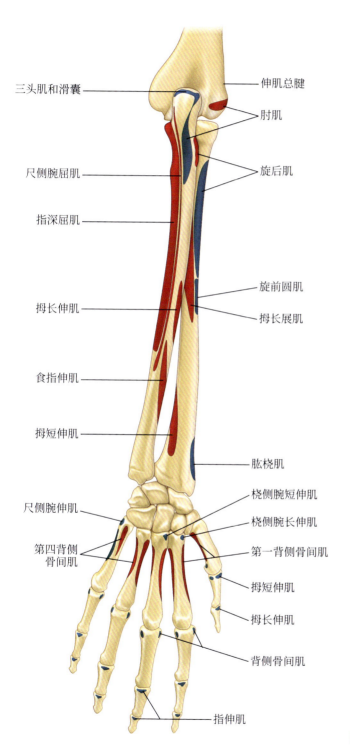

三头肌和滑囊

尺侧腕屈肌

指深屈肌

拇长伸肌

食指伸肌

拇短伸肌

尺侧腕伸肌

第四背侧骨间肌

伸肌总腱

肘肌

旋后肌

旋前圆肌

拇长展肌

肱桡肌

桡侧腕短伸肌

桡侧腕长伸肌

第一背侧骨间肌

拇短伸肌

拇长伸肌

背侧骨间肌

指伸肌

图5.4B 前臂肌肉附着点背面观。

■ 肘、前臂、腕和手的韧带

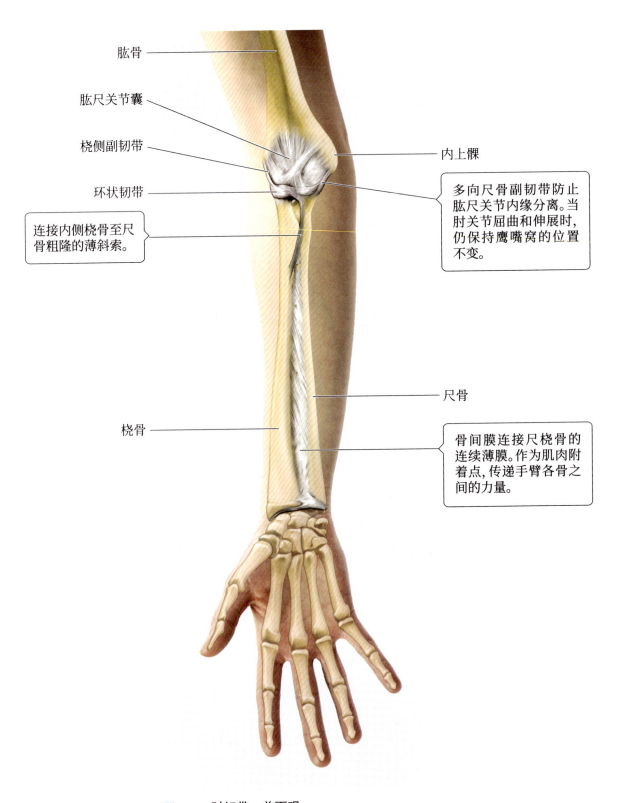

肱骨

肱尺关节囊

桡侧副韧带

环状韧带

> 连接内侧桡骨至尺骨粗隆的薄斜索。

内上髁

> 多向尺骨副韧带防止肱尺关节内缘分离。当肘关节屈曲和伸展时，仍保持鹰嘴窝的位置不变。

尺骨

桡骨

> 骨间膜连接尺桡骨的连续薄膜。作为肌肉附着点，传递手臂各骨之间的力量。

图5.5A 肘韧带：前面观。

肘、前臂、腕和手的韧带

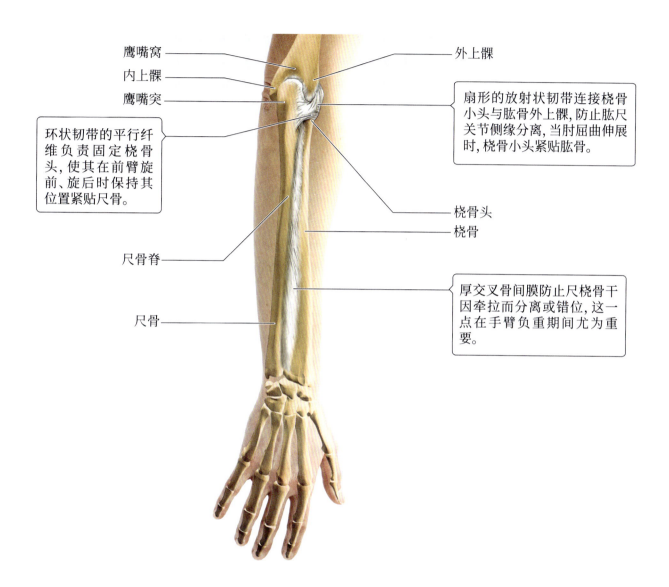

鹰嘴窝

内上髁

鹰嘴突

外上髁

扇形的放射状韧带连接桡骨小头与肱骨外上髁，防止肱尺关节侧缘分离，当肘屈曲伸展时，桡骨小头紧贴肱骨。

环状韧带的平行纤维负责固定桡骨头，使其在前臂旋前、旋后时保持其位置紧贴尺骨。

桡骨头

桡骨

尺骨脊

厚交叉骨间膜防止尺桡骨干因牵拉而分离或错位，这一点在手臂负重期间尤为重要。

尺骨

图5.5B 肘韧带：背面观。

■ 肘、前臂、腕和手的韧带

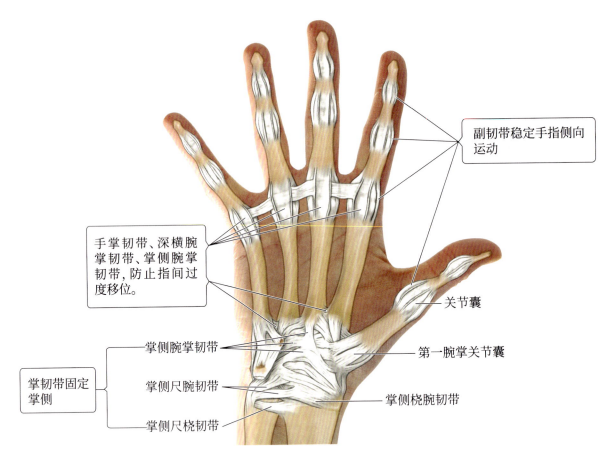

副韧带稳定手指侧向运动

手掌韧带、深横腕掌韧带、掌侧腕掌韧带，防止指间过度移位。

关节囊

掌侧腕掌韧带

第一腕掌关节囊

掌韧带固定掌侧

掌侧尺腕韧带

掌侧尺桡韧带

掌侧桡腕韧带

图5.5C　手和腕韧带：正面观。

■ 肘、前臂、腕、手的表浅肌肉

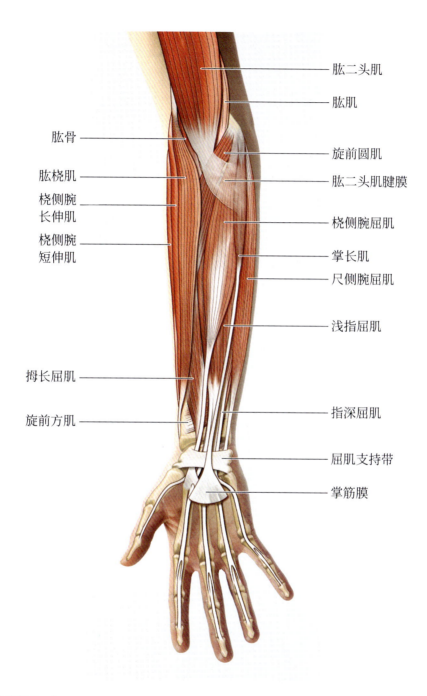

肱二头肌

肱肌

肱骨

旋前圆肌

肱桡肌

肱二头肌腱膜

桡侧腕
长伸肌

桡侧腕屈肌

桡侧腕
短伸肌

掌长肌

尺侧腕屈肌

浅指屈肌

拇长屈肌

指深屈肌

旋前方肌

屈肌支持带

掌筋膜

图5.6A 手和前臂浅肌群：正面观。这些肌肉有厚实的肌腹，连接手和腕部的肌腱。肱桡肌、腕伸腕位于外侧。旋前圆肌位于近端深层的肱二头肌腱膜及桡侧腕屈肌外侧。桡侧腕屈肌、掌长肌、尺骨腕屈肌横跨前臂内侧。肱二头肌筋膜和掌筋膜都在前臂浅表，屈肌支持带结缔组织也固定在此。浅表肌腱比深肌群（旋前方肌、指深屈肌见图5.7A）更强壮，完成的动作更复杂。

肘、前臂、腕、手的表浅肌肉

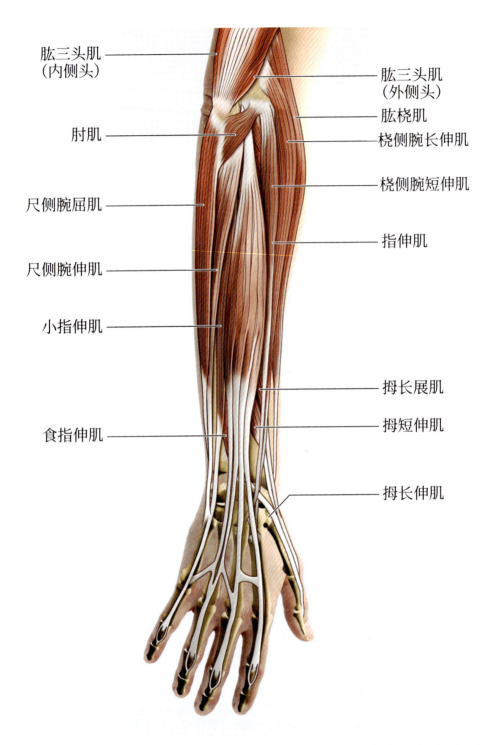

肱三头肌
（内侧头）

肘肌

尺侧腕屈肌

尺侧腕伸肌

小指伸肌

食指伸肌

肱三头肌
（外侧头）

肱桡肌

桡侧腕长伸肌

桡侧腕短伸肌

指伸肌

拇长展肌

拇短伸肌

拇长伸肌

图5.6B　手和前臂浅肌群：背面观。大肌肉如尺侧腕伸肌和指伸肌支配前臂后部。肘肌在尺骨干与尺侧腕屈肌环绕前臂内侧共用一个牢固的附着点。桡侧腕长伸肌、尺侧腕伸肌和尺侧腕伸肌及指伸肌在肱骨外上髁共享附着点，横跨前臂外侧。

肘、前臂、腕和手的深部肌肉

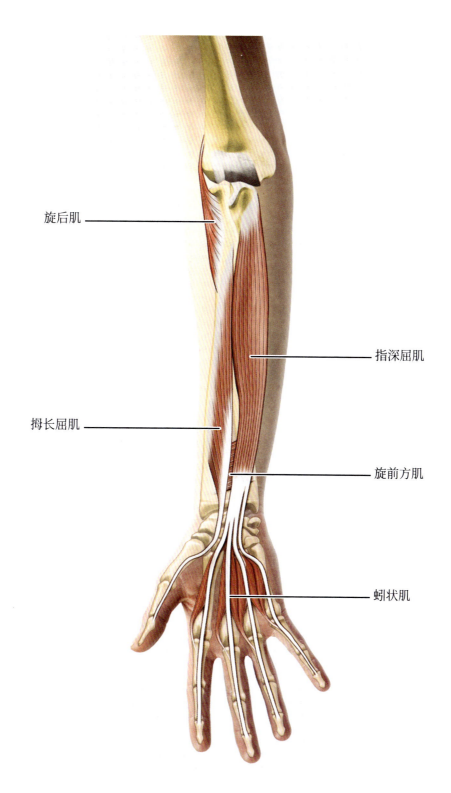

旋后肌

指深屈肌

拇长屈肌

旋前方肌

蚓状肌

图5.7A 手和前臂深部肌群：正面观。该部位的深层肌群稳定肘关节和前臂（旋后肌、旋前方肌）。它们还可完成更微妙的动作。手部的伸肌群控制抓握动作（指深屈肌和拇长屈肌）以及精细的手指动作，如分节屈曲和手的开合（蚓状肌）。

肘、前臂、腕和手的深部肌肉

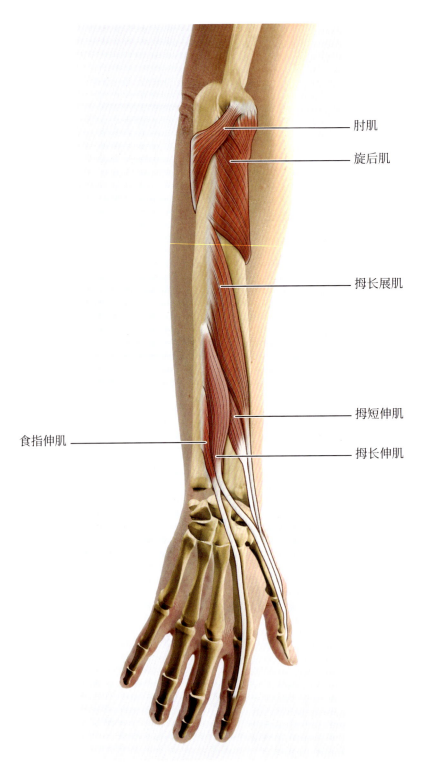

肘肌

旋后肌

拇长展肌

拇短伸肌

食指伸肌

拇长伸肌

图5.7B 手和前臂深部肌群：背面观。手臂和手后部深部肌群环绕前臂并固定旋转（旋后肌和肘肌），一些深部肌群控制拇指（拇长展肌、拇短伸肌和拇长伸肌）和食指（食指伸肌）的运动。

肘、前臂、腕和手的特殊结构

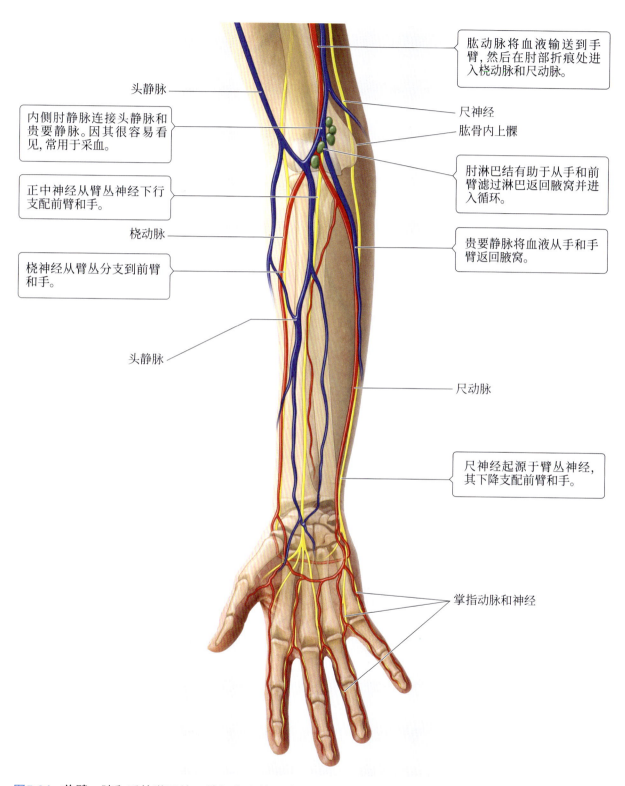

肱动脉将血液输送到手臂，然后在肘部折痕处进入桡动脉和尺动脉。

头静脉

尺神经

内侧肘静脉连接头静脉和贵要静脉。因其很容易看见，常用于采血。

肱骨内上髁

肘淋巴结有助于从手和前臂滤过淋巴返回腋窝并进入循环。

正中神经从臂丛神经下行支配前臂和手。

桡动脉

贵要静脉将血液从手和手臂返回腋窝。

桡神经从臂丛分支到前臂和手。

头静脉

尺动脉

尺神经起源于臂丛神经，其下降支配前臂和手。

掌指动脉和神经

图5.8A 前臂、腕和手的淋巴结、神经和血管：前面观。

肘、前臂、腕和手的特殊结构

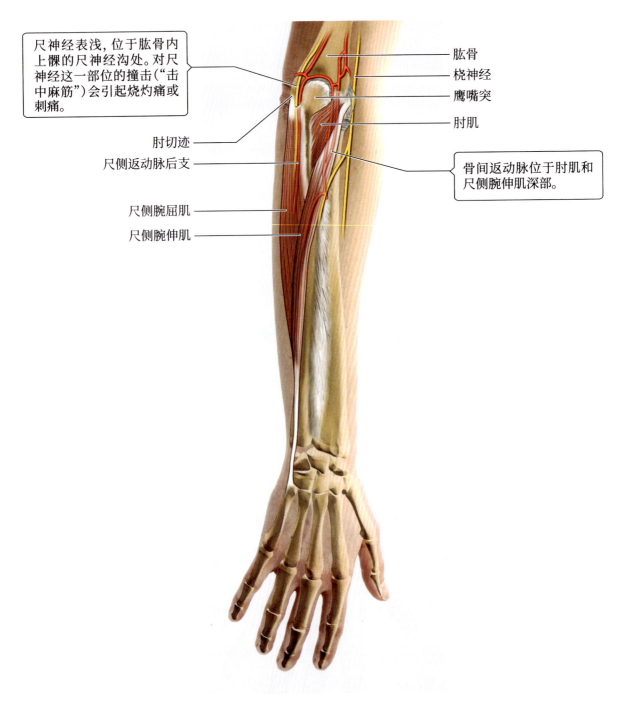

尺神经表浅, 位于肱骨内上髁的尺神经沟处。对尺神经这一部位的撞击("击中麻筋")会引起烧灼痛或刺痛。

肘切迹

尺侧返动脉后支

尺侧腕屈肌

尺侧腕伸肌

肱骨

桡神经

鹰嘴突

肘肌

骨间返动脉位于肘肌和尺侧腕伸肌深部。

图5.8B　肘部神经和血管: 背面观。

肘、前臂、腕和手的特殊结构

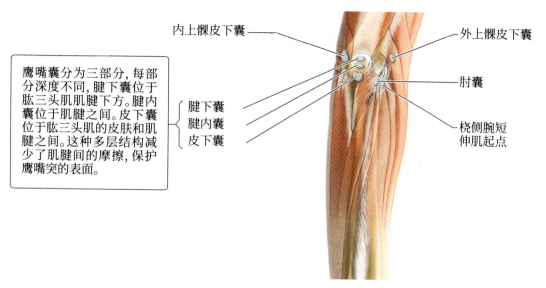

鹰嘴囊分为三部分，每部分深度不同，腱下囊位于肱三头肌肌腱下方。腱内囊位于肌腱之间。皮下囊位于肱三头肌的皮肤和肌腱之间。这种多层结构减少了肌腱间的摩擦，保护鹰嘴突的表面。

内上髁皮下囊

外上髁皮下囊

肘囊

桡侧腕短伸肌起点

腱下囊
腱内囊
皮下囊

图5.8C　肘关节囊：背面观。

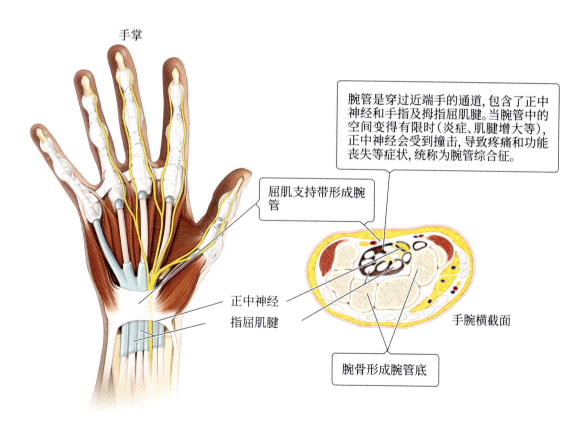

手掌

腕管是穿过近端手的通道，包含了正中神经和手指及拇指屈肌腱。当腕管中的空间变得有限时（炎症、肌腱增大等），正中神经会受到撞击，导致疼痛和功能丧失等症状，统称为腕管综合征。

屈肌支持带形成腕管

正中神经
指屈肌腱

手腕横截面

腕骨形成腕管底

图5.8D　腕管。

■ 肘、前臂、腕和手的特殊结构

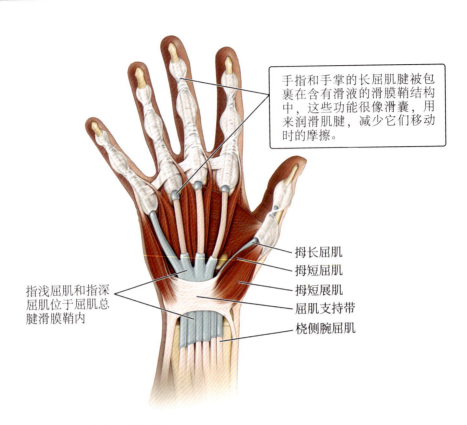

手指和手掌的长屈肌腱被包裹在含有滑液的滑膜鞘结构中，这些功能很像滑囊，用来润滑肌腱，减少它们移动时的摩擦。

指浅屈肌和指深屈肌位于屈肌总腱滑膜鞘内

拇长屈肌
拇短屈肌
拇短展肌
屈肌支持带
桡侧腕屈肌

图5.8E　手的屈肌腱与滑膜鞘：前面观。

肘、腕和手的姿势

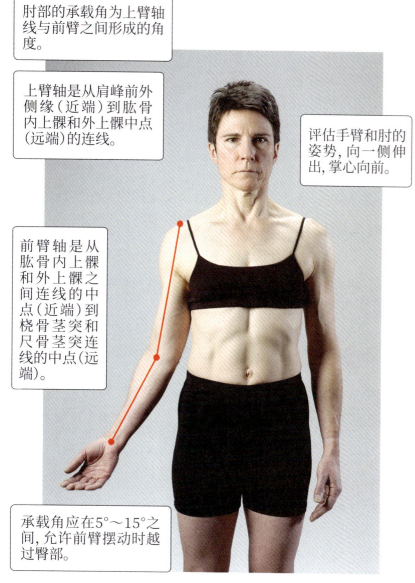

肘部的承载角为上臂轴线与前臂之间形成的角度。

上臂轴是从肩峰前外侧缘（近端）到肱骨内上髁和外上髁中点（远端）的连线。

评估手臂和肘的姿势，向一侧伸出，掌心向前。

前臂轴是从肱骨内上髁和外上髁之间连线的中点（近端）到桡骨茎突和尺骨茎突连线的中点（远端）。

承载角应在5°～15°之间，允许前臂摆动时越过臀部。

图5.9 肘的评估姿势：前面观。

主动活动度：肘和腕

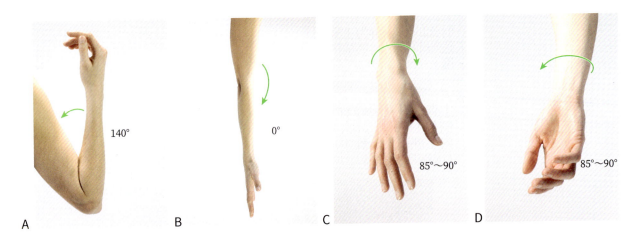

图5.10   A.屈肘，B.伸肘，C.旋前，D.旋后。

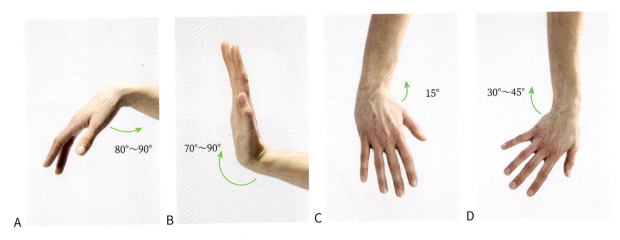

图5.11   A.屈腕，B.伸腕，C.桡偏，D.尺偏。

主动活动度：手

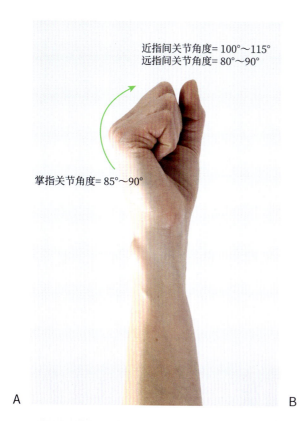

近指间关节角度= 100°～115°
远指间关节角度= 80°～90°

掌指关节角度= 85°～90°

A

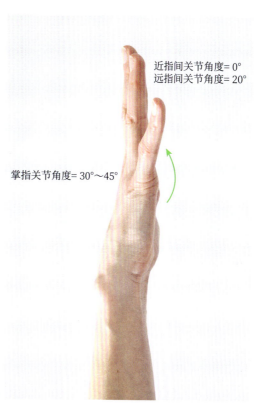

近指间关节角度= 0°
远指间关节角度= 20°

掌指关节角度= 30°～45°

B

0°

C

20°～30°

D

图5.12 A.手指屈曲，B.手指伸展，C.手指内收，D.手指外展。手指屈曲和伸展发生在掌指关节（MP），近端指间关节（PIP）和远端指间关节（DIP），而内收和外展发生在掌指关节（MP）。

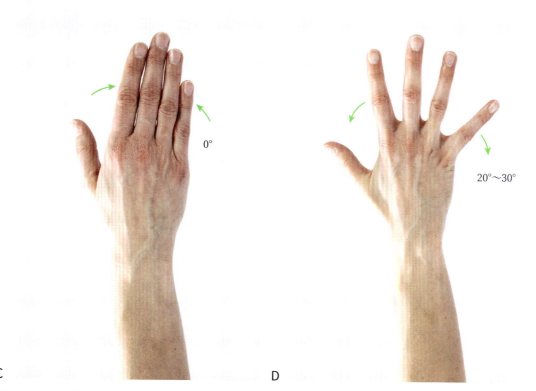

主动活动度：拇指

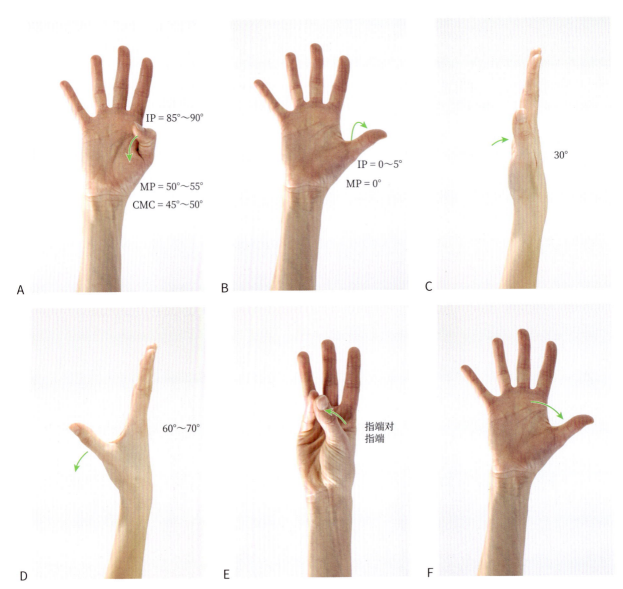

图5.13　A.屈拇指，B.伸拇指，C.拇指内收，D.拇指外展，E.拇指对指，F.拇指复位。屈伸拇指发生在腕掌关节（CMC）处，掌指关节（MP）和指间关节（IP）。而拇指内收、外展、对指和复位发生在腕掌关节（CMC）。

被动活动度

　　肘部、前臂、手腕和手的被动活动度（PROM）可以用于评估关节囊和韧带等惰性结构及拮抗肌群的健康状况和功能。被检查者应舒适地躺在按摩床或检查台上，嘱被检查者放松，允许你被动活动其关节。

　　接下来，将被检查者的肘部、前臂、手腕和手伸至极限，同时观察其他关节的代偿运动。一些动作，如手指和拇指内收，由于人体部位相互靠近受限，因此不包含在被动运动检查范围中。关于被动运动范围的知识和终末感见第三章肌肉学的后部。

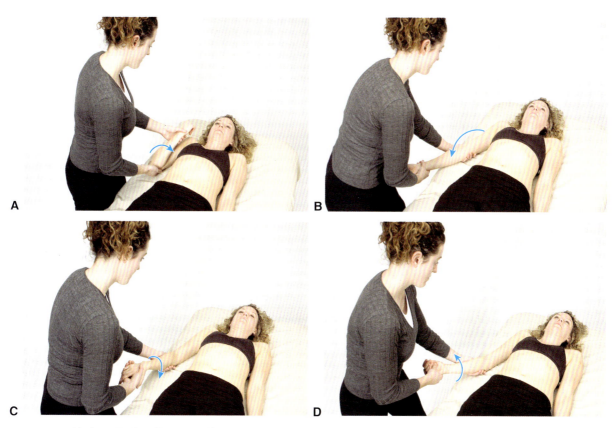

图5.14　A.被动屈曲肘关节。蓝色箭头表示运动方向，站在检查台边，面向被检查者身体，一只手握住被检查者手腕，另一只手抓住被检查者肘部以稳定肢体。前臂旋后，同时保持肘部伸展。屈曲肘部，将被检查者前臂从身体一侧移向上臂，以伸展肘部肌肉来评估关节囊活动度。B.被动伸肘。站在被检查者一侧，以同样方式支撑手腕和肘部，被动屈肘。被检查者前臂旋后，手向下伸直至舒适的极限，评估关节囊活动度以及肘部屈肌。C.被动前臂旋前。站于被检查者一侧，一只手握住被检查者手腕，另一只手抓住被检查者肘部，以稳定肢体。先前臂旋后手掌向上，然后轻轻旋转手臂至手掌向下，直到舒适的极限，评估关节囊活动度及前臂旋后肌。D.被动前臂旋后。站于被检查者一侧，一只手握住被检查者手腕，另一只手抓住被检查者肘部，以稳定肢体，前臂先以手掌向下旋前，然后轻轻将手臂旋至手掌向上，直到舒适的极限。评估关节囊活动度及前臂旋前肌。

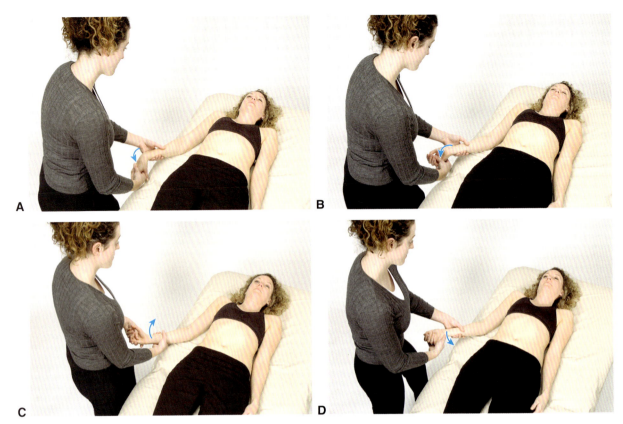

图5.15 A.被动屈曲腕关节。站在被检查者一侧，一只手握住被检查者的手，另一只手握住被检查者的前臂，以稳定肢体，开始时被检查者前臂旋前、轻屈手腕，尽量向地板方向下垂手，直到舒适的极限，评估关节囊活动度及手腕伸肌。B.被动腕关节伸展。站在被检查者一侧，一只手握住被检查者手，另一只手握住被检查者的前臂，以稳定肢体，从被检查者前臂旋后开始，轻屈手腕，尽量向地板方向下垂手，直到舒适的极限，评估关节囊活动度及手腕屈肌。C.被动桡偏。站在被检查者一侧，一只手握住被检查者手，另一只手握住前臂，以稳定肢体，从被检查者前臂旋后开始，轻屈腕部，在舒适范围内横向移动手。评估关节囊活动度，以及腕部尺偏肌肉。D.被动尺偏。站在被检查者一侧，一只手握住被检查者手，另一只手握住被检查者的前臂，以稳定肢体，从被检查者前臂旋后开始，然后轻屈腕部，将手向中间移动，直至舒适的极限。评估关节囊活动度，以及腕部桡偏肌肉。

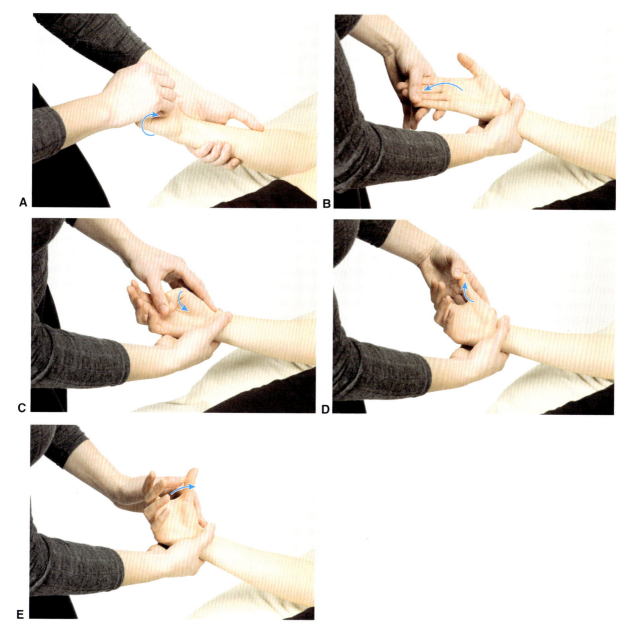

图5.16　A.被动屈指。站在被检查者一侧，一只手握住被检查者手，另一只手握住被检查者前臂，以稳定肢体。从前臂旋后开始，然后轻轻将手指屈曲到舒适的极限。评估关节囊以及指伸肌。B.被动伸指。站在被检查者一侧，一只手握住被检查者手，另一只手握住被检查者前臂，以稳定肢体。开始被检查者前臂旋后，然后轻轻向后屈曲手指，直到舒适的极限。评估关节囊的活动度以及指屈肌。注意，被动手指内收和外展不包括在内。C.被动屈拇指。站在被检查者一侧，一只手握住被检查者拇指，另一只手握住被检查者手腕，以稳定肢体。开始被检查者前臂旋后，然后轻屈拇指，指尖向手掌移动，直到舒适的极限，评估关节囊活动度及拇指伸肌。D.被动伸拇指。站在被检查者一侧，另一只手握住被检查者拇指，另一只手握住被检查者手腕，以稳定肢体。从被检查者前臂旋后开始，然后轻轻的伸直拇指，将指尖从手掌移开，直至舒适的极限，评估关节囊活动度及拇指屈肌。E.被动拇指外展。站在被检查者一侧，一只手握住被检查者拇指，另一只手握住被检查者手腕，以稳定肢体。从被检查者的前臂旋后开始，然后轻轻地将拇指从食指移开，直至舒适的极限。评估关节囊的活动度及拇指内收肌。注意：被动拇指内收受限不包括在内。

抵抗活动度

抵抗活动度（RROM）可以用于评估肘部、前臂、手腕和手部的动态稳定性和激动肌的功能和健康状况。评估抵抗活动度的力量、功能和耐力，以助于识别抓住和放松、屈曲、转动肌肉间的平衡与潜在的不平衡。被检查者应舒适地坐在椅子上或检查台上，向被检查者解释每一个动作，对抗被检查者的动作，同时评估其力量和耐力，一定要注意其他关节和部位的代偿。执行和分级抵抗活动度的方法见第三章肌肉。

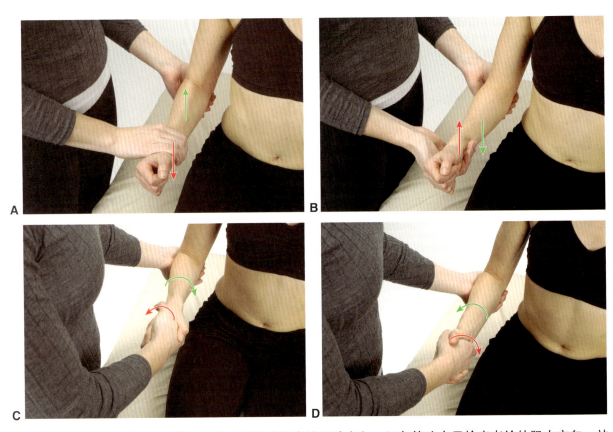

图5.17　A.抵抗肘关节屈曲。绿色箭头表示被检查者的运动方向，红色箭头表示检查者给的阻力方向。站在被检查者一侧，一只手托住被检查者肘部，以稳定关节，另一只手置于被检查者前臂上方，当你压被检查者前臂时，指导被检查者通过抬前臂来对抗你的力量，评估屈肘肌肉的力量和耐力。B.抵抗肘关节伸展。站在被检查者一侧，一只手托住被检查者肘部以稳定关节，另一只手置于被检查者前臂下方。当托前臂时，指导被检查者向下压来对抗你的力量，评估肘部伸展肌肉的力量和耐力。C.抵抗旋前。站在被检查者前方，一只手托住被检查者肘部，以稳定关节，另一只手握住被检查者的手，当你向上转动被检查者前臂的手掌时，嘱被检查者对抗你的手掌转动。评估被检查者前臂内旋肌肉的力量和耐力。D.抵抗旋后。站在被检查者前方，一只手托住被检查者肘部，以稳定关节，另一只手握住被检查者的手。当你把被检查者手掌向下旋转时，嘱被检查者转动前臂和手掌给予对抗，评估被检查者前臂旋后肌肉的力量和耐力。

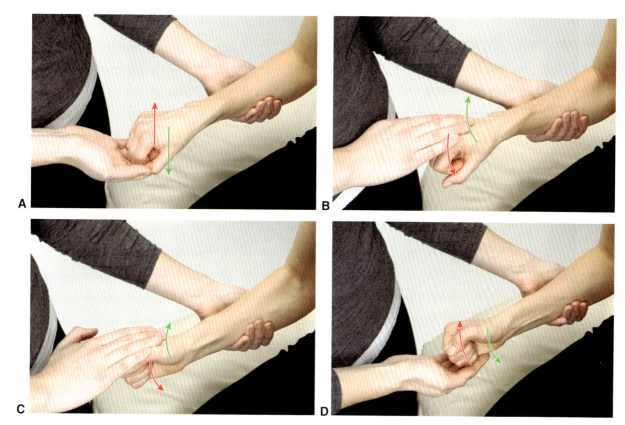

图5.18 A.抵抗手腕屈曲。站在被检查者前方，将一只手托住被检查者前臂，以稳定之。另一只手抓住被检查者旋前且握紧的手，当你向上抬手时，嘱被检查者通过屈曲腕部，并将手向下推来对抗你的力量，评估屈腕肌的力量和耐力。B.抵抗手腕伸展。站在被检查者前方，将一只手托住被检查者前臂，以稳定之。另一只手置于被检查者握紧并旋前的手背部。当你向下推被检查者手时，指导被检查者握拳屈曲腕关节向上，以对抗你的力量。评估腕部展肌的力量和耐力。C.抵抗桡偏。站在被检查者前方，将一只手托住被检查者前臂，以稳定之。另一只手置于被检查者中立位握拳的手上（拇指在上）。指导被检查者通过屈曲手腕来对抗你的力量。评估腕部桡偏肌肉的力量和耐力。D.抵抗尺偏。站在被检查者前方，将一只手置于被检查者前臂，以稳定之。另一只手置于被检查者处于中立位握拳手（拇指在上）的下方。当你轻轻抬起被检查者的手时，指导被检查者通过向下屈曲手腕来对抗你的力量。评估腕部尺偏肌肉的力量和耐力。

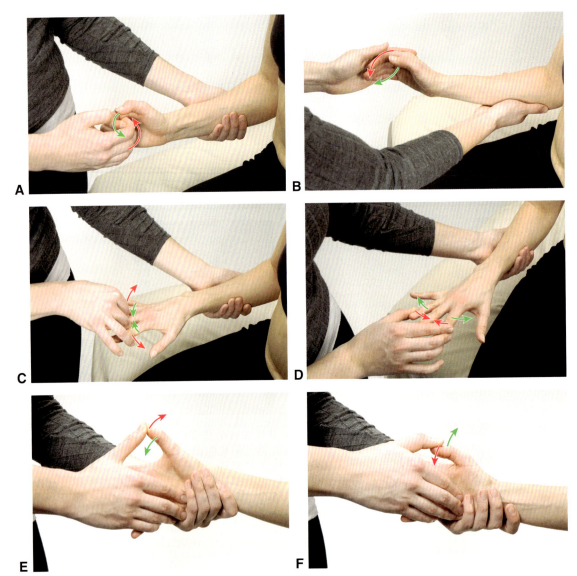

图5.19　A.抵抗手指屈曲。站立于被检查者前方，一只手握住被检查者前臂，以稳定之。另一只手的手指扣住被检查者的手指。当你试图扒开其手指时，指导被检查者用力屈曲，评估手指屈肌的力量和耐力。B.抵抗手指伸展。站立于被检查者前方，一只手托住被检查者前臂，以稳定之。另一只手挡住被检查者手指背侧，指导被检查者伸展手指抵抗你握拳的力量，评估手指伸肌的力量和耐力。C.抵抗手指内收。站立于被检查者前方，一只手托住被检查者前臂，以稳定之。另一只手的手指插入被检查者手指的间隙中，当你试图分开手指时，指导被检查者通过并拢手指来抵抗你的力量，评估手指内收肌的力量和耐力。D.抵抗手指外展。站立于被检查者前方，一只手托住被检查者前臂，以稳定之。另一只手置于被检查者手指外缘，当你试图将手指聚到一起时，指导被检查者张开手指，以对抗你的力量，评估手指外展肌的力量和耐力。E.抵抗拇指屈曲。站立于被检查者前方，一只手托住被检查者手腕，以稳定之。用你的另一只手拇指与被检查者拇指对指，当你试图张开被检查者拇指时，嘱被检查者屈曲拇指来对抗你的力量，评估拇指屈肌的力量和耐力。F.抵抗拇指伸展。站立于被检查者前方，一只手托住被检查者手腕，以稳定之。另一只手拇指按在病人拇指上，当你试图合上拇指时，嘱被检查者张开拇指来对抗你的力量，评估拇指伸肌的力量和耐力。

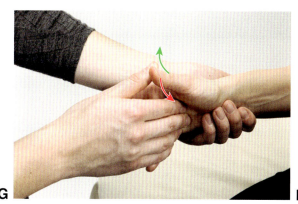
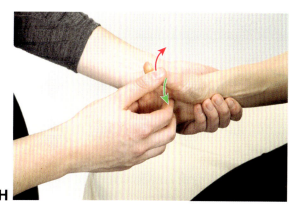
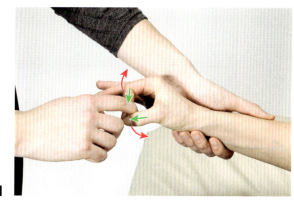

图5.19 G.抵抗拇指内收。站立于被检查者前方，一只手握住被检查者腕部，以稳定之。另一只手拇指置于被检查者拇指内缘，当你试图推开被检查者拇指时，指导被检查者拇指向食指移动，对抗你的力量，评估拇内收肌的强度和耐力。H.抵抗拇指外展。站立于被检查者前方，一只手托住被检查者手腕，以稳定之。另一只手拇指置于被检查者拇指外缘，当你试图让拇指靠近食指时，指导被检查者拇指离开食指来对抗你的力量，评估拇指展肌的力量与耐力。I.抵抗拇指对指运动。站立于被检查者前方，一只手握住被检查者腕部，以稳定之。指导被检查者拇指和食指做OK手势，你的食指置于OK两指的连接处，试图使手指分开，指导被检查者通过保持指尖并拢来对抗你的力量，评估产生拇指对指运动肌肉的力量和耐力。

肌肉简介

肱肌（**Brachialis**）

拉丁语"brachium"意为手臂。

附着点

起点：距肱骨前面远端1/2处

止点：尺骨粗隆和冠突

动作

- 屈肘

支配神经

- 肌皮神经和桡神经
- C5～C6

血液供应

- 肱动脉和桡返动脉

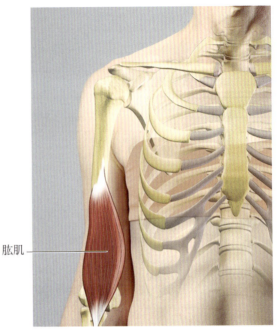

图5.20 肱肌。

（一）功能解剖学

肱肌主要与肱二头肌和肱桡肌一起屈曲肘部。与肱二头肌的不同之处在于，它附着在尺骨而非桡骨上；因此，它不能旋转前臂。肱肌是独一无二的一个纯粹的屈肘肌，无论前臂位置如何，始终保持杠杆作用。肱二头肌与肱桡肌都有不同的力量，这取决于前臂的旋转位置。

肱肌牢固地固定在肱骨前一个宽阔部分，这一特点使它能承受很大的力量而不被拉伤，有力的动作如：举、拉和引体向上都靠肱肌。当前臂旋前（手掌向下时），这块肌肉尤其重要，因为肱二头肌和肱桡肌在此位置都失去了它们的机械优势，肱肌和肱二头肌都是快速屈肌；在此位置，通过大范围运动手臂产生快速运动。它们产生的力分布于尺骨和桡骨之间，使关节各种功能最大化并使损伤最小化。

（二）触诊肱肌

体位：被检查者仰卧，前臂旋前。

① 被动屈曲肘部以松弛组织。

② 在前臂上找到内侧和外侧屈肘肌。

③ 轻轻将手指向肘部远端滑动，停在上方几英寸处。

④ 被检查者轻轻屈曲肘关节时给予对抗力，以确保触诊到适当的位置。

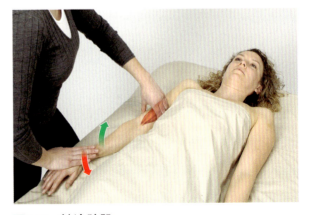

图5.21 触诊肱肌。

肱桡肌（Brachioradialis）

拉丁语"brachium"意为手臂，"radius"意为辐条或辐射。

附着点

起点：肱骨外上髁近端三分之二

止点：桡骨茎突外侧

动作

- 屈肘
- 从旋后到中立位旋转前臂
- 从旋前到中立位旋转前臂

支配神经

- 桡神经
- C5 ~ C7

血液供应

- 桡返动脉

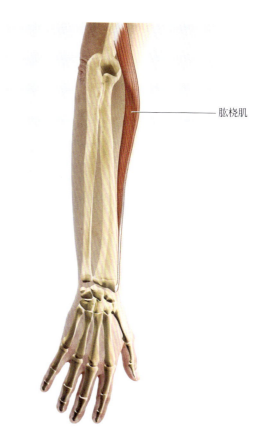

图5.22　肱桡肌。

（一）功能解剖学

　　肱桡肌与其协同肌肱二头肌和肱肌不同。虽然三块肌肉都能屈曲肘部，但肱桡肌与其他肌肉的止点不同，肱桡肌起源于关节附近，这使得肱桡肌在肘关节处十分强壮，能有效提升和搬运重物（如：水桶、购物袋等）。

　　当前臂于中立位（拇指向上）时，肱桡肌的作用最强。该位置可使肱桡肌在肱骨外侧缘的起点与桡骨茎突上的止点对线。肱桡肌有助于使旋后/旋前的前臂回到原来的位置。因此当你提着重物或前臂旋后做手臂屈曲时，你的肱二头肌的工作强度最大；当前臂旋前时，肱肌的工作强度最大；但当你前臂处于中立位（拇指向上）时，肱桡肌的工作强度最大。

④　被检查者屈肘时给予抵抗力，以确保触诊到适当的位置。

（二）触诊肱桡肌

　　体位：被检查者仰卧，前臂中立位。

①　被动屈曲肘部以松弛组织。

②　触诊前臂外侧远端及外上髁。

③　找到肌腹远端，并沿径向至桡骨茎突的止点。

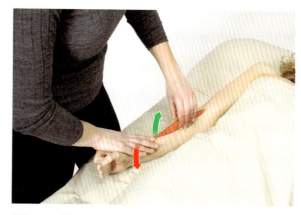

图5.23　触诊肱桡肌。

桡侧腕屈肌
（Flexor Carpi Radialis）

拉丁语"flexor"意为弯曲，希腊语"carpi"意为腕部，拉丁语"radius"意为辐条或辐射。

附着点

起点：肱骨内上髁

止点：第二、第三掌骨基底部，掌侧

动作

- 屈腕
- 桡偏（使腕部外展）
- 肘部稍屈
- 前臂稍内旋

支配神经

- 正中神经
- C6 ~ C7

血液供应

- 尺动脉

（一）功能解剖学

桡侧腕屈肌是腕部三条浅表屈肌中最外侧的一条，位于肱桡肌内侧。这块肌肉在手腕上有双重用途，首先，它与其他几块起源于肱骨内上髁的肌肉一起屈曲手腕。前臂旋后时，这种功能特别强；例如：当我们手掌朝上托起一个小盘时。当保龄球手投球时和垒球手投球时，也需要从这个旋后位置强有力的手腕屈曲。

桡侧腕屈肌的第二个功能是使腕部桡偏（外展），此时它与桡侧腕长伸肌和桡侧腕短伸肌以及拇指上的几块肌肉一起工作。铲东西或者扔出铁饼的最后一个动作也需要桡侧腕屈肌的参与。

（二）触诊桡侧腕屈肌

体位：被检查者仰卧，前臂旋后。

① 肘腕部被动屈曲以松弛组织。

② 以拇指定位外上髁外的肱桡肌远端肌腹。

③ 将拇指向内侧移动到桡侧腕屈肌上，停止于肘部褶痕处远端。

④ 当被检查者进行腕部屈曲和桡偏时给予抵抗力，以确保触诊到适当的位置。

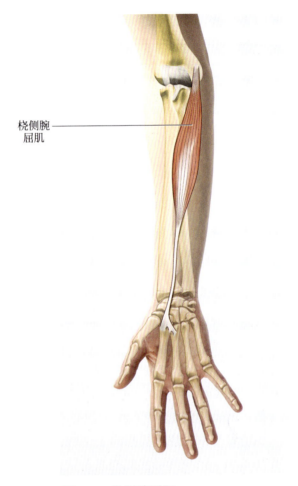

桡侧腕屈肌

图5.24 桡侧腕屈肌。

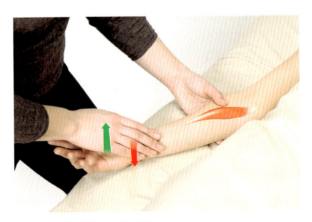

图5.25 桡侧腕屈肌触诊。

掌长肌（**Palmaris Longus**）

拉丁语 "plamaris" 意为手掌，"longus" 意为长。

附着点

起点：肱骨内上髁

止点：屈肌支持带和掌筋膜

动作

- 掌筋膜绷紧
- 腕部屈曲
- 肘部稍屈曲

支配神经

- 正中神经
- C7 ~ C8

血液供应

- 尺动脉

（一）功能解剖学

掌长肌位于前臂前部正中，在桡侧腕屈肌和尺侧腕屈肌之间。由于处于这个位置，它不使腕部外展或内收。这块肌肉的作用在于腕部屈曲和拉紧手掌筋膜。手掌筋膜是一种结缔组织网，延伸过掌骨，呈扇形展开，与第2 ~ 5指的滑膜鞘连续。当处于紧张状态时，这块筋膜有助于手的握紧。此功能有助于抓握和把持握力。

因为掌长肌起于肱骨内上髁，所以有助于肘关节屈曲，然而与肱二头肌、肱肌、肱桡肌相比，它在这个动作中的作用较弱。它可能有助于肘部完全伸展时关节的稳定，这是做打高尔夫、投掷和头顶击球，如：网球、排球等动作的关键。所有这些活动都需要强有力的手腕屈曲，而此时肘部接近完全伸展。

（二）触诊掌长肌

体位：被检查者仰卧，前臂旋后。

① 被动屈曲肘部和腕部，以松弛组织。

② 用拇指定位桡侧腕屈肌腹。

③ 将拇指移至掌长肌肌腹内侧。

④ 让被检查者握紧拳头，并对抗被检查者的腕部屈曲，以确保触诊到适当的位置。

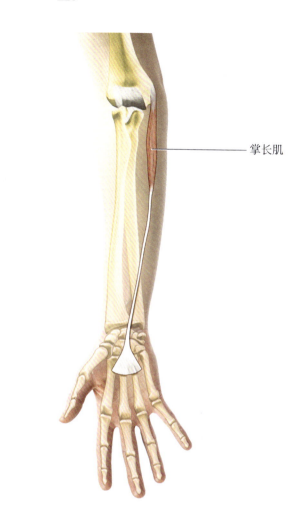

图5.26 掌长肌。

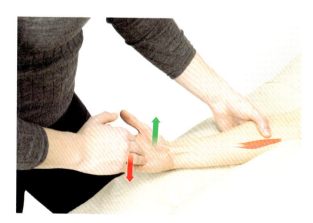

图5.27 触诊掌长肌。

尺侧腕屈肌
（Flexor Carpi Ulnaris）

拉丁语"flexor"意为弯曲，希腊语"carpi"意为腕部，拉丁语"ulna"意为肘部。

附着点

起点：肱骨头：内上髁

起点：尺骨头：鹰嘴突的内侧和后缘近端三分之二处

止点：掌侧豌豆骨、钩骨、第五掌骨基底部

动作

- 腕部屈曲
- 腕部尺偏（内收）
- 肘部稍屈曲

支配神经

- 尺神经
- C7～T1

血液供应

- 尺动脉

（一）功能解剖学

尺侧腕屈肌是三条腕部浅屈肌中最内侧的一条，正好位于掌长肌内侧。与桡侧腕屈肌一样，尺侧腕屈肌也有双重功能，首先它是一个强有力的腕屈肌，像桡侧腕屈肌一样，当前臂旋后，以支撑手掌向上和向下运动时，其作用最强。

第二，尺侧腕屈肌腕部尺偏（内收）时，桡侧腕屈肌为拮抗肌。这个动作涉及锤击、正手打网球和正手过顶投球。一些棒球投球，足球投掷动作需腕部尺偏。尺侧腕屈肌也是肘部的弱屈肌，在直臂活动中有助于肘部稳定。

（二）触诊尺侧腕屈肌

体位：被检查者仰卧，前臂旋后。

① 肘腕部被动屈曲以松弛组织。

② 用拇指定位掌长肌肌腹。

③ 将拇指移至尺侧腕屈肌肌腹内侧。

④ 当被检查者进行腕关节屈曲和尺偏时给予对抗力，以确保触诊到适当的位置。

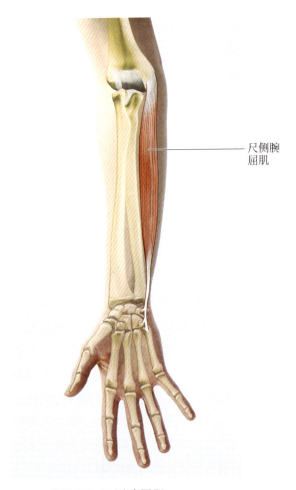

图5.28　尺侧腕屈肌。

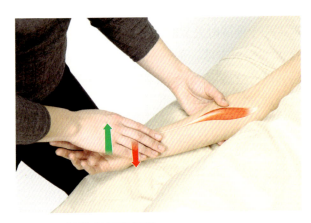

图5.29　触诊尺侧腕屈肌。

指浅屈肌

（Flexor Digitorum Superficialis）

拉丁语"flexor"意为弯曲，"digit"意为手指或足趾，"superficialis"意为接近表面。

附着点

起点：肱骨头：内上髁和尺侧副韧带

起点：尺骨头：冠状突内侧

起点：桡骨头：骨干前近端1/2处，至远端桡骨结节

止点：第2～5指骨中节两侧4条肌腱

动作

- 屈曲第2～5手指近端指间关节
- 协助屈曲第2～5手指掌指关节
- 帮助屈曲手腕和肘部

支配神经

- 正中神经
- C7～T1

血液供应

- 尺动脉

（一）功能解剖学

指浅屈肌的主要功能是在中节指间关节处屈曲手指。肌腱仅延伸至中节指骨，限制其运动至掌指关节和近端指间关节。这种屈曲用于抓握和握紧。所有四个肌腱可以一起收缩形成拳头，也可以单独收缩来弹钢琴或打字。

指浅屈肌的起点遍布肱骨、桡骨和尺骨。当产生巨大抓握力及搬运东西时，以防肌肉损伤。因为起源于肱骨内上髁，指浅屈肌是一个肘部较弱的屈肌，它结合了桡侧腕屈肌和尺侧腕屈肌，以及掌长肌的力量，以稳定肘部和屈曲手腕。

（二）触诊指浅屈肌

体位：被检查者仰卧，前臂旋后。

① 肘腕部被动屈曲以松弛组织。

② 定位掌长肌的肌腹，拇指向远端深处滑行。

③ 指浅屈肌肌腹宽，深至指浅屈肌。

④ 当被检查者进行手指屈曲和肘部屈曲时给予对抗力，以确保触诊到适当的位置。

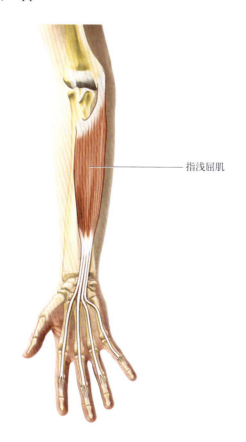

图5.30 指浅屈肌。

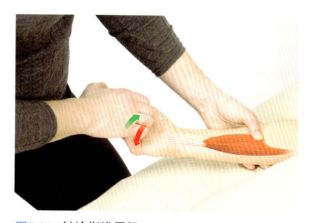

图5.31 触诊指浅屈肌。

指深屈肌
（Flexor Digitorum Profundus）

拉丁语"flexor"意为弯曲，"digit"意为手指和足趾，"profund"意为深部。

附着点

起点：尺骨近端四分之三前内侧表面和骨间膜

止点：第2～5手指远端指骨基底部，掌侧有4条独立肌腱

动作

- 第2～5手指远端指间关节屈曲
- 协助第2～5手指近端指间关节屈曲
- 协助第2～5手指掌指关节屈曲
- 帮助手腕屈曲

支配神经

- 第2、3手指正中神经
- 第4和第5手指尺神经
- C8～T1

血液供应

- 尺动脉和骨间前动脉

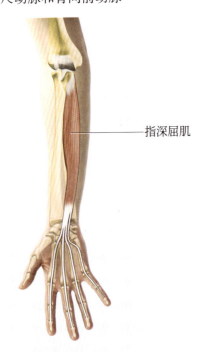

图5.32 指深屈肌。

（一）功能解剖学

指深屈肌是完成手指屈曲的两块前臂肌肉之一，与指浅屈肌不同，指深屈肌延伸至远端指骨。它的肌腱深至浅肌分叉的止点，并附着在第2～5指骨远端的基底部。这个特征使得指深屈肌成为唯一屈曲手指所有部分的肌肉。用指尖抓住的动作，如攀岩或者用手指拨弄吉他琴弦时，只需要激活这块肌肉。

指深屈肌对肘关节屈曲没有帮助，但对腕关节屈曲有帮助，此时它协同桡侧腕屈肌和尺侧腕屈肌、掌长肌和指浅屈肌一起工作。

（二）触诊指深屈肌

体位：被检查者仰卧，前臂旋后。

① 手腕被动屈曲，以松弛组织。

② 定位腕浅屈肌肌腱，将拇指滑向深部。

③ 指深屈肌的肌腹比较宽，深至浅屈肌腱。

④ 当被检查者进行手指屈曲时给予对抗力，以确保触诊到适当的位置。

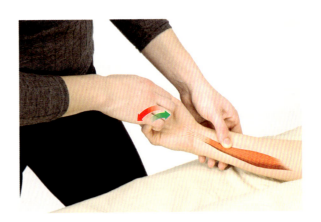

图5.33 触诊指深屈肌。

拇长屈肌
（Flexor Pollicis Longus）

拉丁语"flexor"意为弯曲，"pollicis"意为拇指，"longus"意为长。

附着点

起点：桡骨体前表面和骨间膜

止点：掌侧第一远节指骨基底部

动作

- 在腕掌关节、掌指关节和腕骨间关节处屈曲拇指
- 帮助屈曲手腕

支配神经

- 正中神经
- C8～T1

血液供应

- 骨间前动脉

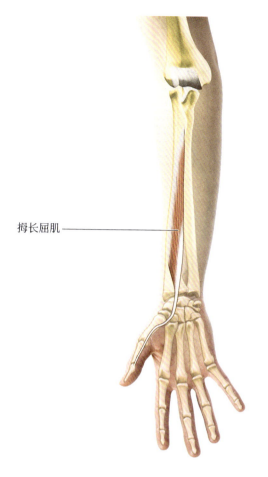

拇长屈肌

图5.34　拇长屈肌。

（一）功能解剖学

拇长屈肌的主要功能是屈曲拇指，此功能在抓握活动中非常有用，因为拇指和其他手指共同屈曲才能完成握拳和抓握。拇长屈肌延伸至拇指远节指骨，使其作用于腕掌关节、掌指关节和腕骨间关节。该肌肉的张力使拇指能够环绕物体，例如：抓握网球拍或棒球棍。

（二）触诊拇长屈肌

拇长屈肌是最深的屈肌，它位于腕部表浅屈肌的下面，因此很难评估。

旋前圆肌（Pronator Teres）

拉丁语"pronare"意为向前曲，"teres"意为圆形。

附着点

起点：肱骨头：内上髁

起点：尺骨头：冠状突内侧

止点：桡骨中外三分之一

动作

- 前臂旋前
- 帮助肘关节屈曲

支配神经

- 正中神经
- C6 ~ C7

血液供应

- 尺动脉和尺侧前返动脉

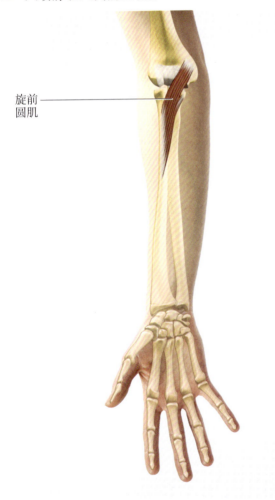

旋前圆肌

图5.35 旋前圆肌。

（一）功能解剖学

旋前圆肌在桡侧腕屈肌的近端和外侧穿过前臂前部。这块肌肉旋转前臂使手掌旋前，也可以屈曲肘部。这两种运动都需要非常有力，例如使用螺丝刀、扳手或其他需要旋转的工具需要旋前圆肌强烈收缩。

旋前圆肌在投掷等过头顶的运动中容易受伤。当前臂旋前的同时手掌也旋前时，对旋前圆肌来说会有一定挑战。旋前圆肌必须随着肘部伸展而伸长，同时收缩以转动手臂，这可导致其附着的肱骨内上髁过度牵伸。

（二）触诊旋前圆肌

体位：被检查者坐位，前臂旋后。

① 肘部被动屈曲，前臂旋前，以松弛组织。

② 用拇指定位内上髁。

③ 将拇指向远、外侧滑到旋前圆肌的肌腹。

④ 当被检查者进行前臂旋前时给予对抗力，以确保触诊到适当的位置。

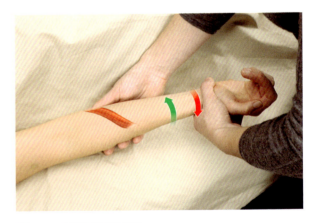

图5.36 触诊旋前圆肌。

旋前方肌（Pronator Quadratus）

拉丁语"pronare"意为向前曲，"quadrat"意为方形。

附着点

起点：尺骨远端四分之一的内侧前表面

止点：桡骨远端四分之一的外侧前表面

动作

- 前臂旋前

支配神经

- 正中神经
- C8 ~ T1

血液供应

- 骨间前动脉

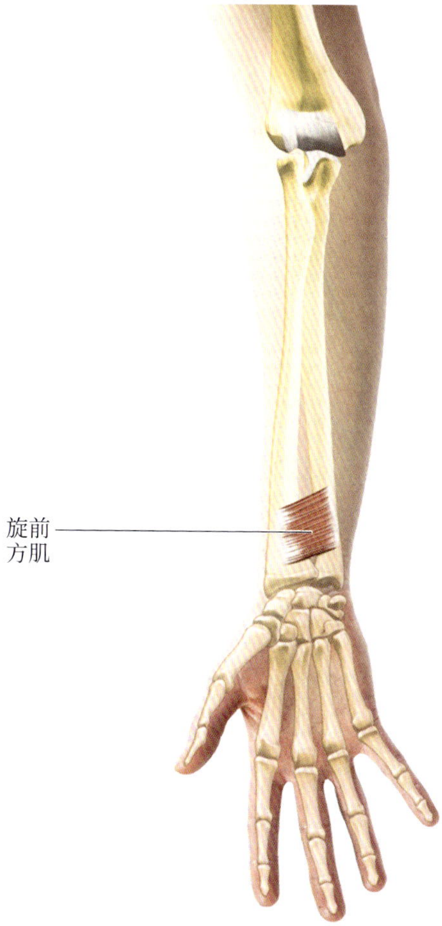

（一）功能解剖学

旋前方肌的横行纤维位于前臂远端，深至屈肌腱。旋前方肌和旋前圆肌一起使前臂旋前，由于两个关节（近端和远端尺桡关节）协同工作以产生旋前动作，两个关节处都需要肌肉以控制运动。当肘部伸展时，旋前方肌的功能更强，因为这个位置降低了旋前圆肌的机械优势。

（二）触诊旋前方肌

体位：被检查者仰卧，前臂旋后。

① 腕部被动屈曲，前臂旋前，以松弛组织。

② 用拇指定位桡骨茎突。

③ 将拇指向内侧滑动，并深入旋前方肌外侧边缘（注意：避免压迫位于此部位的桡动脉）。

④ 当被检查者进行前臂旋前时给予对抗力，以确保触诊到适当的位置。

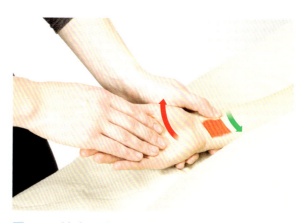

图5.38　触诊旋前方肌。

旋前
方肌

图5.37　旋前方肌。

旋后肌（Supinator）

拉丁语"supinare"意为背面。

附着点

起点：肱骨外上髁和尺骨嵴旋后肌

止点：桡骨近端三分之一的后侧和前表面

动作

- 前臂旋后
- 轻微伸展肘部

支配神经

- 桡神经
- C5 ~ C6

血液供应

- 骨间返动脉

（一）功能解剖学

旋后肌位于肱骨外上髁的前臂伸肌深处。它与肱二头肌和肱桡肌协同工作使前臂旋后。与肱二头肌不同，当肘部伸展时，旋后肌作用最强。它的一些纤维附着在肱骨外上髁，辅助这种运动。

旋后肌在转动螺丝刀或扳手这样的动作中，拮抗旋前圆肌和旋前方肌的动作。在棒球比赛中投掷曲线球时，它也被激活。在这时，肘部伸展而前臂旋后，这就产生了曲线球特有的旋转。

（二）触诊旋后肌

体位：被检查者仰卧，前臂中立（拇指向上）。

① 肘部被动屈曲，以松弛组织。

② 用拇指定位外上髁。

③ 触诊肌肉远端并稍向前到达桡骨头（注意：避免压迫位于此部位的桡神经）。

④ 当被检查者进行旋后时给予对抗力，以确保触诊到适当的位置。

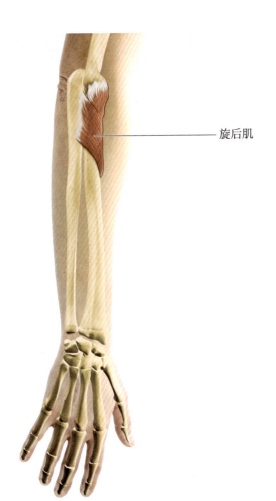

旋后肌

图5.39　旋后肌。

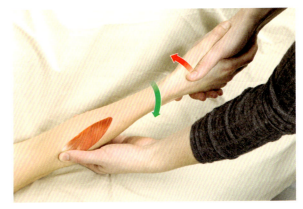

图5.40　触诊旋后肌。

肘肌（**Anconeus**）

拉丁语 "ancon" 意为肘肌。

附着点
起点：肱骨外上髁后表面和肱尺关节囊
止点：尺骨鹰嘴突外侧和尺骨体近端后表面

动作
- 伸肘
- 前臂旋前旋后时稳定尺骨

支配神经
- 桡神经
- C7 ~ T1

血液供应
- 肱深动脉和骨间返动脉

（一）功能解剖学

　　肘肌的主要功能是协同肱三头肌伸展肘部，这是一块相对较小的肌肉，位于肱尺关节附近。当桡骨旋转时，肘肌也有助于稳定尺骨，将鹰嘴突固定在外上髁上。这种拴系功能可以防止尺骨在前臂旋前旋后时移出鹰嘴窝。

　　肘关节伸展时，肘肌紧张也可以保护关节囊。当关节囊进入鹰嘴窝时，关节囊向下拉动并远离鹰嘴突，这可以防止关节囊被夹在肱尺关节中。

（二）触诊肘肌

　　体位：被检查者仰卧，前臂中立（拇指在上）。

① 肘部被动屈曲，以松弛组织。
② 用拇指定位肱骨外上髁。
③ 将拇指向后和远端滑向鹰嘴突，并滑到肘肌上。
④ 当被检查者进行肘关节伸展时给予对抗力，以确保触诊到适当的位置。

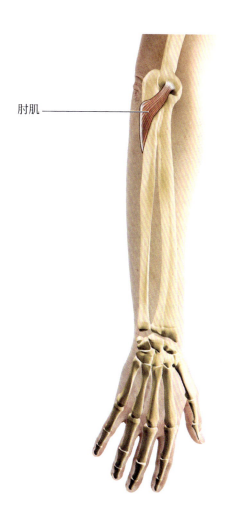

肘肌

图5.41 **肘肌。**

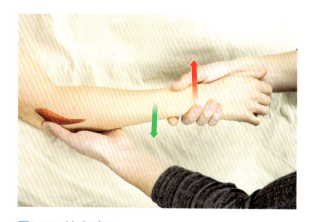

图5.42 **触诊肘肌。**

桡侧腕长伸肌
（Extensor Carpi Radialis Longus）

拉丁语"extensor"意为伸展，希腊语"carpi"意为腕部，拉丁语"radius"意为辐条或辐射，"longus"意为长。

附着点
起点：肱骨远端三分之一处，外侧髁上嵴
止点：背侧第二掌骨基底部

动作
- 腕部伸展
- 桡偏（腕部外展）
- 屈曲肘关节
- 稍后旋前臂

支配神经
- 桡神经
- C6 ~ C7

血液供应
- 桡动脉

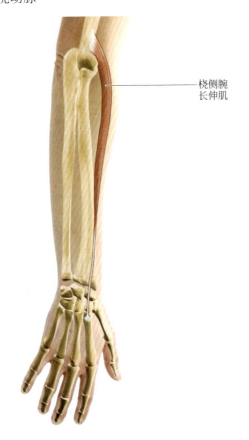

桡侧腕长伸肌

图5.43　桡侧腕长伸肌。

（一）功能解剖学

桡侧腕长伸肌在肱骨外侧髁上嵴有相当宽的附着点。它在腕伸肌的最外侧，位于肱桡肌的后内侧。桡侧腕长伸肌与桡侧腕短伸肌和尺侧腕伸肌一起，构成一组强有力的腕伸肌，有助于在手臂旋前提物时产生动力，例如拿公文包时。

桡侧腕长伸肌也与桡侧腕短伸肌和桡侧腕屈肌协同工作以完成桡偏或腕部外展动作，铲球或扔铁饼时需要这个动作。

桡侧腕长伸肌的一些肌纤维附着在肱骨外侧髁上嵴的前方，这个位置使肌肉在屈肘和前臂旋后时发挥部分功能。

（二）触诊桡侧腕长伸肌

体位：被检查者仰卧，前臂处中立位（拇指朝上）。

① 肘部被动屈曲，腕部桡偏，使组织放松。

② 用拇指定位肱骨外上髁。

③ 将拇指向远端滑动到桡侧腕伸肌上，确保维持在肱桡肌外侧的位置。

④ 当被检查者进行手腕伸展和桡偏时给予对抗力，以确保触诊到适当的位置。

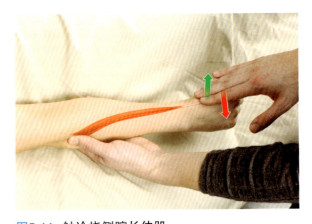

图5.44　触诊桡侧腕长伸肌。

桡侧腕短伸肌
（Extensor Carpi Radialis Brevis）

拉丁语"extensor"意为伸展，希腊语"carpi"意为腕部，拉丁语"radius"意为辐条或辐射，拉丁语"brevis"意为短。

附着点

起点：肱骨外上髁

止点：背侧第三掌骨基底部

动作

- 腕部伸展
- 桡偏（腕部外展）
- 协助肘部伸展

支配神经

- 桡神经
- C7 ~ C8

血液供应

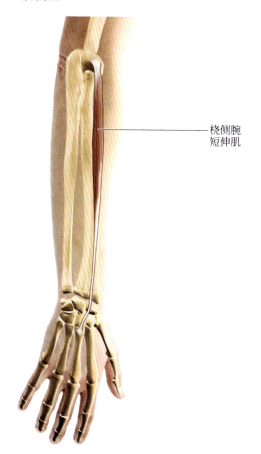

————桡侧腕
短伸肌

图5.45 桡侧腕短伸肌。

- 桡动脉

（一）功能解剖学

桡侧腕短伸肌位于桡侧腕长伸肌内侧，在肱骨外上髁上有一个更具体的起点，它与桡侧腕长伸肌紧密配合，以伸展腕部。两者协同可以完成强大的网球反手动作，以及飞盘投掷时微妙的轻弹动作。这块肌肉也与桡侧外伸肌和桡侧腕屈肌一起完成桡偏（腕部外展）动作。

桡侧腕短伸肌是附着在肱骨外上髁的几块肌肉之一。过度使用这些肌肉会导致其出现炎症，称为外上髁炎或"网球肘"。伸肌通常不如相应的屈肌发达，伸肌与屈肌的肌肉不平衡会导致过度使用损伤。

（二）触诊桡侧腕短伸肌

体位：被检查者仰卧，前臂处于中立位（拇指向上）。

① 肘部被动屈曲，腕部桡偏，使组织松弛。

② 用拇指定位肱骨外上髁。

③ 将拇指向远端滑到桡侧腕长伸肌上，继续向远侧滑动到稍外侧的桡侧腕短伸肌上。

④ 当被检查者进行伸腕和桡偏时给予对抗力，以确保触诊到适当的位置。

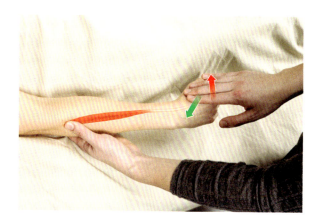

图5.46 触诊桡侧腕短伸肌。

尺侧腕伸肌
（Extensor Carpi Ulnaris）

拉丁语"extensor"意为伸展，希腊语"carpi"意为腕部，拉丁语"ulna"意为肘部。

附着点

起点：肱骨外上髁和尺骨后缘中三分之一

止点：第五掌骨背侧基底部

动作

- 腕部伸展
- 尺偏（腕部内收）
- 肘部稍伸展

支配神经

- 骨间后神经
- C7 ~ C8

血液供应

- 尺动脉

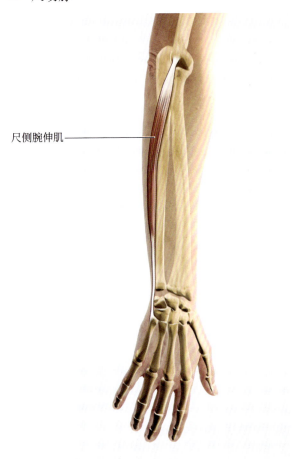

尺侧腕伸肌——

图5.47 尺侧腕伸肌。

（一）功能解剖学

尺侧腕伸肌位于前臂伸肌的最内侧，相当于桡侧腕短伸肌的内侧。这是一个强大的腕部伸肌及尺偏（内收肌）肌，这块肌肉与尺侧腕屈肌协同工作，在劈柴或锤击动作时使腕部尺偏。投掷、挥动棒球棒和打高尔夫球也需要尺侧腕伸肌与尺侧腕屈肌协同使手腕尺偏。

（二）触诊尺侧腕伸肌

体位：被检查者仰卧，前臂旋前。

① 肘部被动屈曲和腕部尺偏，以松弛组织。

② 用拇指定位鹰嘴突，然后沿尺骨外侧缘向远端移动。

③ 将拇指向前外侧滑动到尺侧腕伸肌上。

④ 当被检查者进行腕部伸展和尺偏时给予对抗力，以确保触诊到适当的位置。

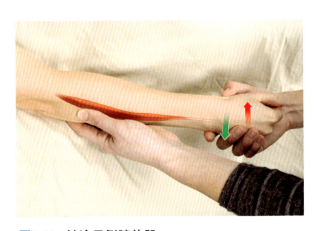

图5.48 触诊尺侧腕伸肌。

指伸肌（Extensor Digitorum）

拉丁语"extensor"意为伸展，拉丁语"digit"意为手指或足趾。

附着点

起点：肱骨外上髁

止点：第2~5中、远节指骨背侧

动作

- 在掌指关节、近端指间关节和远端指间关节处伸展第2~5指骨
- 伸展腕部
- 稍伸展肘部

支配神经

- 骨间后神经
- C7~C8

血液供应

- 骨间返动脉和骨间后动脉

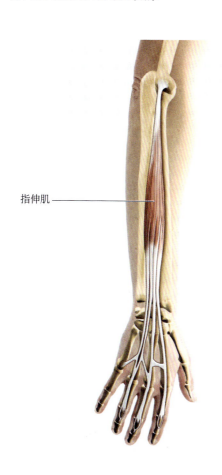

指伸肌

图5.49　**指伸肌。**

（一）功能解剖学

指伸肌位于前臂后伸肌的中心位置，位于桡侧腕短伸肌和尺侧腕伸肌之间，主要功能是伸展4个手指。由于张开手比合上手和抓握物体所需的力量要小，因此与两块屈肌相比，由单指伸肌完成伸展就不足为奇了。因为指伸肌在腕部和手部交叉，也有助于腕部伸展和轻微的肘部伸展。

由于手指屈肌和伸肌之间力量不对称，因此静态时手会呈现出轻微屈曲的姿势。在打字等重复性活动中，必须小心，要让手指保持力量平衡和良好的人体工程学特点。保护指伸肌有助于避免肘部、前臂、腕部和手的过度使用损伤。

（二）触诊指伸肌

体位：被检查者仰卧，前臂旋前。

① 肘部被动屈曲，伸展腕部以松弛组织。

② 用拇指定位尺骨鹰嘴突，然后沿尺骨外侧缘向远端滑动。

③ 向前内滑动拇指到尺侧腕伸肌上，然后再向远、内侧到指伸肌。

④ 当被检查者进行手指伸展时给予对抗力，以确保触诊到适当的位置。

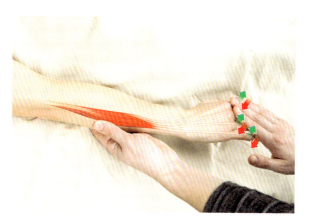

图5.50　**触诊指伸肌。**

食指伸肌（Extensor Indicis）

拉丁语"extensor"意为伸展，"indicis"意为食指。

附着点

起点：尺骨、骨间膜

止点：在第二近节指骨基底部移行为第二指骨指伸肌腱

动作

- 在掌指关节和指间关节处伸出第二指骨
- 腕部伸展
- 前臂稍旋后

支配神经

- 骨间后神经
- C7～C8

血液供应

- 骨间后动脉

（一）功能解剖学

通过肌肉的同步或单独收缩，手能够进行多种精细的运动。食指伸肌可使食指独立于其他三个手指发挥作用。指点、点击计算机鼠标和书写都需要个性化的食指运动。

因为食指伸肌起于尺骨并穿过前臂和腕后部，所以它能够伸展腕部并旋后前臂。与旋后肌、桡侧腕长伸肌、桡侧腕短伸肌和尺侧腕伸肌相比，食指伸肌的这些动作比较轻微。

（二）触诊食指伸肌

体位：被检查者仰卧，前臂旋前。

① 腕部被动伸展，以松弛组织。

② 用拇指定位尺骨茎突，然后向近端外侧滑动到食指伸肌上。

③ 当被检查者伸出食指时给予对抗力，以确保触诊到适当的位置。

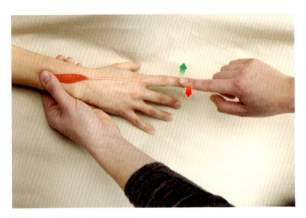

图5.52 触诊食指伸肌。

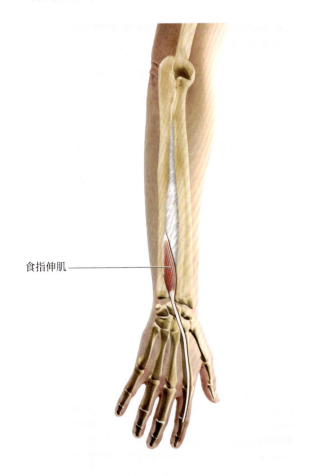

食指伸肌

图5.51 食指伸肌。

小指伸肌
（Extensor Digiti Minimi）

拉丁语"extensor"意为伸展，"digiti"意为手指，"minimi"意为最小的。

附着点
起点：肱骨外上髁

止点：第五近节指骨基底部背侧

动作
- 伸展第五指骨的掌指关节和指间关节处
- 伸展腕部
- 稍伸展肘部

支配神经
- 骨间后神经
- C7 ~ C8

血液供应
- 骨间返动脉

（一）功能解剖学

小指伸肌位于指伸肌和尺侧腕伸肌之间，它主要负责伸展小指。小指伸肌在这一运动中辅助指伸肌，但可使该手指完成个性化运动，与食指伸肌对食指的运动一样，这种个性化的动作使我们能够演奏乐器，例如吉他、小提琴、钢琴和长笛。它也有助于精细运动技能，例如打字。

（二）触诊小指伸肌

体位：被检查者仰卧，前臂旋前。

① 肘部被动屈曲，伸展腕部，以松弛组织。

② 用拇指定位尺骨鹰嘴突，然后沿尺骨外侧向远侧滑动。

③ 将拇指内侧滑过尺侧腕伸肌，滑至小指伸肌上。

④ 当被检查者进行小指伸展时给予对抗力，以确保触诊到适当的位置。

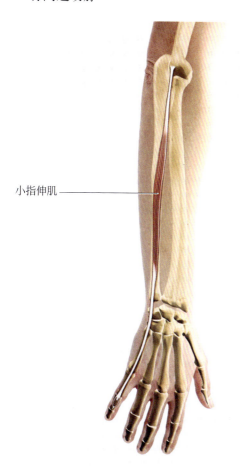

小指伸肌

图5.53 小指伸肌。

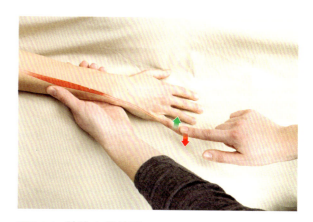

图5.54 触诊小指伸肌。

拇长展肌
（Abductor Pollicis Longus）

拉丁语 "abduct" 意为引开，"pollicis" 意为拇指，"longus" 意为长。

附着点
起点：尺骨、桡骨和骨间膜后表面的中三分之一

止点：第一掌骨基底部背侧

动作
- 外展第一腕掌关节
- 伸展第一腕掌关节
- 桡偏（腕部外展）
- 腕部稍屈曲

支配神经
- 骨间后神经
- C7～C8

血液供应
- 骨间后动脉

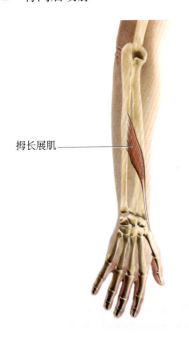

图5.55 拇长展肌。

拇长展肌 —

（一）功能解剖学

拇长展肌位于旋后肌的远端，在附着第一掌骨之前，从尺骨对角线穿过桡骨。这块肌肉沿拇长伸肌和拇短伸肌（接下来将讨论）形成了一个称为鼻烟壶的解剖结构，该结构位于桡骨茎突的远端和后部，它的名字来源于过去人们在吸鼻烟时喜欢把磨碎的烟草放在这个窝里。拇长展肌与拇短伸肌一起形成该结构的侧缘，大多角骨、舟骨这两块腕骨构成鼻烟壶的底部，桡动脉在其边缘通过。

当收缩时，拇长展肌将拇指从手掌上拉开，这种运动是外展和伸展的结合，发生在第一腕掌关节。拇指的外展和内收比较独特，发生在围绕冠状轴的矢状面上，而拇指的屈曲和伸展发生在围绕矢状轴的冠状面上。第一腕掌关节是身体中唯一的鞍形关节，可完成专门的抓握运动。拇指外展和伸展是张开手指和放下物体的关键动作。

由于拇长展肌位于拇指前部，它可以协助完成手腕屈曲和桡偏动作。与其他组成鼻烟壶结构的肌肉一样，在铲雪、打保龄球和打高尔夫球等手腕活动中起协同作用。

（二）触诊拇长展肌

体位：被检查者坐位，前臂中立（拇指向上）。

① 被动地使腕关节尺偏，以拉紧组织。
② 用拇指定位桡骨茎突，向远侧滑动到拇长展肌的肌腱上。拇长展肌构成鼻烟壶解剖的侧缘。
③ 当被检查者进行拇指外展时给予对抗力，以确保触诊到适当的位置。

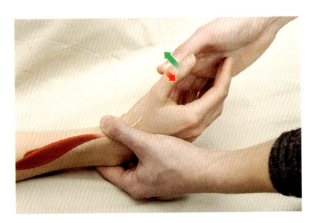

图5.56 触诊拇长展肌。

拇短伸肌
（Extensor Pollicis Brevis）

拉丁语 "extensor" 意为伸展，"pollicis" 意为拇指，"brevis" 意为短。

附着点
起点：桡骨后表面远端三分之一处及骨间膜
止点：第1指骨近节基底部背侧

动作
- 伸展拇指掌腕关节和掌指关节
- 外展拇指掌腕关节
- 桡偏（腕部稍外展）

支配神经
- 骨间后神经
- C7 ~ C8

血液供应
- 骨间后动脉

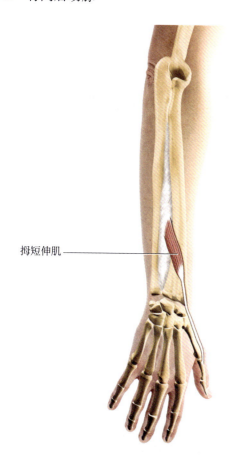

拇短伸肌

图5.57　拇短伸肌。

（一）功能解剖学

拇短伸肌穿过桡骨远端的后面，它是构成鼻烟壶的三块肌肉之一（见拇长展肌），形成侧缘，其主要功能是伸展拇指腕掌关节和掌指关节。这个动作有助于张开双手来抓住物体，也可松开这些物体。

拇短伸肌横跨手腕后部，并向下延伸到拇指，利用这一杠杆作用可以完成桡偏（腕部外展）。这种动作涉及铲雪、打保龄球和打高尔夫。

（二）触诊拇短伸肌

体位：被检查者仰卧，前臂中立（拇指向上）。

① 被动地使腕部尺偏，以使组织产生张力。

② 用拇指定位桡骨茎突，向远侧滑动到拇短伸肌腱上。拇短伸肌构成鼻烟壶的侧缘。

③ 当被检查者执行拇指伸展动作时给予对抗力，以确保触诊到适当的定位。

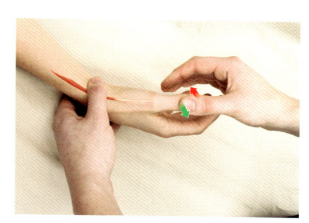

图5.58　触诊拇短伸肌。

拇长伸肌
（Extensor Pollicis Longus）

拉丁语"extensor"意为伸展，"pollicis"意为拇指，"longus"意为长。

附着点

起点：尺骨后表面中三分之一处和骨间膜

止点：第1拇指远节指骨基底部背侧

动作

- 伸展拇指腕掌关节、掌指关节和指间关节
- 桡偏（腕部稍外展）
- 稍伸展手腕

支配神经

- 骨间后神经
- C7 ~ C8

血液供应

- 骨间后动脉

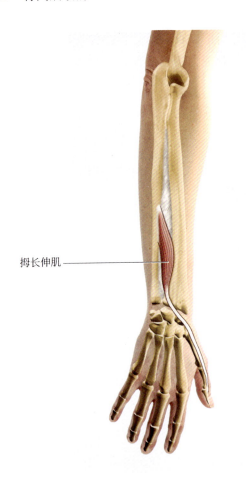

拇长伸肌

图5.59 拇长伸肌。

（一）功能解剖学

拇长伸肌横跨尺桡关节远端，位于拇短伸肌内侧，它是解剖学鼻烟壶结构的第三块肌肉（见拇长展肌），形成其内侧缘。拇长伸肌与拇短伸肌在伸展拇指和腕部桡偏时协同作用，当手张开和放开物体时，一起伸展拇指，并趋于拇指屈腕。这些动作常涉及家务劳动（如铲雪）和体育运动，如打保龄球和打排球等。

因为拇长伸肌比短伸肌更靠近前臂近端，所以桡偏功能更强，能伸展手腕。这个功能在精细控制动作中特别重要，例如打高尔夫挥杆结束时。

（二）触诊拇长伸肌

体位：被检查者仰卧、前臂中立（拇指向上）。

① 腕关节被动尺偏，以产生组织张力。

② 用拇指定位桡骨茎突，侧向滑到拇长伸肌的肌腱。

③ 当被检查者执行拇指伸展时给予对抗力，以确保触诊到适当的位置。

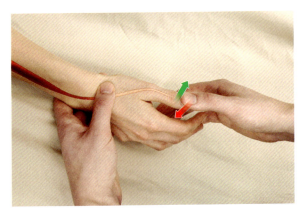

图5.60 触诊拇长伸肌。

功能方面

手部固有肌

肌肉	位置	动作	功能
小指对掌肌	小鱼际隆起	小指对掌	抓捏
小指短屈肌	小鱼际隆起	屈曲小指掌指关节	抓住圆形物体
小指展肌	小鱼际隆起	小指外展	手握圆形物体
拇指对掌肌	大鱼际隆起	拇指反向屈曲和内收	抓住圆形物体，精细抓握，如铅笔
拇指短屈肌	大鱼际隆起	屈曲和外展第一腕掌关节，屈曲第一掌指关节，对掌运动	钳状夹持、侧向夹紧钥匙或卡片等

手部固有肌

肌肉	位置	动作	功能
拇短展肌	大鱼际隆起	拇指反向外展	抓住圆形或圆柱形物体
拇内收肌	手向中央聚拢	内收第一腕掌关节，屈曲第一掌指关节	抓握及握拳
骨间肌	手向中央聚拢 掌侧：第二和第三、第三和第四、第四和第五掌腕和近端指骨之间 背侧：在所有五个掌腕和近端指骨之间	掌侧：屈曲掌指关节，伸展近端指间关节，内收第2、第4和第5指骨 背侧：屈曲掌指关节，伸展近端指间关节，外展第2~4指骨	手指屈曲和靠近（掌侧）和伸展（背侧）
蚓状肌	指深屈肌腱至第二、第三、第四、第五掌指关节以使手向中央聚拢	屈曲掌指关节，伸展近端指间关节和远端指间关节	手指交错屈曲

协同肌/拮抗肌：肘和腕

运动	参与肌肉	运动	参与肌肉
屈肘	*肱二头肌（第四章） *肱肌 *肱桡肌 桡侧腕屈肌 掌长肌 尺侧腕屈肌 旋前圆肌 桡侧腕长伸肌	肘部伸展	*肱三头肌（第四章） 肘肌 旋后肌 尺侧腕伸肌 指伸肌 小指伸肌 桡侧腕短伸肌
旋前	肱桡肌 *桡侧腕屈肌 *旋前圆肌 *旋前方肌	旋后	*肱二头肌（第四章） 肱桡肌 *旋后肌 食指伸肌 桡侧腕长伸肌
屈腕	*桡侧腕屈肌 掌长肌 *尺侧腕屈肌 指浅屈肌 指深屈肌 拇长屈肌 拇长展肌	腕部伸展	*桡侧腕长伸肌 *桡侧腕短伸肌 *尺侧腕伸肌 指伸肌 食指伸肌 小指伸肌 拇长伸肌
桡偏	*桡侧腕屈肌 *桡侧腕长伸肌 桡侧腕短伸肌 *拇长展肌 *拇短伸肌 拇长伸肌	尺偏	*尺侧腕屈肌 *尺侧腕伸肌

*激动肌

协同肌/拮抗肌：手

运动	参与肌肉	运动	参与肌肉
屈指	*指浅屈肌（MPs和PIPs） *指深屈肌（MPs、PIPs和DIPs） *小指短屈肌（第5MP关节） *蚓状肌（MP关节） *骨间肌（MP关节）	伸指	*指伸肌（MPs、PIPs和DIPs） *食指伸肌（第2MP、PIP和DIP） *小指伸肌（第5MP、PIP和DIP） 骨间肌（PIP关节） 蚓状肌（PIP和DIP关节）
手指内收	*掌骨间肌（第2、4、5手指）	手指外展	*小指展肌（第5手指） *背侧骨间肌（第2～4手指）
拇指屈曲	*拇长屈肌（CM、MP和IP关节） *拇短屈肌（CM、MP关节） *拇指对掌肌 拇收肌（MP关节）	拇指伸展	*拇长展肌（CM关节） *拇短伸肌（CM和MC关节） *拇长伸肌（CM、MC和IP关节）
拇指内收	拇指对掌肌 *拇收肌（CM关节）	拇指外展	*拇长展肌（CM关节） 拇短伸肌（CM关节） 拇短屈肌 拇短展肌
拇指对掌	*小指对掌 *拇对掌 *拇短屈肌 *拇短展肌		

注：MP：掌指关节；PIP：近端指间关节；DIP：远端指间关节；IP：指间关节；CM：掌腕关节；MC：掌指关节

运动方式

　　肘部、前臂、腕部和手的肌肉一起工作来完成常见的动作，例如举起、抓住、旋转和投掷。这些复杂的动作需要协调一致，才能顺利有效地完成。激动肌和拮抗肌之间的适当平衡，维持关节对位，以及对运动力量的充分控制。

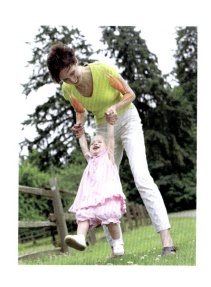

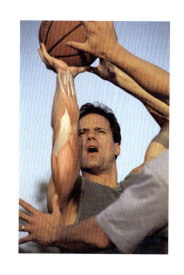

　　投掷： 投篮的大部分力量来自下半身、躯干和肩部。手臂和手的位置对投掷作微调，并帮助确定球的运动和方向。做这个动作时，肱三头肌和肘肌伸展肘部，旋前圆肌、旋前方肌和桡侧腕屈肌使前臂旋前。手指屈曲有助于抓球，但伸肌必须被激活才能释放球。所有的手腕屈肌保持活跃，推动球向前，直到球滚离指尖。

　　抬举： 肘部、腕部和手部的几块肌肉一起，帮助我们举起和搬运物体。当前臂旋前时，腕伸肌和肘屈肌协同工作；当前臂旋后时，腕屈肌工作。在这两种情况下，指屈肌和固有的手部肌肉负责抓住和握住物体。

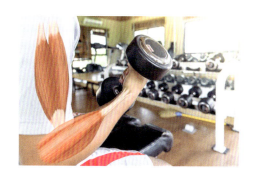

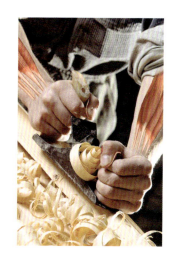

　　旋转： 像转动螺丝刀，用开瓶器打开瓶子，或者打高尔夫球或棒球过程中转动双手可激活前臂的旋前肌和旋后肌。肱二头肌和旋后肌转动前臂，使手掌从向下变为向上。旋前圆肌、旋前方肌和桡侧腕屈肌使前臂从手掌向上转为手掌向下。

　　抓握： 对抓握动作的近距离观察可揭示掌长肌、指浅屈肌、指深屈肌、拇长屈肌、拇短屈肌和拇对掌肌等肌肉的协调工作状态。复杂的手部动作需要多个肌群的激活。

小结

- 肘部由三块骨骼（肱骨、桡骨和尺骨）和两个关节（肱尺关节和桡尺近端关节）组成，可完成屈戍（屈曲和伸展）和旋转（旋前和旋后）

- 腕部和手有多个骨骼关节，包括桡骨、尺骨、腕骨、掌腕骨、指骨。这些复杂的结构可使手部完成各种动作。

- 强壮的肌肉，例如肱肌、肱桡肌为提升和搬运提供力量。

- 腕部、手部直至肘部运动有多条肌肉参与，包括腕部和手指的屈肌和伸肌。

- 像旋前圆肌、旋前方肌和旋后肌这样的特殊肌肉，以前臂为轴，帮助维持手的位置并做旋转动作。

- 拇指是独特的，有一组独立的肌肉来控制它的运动，包括按压、抓握和释放。

- 肘部、前臂、腕部和手的肌肉协同工作以产生动作，例如推举、旋转、投掷和抓握。

复习

多选题

1. 使前臂旋转的两个关节是
   A. 肱尺关节和桡腕关节
   B. 肱尺关节和近端尺桡关节
   C. 肱尺关节和远端尺桡关节
   D. 近端和远端尺桡关节

2. 尺骨切迹位于
   A. 桡骨
   B. 肱骨
   C. 尺骨
   D. 舟骨

3. 旋前和旋后时，维持桡骨头位置的韧带称为
   A. 尺侧副韧带
   B. 桡侧副韧带
   C. 环状韧带
   D. 腕横韧带

4. 位于腕管内的神经是
   A. 尺神经
   B. 桡神经
   C. 正中神经
   D. 臂丛神经

5. 位于腕部外侧，可以用来测量人的脉搏的浅动脉是
   A. 尺动脉
   B. 桡动脉
   C. 正中动脉
   D. 肱动脉

6. 肘淋巴结定位
   A. 在腋窝内
   B. 在腕管内
   C. 接近肘部内侧褶皱
   D. 接近肘部外侧褶皱

7. 手部滑膜鞘的用途是
   A. 润滑手指肌腱
   B. 保护鹰嘴突
   C. 减少内上髁和外上髁的摩擦
   D. 抓握或控制物体时为骨骼提供缓冲

8. 形成腕管顶部的韧带称为
   A. 尺侧副韧带
   B. 桡侧副韧带
   C. 环形韧带
   D. 屈肌支持带

9. 骨间膜的作用是
   A. 防止肱尺关节内侧分离
   B. 防止肱尺关节外侧分离
   C. 防止桡骨和尺骨屈曲或分离
   D. 维持桡骨头的位置

10. 手指骨的解剖学术语是
    A. 腕骨
    B. 指骨
    C. 掌腕骨
    D. 跗骨

配伍题

下面列出不同肌肉附着点，请匹配肌肉正确的附着点。

11. ＿＿＿ 第一远端指骨基底部背侧

12. ＿＿＿ 豌豆骨、钩骨、第五掌骨基底部掌侧

13. ＿＿＿ 肱骨外上髁嵴远端三分之一处

14. ＿＿＿ 桡骨外侧中三分之一

15. ＿＿＿ 第二和第三掌骨基底部掌侧

16. ＿＿＿ 肱骨前表面远端1/2处

17. ＿＿＿ 桡骨茎突外侧

18. ＿＿＿ 尺骨近端四分之三前内侧面和骨间膜

19. ＿＿＿ 鹰嘴突外侧和尺骨近端后方

20. ＿＿＿ 第2～5指骨中部及远端背侧

A. 肘肌

B. 肱肌

C. 桡侧腕长伸肌

D. 旋前圆肌

E. 指深屈肌

F. 肱桡肌

G. 拇长展肌

H. 桡侧腕屈肌

I. 指伸肌

J. 尺侧腕屈肌

下面列出不同肌肉的动作，请将这些动作匹配正确的肌肉，答案可多选。

21. ＿＿＿ 屈肘

22. ＿＿＿ 伸肘

23. ＿＿＿ 前臂旋前

24. ＿＿＿ 前臂旋后

25. ＿＿＿ 屈腕

26. ＿＿＿ 伸腕

27. ＿＿＿ 腕部桡偏

28. ＿＿＿ 腕部尺偏

29. ＿＿＿ 屈指

30. ＿＿＿ 伸指

A. 肱桡肌

B. 指伸肌

C. 旋前方肌

D. 指深屈肌

E. 尺侧腕伸肌

F. 肱肌

G. 桡侧腕长屈肌

H. 肘肌

I. 掌长肌

J. 尺侧腕屈肌

简答题

31. 简要描述为什么肘部能够屈曲和伸展以及旋转，涉及哪些关节？

32. 列出所有附着在肱骨外上髁及肱骨内上髁的肌肉。

33. 简单对比拇指和其他手指。它们分别可以完成哪些动作，哪些动作是独特的？这些独特的动作是如何发生的？

试一试！

  活动1：找搭档。从前面检查其站立姿势。写下或画出你所观察到的姿势，特别注意他们的上肢。如果注意到任何偏差，利用你对肌肉功能和关系的了解，确定哪些肌肉可能失去了平衡。看看你能不能弄清楚哪些肌肉收缩。交换搭档，重复这个过程。比较你们的发现。

  活动2：找搭档，让他完成投掷动作中的一个确定动作。识别构成这个动作的肘、前臂、腕部和手的特定动作。把它们写下来。列出哪些肌肉一起协同工作来完成这个动作。确保你的操作顺序正确。看看你能否发现哪些肌肉在稳定或引导关节到位，哪些肌肉负责为运动提供力量。

  更换合作伙伴，尝试不同的动作。重复上述步骤。

参考文献

Bongers PM. The cost of shoulder pain at work: Variation in work tasks and good job opportunities are essential for prevention. *BMJ.* 2001;322(7278):64–65.

Cogley RM, Archambault TA, Fiberger JF, et al. Comparison of muscle activation using various hand positions during the push-up exercise. *J Strength Cond Res* 2005;19(3):628–633.

Descatha A, Dale AM, Silverstein BA, Roquelaure Y, Rempel D. Lateral epicondylitis: new evidence for work relatedness. *Joint Bone Spine.* 2015;82(1):5–7.

Grezios AK, Gissis IT, Sotiropoulos AA, et al. Muscle-contraction properties in overarm throwing movements. *J Strength Cond Res.* 2006;20(1):117–123.

Islam SU, Glover A, MacFarlane RJ, et al. The anatomy and biomechanics of the elbow. *Open Orthop J.* 2020;14:95–99.

McMullen J, Uhl TL. A kinetic chain approach for shoulder rehabilitation. *J Athl Train.* 2000;35(3):329–337.

Myers JB, Pasquale MR, Laudner KG, et al. On-the-field resistance-tubing exercises for throwers: An electromyographic analysis. *J Athl Train.* 2005;40(1):15–22.

Seidel DH, Ditchen DM, Hoehne-Hückstädt UM, Rieger MA, Steinhilber B. Quantitative measures of physical risk factors associated with work-related musculoskeletal disorders of the elbow: A systematic review. *Int J Environ Res Public Health.* 2019;16(1):130.

Zimmerman GR. Carpal tunnel syndrome. *J Athl Train.* 1994;29(1):22–24,26–28,30.

（崔文静　王　骏　黄薇园　王建华　李佳璇）

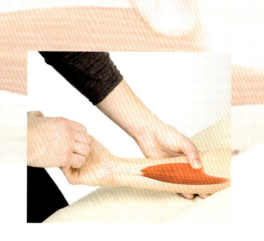

第六章

头、颈和面部

通过学习本章内容可以融会贯通地掌握以下内容：

■ 熟识头、颈和面部的主要结构，包括骨骼、关节、特殊结构以及深层和表浅肌肉。

■ 标记和触诊头、颈和面部的主要表面标志。

■ 识别并演示头、颈和下颌肌肉的所有动作。

■ 演示颈部的被动和抵抗活动范围。

■ 绘制、标记、触诊和激活头、颈和面部的表浅和深层肌肉。

■ 确定头、颈和面部肌肉的附着点和神经控制。

■ 描述头、颈和面部每块肌肉之间独特的功能解剖学关系。

■ 识别参与颈和下颌（屈曲、伸展等）每个运动的协同肌和拮抗肌。

■ 分辨四个协调运动（头球、抬头、向一侧转头和头部旋转）中使用的肌肉。

概述

　　头、颈和面部包含有神经系统至关重要的器官。头部包含脑，即司管认知和意识的器官，以及十二对颅神经中的十一对。头部还包含四种特殊感觉器官：视觉、听觉、嗅觉和味觉。颈部包含颈髓，其发出的神经最终支配上半身肌肉，包括横膈，呼吸必需的相关肌肉群组。因此，头颈部与人体其他部位的复杂互动保证了人体的生存功能和最佳功能。

　　头骨由数块颅骨组成，部分为圆形颅骨，包含脑；其他颅骨组成了面骨，以保护面部内在结构，例如消化和呼吸系统的开口。下颌关节的精细、复杂功能结构构成了人类发音、咀嚼和面部表情运动的基础。

　　颈椎包含七个椎骨和两种类型的关节，是脊柱活动度最大的部位，颈椎周围多层韧带和肌肉维持头骨、单块椎骨和整个颈椎之间的正常生理曲度和序列。该部位中肌肉的大小、形状和位置能反映它们所负责的功能，其中部分头颈部的肌肉也参与了整个脊柱的运动。这将在第七章躯干中进行探讨。

头、颈和面部的表面解剖

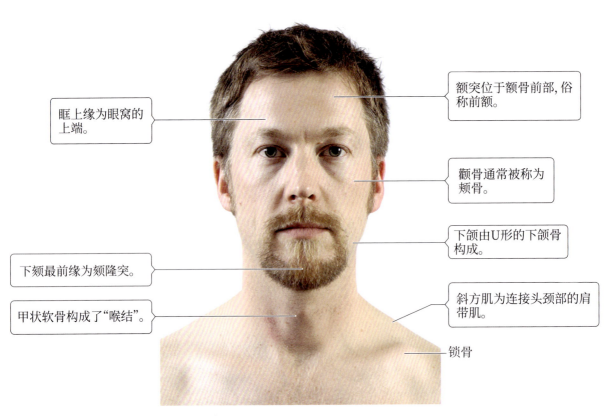

眶上缘为眼窝的上端。

额突位于额骨前部，俗称前额。

颧骨通常被称为颊骨。

下颌由U形的下颌骨构成。

下颏最前缘为颏隆突。

斜方肌为连接头颈部的肩带肌。

甲状软骨构成了"喉结"。

锁骨

图6.1A　前面观。

头、颈和面部的表面解剖

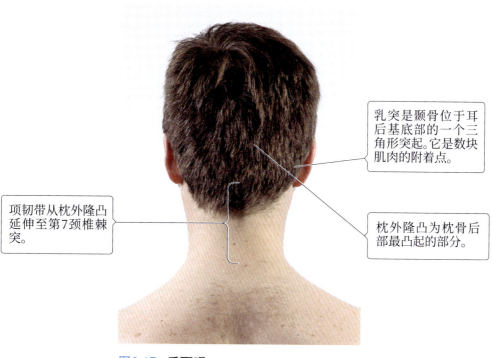

乳突是颞骨位于耳后基底部的一个三角形突起。它是数块肌肉的附着点。

项韧带从枕外隆凸延伸至第7颈椎棘突。

枕外隆凸为枕骨后部最凸起的部分。

图6.1B 后面观。

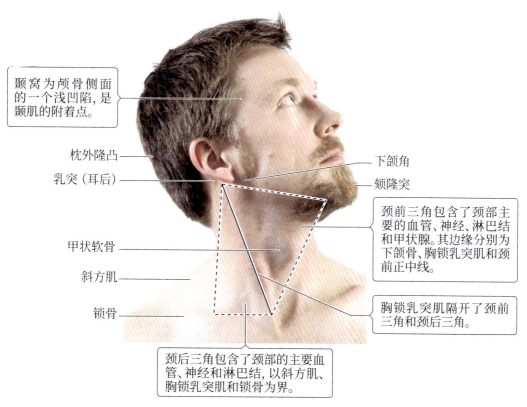

颞窝为颅骨侧面的一个浅凹陷,是颞肌的附着点。

枕外隆凸

乳突(耳后)

甲状软骨

斜方肌

锁骨

下颌角

颏隆突

颈前三角包含了颈部主要的血管、神经、淋巴结和甲状腺。其边缘分别为下颌骨、胸锁乳突肌和颈前正中线。

胸锁乳突肌隔开了颈前三角和颈后三角。

颈后三角包含了颈部的主要血管、神经和淋巴结,以斜方肌、胸锁乳突肌和锁骨为界。

图6.1C 前侧面观。

头、颈和面部的骨性结构

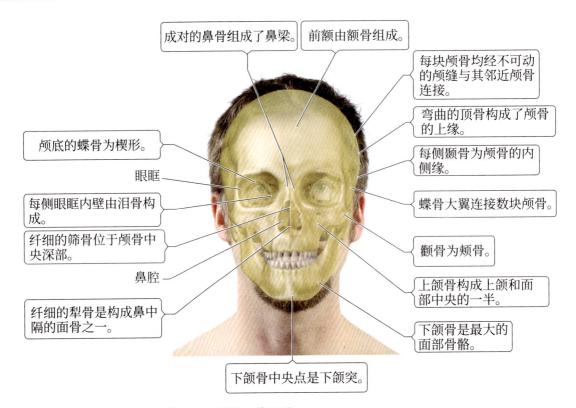

成对的鼻骨组成了鼻梁。

前额由额骨组成。

每块颅骨均经不可动的颅缝与其邻近颅骨连接。

弯曲的顶骨构成了颅骨的上缘。

每侧颞骨为颅骨的内侧缘。

颅底的蝶骨为楔形。

眼眶

每侧眼眶内壁由泪骨构成。

纤细的筛骨位于颅骨中央深部。

鼻腔

纤细的犁骨是构成鼻中隔的面骨之一。

蝶骨大翼连接数块颅骨。

颧骨为颊骨。

上颌骨构成上颌和面部中央的一半。

下颌骨是最大的面部骨骼。

下颌骨中央点是下颌突。

图6.2A 颅骨：前面观。

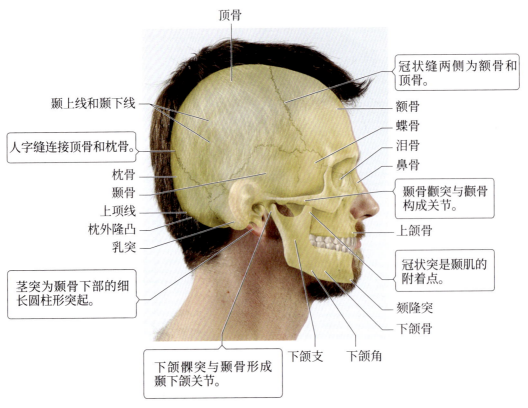

顶骨

颞上线和颞下线

人字缝连接顶骨和枕骨。

枕骨

颞骨

上项线

枕外隆凸

乳突

茎突为颞骨下部的细长圆柱形突起。

冠状缝两侧为额骨和顶骨。

额骨

蝶骨

泪骨

鼻骨

颞骨颧突与颧骨构成关节。

上颌骨

冠状突是颞肌的附着点。

颏隆突

下颌骨

下颌髁突与颞骨形成颞下颌关节。

下颌支

下颌角

图6.2B 颅骨：侧面观。

头、颈和面部的骨性结构

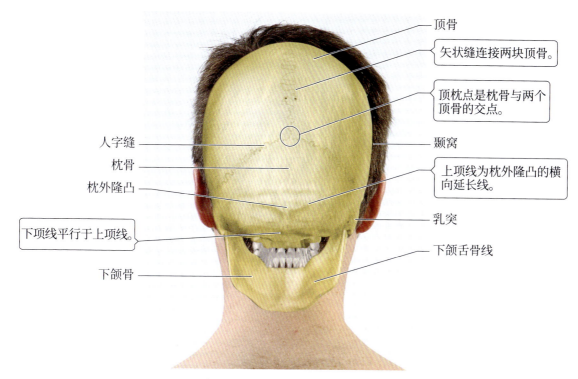

顶骨

矢状缝连接两块顶骨。

顶枕点是枕骨与两个顶骨的交点。

人字缝

枕骨

枕外隆凸

颞窝

上项线为枕外隆凸的横向延长线。

乳突

下颌舌骨线

下项线平行于上项线。

下颌骨

图6.2C 颅骨：后面观。

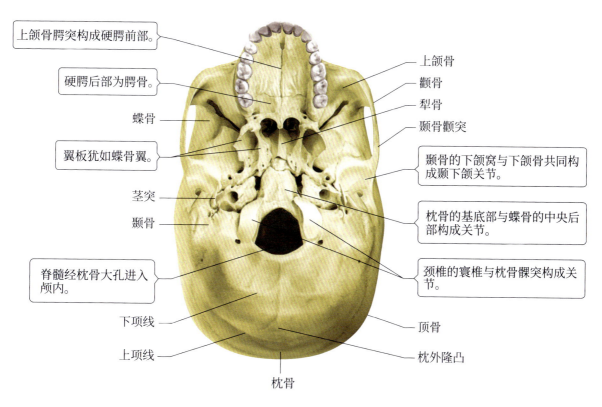

上颌骨腭突构成硬腭前部。

硬腭后部为腭骨。

蝶骨

翼板犹如蝶骨翼。

茎突

颞骨

脊髓经枕骨大孔进入颅内。

下项线

上项线

枕骨

上颌骨

颧骨

犁骨

颞骨颧突

颞骨的下颌窝与下颌骨共同构成颞下颌关节。

枕骨的基底部与蝶骨的中央后部构成关节。

颈椎的寰椎与枕骨髁突构成关节。

顶骨

枕外隆凸

图6.2D 颅骨：下面观。

头、颈和面部的骨性结构

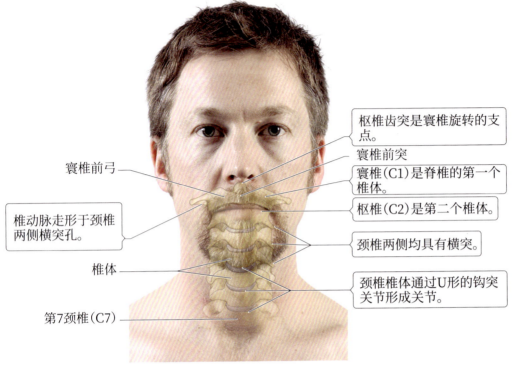

寰椎前弓

椎动脉走形于颈椎
两侧横突孔。

椎体

第7颈椎（C7）

枢椎齿突是寰椎旋转的支
点。

寰椎前突

寰椎（C1）是脊椎的第一个
椎体。

枢椎（C2）是第二个椎体。

颈椎两侧均具有横突。

颈椎椎体通过U形的钩突
关节形成关节。

图6.2E　颈椎：前面观。

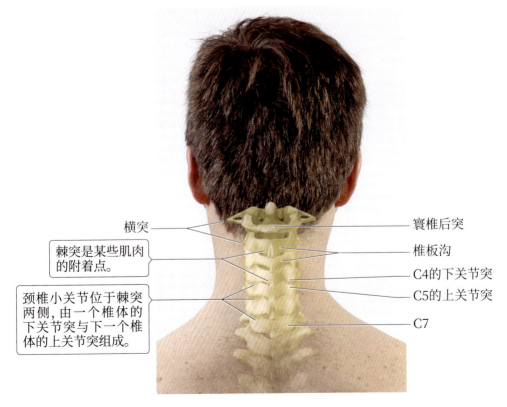

横突

棘突是某些肌肉
的附着点。

颈椎小关节位于棘突
两侧，由一个椎体的
下关节突与下一个椎
体的上关节突组成。

寰椎后突

椎板沟

C4的下关节突

C5的上关节突

C7

图6.2F　颈椎：后面观。

头、颈和面部的骨性结构

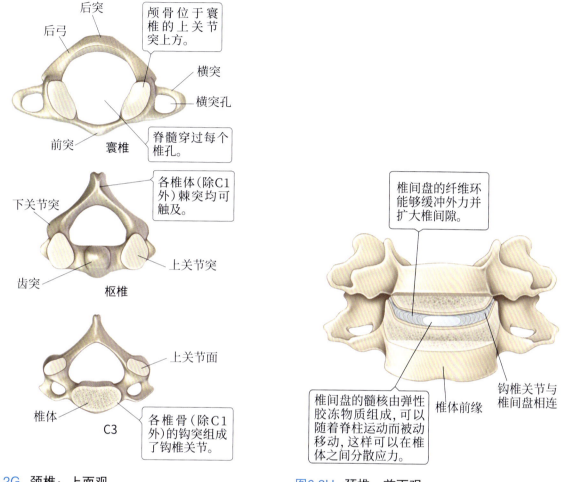

后突
后弓
前突
寰椎

> 颅骨位于寰椎的上关节突上方。

横突
横突孔

> 脊髓穿过每个椎孔。

下关节突
齿突
枢椎

> 各椎体（除C1外）棘突均可触及。

上关节突

上关节面
椎体
C3

> 各椎骨（除C1外）的钩突组成了钩椎关节。

图6.2G 颈椎：上面观。

> 椎间盘的纤维环能够缓冲外力并扩大椎间隙。

> 椎间盘的髓核由弹性胶冻物质组成，可以随着脊柱运动而被动移动，这样可以在椎体之间分散应力。

椎体前缘

> 钩椎关节与椎间盘相连

图6.2H 颈椎：前面观。

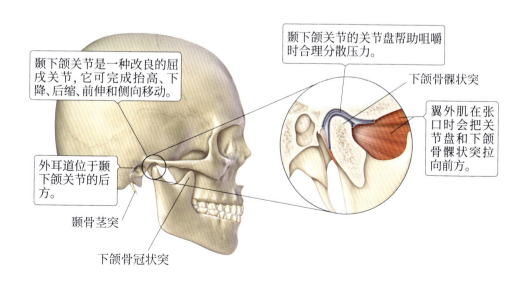

> 颞下颌关节是一种改良的屈戌关节，它可完成抬高、下降、后缩、前伸和侧向移动。

> 颞下颌关节的关节盘帮助咀嚼时合理分散压力。

下颌骨髁状突

> 翼外肌在张口时会把关节盘和下颌骨髁状突拉向前方。

> 外耳道位于颞下颌关节的后方。

颞骨茎突

下颌骨冠状突

图6.2I 颞下颌关节：侧面观。

头、颈和面部的骨性标志

（一）颞窝触诊

体位：被检查者仰卧位。

① 用四指定位被检查者头部和耳顶部的交界处。

② 将指尖向上和向前滑动，滑入宽而浅的颞窝。

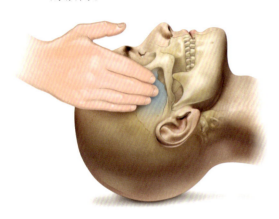

颞窝

图6.3A 颞窝。

（二）触诊颧骨

体位：被检查者仰卧位。

① 用指尖找到被检查者外耳道前的骨性凸起。

② 将手指向前滑过面颊，朝向鼻子方向触诊狭窄的颧骨。

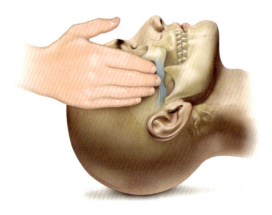

颧骨

图6.3B 颧骨。

（三）触诊乳突

体位：被检查者仰卧位。

① 将一个手指直接置于被检查者耳后。

② 用指腹触诊大而圆的乳突。

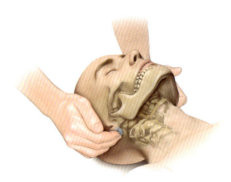

乳突

图6.3C 乳突。

（四）触诊颈椎横突

体位：被检查者仰卧位。

① 用指尖找到乳突。

② 将手指向下前滑动，至C1小而侧突的横突。

③ 继续向下触诊，摸到呈垂直排列的C2～C7横突。

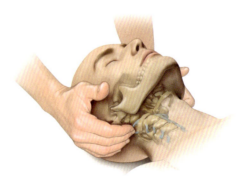

横突

图6.3D 颈椎横突。

■ 头、颈和面部的骨性标志

（五）触诊颈椎棘突

体位：被检查者仰卧位。

① 用手指尖环形托住被检查者头部，触诊颈椎正中线。

② 用指尖轻轻触诊C2~C7（C1没有棘突）后部的棘突。

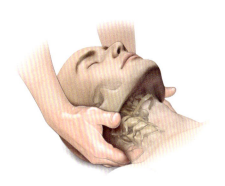

棘突

图6.3E **颈椎棘突**。

（六）触诊枕外隆凸

体位：被检查者仰卧位。

① 用指尖托住被检查者头部，并置于枕骨上方。

② 触诊枕骨的正中线，找到位于上项线中心的骨性凸起。

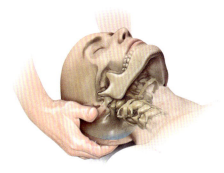

枕外隆凸

图6.3F **枕外隆凸**。

（七）触诊下颌支和下颌角

体位：被检查者仰卧位，下颌放松。

① 用指尖找到被检查者颧骨下缘。

② 将指尖向下滑动至下颌骨的宽阔、扁平的支部，并沿着其曲线前移至下颌角部。

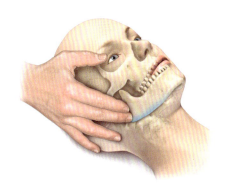

下颌支和下颌角

图6.3G **下颌支和下颌角**。

（八）触诊下颌骨冠状突

体位：被检查者仰卧位，下颌稍下压。

① 用指腹找到颧骨的中心。

② 当被检查者下压下颌骨时，将手指向下滑动，触诊前突的冠状突。

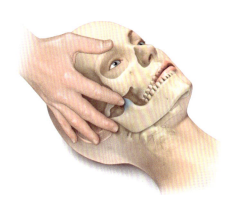

冠状突

图6.3H **下颌骨冠状突**。

头、颈和面部的骨性标志

（九）触诊下颌骨髁突

体位：被检查者仰卧位，下颌稍下压。

① 找到位于外耳道前的颧骨后缘。

② 示意被检查者下压下颌骨，同时用手指向下滑动，随着髁突向前、向下移动触诊髁突。

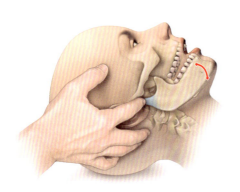

下颌骨髁突

图6.3I **下颌骨髁突。**

（十）触诊颌下窝

体位：被检查者仰卧位。

① 用指尖找到下颌角后缘。

② 将指尖滑入下颌骨的下缘后深处，触诊颌下窝。

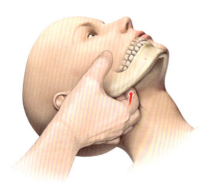

图6.3J **颌下窝。**

（十一）触诊舌骨

体位：被检查者仰卧位。

① 用食指和拇指托住位于颈前甲状软骨上方。

② 轻轻地捏合拇指和食指，触诊舌骨的细长边缘。

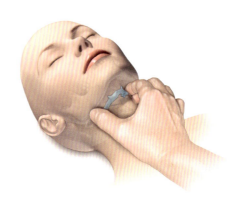

舌骨

图6.3K **舌骨。**

（十二）触诊颈椎前缘

体位：被检查者仰卧位。

① 用指尖找到甲状软骨和胸锁乳突肌之间的凹陷处。

② 对位于其中的扁平、坚硬的颈椎前缘行深部触诊。

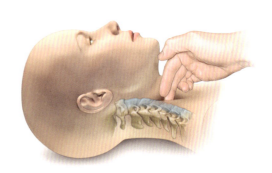

颈椎前缘

图6.3L **颈椎前缘。**

■ 肌肉附着点

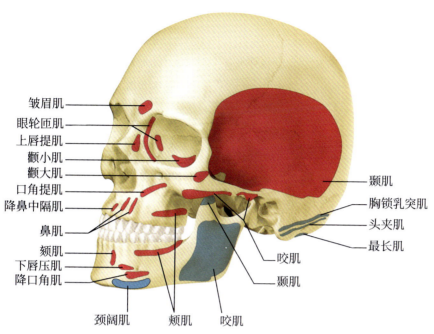

皱眉肌
眼轮匝肌
上唇提肌
颧小肌
颧大肌
口角提肌
降鼻中隔肌
鼻肌
颏肌
下唇压肌
降口角肌

颈阔肌　　颊肌　　咬肌

颞肌
胸锁乳突肌
头夹肌
最长肌

咬肌
颞肌

图6.4A　颅骨肌肉附着点：前侧面观：当肌肉短缩时，止点（蓝色）倾向于向起点（红色）移动。这里显示了附着到颅骨前侧的面部、颅骨和颈部肌肉。

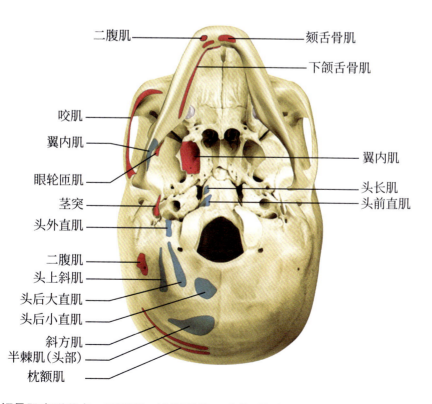

二腹肌
咬肌
翼内肌
眼轮匝肌
茎突
头外直肌
二腹肌
头上斜肌
头后大直肌
头后小直肌
斜方肌
半棘肌(头部)
枕额肌

颏舌骨肌
下颌舌骨肌
翼内肌
头长肌
头前直肌

图6.4B　颅骨肌肉附着点：下面观。这里显示了附着到颅骨底部的面部、颅骨和颈部肌肉。

肌肉附着点

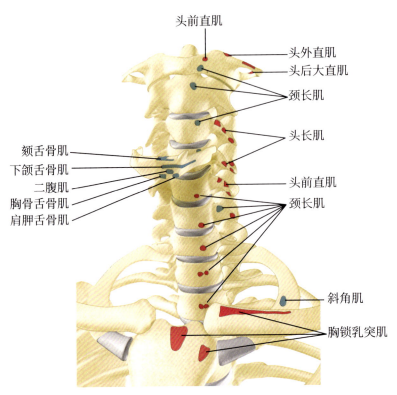

头前直肌
头外直肌
头后大直肌
颈长肌
头长肌
颏舌骨肌
下颌舌骨肌
二腹肌
胸骨舌骨肌
肩胛舌骨肌
头前直肌
颈长肌
斜角肌
胸锁乳突肌

图6.4C 颈椎肌肉附着点：前面观。这里展示了附着在脊柱前部、舌骨和肩带骨的面、头和颈部肌肉。

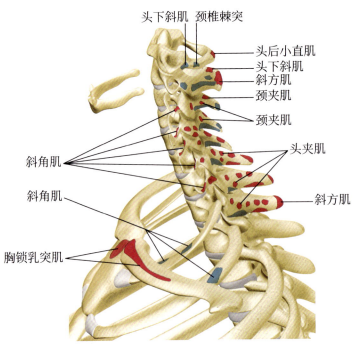

头下斜肌 颈椎棘突
头后小直肌
头下斜肌
斜方肌
颈夹肌
颈夹肌
头夹肌
斜角肌
头夹肌
斜角肌
斜方肌
胸锁乳突肌

图6.4D 颈椎肌肉附着点：侧面观。这里显示了附着到脊柱侧面、舌骨和肩带骨的头部和颈部肌肉。

肌肉附着点

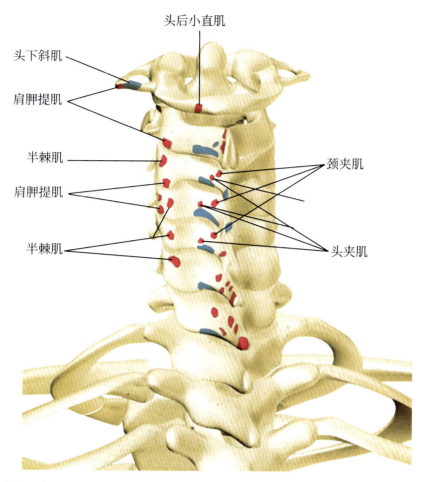

图6.4E　颈椎肌肉附着点：后面观。这里展示了附着在颈后部的头部和颈部肌肉。

头、颈和面部韧带

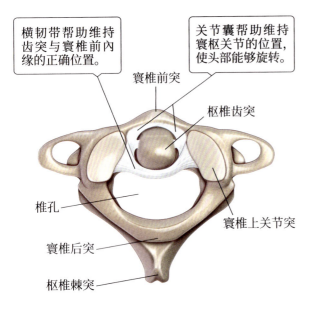

横韧带帮助维持齿突与寰椎前内缘的正确位置。

关节囊帮助维持寰枢关节的位置,使头部能够旋转。

寰椎前突

枢椎齿突

椎孔

寰椎上关节突

寰椎后突

枢椎棘突

图6.5A 寰枢关节横韧带:上面观。

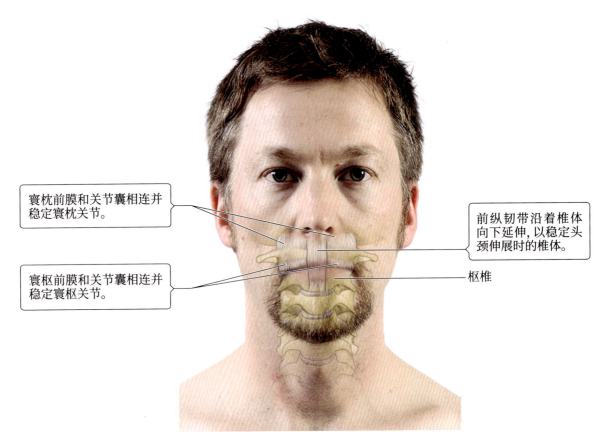

寰枕前膜和关节囊相连并稳定寰枕关节。

前纵韧带沿着椎体向下延伸,以稳定头颈伸展时的椎体。

枢椎

寰枢前膜和关节囊相连并稳定寰枢关节。

图6.5B 颈椎韧带:前面观。

头、颈和面部韧带

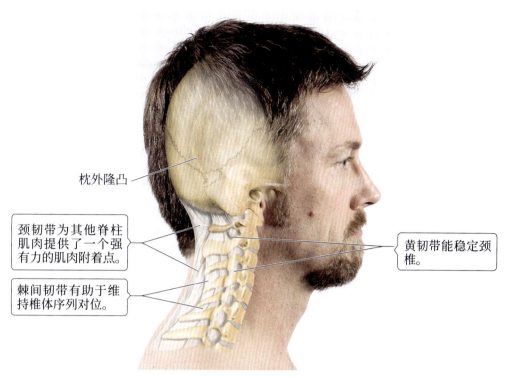

枕外隆凸

颈韧带为其他脊柱肌肉提供了一个强有力的肌肉附着点。

棘间韧带有助于维持椎体序列对位。

黄韧带能稳定颈椎。

图6.5C 颈椎韧带：侧面观。

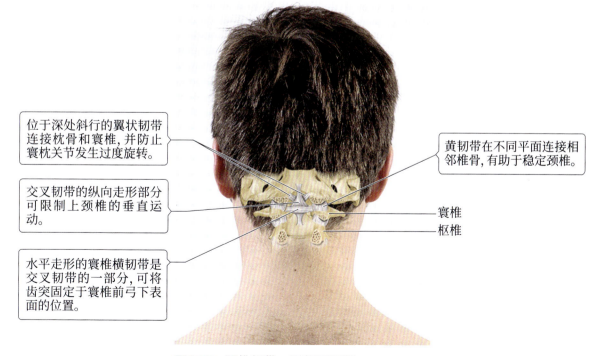

位于深处斜行的翼状韧带连接枕骨和寰椎，并防止寰枕关节发生过度旋转。

交叉韧带的纵向走形部分可限制上颈椎的垂直运动。

水平走形的寰椎横韧带是交叉韧带的一部分，可将齿突固定于寰椎前弓下表面的位置。

黄韧带在不同平面连接相邻椎骨，有助于稳定颈椎。

寰椎

枢椎

图6.5D 颈椎韧带：深部后面观。

头、颈和面部韧带

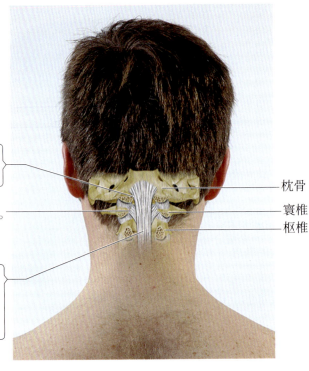

宽大的覆膜附着于枕大孔前缘上。

覆膜/后纵韧带的深部。

覆膜向下延伸为连接椎体后部的后纵韧带。这种强韧的垂直韧带附着于椎间盘的深部。

枕骨

寰椎

枢椎

图6.5E 颈椎韧带：中间后面观。

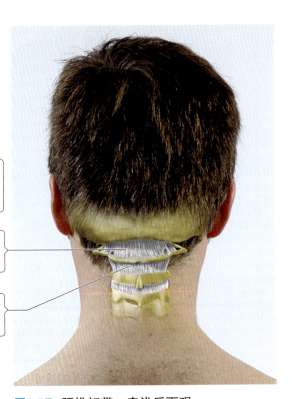

与前方类似，两层膜稳定了上颈部的后缘，并在上颈椎屈曲时被拉紧。

寰枕后膜和关节囊相连并稳定寰枕关节。

寰枢后膜和关节囊相连并稳定寰枢关节。

图6.5F 颈椎韧带：表浅后面观。

头、颈和面部韧带

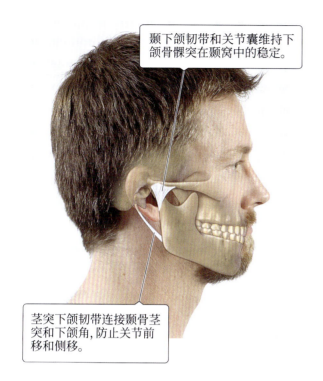

颞下颌韧带和关节囊维持下颌骨髁突在颞窝中的稳定。

茎突下颌韧带连接颞骨茎突和下颌角,防止关节前移和侧移。

图6.5G 颞下颌韧带:侧面观。

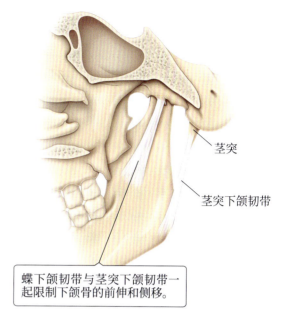

茎突

茎突下颌韧带

蝶下颌韧带与茎突下颌韧带一起限制下颌骨的前伸和侧移。

图6.5H 颞下颌韧带,内侧观。

头颈部表浅肌肉

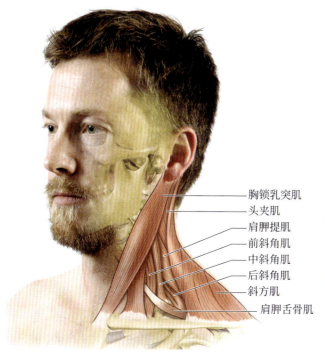

胸锁乳突肌
头夹肌
肩胛提肌
前斜角肌
中斜角肌
后斜角肌
斜方肌
肩胛舌骨肌

图6.6A 颈部表浅肌肉:前侧面观。颈前部的表浅肌肉具有多种功能。它们宽大、厚实,形成了一个横跨锁骨、颅底和上部脊柱的披风状结构。它们保护底层结构,并将肩胛带悬挂在头部。颈前方的大型肌肉可在该部位产生大幅度的运动,包括屈曲、侧屈和旋转。

头颈部表浅肌肉

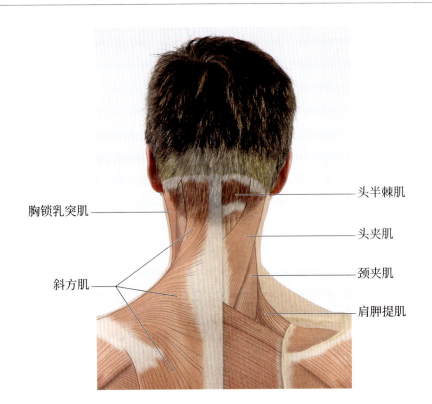

胸锁乳突肌

斜方肌

头半棘肌

头夹肌

颈夹肌

肩胛提肌

图6.6B 颈部表浅肌肉：后面观。风筝状的斜方肌位于颈后部，能够移动头、颈和肩胛骨。胸锁乳突肌从侧面可见，使头后仰、向前突出、侧屈头部并将头部旋转远离肩部。斜方肌的正下方是头夹肌和颈夹肌。这些肌肉可以向外伸展、侧屈，并将头部向肩部旋转。

头颈部中层肌肉

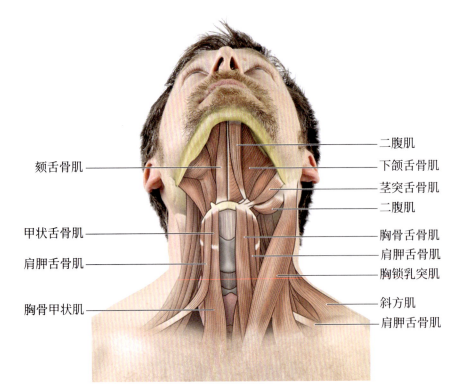

颏舌骨肌

甲状舌骨肌

肩胛舌骨肌

胸骨甲状肌

二腹肌

下颌舌骨肌

茎突舌骨肌

二腹肌

胸骨舌骨肌

肩胛舌骨肌

胸锁乳突肌

斜方肌

肩胛舌骨肌

图6.7A 颈部中间肌肉：前面观。负责吞咽的肌肉是颈前部的中央肌层，包括舌骨上肌和舌骨下肌，其命名是根据它们相对于舌骨的位置。这组肌肉在咀嚼、吞咽和说话过程中发挥辅助作用。

头颈部中层肌肉

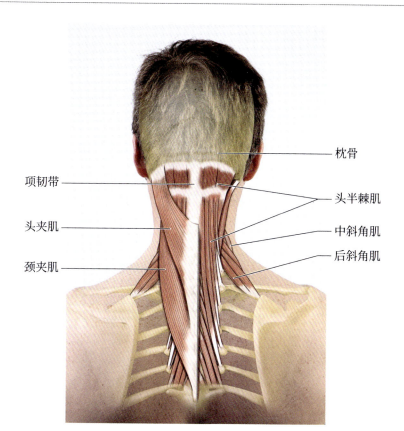

枕骨

项韧带

头半棘肌

头夹肌

中斜角肌

颈夹肌

后斜角肌

图6.7B 颈部中层肌肉：后面观。颈后部的中层肌层一般为又宽又长的肌肉。这些肌肉横跨多个关节，在这一部位产生大幅度的运动，包括伸展、侧屈和旋转。

头颈部深部肌肉

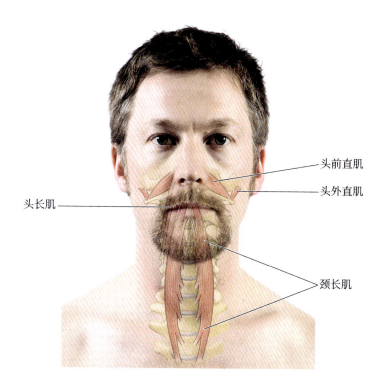

头长肌

头前直肌

头外直肌

颈长肌

图6.8A 颈部深层肌肉：前面观。数块深层肌肉连接颅骨和椎骨的前表面。这些肌肉维持了颈椎生理序列，并在这一部位完成精细的屈曲和侧屈运动。

头颈部深部肌肉

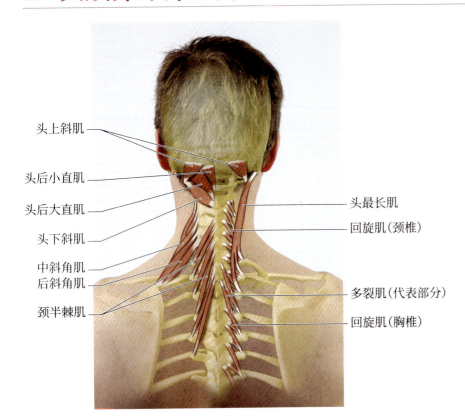

头上斜肌
头后小直肌
头后大直肌
头下斜肌
中斜角肌
后斜角肌
颈半棘肌

头最长肌
回旋肌(颈椎)

多裂肌(代表部分)
回旋肌(胸椎)

图6.8B　颈部深层肌肉：后面观。枕下肌和半棘肌与旋转肌和多裂肌等其他深层脊柱肌肉（见第七章，躯干）共同稳定头颈的后部。这些小巧而独特的肌肉维持颅骨和颈椎的生理对位。它们在该部位完成精细的伸展、侧屈和旋转运动。

面部肌肉

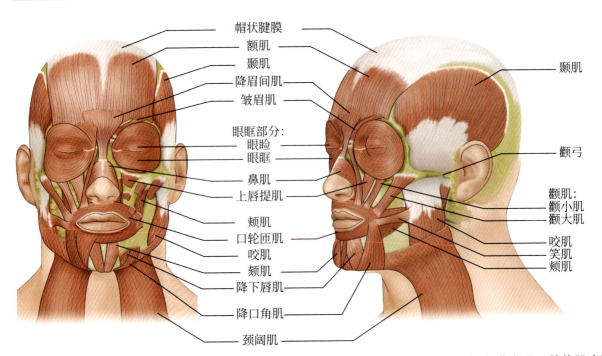

帽状腱膜
额肌
颞肌
降眉间肌
皱眉肌
眼眶部分：
　眼睑
　眼眶
鼻肌
上唇提肌
颊肌
口轮匝肌
咬肌
颏肌
降下唇肌
降口角肌
颈阔肌

颞肌
颧弓
颧肌：
　颧小肌
　颧大肌
咬肌
笑肌
颊肌

图6.9　面部肌肉。许多肌肉用于产生面部表情。有些肌肉呈圆形或环状，用于闭合嘴或眼。其他肌肉可以移动前额、眉毛、脸颊、耳和唇，甚至还有专门用于活动鼻孔的肌肉。

头、颈和面部的特殊结构

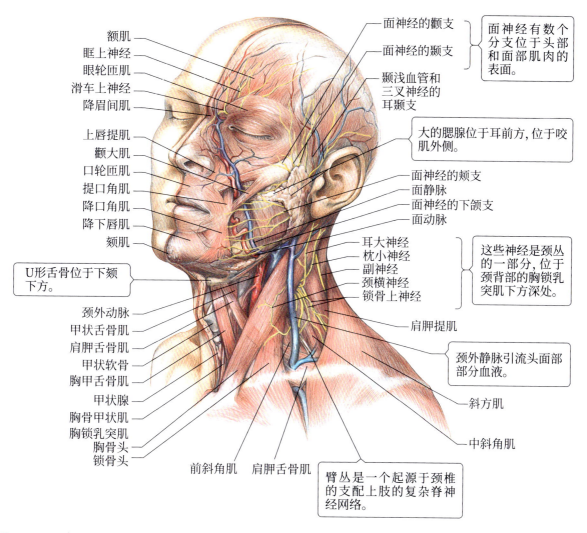

额肌
眶上神经
眼轮匝肌
滑车上神经
降眉间肌

上唇提肌
颧大肌
口轮匝肌
提口角肌
降口角肌
降下唇肌
颏肌

面神经的颧支
面神经的颞支
颞浅血管和三叉神经的耳颞支

面神经有数个分支位于头部和面部肌肉的表面。

大的腮腺位于耳前方,位于咬肌外侧。

面神经的颊支
面静脉
面神经的下颌支
面动脉

耳大神经
枕小神经
副神经
颈横神经
锁骨上神经

这些神经是颈丛的一部分,位于颈背部的胸锁乳突肌下方深处。

U形舌骨位于下颏下方。

颈外动脉
甲状舌骨肌
肩胛舌骨肌
甲状软骨
胸甲舌骨肌
甲状腺
胸骨甲状肌
胸锁乳突肌
胸骨头
锁骨头

肩胛提肌

颈外静脉引流头面部部分血液。

斜方肌

中斜角肌

前斜角肌　肩胛舌骨肌

臂丛是一个起源于颈椎的支配上肢的复杂脊神经网络。

图6.10A　面部和颈部的血管、腺体和其他结构:表浅前外侧观。

头、颈和面部的特殊结构

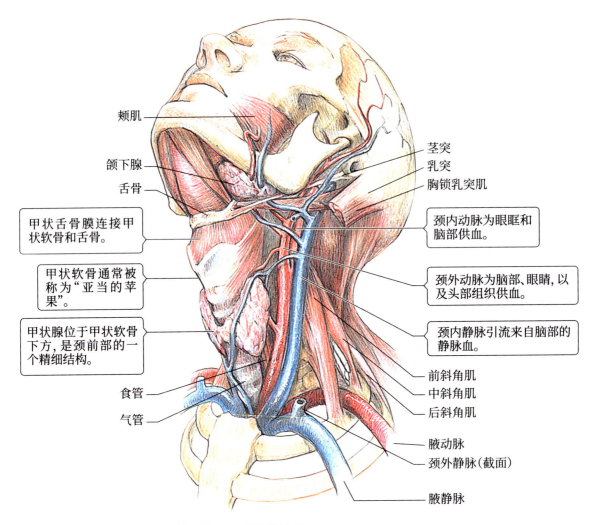

颊肌

颌下腺

舌骨

甲状舌骨膜连接甲
状软骨和舌骨。

甲状软骨通常被
称为"亚当的苹
果"。

甲状腺位于甲状软骨
下方,是颈前部的一
个精细结构。

食管

气管

茎突

乳突

胸锁乳突肌

颈内动脉为眼眶和
脑部供血。

颈外动脉为脑部、眼睛,以
及头部组织供血。

颈内静脉引流来自脑部的
静脉血。

前斜角肌

中斜角肌

后斜角肌

腋动脉

颈外静脉(截面)

腋静脉

图6.10B 颈部血管、腺体及其他结构:深层前外侧观。

头、颈和面部的特殊结构

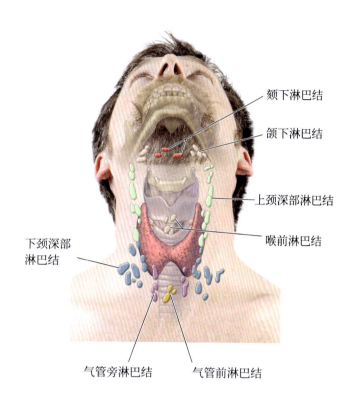

颏下淋巴结

颌下淋巴结

上颈深部淋巴结

喉前淋巴结

下颈深部淋巴结

气管旁淋巴结   气管前淋巴结

图6.10C 颈部淋巴结：前面观。

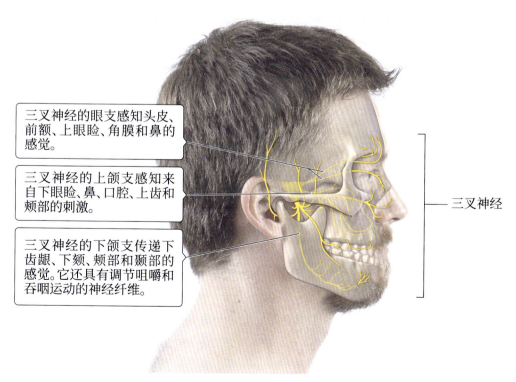

三叉神经的眼支感知头皮、前额、上眼睑、角膜和鼻的感觉。

三叉神经的上颌支感知来自下眼睑、鼻、口腔、上齿和颊部的刺激。

三叉神经的下颌支传递下齿龈、下颌、颊部和颞部的感觉。它还具有调节咀嚼和吞咽运动的神经纤维。

三叉神经

图6.10D 三叉神经分支：侧面观。

头、颈和面部的特殊结构

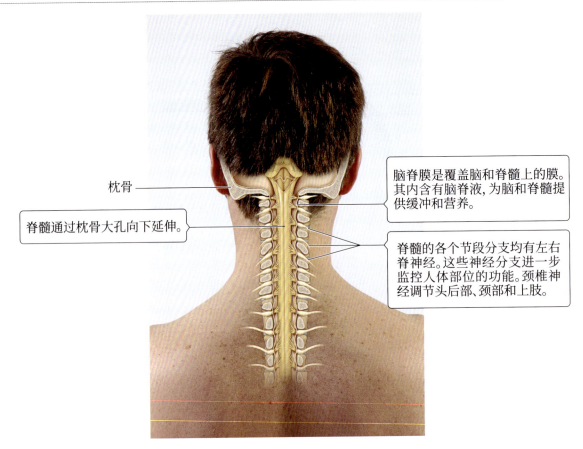

枕骨

脊髓通过枕骨大孔向下延伸。

脑脊膜是覆盖脑和脊髓上的膜。其内含有脑脊液,为脑和脊髓提供缓冲和营养。

脊髓的各个节段分均有左右脊神经。这些神经分支进一步监控人体部位的功能。颈椎神经调节头后部、颈部和上肢。

图6.10E 颈髓和神经:深层后面观。

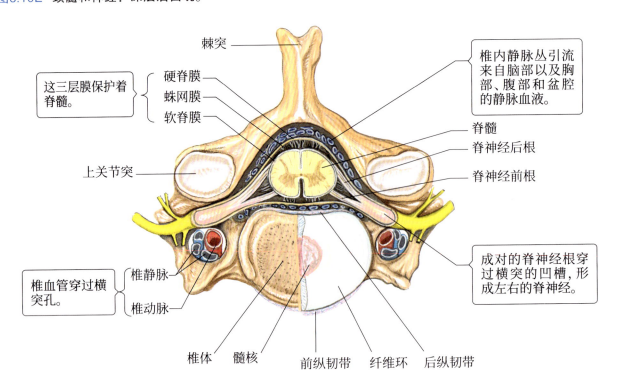

棘突

这三层膜保护着脊髓。

硬脊膜
蛛网膜
软脊膜

上关节突

椎血管穿过横突孔。

椎静脉
椎动脉

椎体　髓核

前纵韧带　纤维环　后纵韧带

椎内静脉丛引流来自脑部以及胸部、腹部和盆腔的静脉血液。

脊髓
脊神经后根
脊神经前根

成对的脊神经根穿过横突的凹槽,形成左右的脊神经。

图6.10F 完整的颈椎结构:上面观。

头、颈部的姿势

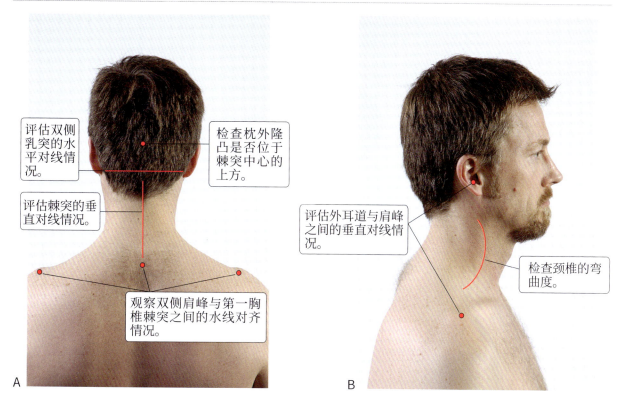

评估双侧乳突的水平对线情况。

检查枕外隆凸是否位于棘突中心的上方。

评估棘突的垂直对线情况。

观察双侧肩峰与第一胸椎棘突之间的水线对齐情况。

评估外耳道与肩峰之间的垂直对线情况。

检查颈椎的弯曲度。

A

B

图6.11 A.后面观。使用后面观评估冠状位和横断位时的姿势。B.侧面观。使用侧面观来评估矢状面内的姿势。

主动活动度：颈部

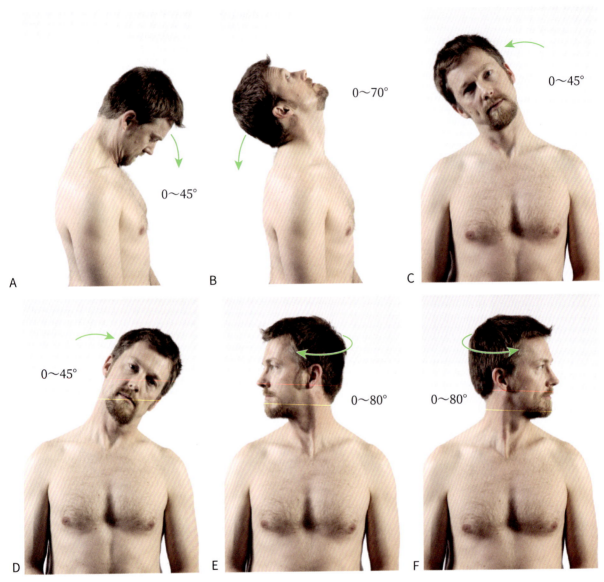

图6.12 A. 颈部屈曲。B. 颈部伸展。C. 颈部右屈。D. 颈部左屈。E. 颈部右旋。F. 颈部左旋。

主动活动度：下颌

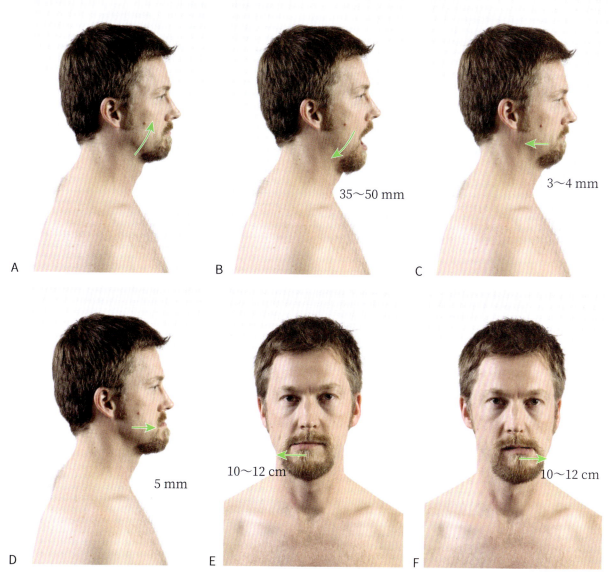

图6.13 A. 颞下颌关节抬高。B. 颞下颌关节下降。C. 颞下颌关节后缩。D. 颞下颌关节前伸。E. 颞下颌关节右偏。F. 颞下颌关节左偏。

面部表情肌

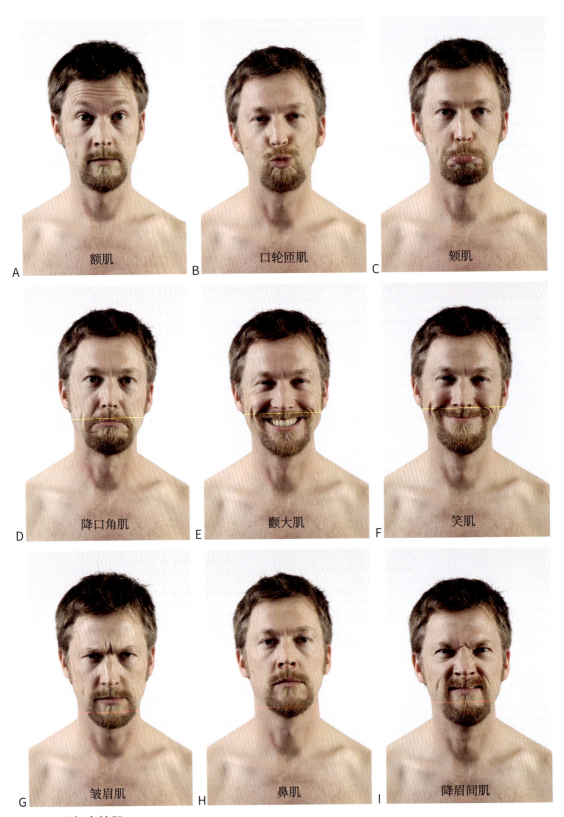

额肌 A	口轮匝肌 B	额肌 C
降口角肌 D	颧大肌 E	笑肌 F
皱眉肌 G	鼻肌 H	降眉间肌 I

图6.14　A～I面部表情肌。

被动活动度

确定颈椎的被动活动度可评估颈部活动性小的结构（如椎间韧带和关节囊），以及较大的韧带（如项韧带）的健康状况和功能。此外，它还可以评估各个椎间关节之间的相对运动。

被检查者应仰卧在检查台上。嘱被检查者放松，得到同意后行被动活动范围（ROM）检查，检查时无需被检查者用力。颈椎检查具有一定的危险性，请一定要用双手扶住被检查者头部，以保证被动运动足够安全。

在将头颈部移动到舒适的极限位置时，检查下图所示的每个动作，同时观察肩或躯干是否有代偿运动。有关被动活动范围检查的具体步骤，请参考第三章肌肉。

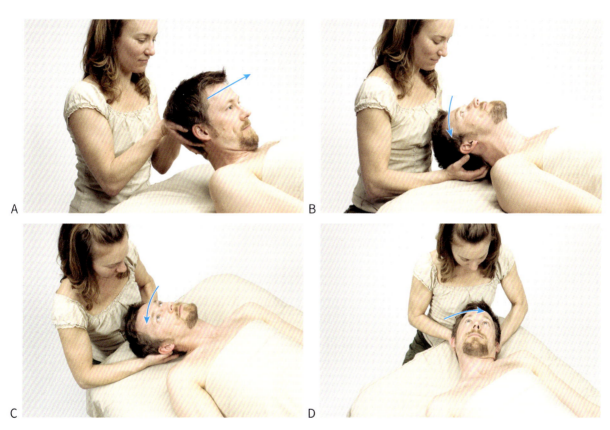

图6.15 A.被动颈部屈曲。箭头示意运动的方向。检查者坐在检查台的头侧，用双手掌托住被检查者枕部，并示意被检查者放松，然后将被检查者头部从检查床上抬起，使其下颏贴近胸部。评估颈后韧带、关节囊和伸展时头颈部肌肉的运动范围。B.被动颈部伸展。检查师坐在检查台的头侧，用双手掌托住被检查者枕部，并示意被检查者放松，然后将被检查者头部向后仰。评估颈前韧带、关节囊和屈曲时头颈部肌肉的运动范围。C.被动颈部侧屈：向右。检查者坐在检查台的头侧，用双手掌托住被检查者枕部，并示意被检查者放松，然后轻柔地将被检查者头部倾向右肩。保持被检查者面部朝上，以避免头部旋转。评估头颈部左屈时的左侧颈韧带、关节囊和侧屈肌肉的运动范围。D.被动颈部侧屈：向左。检查师坐在检查台的头侧，用双手掌托住被检查者枕部，并示意被检查者放松，然后轻轻将被检查者头部倾向左肩，检查者的手撑在检查床上以避免被检查者头部旋转。评估头颈部向右屈时的右侧颈韧带、关节囊和侧屈肌肉的运动范围。

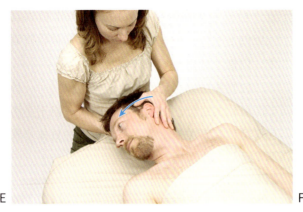

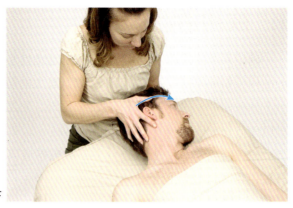

E   F

图6.15 （续）E.颈部被动右旋。检查师坐在检查台的头侧，用双手掌托住被检查者枕部，并示意被检查者放松，然后轻柔地将被检查者头部朝右肩旋转，检查者的手撑在检查床上以避免被检查者头部侧屈。保持被检查者头部垂直以避免头部侧屈。评估头颈部左旋时的翼状韧带、十字韧带和横韧带、关节囊和肌肉的运动范围。F.颈部被动左旋。检查师坐在检查台的头侧，用双手掌托住被检查者枕部，并示意被检查者放松，然后轻柔地将被检查者头部朝左肩旋转，检查者的手撑在检查床上以避免被检查者头部侧屈。保持被检查者头部垂直以避免侧屈头部。评估头颈部右旋时翼状韧带、十字韧带和横韧带、关节囊和肌肉的运动范围。

抵抗活动度

　　检查颈椎的抵抗运动范围，可确定头颈部的动态稳定情况和主要运动肌肉的健康状况和功能。评估功能性力量和耐力，能确定头颈部稳定和运动肌肉间的平衡和潜在不平衡之处。有关抵抗活动范围检查的具体步骤，以及评分在第三章肌肉中有详细说明。

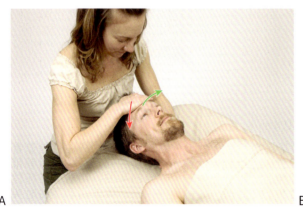

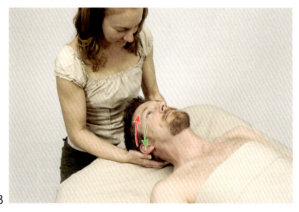

A   B

图6.16 A.抵抗颈部屈曲运动。检查者坐在被检查者的头侧并面向被检查者，用一只手扶住被检查者前额，使其身体稳妥地平躺在检查床上。示意被检查者向上抬额并收紧下颏，抵抗检查者的动作，此时要轻柔而有力地按下前额，以评估头颈部屈曲时肌肉的力量和耐力。B.抵抗颈部伸展运动。检查者坐在被检查者的头侧并面向被检查者，用一只手扶住被检查者头后，使其身体稳妥地平躺在检查床上。示意被检查者通过向后移头并向上看，抵抗检查者的动作，此时要轻柔而有力地按下被检查者头部，以评估头颈部伸展时肌肉的力量和耐力。

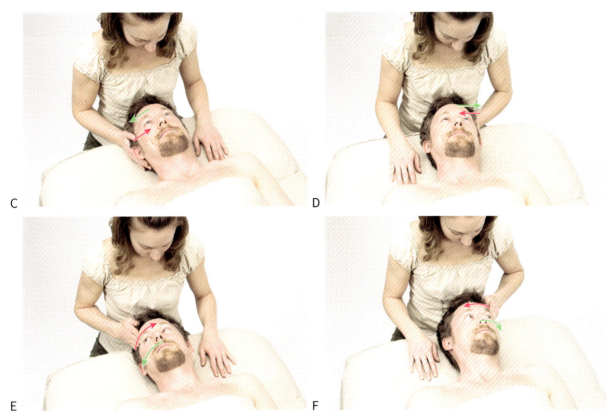

图6.16 （续）C.抵抗颈部右屈曲运动。检查者坐在被检查者头侧并面向被检查者。用一只手扶住被检查者头部右侧，被检查者身体稳妥地平躺在检查床上。示意被检查者头部向右侧屈（保持面部朝前）来抵抗检查师的动作，此时要轻柔而有力地向左推被检查者头部，以评估头颈部右屈时肌肉的力量和耐力。D.抵抗颈部左屈运动。检查者坐在被检查者头侧并面向被检查者。用一只手扶住被检查者头部左侧，而被检查者身体稳妥地平躺在检查床上。示意被检查者头部向左侧屈（保持面部朝前）来抵抗检查师的动作，此时要轻柔而有力地向右推被检查者头部，以评估头颈部左屈时肌肉的力量和耐力。E.抵抗颈部右旋。检查者坐在被检查者头侧并面向被检查者。用一只手扶住被检查者头部右侧，被检查者身体稳妥地平躺在检查床上。示意被检查者头部向右旋转（保持头颈部直立）来抵抗检查师的动作，此时要轻柔而有力地将被检查者头部左旋，以评估头颈部右旋时肌肉的力量和耐力。F.抵抗颈部左转。检查者坐在被检查者头侧并面向被检查者。用一只手扶住被检查者头部左侧，被检查者身体稳妥地平躺在检查床上。示意被检查者头部向左旋转（保持头颈部直立）来抵抗检查师的动作，此时要轻柔而有力地将被检查者头部右旋，以评估头颈部左旋时肌肉的力量和耐力。

肌肉简介

■ 胸锁乳突肌
（Sternocleidomastoid）

希腊语"sternon"意为胸部，"cleis"意为锁骨，"mastos"意为乳腺，"eidos"意为相似。

附着点

起点：胸骨头：上胸骨柄

起点：锁骨头：内侧三分之一处

止点：颞骨乳突

动作

■ 头部和上颈椎伸展（双侧动作）

■ 颈部屈曲（双侧动作）

■ 头颈部侧屈（单侧动作）

■ 将头颈部转向对侧（单侧动作）

支配神经

■ 脊髓副神经

■ 第 XI 对脑神经，颈脊神经C2～C3

血液供应

■ 枕动脉

（一）功能解剖学

胸锁乳突肌是颈部最大且最表浅的肌肉之一。它有两个附着点，分别连接颞骨乳突和胸骨柄和锁骨内侧。胸锁乳突肌与下颌支平行，并与头夹肌形成倒"V"字形。这两块肌肉将头部保持在两侧肩带骨中央。

胸锁乳突肌呈斜角位牢固地附着在颞骨乳突上，使其成为头颈部屈曲、侧屈和旋转的主要运动肌肉。由于它附着在头骨后部，能够伸展头部和上颈椎。由下颌为先导，结合了颈部屈曲和头部伸展的运动，可使头部向前移动。如果这块肌肉双侧均过度收缩，会导致头部前倾，而单侧过度收缩，则可能引发斜颈（颈部侧屈和旋转）。

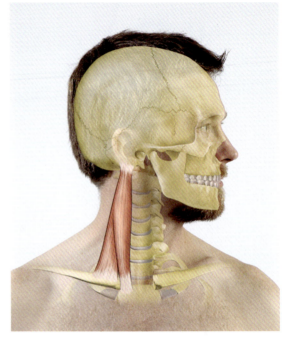

图6.17 胸锁乳突肌。

（二）胸锁乳突肌触诊

体位：被检查者仰卧。

① 坐在被检查者头侧，稍旋转被检查者头部至对侧，以松弛组织。

② 用拇指找到乳突，并向前和向下滑动到厚实的胸锁乳突肌上。

③ 轻轻地捏住肌腹，沿着它向下触诊至胸骨，区分胸骨内侧头和锁骨外侧头。

④ 当被检查者屈颈时给予对抗力，以确保触诊到适当的位置。

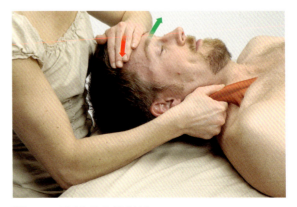

图6.18 胸锁乳突肌触诊。

斜角肌（Scalenes）

希腊语"skalenos"意为不规则。

附着点

起点：C3~C6，横突前结节（前）

起点：C2~C7，横突后结节（中）

起点：C5~C7，横突后结节（后）

止点：第一肋骨，内上缘（前）

止点：第一肋骨，外上缘（中）

止点：第二肋骨，外侧面（后）

动作

☑ 头颈部屈曲（双侧动作），仅限前部和中部

☑ 头颈部横向屈曲（单侧动作）

☑ 将头颈部转向对侧（单侧动作），仅限前部

☑ 在用力吸气时，抬高第一和第二肋骨（见第七章躯干）

支配神经

☑ 颈脊神经

☑ C5~C8

血液供应

☑ 颈升动脉

（一）功能解剖学

斜角肌由前斜角肌、中斜角肌和后斜角肌组成，它们位于颈部的两侧。在上斜方肌的前缘和胸锁乳突肌的后缘之间有一个"窗口"，从那里可以看到斜角肌。这些大肌肉共同作用于头颈部的侧屈和稳定。它们还对颈部深层结构形成包裹、保护作用，如锁骨下动脉和臂丛神经。

斜角肌其他附着点位于第二肋骨侧面和第一肋骨前侧面，不同的附着点使得前斜角肌可以参与屈曲和旋转头颈部，而其他斜角肌则参与头部侧屈动作。

当头颈部位置固定时，斜角肌在吸气过程中可以抬升第一、第二肋骨，增大了胸腔体积，促使更多的空气流入肺部。这种情况更多地发生在用力呼吸时，因为膈肌（见第七章躯干）负责正常的自然呼吸，而剧烈运动或存在肺部疾病（如哮喘）时，光靠膈肌维持正常呼吸较为困难。

斜角肌收缩过度、肥大（如使用过度）、创伤或结构异常可能会导致对其保护的结构（如臂

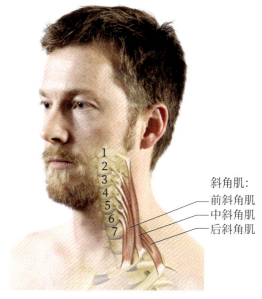

图6.19 斜角肌。

斜角肌:
— 前斜角肌
— 中斜角肌
— 后斜角肌

丛神经或锁骨下动脉）造成压迫。这种病理状况称为胸廓出口综合征。

（二）斜角肌触诊

体位：被检查者仰卧。

① 坐在被检查者头侧，用指尖在斜方肌和胸锁乳突肌间的空隙中找到颈椎横突。

② 指尖向下滑动，沿着细长的斜角肌纤维进行触诊（注意：臂丛神经位于这个部位。为了避免神经损伤或引起被检查者不适，不要用力过猛）。

③ 沿着斜角肌纤维触摸至其第一、第二肋骨的附着点处。

④ 当被检查者颈部侧屈时给予对抗力，以确保触诊到适当的位置。

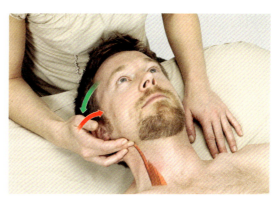

图6.20 斜角肌触诊。

颈阔肌（Platysma）

希腊语"platy"意为扁平。

附着点

起点：胸大肌上缘和三角肌筋膜

止点：下颌骨下角

动作

■ 下压下颌骨

■ 向下拉低下唇和口角

■ 拉紧前颈部和胸部的皮肤

支配神经

■ 面神经

■ 第VII对脑神经

血液供应

■ 面动脉和肩胛上动脉

（一）功能解剖学

颈阔肌主要参与面部表情的运动。它是颈前部最表浅的肌肉，起源于下颌骨和面部筋膜。其附着点不是骨骼，而是附着于胸部和前肩胛带的筋膜。

颈阔肌是一块宽阔、连续的肌肉，通常被称为脂膜肌。脂膜肌存在于多种动物中，起到驱赶蚊虫或竖起毛发等的功能。在人类中，颈阔肌将下唇向下和向外侧拉动，同时在颈部和胸部的皮肤上形成褶皱或皱纹。这种动作能表现出压力或愤怒的面部表情。

（二）颈阔肌触诊

体位：被检查者仰卧。

① 坐在被检查者头侧，用指尖触摸颈前部的表浅组织。

② 嘱被检查者将下唇向下拉，并做一个大大的皱眉动作。

③ 轻柔地触摸颈阔肌在下颌骨和胸部之间形成的褶皱。

④ 当被检查者屈颈时给予对抗力，以确保触诊到适当的位置。

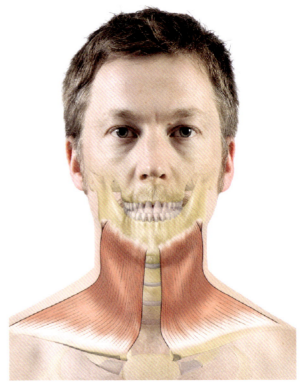

图6.21 颈阔肌。

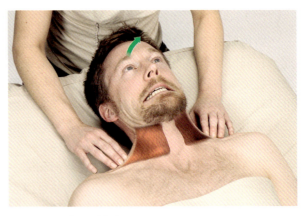

图6.22 颈阔肌触诊。

颈长肌（Longus Colli）

拉丁语"longus"意为长的，拉丁语"colli"意为颈部。

附着点

起点：C3～C5横突和C5～T3椎体前缘

止点：C3～C6横突、C2～C6椎体前缘和C1前突

动作

- 双侧：头颈部屈曲
- 单侧：头颈部侧屈
- 单侧：将头颈部转至对侧

支配神经

- 颈脊神经
- C2～C6

血液供应

- 颈升动脉、咽动脉和甲状腺下动脉

（一）功能解剖学

又长又直的颈长肌是颈前部最深的肌肉，有多个节段，并在颈椎和上胸椎前表面形成一个相互连接的网。当两侧肌肉同时收缩时，它就是头颈部最强的屈肌，它跨越所有颈椎节段。

颈长肌通常与头前直肌、头外侧直肌组成椎前肌肉组。该肌肉组在高强度活动（如打喷嚏和手臂快速运动，如投掷）时帮助稳定颈前部。它还参与维持颈部的生理曲度，防止头部后仰。颈长肌经椎体中线处的间隙清晰地分为左右两侧，这给侧屈动作提供了一定的杠杆作用。其肌节上段和下段均具有少许水平走行的肌纤维，在颈长肌单侧收缩时，产生轻微的对侧旋转力。

（二）颈长肌触诊

体位：被检查者仰卧位。

① 坐在被检查者头侧，用指尖找到胸锁乳突肌。

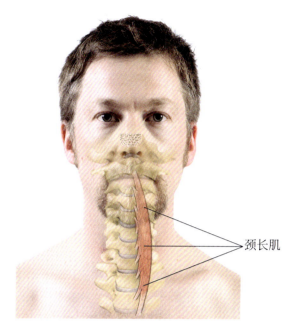

图6.23 颈长肌。

② 将指尖向内滑入胸锁乳突肌和气管间的间隙（注意：甲状腺和颈动脉位于该部位。为避免给被检查者带来不适，或损伤这些结构，谨记需小心地只触诊肌肉内侧）。

③ 屈曲手指，并深部触诊颈椎椎体，找到颈长肌的纤维（位于C1和T3之间）。

④ 当被检查者屈颈时给予对抗力，以确保触诊到适当的位置。

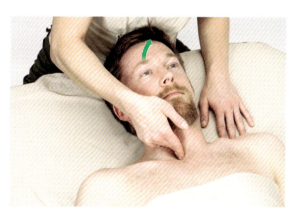

图6.24 颈长肌触诊。

头长肌（Longus Capitis）

拉丁语"longus"意为长的，拉丁语"capitis"意为头。

附着点

起点：C3～C6横突

止点：枕骨基底部下缘

动作

- 双侧：头颈部屈曲
- 单侧：将头颈部向同侧侧屈

支配神经

- 颈脊神经
- C1～C4

血液供应

- 颈升动脉和甲状腺下动脉

（一）功能解剖学

与颈长肌类似，头长肌位于舌骨、舌骨上肌、气管和食管深处。其肌纤维比颈长肌更高、更倾斜地连接枕骨和中部颈椎横突。这种斜向肌纤维走形使头长肌具有侧屈的杠杆作用。头长肌附着在枕骨上，是维持寰枕关节稳定和运动的肌肉之一。

与颈长肌类似，头长肌也是椎前组的一部分。它有助于稳定颈前部并防止头部后仰。

（二）头长肌触诊

体位：被检查者仰卧位。

① 坐在被检查者头侧，用指尖找到胸锁乳突肌。

② 将指尖向内滑入胸锁乳突肌和气管之间的间隙（注意：甲状腺和颈动脉位于该部位。谨记需小心地触诊肌肉内侧）。

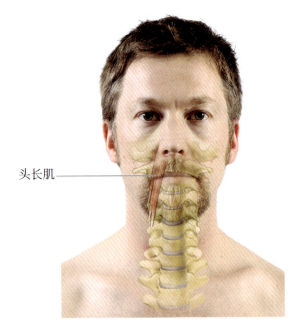

图6.25 头长肌。

③ 屈曲手指，并深部触诊颈椎椎体，找到头长肌的垂直纤维（从C5向上）。

④ 当被检查者屈颈时给予对抗力，以确保触诊到适当的位置。

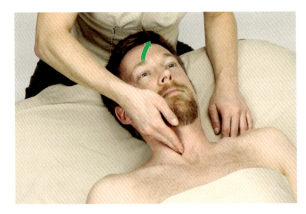

图6.26 头长肌触诊。

舌骨上肌群（Suprahyoids）

希腊语"supra"意为什么之上，"hyoe-ides"意为"U"字形。

附着点

起点：下颌骨（颏舌骨肌和下颌舌骨肌）

起点：颞骨茎突（茎突舌骨肌）

止点：舌骨

动作

- ☑ 吞咽时压低下颌骨
- ☑ 吞咽时抬升舌骨和舌

支配神经

- ☑ 舌下神经（颏舌骨肌）
- ☑ 三叉神经（下颌舌骨肌）
- ☑ 面神经（茎突舌骨肌）

血液供应

- ☑ 面动脉、枕动脉和舌动脉

（一）功能解剖学

舌骨上肌群包括下颌舌骨肌、颏舌骨肌和茎突舌骨肌。它们均附着于舌骨，舌骨是一块小型、U形骨骼，悬挂在下颌骨和喉之间。肌群与二腹肌共同参与，在吞咽时抬升舌骨和甲状软骨。它们还与其拮抗肌——舌骨下肌共同收缩，以在咀嚼过程中固定住舌骨。

除了在咀嚼和吞咽过程中发挥功能外，舌骨上肌群在发音中也起着重要作用。喉的位置会影响声带发出的声音频率（音高）和音质。舌骨上肌群帮助调整喉的位置，参与发声。

（二）舌骨上肌群触诊

体位：被检查者仰卧。

① 坐在被检查者的头侧，用指尖找到下颌骨下缘（被检查者下颌应放松地合上）。

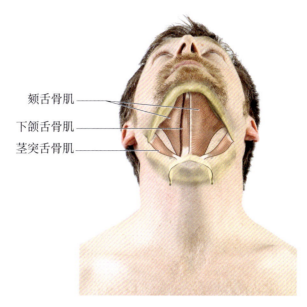

颏舌骨肌

下颌舌骨肌

茎突舌骨肌

图6.27 舌骨上肌群。

② 当被检查者将舌头顶在上颚时，将指尖向后滑（注意：下颌下腺位于这个部位，它具有颗粒状的质感，应避免过度按压损伤该结构）。

③ 屈曲手指并深部触诊，沿着舌骨上肌群向尾部和后方触诊，直至触诊到舌骨。

④ 让被检查者吞咽一下，以确保触诊到适当的位置。

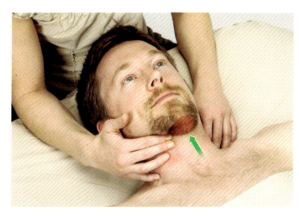

图6.28 舌骨上肌群触诊。

二腹肌（Digastric）

希腊语"di"意为二，希腊语"gaster"意为腹肌。

附着点

起点：下颌骨正中联合下缘（前腹）

起点：颞骨乳突（后腹）

止点：舌骨（通过一个韧带悬吊）

动作

- 压低下颌骨
- 抬高并向前拉舌骨（前腹）
- 抬高并向后拉舌骨（后腹）

支配神经

- 三叉神经（前腹）
- 面神经（后腹）

血液供应

- 面动脉（前腹）
- 枕动脉（后腹）

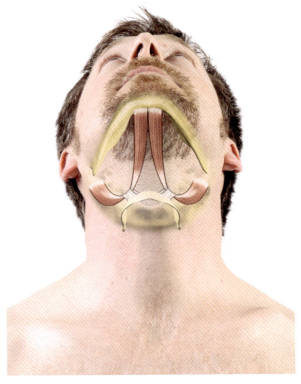

图6.29 二腹肌。

（一）功能解剖学

二腹肌独特之处在于它有前后二腹，前腹起自下颌骨二腹肌窝，斜向后下方；后腹起自乳突内侧，斜向前下。它实际上并没有附着在舌骨上，而是通过中间腱借筋膜形成滑车系于舌骨上方。这种牵引作用使得二腹肌在收缩时能够提升舌骨。

固定二腹肌的不同附着部位也会影响其功能。如果固定颞骨，二腹肌的后腹将向后拉动舌骨。如果固定下颌骨，二腹肌的前腹将向前拉动舌骨。这些舌骨运动会影响咀嚼、吞咽和说话。

当舌骨固定时，二腹肌会下压并收回下颚。这些精细的下颌运动可帮助完成咀嚼、吞咽和说话的动作，并可在触诊时用于确定位置。

（二）二腹肌触诊

体位：被检查者仰卧。

① 坐在被检查者头侧，用指尖找到乳突和下颌支的间隙。

② 将指尖深部触诊，定位后二腹肌狭窄的纤维。

③ 沿着二腹肌肌腹朝舌骨方向触诊，然后在颏下缘找到肌前腹。

④ 当被检查者压低下颌时给予对抗力，以确保触诊到适当的位置。

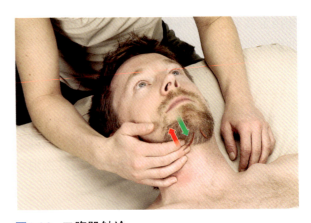

图6.30 二腹肌触诊。

舌骨下肌群（Infrahyoids）

希腊语"infra"意为在什么之下，"hyoe-ides"意为"U"字形。

附着点

起点：胸骨，胸骨柄（胸骨舌骨肌和胸骨甲状肌）

起点：甲状软骨（甲状舌骨肌）

起点：肩胛骨上缘（肩胛舌骨肌）

止点：舌骨（胸骨舌骨肌、甲状舌骨肌和肩胛舌骨肌）

止点：甲状软骨（胸骨甲状肌）

动作

在吞咽和说话过程中，压低舌骨和喉

支配神经

颈上部脊神经

C1 ~ C3

血液供应

甲状腺上动脉和舌动脉

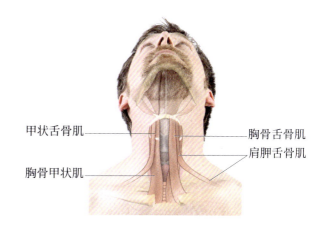

甲状舌骨肌　　　　　胸骨舌骨肌　肩胛舌骨肌　胸骨甲状肌

图6.31　舌骨下肌群。

③ 在舌骨和胸骨、锁骨、肩胛骨上的不同的附着点间触诊不同的舌骨下肌。

④ 嘱被检查者吞咽，以确保触诊到适当的位置。

（一）功能解剖学

舌骨下肌群包括甲状舌骨肌、胸骨甲状肌、胸骨舌骨肌和肩胛舌骨肌。除了胸骨甲状肌外，每块肌肉都与舌骨相连。这些肌肉一起在吞咽过程中压低舌骨和甲状软骨。它们还与其拮抗肌——舌骨上肌群共同收缩，以固定舌骨在咀嚼过程中的位置。

与舌骨上肌群类似，舌骨下肌群也能调整喉的位置，并影响声带发声的音高和音质。

（二）舌骨下肌群触诊

体位：被检查者仰卧。

① 坐在被检查者头侧，用指尖找到甲状软骨（喉结）下方的气管边缘。

② 将指尖朝向胸锁乳突肌尾部和外侧表浅处滑动（注意：甲状腺位于该部位。请不要用力按压，以避免对这个有颗粒状质地的腺体造成损伤）。

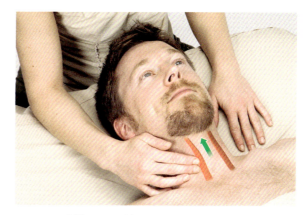

图6.32　舌骨下肌群触诊。

头夹肌（Splenius Capitis）

拉丁语"splenius"意为绷带，"capitus"意为头。

附着点

起点：项韧带和C7～T3棘突

止点：颞骨乳突和枕骨的上项线外侧

动作

- 伸展头颈部（双侧）
- 向一侧屈曲头颈部（单侧）
- 将头颈部向同一侧旋转（单侧）

支配神经

- 颈脊神经后支
- C2～C3

血液供应

- 枕动脉

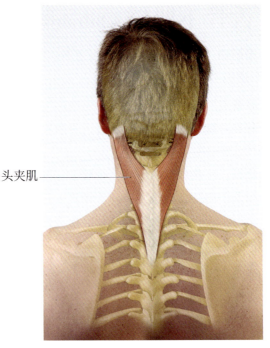

图6.33　头夹肌。

（一）功能解剖学

头夹肌位于斜方肌深层，起于项韧带和下颈椎、上胸椎的棘突上。它逐渐变窄、变厚，形成一个强大的位于乳突和枕外的附着点。这块肌肉在颈前部与胸锁乳突肌维持着一定程度的平衡。从侧面看，这两块肌肉形成一个倒的"V"字形，使头部在肩胛带上前后居中并保持平衡。

枕骨下肌较深处的头夹肌更宽大，因而成为头颈部更有效地伸展、侧屈和旋转的主要运动肌肉。它与颈夹肌共同协作，但其附着点比颈夹肌更靠侧上方，在侧屈和旋转运动方面具有更强大的杠杆作用。

③　沿着同侧斜行肌纤维朝乳突方向触诊。

④　当被检查者抬头并旋转时给予对抗力，以确保触诊到适当的位置。

（二）头夹肌触诊

体位：被检查者仰卧。

①　坐在被检查者头侧，双手掌心托住被检查者颈部下方。用指尖找到上胸椎和下颈椎的棘突。

②　用指尖向外侧滑动至椎板沟。

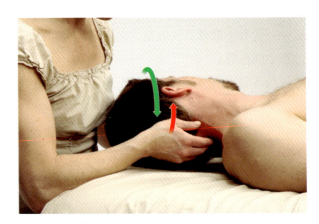

图6.34　头夹肌触诊。

颈夹肌（Splenius Cervicis）

拉丁语"splenius"意为绷带，"cervicis"意为颈部。

附着点

起点：T3 ~ T6棘突

止点：C1 ~ C3横突

动作

- 头颈部伸展（双侧）
- 头颈部向一侧屈曲（单侧）
- 将头颈部向同一侧旋转（单侧）

支配神经

- 颈脊神经后支
- C5 ~ C8

血液供应

- 椎动脉、枕动脉、肋间上动脉和颈动脉

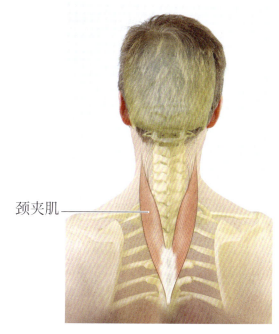

图6.35　颈夹肌。

（一）功能解剖学

颈夹肌连接着上胸椎棘突和上颈椎横突，它的肌纤维走形多为垂直或略斜行，使其成为颈椎主要的伸展肌肉，但在旋转运动方面的功能较弱。它在颈椎横突的附着点与背部的肩胛提肌（见第四章肩部）以及前面的斜角肌在同一点上。这三块肌肉的力量和柔韧性方面适当平衡，以最大程度地维持颈椎正常的序列和功能。

颈夹肌是头夹肌的直接协同肌，但其旋转杠杆作用不如头夹肌，它也位于头夹肌和肩胛提肌的表面。

（二）颈夹肌触诊

体位：被检查者仰卧。

① 坐在被检查者头侧，双手掌心托住被检查者颈部下方。用指尖找到T3 ~ T6棘突。

② 用指尖向外侧滑动至椎板沟。

③ 沿着同一侧的颈夹肌斜肌纤维朝颈椎横突方向触诊。

④ 当被检查者抬头并旋转颈部时给予对抗力，以确保触诊到适当的位置。

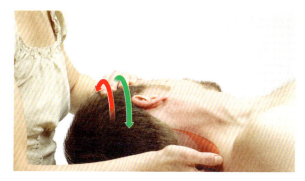

图6.36　颈夹肌触诊。

半棘肌（Semispinalis）

拉丁语"semi"意为一半，"spinalis"意为棘突。

附着点

起点：C4~T10横突

止点：枕骨的上项线和下项线之间

动作

- 头颈部伸展（双侧）
- 头颈部向一侧屈曲（单侧）
- 将头颈部向相反侧旋转（单侧）

支配神经

- 枕大神经（头半棘肌）
- 颈脊神经后支（颈半棘肌）

血液供应

- 枕动脉和上肋间动脉（头半棘肌）
- 颈深动脉（颈半棘肌）

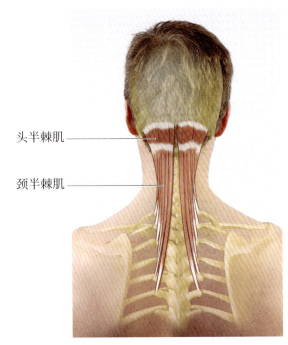

头半棘肌

颈半棘肌

图6.37 半棘肌。

（一）功能解剖学

半棘肌深于斜方肌，位于深层枕下肌的表面。它有数个分支，包括附着到枕骨的头半棘肌、附着到颈椎的颈半棘肌和附着到胸椎的胸半棘肌。每个肌肉节段跨越4~6个椎体，向下连接至胸椎横突，向上连接到枕骨。半棘肌的纵向肌纤维使其成为头颈部的主要伸展肌肉，但在旋转运动方面功能较弱。

虽然枕下肌的功能为稳定头部，同时半棘肌也是保持头部直立、对抗重力、维持姿势的肌肉之一。该肌肉过度收缩时或与其拮抗屈曲肌肉之间的力量不平衡时，可能会压迫邻近枕神经，导致头后部头痛。

（二）半棘肌触诊

体位：被检查者仰卧。

① 坐在被检查者的头侧，双手掌心托住被检查者头下方。用指尖找到枕外隆凸。

② 用指尖向下、向外滑动至枕下部位以及椎板沟。

③ 沿着椎板沟向内下触诊半棘肌纤维，与此同时被检查者将下颏往下缩，以松弛颈后部表浅结构。

④ 当被检查者抬头时给予对抗力，以确保触诊到适当的位置。

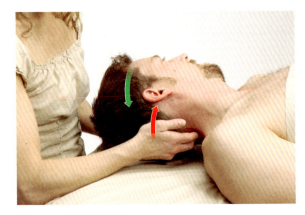

图6.38 半棘肌触诊。

头后大直肌
（Rectus Capitis Posterior Major）

拉丁语"rectus"意为直，"capitis"意为头，"posterior"意为趋向背部，"major"意为较大的。

附着点
起点：C2棘突

止点：枕骨的下项线外侧

动作
- 头部伸展（双侧）
- 将头部向同侧旋转（单侧）

支配神经
- 枕下神经或颈脊神经后支
- C1

血液供应
- 椎动脉和枕动脉

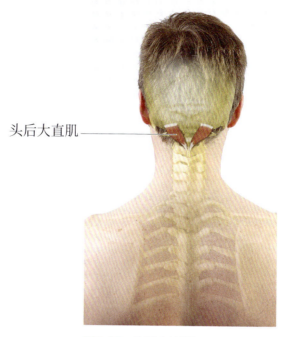

图6.39 头后大直肌。

（一）功能解剖学

头后大直肌是构成枕下肌群的四块肌肉之一。其他三块枕下肌分别是头后小直肌、头上斜肌和头下斜肌。这些肌肉共同维持头骨与上颈椎的对位。除此之外，它们还可发动精细的头部运动，如在阅读或行走时扫视道路。这些运动在人体运动时维持空间定向方面尤其重要。

头后大直肌呈斜行三角形，位于枢椎与枕骨之间，该肌肉的主要功能为维持姿势，能稳定寰枕关节和寰枢关节。它还有助于维持上颈椎的椎孔相对于枕骨大孔的位置。该部位的正确对位对于血液和脑脊液（对大脑和脊髓起缓冲和滋养作用的液体）顺利进出颅内非常重要。同时，枕下肌群的柔韧性和力量不平衡可能导致头痛、认知困难及疼痛。

（二）头后大直肌触诊

体位：被检查者仰卧。

① 坐在被检查者头侧，双手掌心托住被检查者头下方。用手指找到枕外隆凸。

② 用指尖向下、向外滑动至枕下部位和椎板沟。

③ 在被检查者收紧下颏时，将手指向上屈曲，以松弛表浅结构。

④ 嘱被检查者稍抬头，以确保触诊到适当的位置。

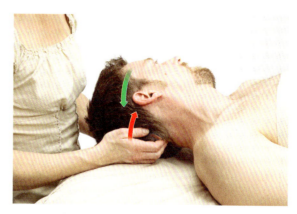

图6.40 头后大直肌触诊。

头后小直肌
（Rectus Capitis Posterior Minor）

拉丁语"rectus"意为直，"capitis"意为头，"posterior"意为趋向后部，"minor"意为较小。

附着点
起点：寰椎后弓结节（C1）
止点：枕骨的下项线内侧

动作
■ 伸展头部（双侧）

支配神经
■ 枕下神经或颈脊神经后支
■ C1

血液供应
■ 椎动脉和枕动脉

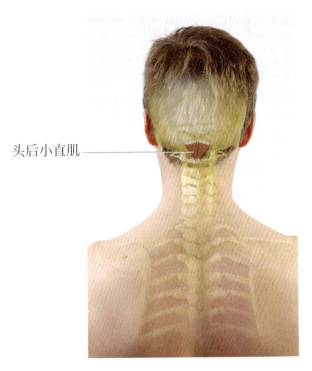

图6.41 头后小直肌。

（一）功能解剖学

头后小直肌是构成枕下肌群的四块肌肉之一。这些肌肉共同维持着头骨与上颈椎的对位并可发动精细的头部运动。这些运动在人体运动时维持空间定向方面尤其重要。

头后小直肌与头大后直肌类似，均呈斜行三角形。然而这块肌肉位于更中央的位置，即寰椎和枕骨之间。与其他枕下肌肉一样，它的主要功能为姿势控制，帮助稳定寰枕关节。

（二）头后小直肌触诊

体位：被检查者仰卧。
① 坐在被检查者头侧，双手掌托住被检查者头下方。用手指找到枕外隆凸。
② 用指尖向下、向外滑动到枕下部位和椎板沟，稍靠近头后大直肌内侧。

③ 嘱被检查者收紧下颏，使表浅结构松弛，屈曲手指触诊头后小直肌。
④ 嘱被检查者稍抬头，以确保触诊到适当的位置。

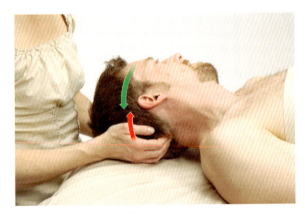

图6.42 头后小直肌触诊。

头上斜肌
（Obliquus Capitis Superior）

拉丁语"obliquus"意为斜，"capitis"意为头，"superior"意为较高。

附着点
起点：寰椎横突（C1）
止点：枕骨的上项线和下项线之间

动作
- 头部伸展（双侧）
- 头部侧屈（单侧）

支配神经
- 枕下神经或颈脊神经后支
- C1

血液供应
- 椎动脉和枕动脉

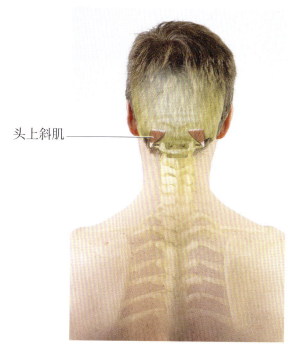

图6.43 头上斜肌。

（一）功能解剖学

头上斜肌是构成枕下肌群的四块肌肉之一，该肌群主要维持头骨与上颈椎的对位。这些肌肉还发动精细的头部运动，在人体运动时维持空间定向方面尤其重要。

头上斜肌的走形比其他枕下肌更为垂直，这个位置使其在伸展和侧屈方面比在旋转方面发挥更有效的作用。同时它也是枕下肌群中最浅表的肌肉。头后大直肌（位于内侧）、头下斜肌（位于下外侧）和头上斜肌（位于上外侧）共同组成了颅底的深层稳定三角区。

（二）头上斜肌触诊

体位：被检查者仰卧。
① 坐在被检查者头侧，双手掌托住被检查者头部下方，用指尖找到枕外隆凸。
② 用指尖向外侧滑动到乳突的中点时，稍向下滑动。
③ 嘱被检查者收紧下颏，使得表浅结构松弛。屈曲手指向上触诊头上斜肌。
④ 嘱被检查者稍抬头，以确保触诊到适当的位置。

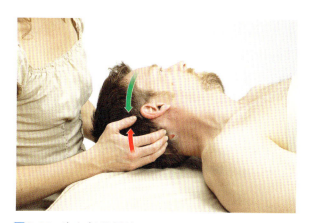

图6.44 头上斜肌触诊。

头下斜肌
（Obliquus Capitis Inferior）

拉丁语"obliquus"意为斜，"capitis"意为头，"inferior"意为较低的。

附着点
起点：枢椎棘突（C2）
止点：寰椎横突（C1）

动作
- 将头部向同侧旋转（单侧）

支配神经
- 枕下神经或颈脊神经后支
- C1

血液供应
- 椎动脉和枕动脉

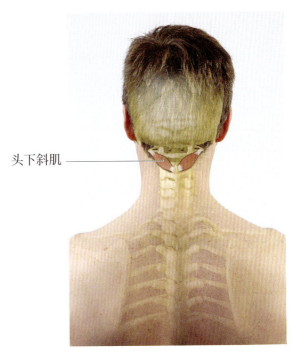

头下斜肌

图6.45　头下斜肌。

（一）功能解剖学

头下斜肌是构成枕下肌群的四块肌肉之一。该肌群主要维持头骨与上颈椎的对位。这些肌肉还发动精细的头部运动，在人体运动时维持空间定向方面尤其重要。

头下斜肌与其他枕下肌肉不同，它不附着于枕骨。它将枢椎棘突与寰椎横突相连接。头下斜肌斜行的角度较小，使得该枕下肌肉能更有效地参与旋转运动。当寰椎横突向枢椎棘突拉动时，会旋转头颈部（就像摇头说"不"一样）。头后大直肌（内侧）、头下斜肌（下外侧）和头上斜肌（上外侧）共同组成了颅底的深层稳定三角形。

（二）头下斜肌触诊

体位：被检查者仰卧。

① 坐在被检查者头侧，双手掌心托住被检查者头下方，用指尖找到枕外隆凸。

② 用指尖向下、向外滑动到枕下部位和椎板沟，稍下靠近头后大直肌。

③ 嘱被检查者收紧下颏，使表浅结构松弛。屈曲手指向上触诊头下斜肌。

④ 被检查者稍旋头，以确保触诊到适当的位置。

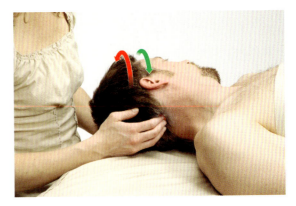

图6.46　头下斜肌触诊。

头前直肌
（Rectus Capitis Anterior）

拉丁语"rectus"意为直，"capitis"意为头，"anterior"意为趋于前。

附着点
起点：寰椎横突（C1）
止点：枕骨基底部的下表面

动作
- 头颈部屈曲（双侧）
- 将头颈部向同侧旋转（单侧）

支配神经
- 颈脊神经腹侧支
- C1 ~ C2

血液供应
- 椎动脉和咽升动脉

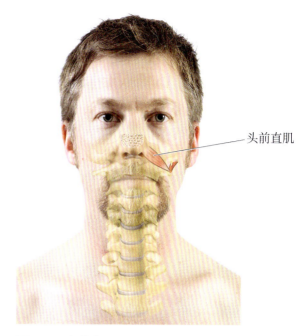

头前直肌

图6.47 头前直肌。

（一）功能解剖学

头前直肌是一块较小的肌肉，在颈部前侧深处，呈斜行连接枕骨下表面和寰椎横突。它的形态和功能与头后小直肌类似，但头前直肌的功能是屈曲而非伸展。当你低头时，如低头向下看，由头前直肌发起。

头前直肌还与枕下肌肉一起稳定寰枕关节，头前直肌与头后大直肌、头后小直肌的拮抗作用维持了寰椎横突孔和枕骨大孔的对位。

该部位的适当对位对于血液和脑脊液（对脑和脊髓起缓冲和滋养作用的液体）顺利进出颅内非常重要。头前直肌和枕下肌肉的柔韧性和力量不平衡可能导致头痛、认知困难和其他疼痛。

（二）头前直肌触诊

头前直肌是一块位于深层的枕下肌肉，无法触诊。

头外侧直肌
（Rectus Capitis Lateralis）

拉丁语 "rectus" 意为直，"capitis" 意为头，"lateralis" 意为趋于边上。

附着点

起点：寰椎横突（C1）

止点：枕骨颈静脉突下表面

动作

■ 头颈部侧屈（单侧）

支配神经

■ 颈脊神经腹侧支

■ C1 ~ C2

血液供应

■ 枕动脉、椎动脉和咽升动脉

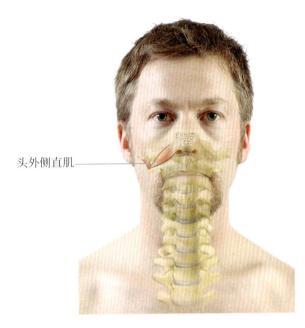

头外侧直肌

图6.48　头外侧直肌。

③ 屈曲手指并向上方和深部触诊，找到头外侧直肌的纵行纤维（注意：颞骨茎突为位于该部位的一个精细结构，所以触诊时不要用力深压）。

④ 当被检查者侧屈时给予对抗力，以确保触诊到适当的位置。

（一）功能解剖学

　　头外侧直肌纵向延伸于枕骨下表面和寰椎横突之间。它的大小、方向和功能与枕下肌肉中的头上斜肌相似。这些小而深的肌肉共同完成了头部的精细侧屈。当你倾听对方说话时，头外侧直肌便会开始工作。它还在你说话或进食时参与固定住你的头部，使你的眼睛保持与地平线平齐。

（二）头外侧直肌触诊

　　体位：被检查者仰卧。

① 坐在被检查者头侧，用指尖找到位于耳后方的乳突。

② 将指尖向下、向外滑动，触诊到寰椎横突。

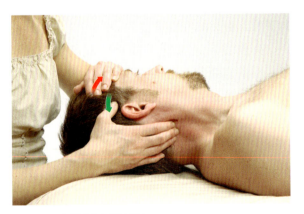

图6.49　头外侧直肌触诊。

颞肌 (Temporalis)

拉丁语 "temporal" 意为颞部。

附着点

起点：颞窝

止点：下颌骨冠状突和下颌支前缘

动作

- 下颌抬高
- 下颌后缩

支配神经

- 三叉神经
- CN V3

血液供应

- 上颌动脉和颞动脉

（一）功能解剖学

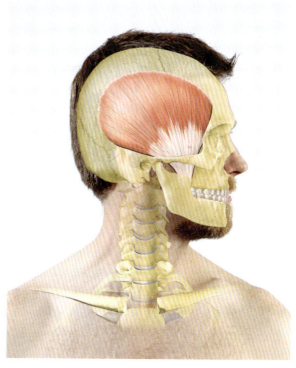

图6.50 颞肌。

颞肌是一块宽大呈扇形的肌肉，覆盖于颞骨上。它的肌纤维附着于顶骨、颞骨和额骨，然后聚集向颧弓深部走形。颞肌在稍靠前的冠状突处与下颌骨相连，这种连接使得颞肌可利用杠杆作用，后缩和抬高下颌。

颞肌在咀嚼时与翼状肌和咬肌一起发挥作用，它们共同参与了咀嚼食物的相关动作。

（二）颞肌触诊

体位：被检查者仰卧。

① 坐在被检查者头侧，用指尖找到颧弓上缘。

② 将指尖向上滑动至颞部，并触诊颞肌纤维。

③ 沿着颞肌纤维走行方向分别触诊位于额骨、顶骨和颞骨的部分。

④ 被检查者轻轻张闭嘴和/或咬紧下颌，以确保触诊到适当的位置。

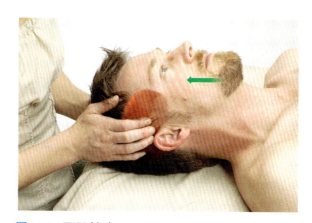

图6.51 颞肌触诊。

咬肌（Masseter）

希腊语"masseter"意为咬肌。

附着点

起点：颧弓

止点：下颌角、下颌支和下颌骨的冠状突

动作

- 下颌抬高

支配神经

- 三叉神经
- CN V3

血液供应

- 咬肌动脉

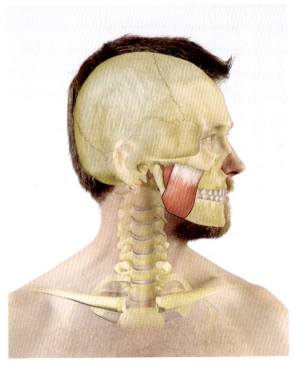

图6.52 咬肌。

（一）功能解剖学

咬肌是一块位于颧弓和下颌骨之间的粗壮肌肉。它分为深层和浅层两部分，它们的肌纤维相互拮抗：浅层部分将下颌骨向前拉，使其前伸，而深层部分将下颌骨向后拉，使其后缩。

咬肌是人体中最强韧的肌肉，大部分咬和咀嚼的力量都由它产生，翼内肌、翼外肌、颞肌也参与了这项复杂的任务。

（二）咬肌触诊

体位：被检查者仰卧。

① 坐在被检查者头侧，用指尖找到颧弓下缘。

② 将指尖向下滑动至下颌角，并触诊咬肌纤维（注意：面神经和腮腺都位于该部位。为了避免压迫到它们，请小心地触诊咬肌纤维）。

③ 沿着咬肌的纤维方向，找到其附着的下颌骨下缘。

④ 嘱被检查者张闭嘴和/或咬紧下颌，以确保触诊到适当的位置。

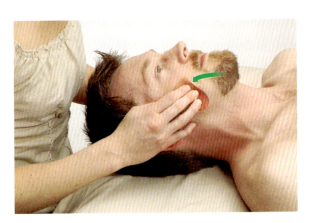

图6.53 咬肌触诊。

翼内肌（Medial Pterygoid）

希腊语"medialis"意为中部，"pteryx"意为翼，"eidos"意为相似。

附着点

起点：蝶骨翼突、腭骨和上颌骨结节
止点：下颌角和下颌支内表面

动作

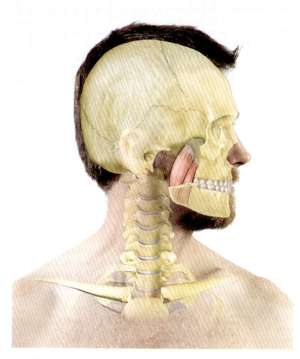

- 下颌抬高（双侧）
- 下颌前伸（双侧）
- 向对侧移动下颌（单侧）

支配神经

- 三叉神经
- CN V3

血液供应

- 上颌动脉

图6.54 翼内肌。

（一）功能解剖学

翼内肌是移动下颌的众多肌肉之一。它位于咬肌和颞肌的深部，在翼外肌内侧。翼内肌连接着蝶骨、上颌骨和腭骨与下颌骨的内表面。在收缩时，它协助大的外侧咬肌抬高下颌。

翼内肌与翼外肌、咬肌和颞肌共同参与咀嚼动作，它们共同完成后缩、前伸和侧移的动作，以便让食物在口中移动并被牙齿磨碎。

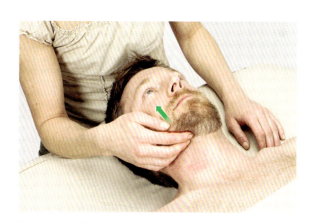

（二）翼内肌触诊

体位：被检查者仰卧。

① 坐在被检查者头侧，用指尖找到下颌角内表面。
② 用手指深深勾住下颌骨内表面。
③ 沿着翼内肌的斜行纤维向内侧触诊至蝶骨。
④ 嘱被检查者咬紧牙齿，下颌抬高，以确保触诊到适当的位置。

图6.55 翼内肌触诊。

翼外肌（Lateral Pterygoid）

希腊语"lateralis"意为边，"pteryx"意为翼，"eidos"意为类似。

附着点

起点：蝶骨大翼、颞下表面和蝶骨翼外板

止点：下颌骨髁突前部和颞下颌关节的关节盘

动作

- 下颌下压（双侧）
- 下颌前伸（双侧）
- 下颌侧移（单侧）

支配神经

- 三叉神经
- CN V3

血液供应

- 上颌动脉

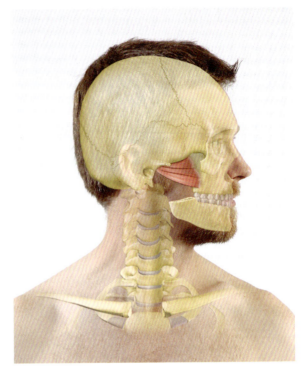

图6.56　翼外肌。

（一）功能解剖学

翼外肌是移动下颌的众多肌肉之一。它位于咬肌和颞肌的深部，位于翼内肌外侧。翼外肌连接着蝶骨与下颌骨颈部。它还直接与颞下颌关节的关节囊和关节盘相连，这是一种改良的屈戌关节，在滑动运动中依靠关节盘来维持关节对位。翼外肌在复杂的颞下颌关节运动中，如咀嚼和说话时，帮助固定关节盘。

翼外肌与翼内肌、咬肌和颞肌共同参与咀嚼运动，它们共同完成后缩、前伸和侧移的动作，以便让食物在口中移动并被牙齿磨碎。

（二）翼外肌触诊

体位：被检查者仰卧。

① 坐在被检查者头侧，用指尖找到颧弓下表面（注意：三叉神经下颌支位于这个部位。为了避免造成不适或损伤这个结构，请告诉被检查者在触诊过程中保持下颌处于放松状态）。

② 用指尖轻轻向下滑动，触诊在下颌骨髁突和冠状突之间的水平翼外肌纤维。

③ 让被检查者稍左右移动下颌，以确保触诊到适当的位置。

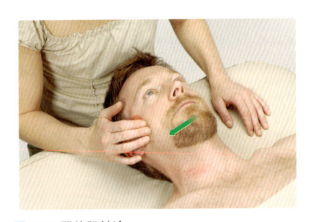

图6.57　翼外肌触诊。

功能方面

协同肌/拮抗肌：头部和颈部

头颈部运动	涉及肌肉	头颈部运动	涉及肌肉
屈曲 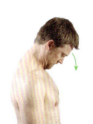	胸锁乳突肌 颈长肌 头长肌 前斜角肌 头前直肌	伸展 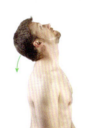	胸锁乳突肌（仅上颈椎） 头夹肌 颈夹肌 半棘肌 头后大直肌 头后小直肌 头上斜肌 肩胛提肌（见第4章） 斜方肌（见第4章） 回旋肌（见第7章） 多裂肌（见第7章） 半棘肌（见第7章） 棘间肌（见第7章） 髂肋肌（见第7章） 颈最长肌（见第7章） 棘肌（见第7章）
右屈 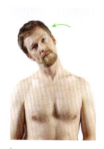	右胸锁乳突肌 右斜角肌 右头夹肌 右颈夹肌 右半棘肌 右头上斜肌 右头外侧直肌 右肩胛提肌（见第4章） 右斜方肌（见第4章） 右横突间肌（见第7章） 右颈最长肌（见第7章）	左屈 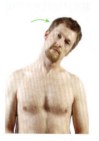	左胸锁乳突肌 左斜角肌 左头长肌 左头夹肌 左颈夹肌 左半棘肌 左头上斜肌 左头外侧直肌 左肩胛提肌（见第4章） 左斜方肌（见第4章） 左横突间肌（见第7章） 左颈最长肌（见第7章）
右旋 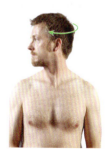	左胸锁乳突肌 左斜角肌 左颈长肌 右头夹肌 右颈夹肌 左半棘肌 右头后大直肌 右头下斜肌 右头前直肌 右肩胛提肌（见第4章） 左斜方肌（见第4章） 左回旋肌（见第7章） 左多裂肌（见第7章）	左旋 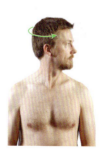	右胸锁乳突肌 右斜角肌 右颈长肌 左头夹肌 左颈夹肌 右半棘肌 左头后大直肌 左头下斜肌 左头前直肌 左肩胛提肌（见第4章） 右斜方肌（见第4章） 右回旋肌（见第7章） 右多裂肌（见第7章）

协同肌/拮抗肌：下颌

下颌运动	涉及肌肉	下颌运动	涉及肌肉
抬高	颞肌 咬肌 翼内肌	降低	舌骨上肌群 二腹肌 翼外肌
后缩	颞肌	前伸	翼内肌 翼外肌
右移	左翼内肌 左翼外肌	左移	右翼内肌 右翼外肌

运动方式

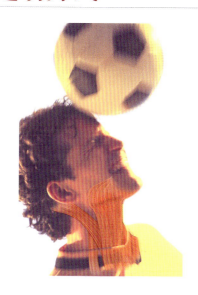

头球：顶足球需要头颈部进行强有力的前向运动。深层肌肉如头前直肌、头长肌和颈长肌使前额倾斜并稳定住脊柱。而颈前部的表浅肌肉如前斜角肌、胸锁乳突肌和颈阔肌则促使这一动作的完成。

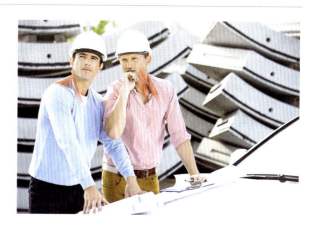

向一侧转头：将头倾向一侧涉及颈部前后多块肌肉的激活。小而深的头外直肌和头上斜肌使头部倾斜，而半棘肌、夹肌、颈长肌、斜角肌、胸锁乳突肌和斜方肌协助头颈部产生更大的运动。

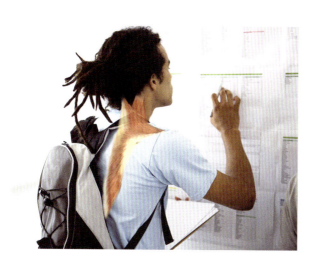

抬头：颈后部的深层、中层和浅层肌肉的协调工作，使我们能够抬头。深层肌肉如枕下肌群协助头部旋转，而中层的半棘肌和夹肌使颈部后屈，并稳定椎骨，表浅肌肉如肩胛提肌和斜方肌连接头部和肩胛带。

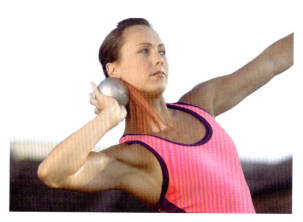

头部旋转：向后转头是驾车或游泳准备呼吸时的关键动作。深层的枕下肌群帮助头部旋转，而半棘肌和夹肌控制颈部粗略的旋转。在这些运动中，斜角肌、肩胛提肌、胸锁乳突肌和斜方肌将头颈部固定在胸廓和肩胛带上，并从这些稳定的结构中产生杠杆效应，使头部转动。

小结

- 头颅由八块骨骼组成（一块额骨，两块顶骨，一块枕骨，两块颞骨，一块蝶骨和一块筛骨），通过数个颅缝连接在一起。
- 颅骨还包括十二块面骨（两块泪骨，两块鼻骨，两块上颌骨，两块颧骨，两块腭骨，一块犁骨和一块下颌骨），它们负责保护呼吸道和消化道的开口。
- 颈椎由七块椎骨组成，可让头颈部进行转动，同时保护脊髓。
- 前两块颈椎形状独特，可使头颈部进行旋转运动。
- 头颈部包含多个特殊结构，包括甲状腺、唾液腺、气管、颈淋巴结以及数条大动脉、静脉和神经。
- 多层小肌肉和大肌肉共同协作，完成了头颈部的各种精细而有力的运动。
- 几块肌肉附着在下颚骨下方的舌骨上，有助于咀嚼和吞咽。
- 数小块枕下肌肉维持着颅骨和脊柱之间的精准对位。
- 下颌骨与颅骨在颞下颌关节处连接。该关节的运动对于言语、进食和表达情感至关重要。
- 头部、颈部和面部的肌肉协作，促使我们能够屈曲和旋转头部，观察并倾听周围的世界。

复习

多选题

1. 颈后三角形的内侧缘由＿＿组成
   A. 胸锁乳突肌
   B. 锁骨
   C. 斜方肌
   D. 下颌骨

2. 一种连接枕骨和C7棘突，并形成强大的后部肌肉附着的韧带是
   A. 前纵韧带
   B. 横韧带
   C. 项韧带
   D. 黄韧带

3. 颅骨间的关节是
   A. 可自由活动的
   B. 不可移动的
   C. 可稍移动的
   D. 滑膜

4. 两块顶骨和枕骨交汇处称为
   A. 枕外隆凸
   B. 矢状缝
   C. 冠状缝
   D. 人字缝

5. 一种将枢椎固定在寰椎前内表面的韧带是
   A. 覆膜
   B. 横韧带
   C. 顶韧带
   D. 项韧带

6. U形的钩锥关节由哪两部分组成
   A. 椎体
   B. 棘突
   C. 横突
   D. 关节面

7. 负责调节咀嚼和吞咽运动的三叉神经分支是
   A. 上颌支
   B. 下颌支
   C. 眼支
   D. 以上都不是

8. 颈椎横突孔内有
   A. 颈动脉
   B. 颈静脉
   C. 椎动脉和椎静脉
   D. 脊髓

9. 脊柱中唯一的支点关节位于
   A. 第6和第7颈椎之间
   B. 第1和第2颈椎之间
   C. 寰椎和枢椎之间
   D. B和C都正确

10. 颈椎的椎孔内有
    A. 颈动脉
    B. 颈静脉
    C. 椎动脉
    D. 脊髓

配伍题

以下列出了不同的肌肉附着点，请将肌肉与其附着点正确地匹配。

11. _____ C2～C6前表面

12. _____ 蝶骨大翼和颞下嵴外侧面

13. _____ 枕骨的上项线和下项线之间，以及

胸椎和颈椎棘突之间

14. _____ 项韧带和C7～T3棘突

15. _____ C1～C3横突后结节

16. _____ C1后弓结节

17. _____ 第一、第二肋骨

18. _____ 下颌骨下侧面和颞骨茎突

19. _____ C1横突上表面

20. _____ 下颌冠状突和下颌支前缘

A. 颈夹肌

B. 半棘肌

C. 颞肌

D. 颈长肌

E. 头夹肌

F. 头外直肌

G. 舌骨上肌群

H. 翼外肌

I. 头后小直肌

J. 斜角肌

不同的肌肉动作如下所示，请将肌肉与其动作正确地匹配。答案可多选。

21. _____ 头颈部屈曲

22. _____ 头颈部伸展

23. _____ 头颈部侧屈

24. _____ 将头颈部向同侧旋转

25. _____ 将头颈部向对侧旋转

26. _____ 抬高下颌

27. _____ 压低下颌

28. _____ 后缩下颌

29. _____ 前伸下颌

30. _____ 侧移下颌

A. 胸锁乳突肌

B. 翼外肌

C. 头夹肌

D. 头长肌

E. 颞肌

F. 翼内肌

G. 头外直肌

H. 二腹肌

I. 斜角肌

J. 头上斜肌

简答题

31. 简要描述寰椎和枢椎与其他颈椎的不同之处。这两个椎体间的关节能让哪些运动成为可能？

32. 简述哪些结构穿过颈椎，以及颅骨与颈椎的正确对位为什么如此重要。

33. 列出将头颈部向同侧旋转的肌肉和将头颈部向对侧旋转的肌肉。每个列表中的肌肉有什么共同之处？

试一试！

活动1：找一个搭档。从侧面观察他的站立姿势。记录或绘制他的姿势，特别注意头部、颈部和肩部。然后重复这个过程，这次从前方和后方观察。如果你注意到任何偏差，利用你对肌肉功能和相互关系的了解，确定可能存在的肌肉失衡。看看你能否找出哪些肌肉很紧张。更换搭档并重复这个过程。对比你们的发现。

活动2：找一个搭档，并让他们做"运动方式"部分中的一个动作。确定构成该动作的颈部特定动作并写下来。对比前述列表中包含的肌肉，确定哪些肌肉共同协作来完成这种运动。要确保动作按照正确的顺序完成，看看你能否发现哪些肌肉稳定或调整关节的位置，哪些肌肉负责产生运动。

建议：更换搭档，并执行"运动方式"中未涉及的其他动作。重复上述步骤。

参考文献

Chek P. Corrective postural training and the massage therapist. *Massage Ther J.* 1995;34(3):83.

Falla D, Jull G, Russell T, et al. Effect of neck exercise on sitting posture in patients with chronic neck pain. *Phys Ther.* 2007;87:408–417.

Fice JB, Siegmund GP, and Blouin JS. Neck muscle biomechanics and neural control. *J Neurophysiol.* 2018;120(1):361–371.

Mansell J, Tierney RT, Sitler MR, et al. Resistance training and head-neck segment dynamic stabilization in male and female collegiate soccer players. *J Athl Train.* 2005;40(4):310–319.

Muscolino J. The effects of postural distortion. *J Massage Ther.* 2006;45(2):167.

Passero PL, Wyman BS, Bell JW, et al. Temporomandibular joint dysfunction syndrome: a clinical report. *Phys Ther.* 1985;65:1203–1207.

Yoganandan N, Choi H, Prurshothaman Y, et al. Effects of different severities of disc degeneration on the range of motion of cervical spine. *J Craniovert.* 2020;11:269–275

（王洪杰　王　骏　黄薇园　许　静　邹亲玉）

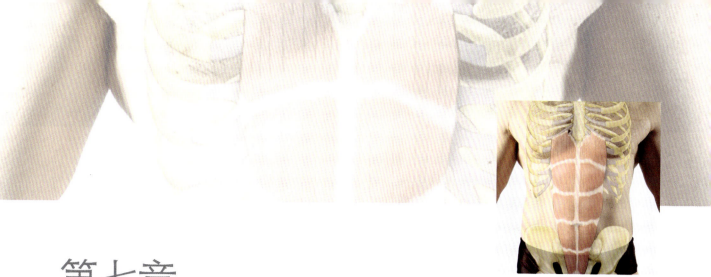

第七章

躯干

学习完本章后，你应该掌握以下内容：

- 识别躯干的主要结构，包括：骨骼、关节、特殊结构以及深部和浅表肌肉。
- 识别脊柱的正常生理弯曲，包括：颈椎、胸椎和腰椎部位。
- 标记并触诊躯干表面的主要标志。
- 绘制、标记、触诊并激活躯干的表浅和深层肌肉。
- 定位躯干肌肉的附着点和神经支配。
- 识别并演示躯干肌肉的所有动作。
- 演示躯干的抵抗活动范围。
- 描述独特的功能解剖以及躯干各肌肉之间的关系。
- 识别参与躯干每一运动（屈曲、伸展等）的协同肌和拮抗肌。
- 识别呼吸肌以及它们在吸气和呼气中的功能。
- 识别躯干做出四个协调动作所使用的肌肉：推、举、屈曲和扭转。

概述

　　躯干包括人体的胸部和腹部。它由胸廓、脊椎和骨盆带的最上部组成。这些骨性结构为胸部器官（心脏和肺）、一些腹部器官（肝脏和脾脏）和脊髓提供保护。它们还为复杂的肌肉网络提供附着点。层层结实的腹肌保护着腹部器官。

　　躯干通常被称为人体的"核心"，很多运动是从这个部位发起，下半身产生的力也必须通过躯干传递到手臂，我们在投掷和推举等动作中可以看到这种力的传递。

　　当所有结构都健康、平衡、功能健全时，躯干是一个动态的强大工具，可以让我们屈曲、旋转、直立，并做出有力的全身运动。然而，不恰当的运动、调整和使用方式很容易破坏这种功能平衡。了解每块肌肉的功能及与其他结构的关系，有助于我们预防疾病，改善我们在工作、锻炼、运动和日常生活活动中的表现。

躯干的表面解剖

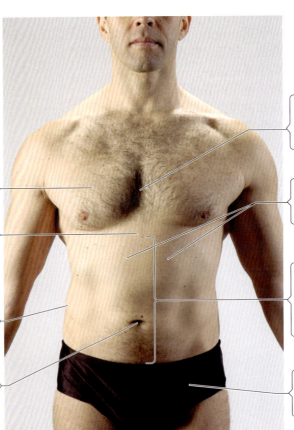

平坦、垂直的胸骨位于左、右胸大肌之间的凹陷处。

胸大肌支配躯干上部、前部，肩部的许多动作需要胸大肌协助完成。

腹直肌是一对从前胸廓延伸到腹部的表浅肌肉。

剑突是胸骨下端一块微小的菱形骨。

白线从剑突一直延伸到耻骨联合，将腹直肌的纤维垂直分割，标志着躯干前部的中线。

多条肌肉附着在宽厚的称为髂嵴的髂骨上缘，它是躯干最下、最外侧的标志。

脐也被称为肚脐。

斜形的腹股沟韧带是腹外斜肌筋膜的下界。

图7.1A　躯干：前面观。

躯干的表面解剖

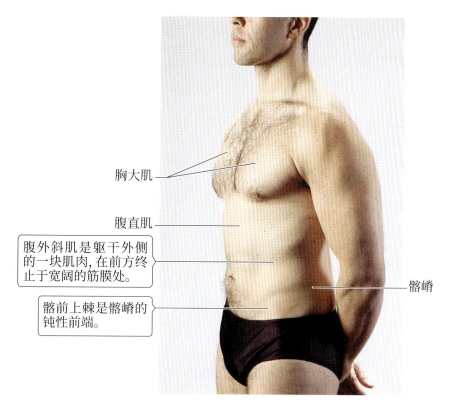

胸大肌

腹直肌

腹外斜肌是躯干外侧的一块肌肉,在前方终止于宽阔的筋膜处。

髂前上棘是髂嵴的钝性前端。

髂嵴

图7.1B 躯干:前侧面观。

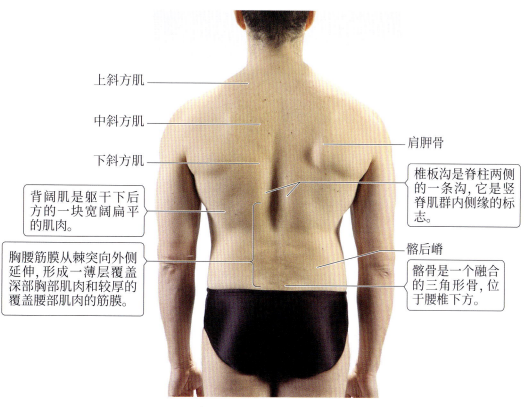

上斜方肌

中斜方肌

下斜方肌

肩胛骨

椎板沟是脊柱两侧的一条沟,它是竖脊肌群内侧缘的标志。

背阔肌是躯干下后方的一块宽阔扁平的肌肉。

胸腰筋膜从棘突向外侧延伸,形成一薄层覆盖深部胸部肌肉和较厚的覆盖腰部肌肉的筋膜。

髂后嵴

髂骨是一个融合的三角形骨,位于腰椎下方。

图7.1C 躯干:后面观。

躯干的骨性结构

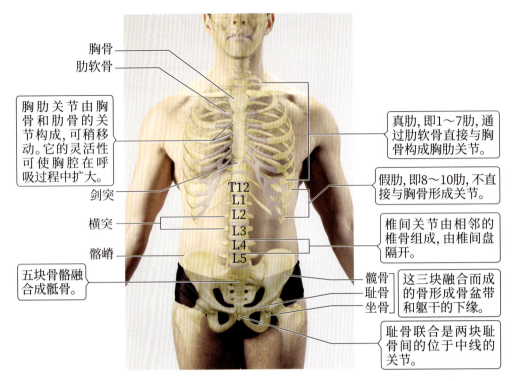

胸骨

肋软骨

胸肋关节由胸骨和肋骨的关节构成，可稍移动。它的灵活性可使胸腔在呼吸过程中扩大。

剑突

横突

髂嵴

五块骨骼融合成骶骨。

T12
L1
L2
L3
L4
L5

真肋，即1～7肋，通过肋软骨直接与胸骨构成胸肋关节。

假肋，即8～10肋，不直接与胸骨形成关节。

椎间关节由相邻的椎骨组成，由椎间盘隔开。

髋骨
耻骨
坐骨

这三块融合而成的骨形成骨盆带和躯干的下缘。

耻骨联合是两块耻骨间的位于中线的关节。

图7.2A　躯干骨骼：前面观。

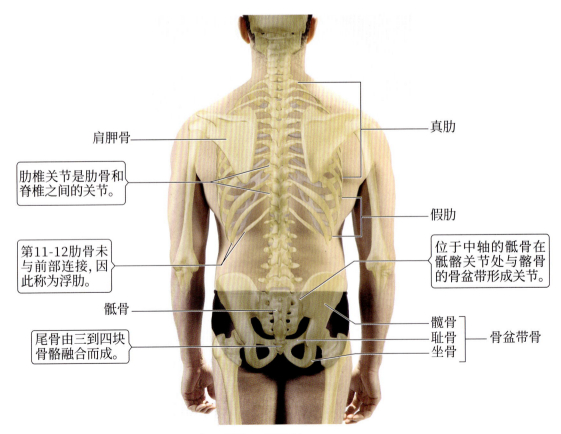

肩胛骨

肋椎关节是肋骨和脊椎之间的关节。

第11-12肋骨未与前部连接，因此称为浮肋。

骶骨

尾骨由三到四块骨骼融合而成。

真肋

假肋

位于中轴的骶骨在骶髂关节处与髂骨的骨盆带形成关节。

髋骨
耻骨
坐骨

骨盆带骨

图7.2B　躯干骨骼：后面观。

躯干的骨性结构

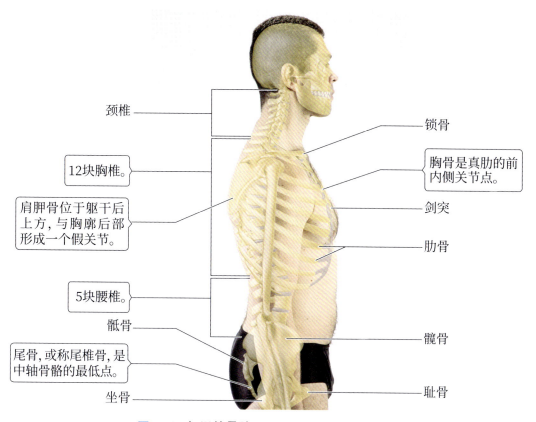

颈椎

12块胸椎。

肩胛骨位于躯干后上方，与胸廓后部形成一个假关节。

5块腰椎。

骶骨

尾骨，或称尾椎骨，是中轴骨骼的最低点。

坐骨

锁骨

胸骨是真肋的前内侧关节点。

剑突

肋骨

髋骨

耻骨

图7.2C　躯干的骨骼：侧面观。

图7.2D　脊柱弯曲：侧面观。从这个角度可以看到脊柱的正常弯曲，这些特征性的弯曲有助于保持直立姿势，并使整个脊柱可以缓冲冲击力，这样可在举重或步行等承重活动中保护和缓冲轴向结构。注意，脊椎的大小自上至下在增加，以承受更多的重量。

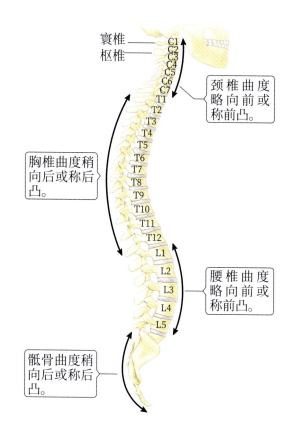

寰椎
枢椎

颈椎曲度略向前或称前凸。

胸椎曲度稍向后或称后凸。

腰椎曲度略向前或称前凸。

骶骨曲度稍向后或称后凸。

躯干的骨性结构

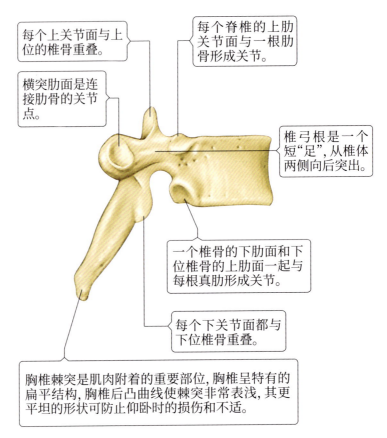

每个上关节面与上位的椎骨重叠。

横突肋面是连接肋骨的关节点。

每个脊椎的上肋关节面与一根肋骨形成关节。

椎弓根是一个短"足",从椎体两侧向后突出。

一个椎骨的下肋面和下位椎骨的上肋面一起与每根真肋形成关节。

每个下关节面都与下位椎骨重叠。

胸椎棘突是肌肉附着的重要部位,胸椎呈特有的扁平结构,胸椎后凸曲线使棘突非常表浅,其更平坦的形状可防止仰卧时的损伤和不适。

图7.2E 胸椎:侧面观。

躯干的骨性结构

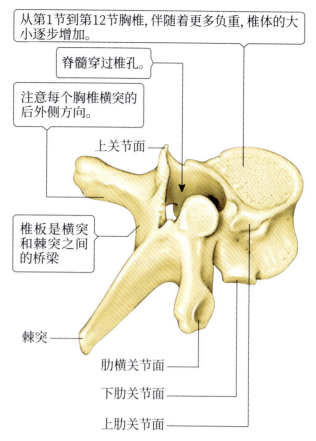

从第1节到第12节胸椎,伴随着更多负重,椎体的大小逐步增加。

脊髓穿过椎孔。

注意每个胸椎横突的后外侧方向。

上关节面

椎板是横突和棘突之间的桥梁

棘突

肋横关节面

下肋关节面

上肋关节面

图7.2F　胸椎:后外侧斜面观。

躯干的骨性结构

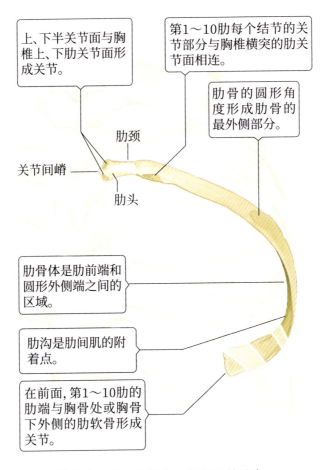

上、下半关节面与胸椎上、下肋关节面形成关节。

第1～10肋每个结节的关节部分与胸椎横突的肋关节面相连。

肋骨的圆形角度形成肋骨的最外侧部分。

肋颈

关节间嵴

肋头

肋骨体是肋前端和圆形外侧端之间的区域。

肋沟是肋间肌的附着点。

在前面，第1～10肋的肋端与胸骨处或胸骨下外侧的肋软骨形成关节。

图7.2G　典型肋骨的特征。每根肋骨的大小不同，但都有一些共同的特点。

躯干的骨性结构

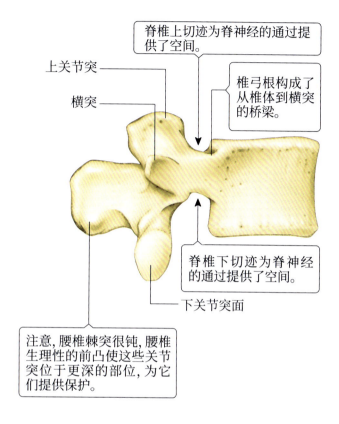

脊椎上切迹为脊神经的通过提供了空间。

椎弓根构成了从椎体到横突的桥梁。

上关节突

横突

脊椎下切迹为脊神经的通过提供了空间。

下关节突面

注意, 腰椎棘突很钝, 腰椎生理性的前凸使这些关节突位于更深的部位, 为它们提供保护。

图7.2H　腰椎: 侧面观。

躯干的骨性结构

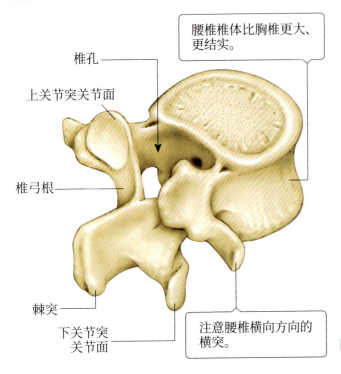

椎孔

上关节突关节面

椎弓根

棘突

下关节突
关节面

腰椎椎体比胸椎更大、
更结实。

注意腰椎横向方向的
横突。

图7.2I　腰椎：后外侧斜面观。

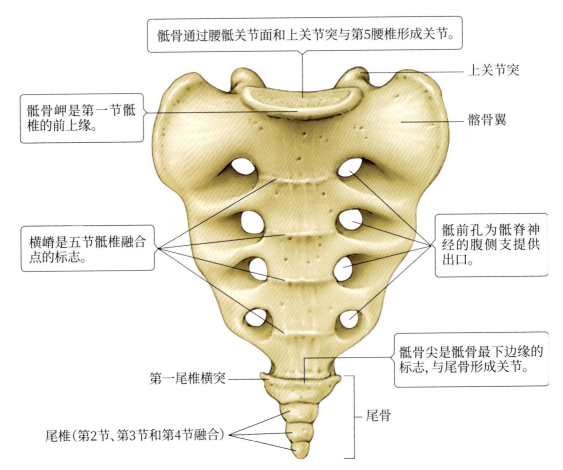

骶骨通过腰骶关节面和上关节突与第5腰椎形成关节。

骶骨岬是第一节骶
椎的前上缘。

横嵴是五节骶椎融合
点的标志。

第一尾椎横突

尾椎(第2节、第3节和第4节融合)

上关节突

髂骨翼

骶前孔为骶脊神
经的腹侧支提供
出口。

骶骨尖是骶骨最下边缘的
标志,与尾骨形成关节。

尾骨

图7.2J　骶骨：前面观。骶骨前部或骨盆表面呈凹形。

躯干的骨性结构

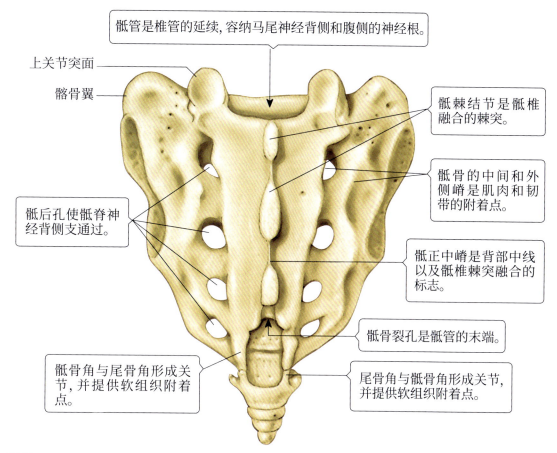

上关节突面

髂骨翼

骶管是椎管的延续, 容纳马尾神经背侧和腹侧的神经根。

骶棘结节是骶椎融合的棘突。

骶骨的中间和外侧嵴是肌肉和韧带的附着点。

骶后孔使骶脊神经背侧支通过。

骶正中嵴是背部中线以及骶椎棘突融合的标志。

骶骨裂孔是骶管的末端。

骶骨角与尾骨角形成关节, 并提供软组织附着点。

尾骨角与骶骨角形成关节, 并提供软组织附着点。

图7.2K 骶骨: 后面观。骶骨的后表面或背部表面呈凸面状。

■ 躯干的骨性标志

（一）前肋触诊

体位：被检查者仰卧。

① 用指腹定位被检查者的胸骨。

② 将指尖横向滑到前肋骨表面。

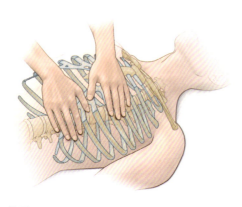

图7.3A　前肋。

（二）胸骨剑突触诊

体位：被检查者仰卧。

① 用指尖定位被检查者前胸廓下缘。

② 沿着下缘向内侧滑动到菱形的剑突上。

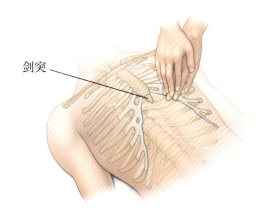

剑突

图7.3B　胸骨剑突。

（三）髂嵴触诊

体位：被检查者仰卧。

① 用手掌定位被检查者躯干侧面。

② 手向下滑动，直到尺侧接触宽而圆的髂嵴缘。

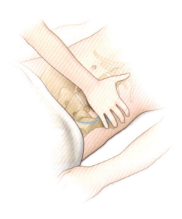

图7.3C　髂嵴。

（四）耻骨触诊

体位：被检查者仰卧。

① 将手掌置于被检查者脐和骨盆之间的腹部（如果站在被检查者的右边，请使用右手；如果站在被检查者的左边，请使用左手）。

② 向下滑动手掌，直到手掌尺侧触诊到耻骨的水平边缘。

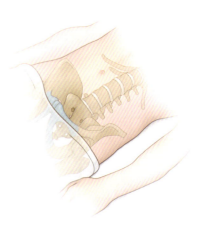

图7.3D　耻骨。

■ 躯干的骨性标志

（五）后肋触诊

体位：被检查者俯卧位。

① 用指腹定位胸部中线。

② 将手指横向滑动到后肋表面。

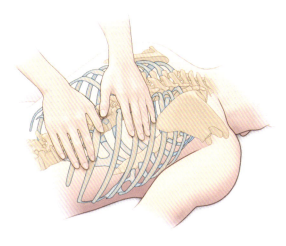

图7.3E 后肋。

（六）棘突触诊

体位：被检查者俯卧位。

① 用指腹定位躯干后中线。

② 轻轻触诊胸椎垂直细长的棘突或腰椎钝的棘突。

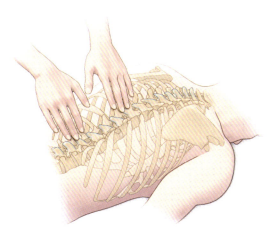

图7.3F 棘突。

（七）椎板沟触诊

体位：被检查者俯卧位。

① 用指尖定位棘突。

② 指尖轻轻向外侧滑动，深入到脊椎棘突和横突之间的凹陷处。

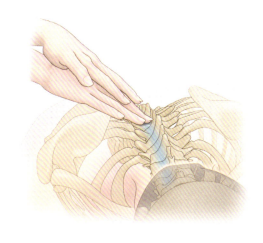

图7.3G 椎板沟。

（八）第十二肋触诊

体位：被检查者俯卧位。

① 用指腹定位髂骨后部和胸廓之间的间隙。

② 将手指向上滑动，触诊脊椎附近短缩的第十二肋。

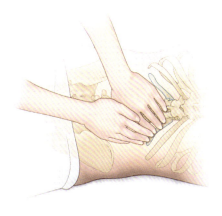

图7.3H 第十二肋。

■ 躯干的骨性标志

（九）横突触诊

体位：被检查者俯卧或侧卧。

① 用指尖定位棘突。

② 从侧面滑动手指，深度按压滑过椎板沟，到达侧面突出的横突。

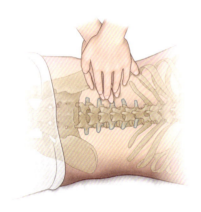

图7.3I 横突。

（十）髂后上棘触诊

体位：被检查者俯卧。

① 用指尖定位髂嵴。

② 沿着髂嵴向后延伸至髂后上棘，最突出的部位位于骶骨外侧。

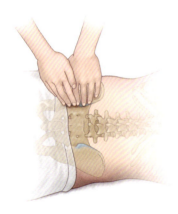

图7.3J 髂后上棘。

（十一）骶棘结节触诊

体位：被检查者俯卧。

① 用指腹定位腰椎棘突。

② 在骶骨的背面上方、右侧和左侧髂骨之间的下方触诊。当深部触诊时发现骶棘结节凹凸不平。

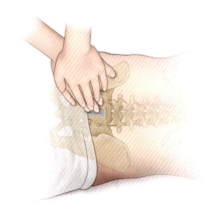

图7.3K 骶棘结节。

（十二）骶嵴触诊

体位：被检查者俯卧。

① 用指尖定位骶骨背侧表面。

② 将指尖横向滑动到构成中间和外侧骶骨嵴的垂直脊上。

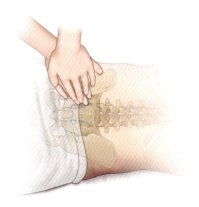

图7.3L 骶嵴。

肌肉附着点

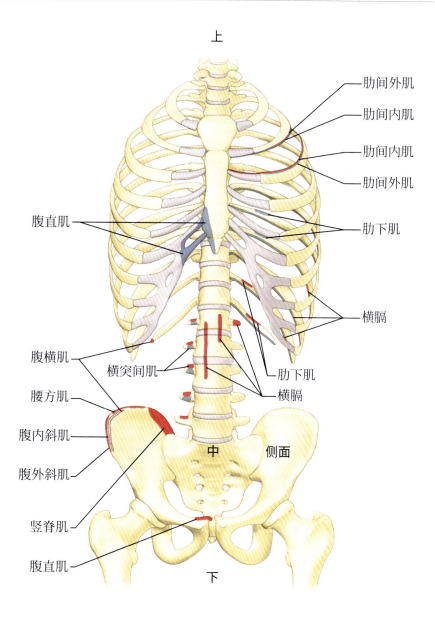

上

肋间外肌

肋间内肌

肋间内肌

肋间外肌

肋下肌

腹直肌

横膈

腹横肌

横突间肌

肋下肌

横膈

腰方肌

腹内斜肌

中 侧面

腹外斜肌

竖脊肌

腹直肌

下

图7.4A 躯干肌肉附着点：前面观。

肌肉附着点

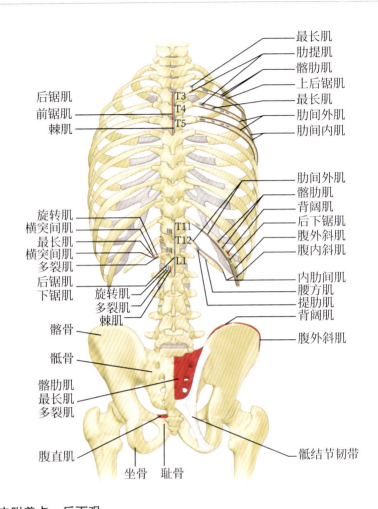

图7.4B 躯干肌肉附着点：后面观。

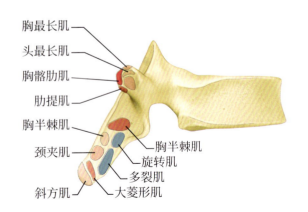

图7.4C 肌肉附着点：胸椎。典型胸椎的侧位像显示了脊柱肌肉之间的复杂关系，棘突和横突上附着着几块深层、中层、表浅肌肉，它们一起维持脊柱对位，同时使躯干完成精细而有力的运动。

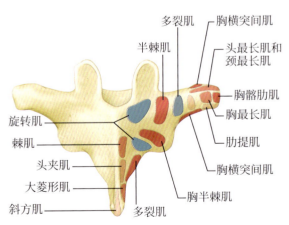

图7.4D 肌肉附着点：后面观。

■ 躯干的韧带

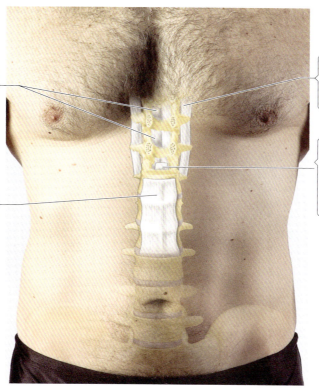

黄韧带连接相邻的椎孔，这些韧带限制屈曲，帮助脊柱恢复直立姿势。

横突间韧带连接相邻的横突，并限制脊柱侧向屈曲。

后纵韧带是一条狭窄垂直的韧带，沿着椎体的后部延伸，附着在每个椎间盘上。

前纵韧带沿着脊柱从颈椎到骶骨纵行。

图7.5A 躯干韧带：前面观。几条大韧带连接脊椎前表面。

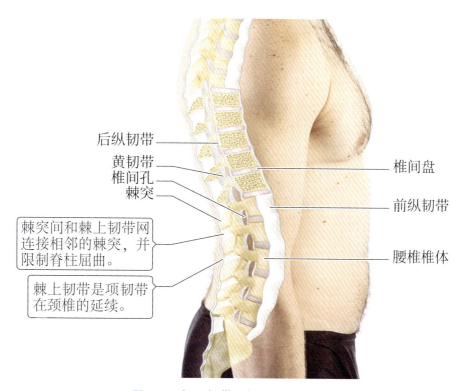

后纵韧带

黄韧带

椎间孔

棘突

棘突间和棘上韧带网连接相邻的棘突，并限制脊柱屈曲。

棘上韧带是项韧带在颈椎的延续。

椎间盘

前纵韧带

腰椎椎体

图7.5B 躯干韧带：侧面观。

躯干的韧带

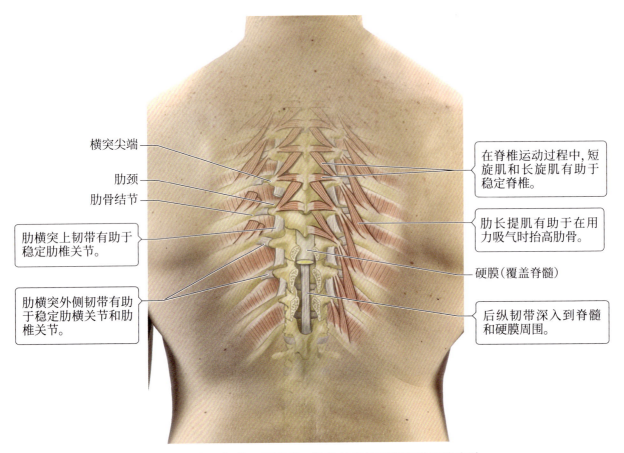

横突尖端

肋颈

肋骨结节

肋横突上韧带有助于稳定肋椎关节。

肋横突外侧韧带有助于稳定肋横关节和肋椎关节。

在脊椎运动过程中,短旋肌和长旋肌有助于稳定脊椎。

肋长提肌有助于在用力吸气时抬高肋骨。

硬膜(覆盖脊髓)

后纵韧带深入到脊髓和硬膜周围。

图7.5C　躯干韧带:后面观。胸椎特有的韧带有助于稳定肋椎关节。

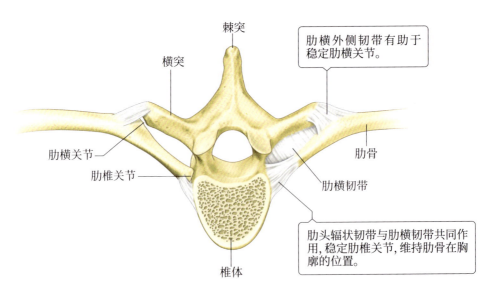

棘突

横突

肋横外侧韧带有助于稳定肋横关节。

肋横关节

肋椎关节

肋骨

肋横韧带

肋头辐状韧带与肋横韧带共同作用,稳定肋椎关节,维持肋骨在胸廓的位置。

椎体

图7.5D　躯干韧带:俯视图。从这个角度来看,稳定肋椎关节和肋横关节的韧带更加明显。

躯干表浅肌肉

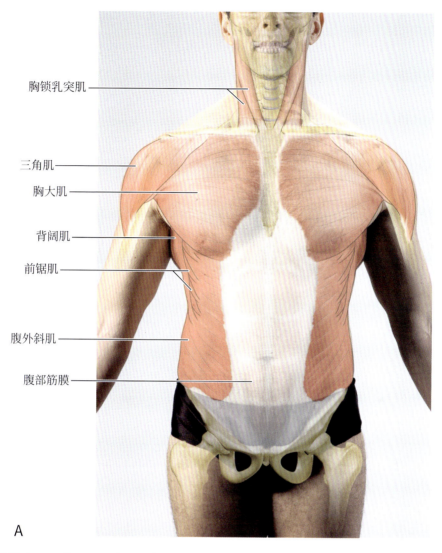

胸锁乳突肌

三角肌

胸大肌

背阔肌

前锯肌

腹外斜肌

腹部筋膜

A

图7.6 躯干表浅肌肉。A.前面观。来自肩带和躯干的大的肌肉是躯干的表浅结构。B.后面观。脊柱肌肉被巨大的肩部肌肉和胸腰段筋膜处的筋膜连接所覆盖。

躯干表浅肌肉

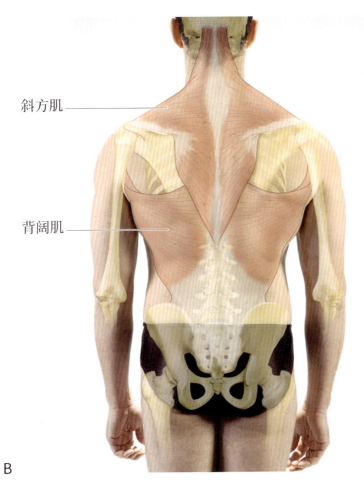

斜方肌

背阔肌

B

图7.6 续

躯干中层肌肉

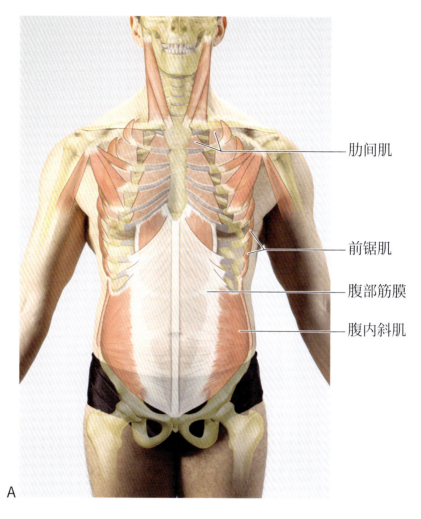

肋间肌

前锯肌

腹部筋膜

腹内斜肌

A

图7.7 躯干中层肌肉。A.前面观。稳定肩胛骨的肌肉和其他保护性腹肌构成了躯干前部的中层。B.后面观。更多稳定全脊柱的肌肉和稳定肩胛骨的肌肉组成了躯干后部的中间层。

躯干中层肌肉

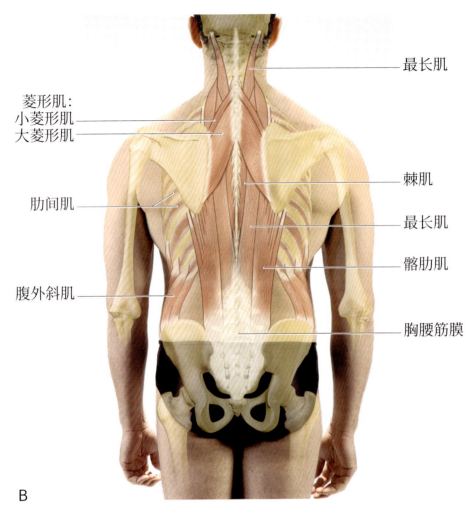

最长肌

菱形肌:
小菱形肌
大菱形肌

棘肌

肋间肌

最长肌

髂肋肌

腹外斜肌

胸腰筋膜

B

图7.7 续

躯干深部肌肉

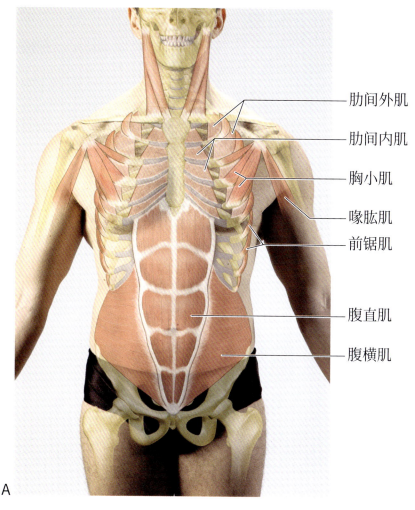

肋间外肌

肋间内肌

胸小肌

喙肱肌

前锯肌

腹直肌

腹横肌

A

图7.8 躯干深层肌肉。A.前面观。躯干中的几条深层肌肉在呼吸过程中移动肋骨，保护下面的器官。B.后面观。躯干后部的深层肌肉有助于呼吸并稳定脊柱。

躯干深部肌肉

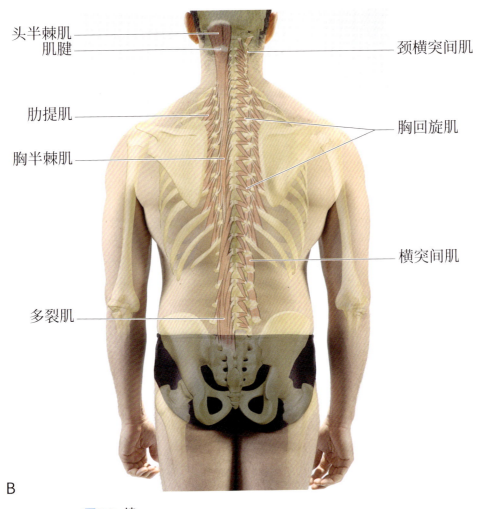

头半棘肌

肌腱

肋提肌

胸半棘肌

多裂肌

颈横突间肌

胸回旋肌

横突间肌

B

图7.8　续

呼吸肌

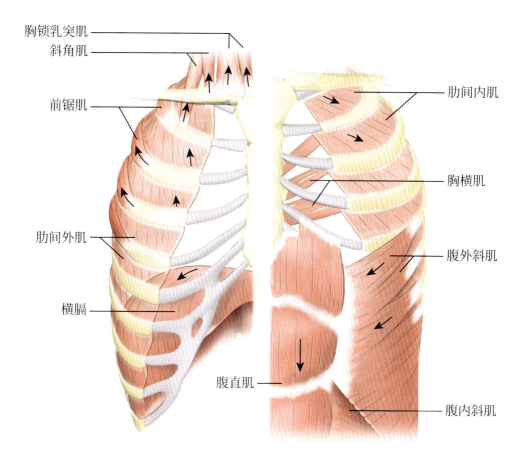

胸锁乳突肌

斜角肌

前锯肌

肋间外肌

横膈

肋间内肌

胸横肌

腹外斜肌

腹直肌

腹内斜肌

图7.9 呼吸肌。几个深层和中层肌肉共同作用，完成吸气和用力呼气。

躯干的特殊结构

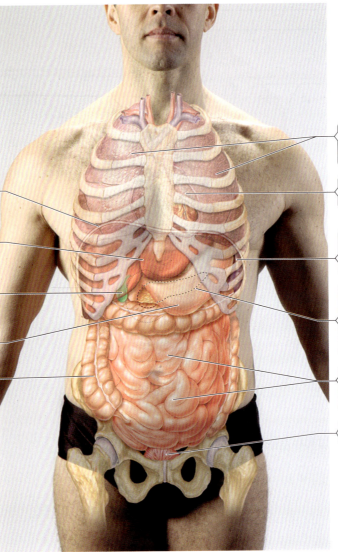

右侧膈顶, 是主要的呼吸肌。

肝脏有500多种功能, 主要是消化和新陈代谢。

胆囊储存胆汁, 有助于分解脂肪。

胃混合、消化食物。

大肠或结肠运输食物残渣, 排出体外。

右肺和左肺由上部肋骨所保护。

心脏受到胸骨和肋骨的保护。

脾脏是胃后的一个很大的淋巴器官。

胰腺产生调节血糖的消化酶和激素, 这里只能看到它的轮廓。

小肠是消化和吸收的主要器官。

膀胱储存尿液。

图7.10A 腹部和胸部内脏: 前面观。躯干的骨骼和肌肉保护着对生命至关重要的内部结构, 呼吸、心血管、消化和其他系统的器官都位于这个部位。

躯干的特殊结构

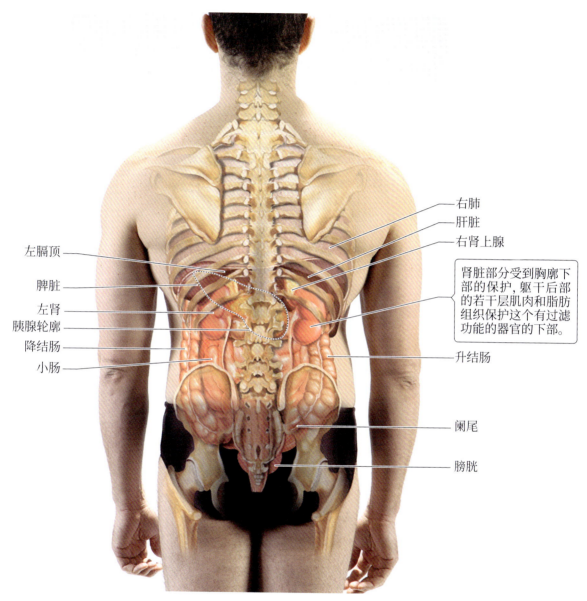

左膈顶

脾脏

左肾

胰腺轮廓

降结肠

小肠

右肺

肝脏

右肾上腺

肾脏部分受到胸廓下部的保护, 躯干后部的若干层肌肉和脂肪组织保护这个有过滤功能的器官的下部。

升结肠

阑尾

膀胱

图7.10B 腹部和胸部内脏: 后面观。肾脏部分受到下胸廓的保护, 部分受到躯干大块肌肉的保护。

躯干的特殊结构

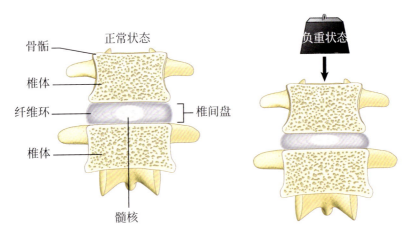

骨骺

正常状态

负重状态

椎体

纤维环

椎间盘

椎体

髓核

图7.10C 椎间盘的功能。当脊柱负重时，椎间盘变平，含有液体的中央髓核扭曲，与周围的纤维环一起吸收压力，保护椎体。椎间盘还在脊椎之间形成间隙，为脊神经和血管提供通道。

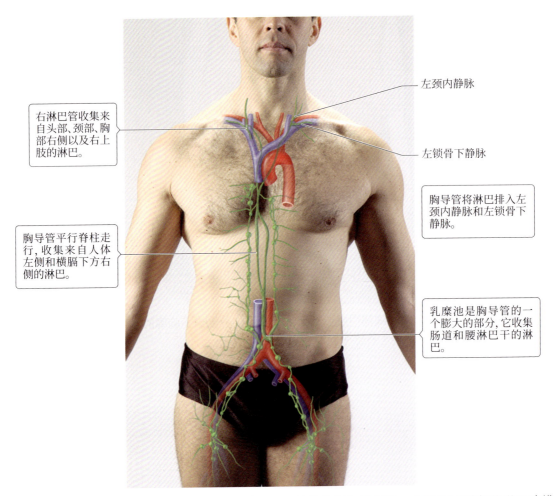

右淋巴管收集来自头部、颈部、胸部右侧以及右上肢的淋巴。

胸导管平行脊柱走行，收集来自人体左侧和横膈下方右侧的淋巴。

左颈内静脉

左锁骨下静脉

胸导管将淋巴排入左颈内静脉和左锁骨下静脉。

乳糜池是胸导管的一个膨大的部分，它收集肠道和腰淋巴干的淋巴。

图7.10D 躯干的淋巴管和淋巴结。几个大淋巴管和淋巴结簇位于躯干深处。上肢和下肢都将淋巴液排入该部位，然后返回循环系统。深呼吸可以刺激靠近膈下的淋巴管中的淋巴液流动。

躯干的特殊结构

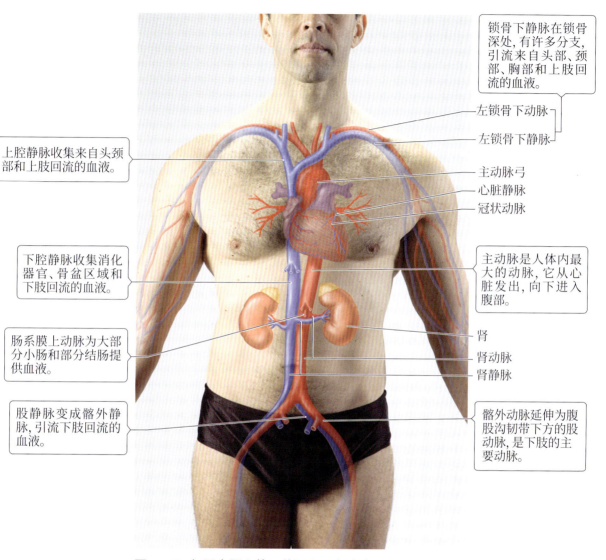

锁骨下静脉在锁骨深处,有许多分支,引流来自头部、颈部、胸部和上肢回流的血液。

左锁骨下动脉

左锁骨下静脉

主动脉弓

心脏静脉

冠状动脉

上腔静脉收集来自头颈部和上肢回流的血液。

下腔静脉收集消化器官、骨盆区域和下肢回流的血液。

肠系膜上动脉为大部分小肠和部分结肠提供血液。

股静脉变成髂外静脉,引流下肢回流的血液。

主动脉是人体内最大的动脉,它从心脏发出,向下进入腹部。

肾

肾动脉

肾静脉

髂外动脉延伸为腹股沟韧带下方的股动脉,是下肢的主要动脉。

图7.10E 躯干主要血管:前面观。主动脉和腔静脉必须穿过分隔胸腔与腹腔的膈肌(未显示)。

躯干的特殊结构

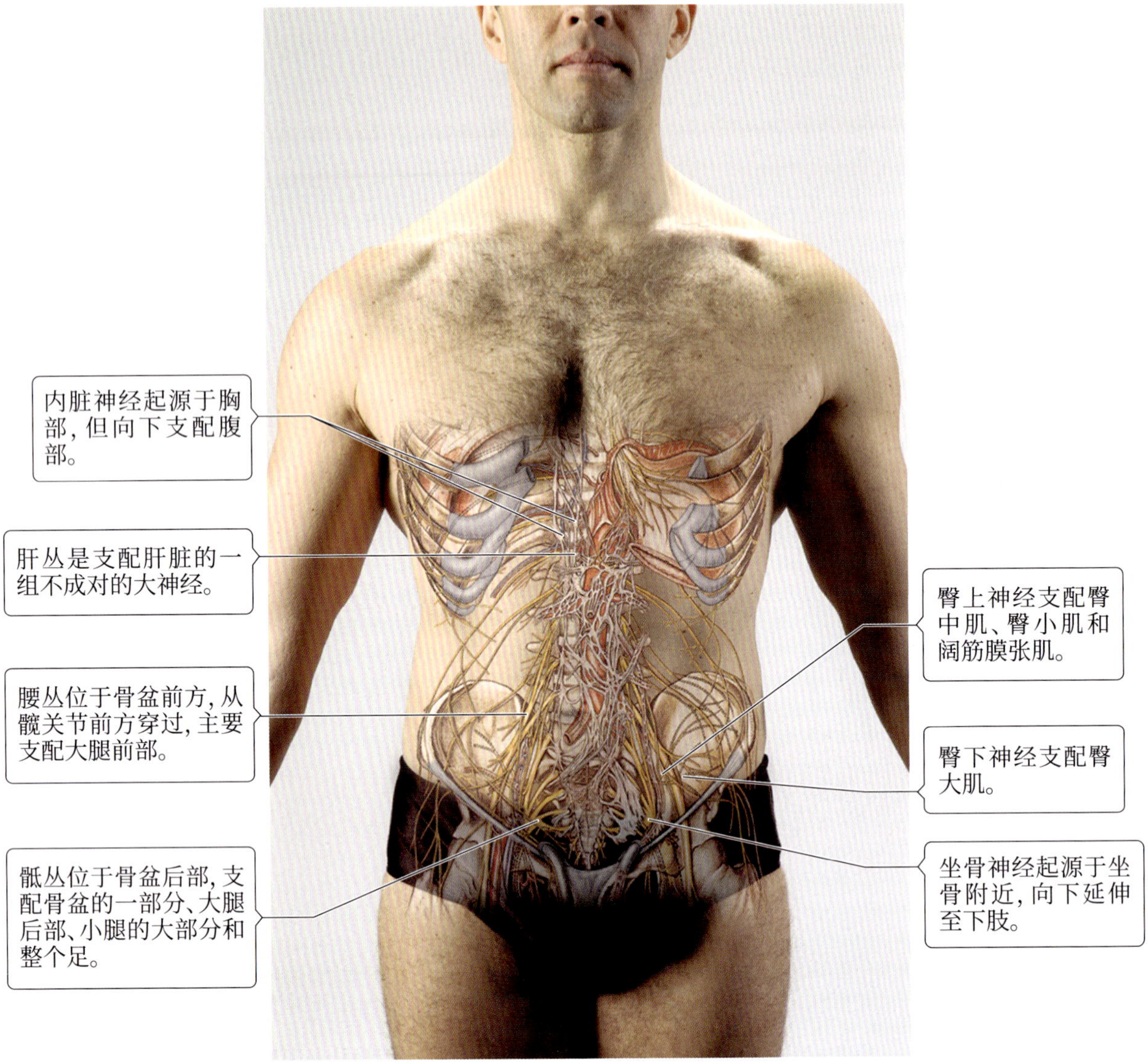

内脏神经起源于胸部，但向下支配腹部。

肝丛是支配肝脏的一组不成对的大神经。

腰丛位于骨盆前方，从髋关节前方穿过，主要支配大腿前部。

骶丛位于骨盆后部，支配骨盆的一部分、大腿后部、小腿的大部分和整个足。

臀上神经支配臀中肌、臀小肌和阔筋膜张肌。

臀下神经支配臀大肌。

坐骨神经起源于坐骨附近，向下延伸至下肢。

图7.10F 躯干神经：前面观。腰骶脊神经离开脊髓，形成丛或网络，触诊腹部深层肌肉时必须小心，避免压迫这些结构。

躯干的特殊结构

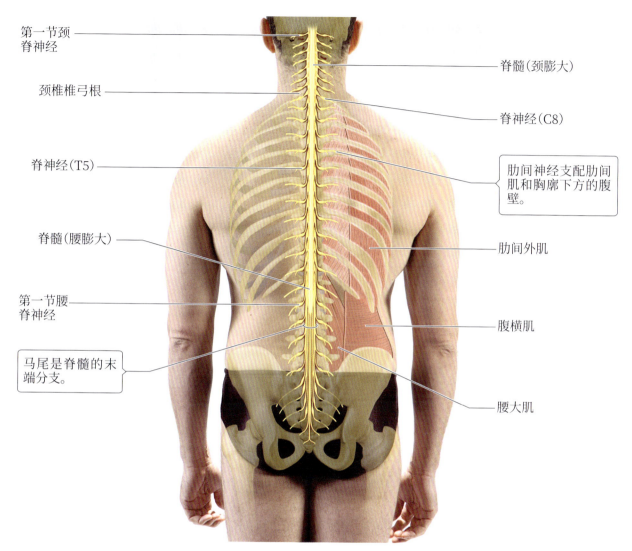

第一节颈脊神经

颈椎椎弓根

脊神经(T5)

脊髓(腰膨大)

第一节腰脊神经

马尾是脊髓的末端分支。

脊髓(颈膨大)

脊神经(C8)

肋间神经支配肋间肌和胸廓下方的腹壁。

肋间外肌

腹横肌

腰大肌

图7.10G　躯干神经：后面观。该视图显示了形成31对脊神经的每个椎间关节处的脊髓分支。这些脊神经与脊椎和周围肌肉（如肋间肌、腹横肌和腰大肌）有着密切的联系。

躯干的姿势

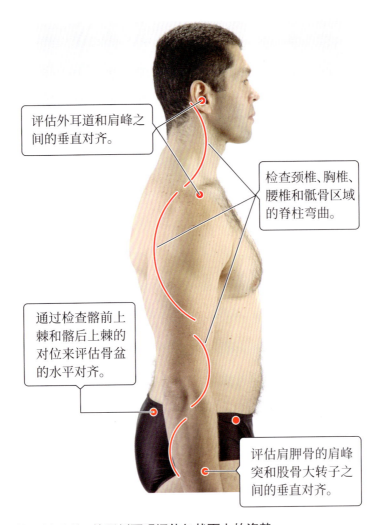

评估外耳道和肩峰之间的垂直对齐。

检查颈椎、胸椎、腰椎和骶骨区域的脊柱弯曲。

通过检查髂前上棘和髂后上棘的对位来评估骨盆的水平对齐。

评估肩胛骨的肩峰突和股骨大转子之间的垂直对齐。

图7.11A **评估躯干姿势：侧面观。使用侧面观评估矢状面上的姿势。**

躯干的姿势

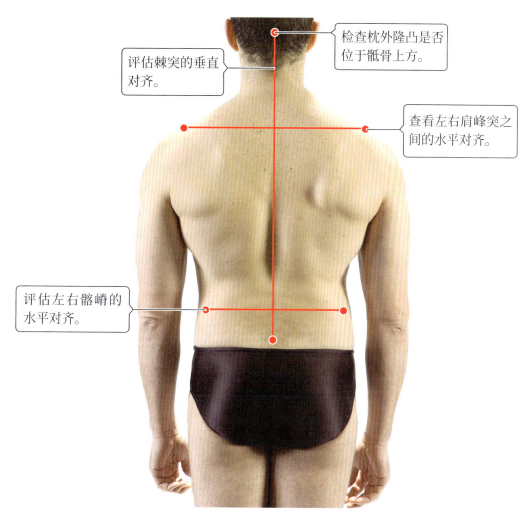

检查枕外隆凸是否位于骶骨上方。

评估棘突的垂直对齐。

查看左右肩峰突之间的水平对齐。

评估左右髂嵴的水平对齐。

图7.11B 评估躯干姿势：后面观。使用后面观评估前面和横向平面的姿势。

躯干的姿势

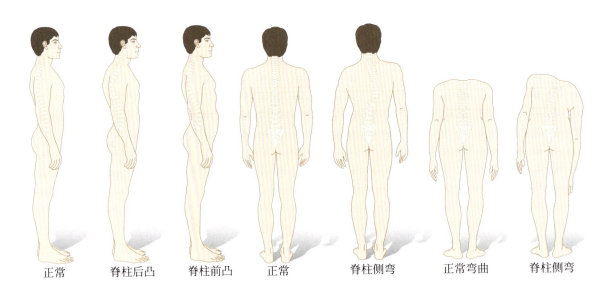

正常　　　脊柱后凸　　　脊柱前凸　　　正常　　　脊柱侧弯　　　正常弯曲　　　脊柱侧弯

图7.12　常见姿势偏差。结构异常、肌肉失衡和不良的运动模式会导致姿势异常或不佳。以下是评估姿势时需要注意的几个问题：后凸是正常胸部后凸曲线的病理性增大的临床术语，常见于骨密度显著下降（骨质疏松症）的被检查者。脊柱前凸是正常腰部曲度增大，常见于怀孕后期和超重人群。脊柱侧弯是一种病理性脊柱侧弯，通常是一种遗传性疾病，在青少年生长发育期最为明显。

主动活动度：躯干

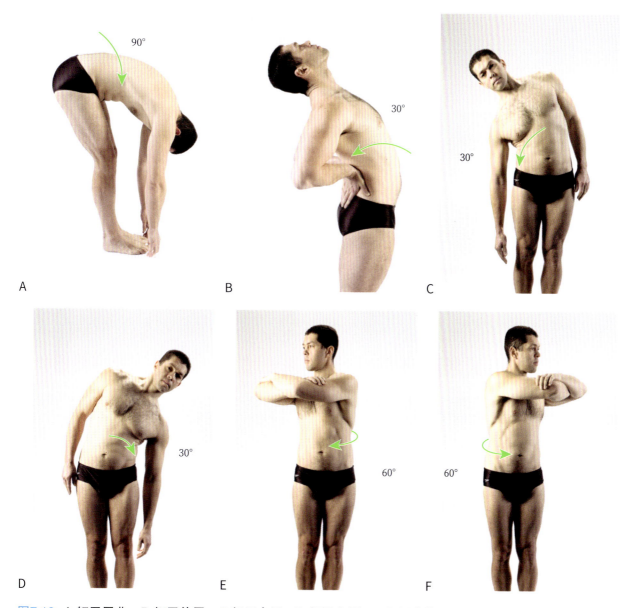

图7.13 A.躯干屈曲。B.躯干伸展。C.躯干右屈。D.躯干左屈。E.躯干右旋。F.躯干左旋。

主动活动度：呼吸

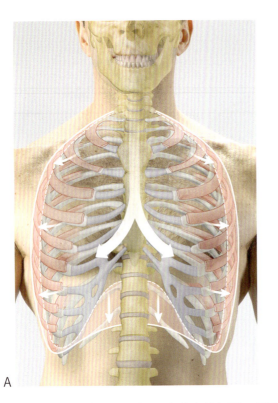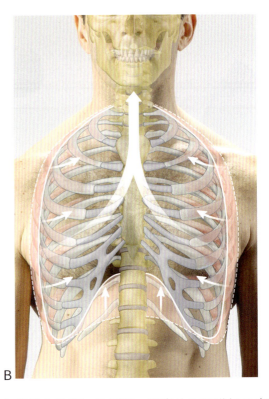

图7.14　A.吸气，胸廓扩张降低了胸腔内的气压，导致气体进入肺部。B.呼气。胸廓的压缩增加了胸腔内的气压，导致气体流出肺部。

抵抗活动度

对躯干进行抵抗活动范围（ROM）评估有助于了解躯干部形成动态稳定和原发动力肌肉的健康状况和功能。评估功能强度和耐力，有助于确定移动及稳定脊柱和中轴骨的肌肉之间的平衡，以及潜在的不平衡。注意，此区域无法评估被动活动范围，且不安全。抵抗ROM的实施和分级步骤见第三章肌肉。

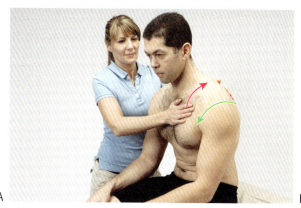
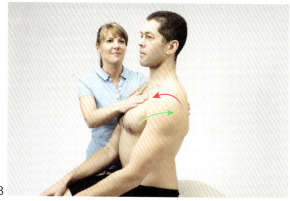
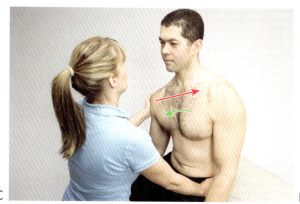
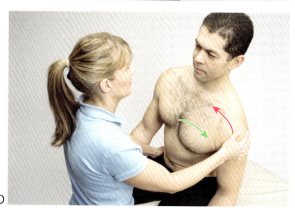

图7.15　A.抵抗躯干屈曲。绿色箭头表示被检查者的移动方向，红色箭头表示检查者的阻力方向。被检查者取坐位，面向被检查者前半身，一只手置于被检查者的上胸部，另一只手置于被检查者的上背部，指导被检查者在检查者轻轻但有力地拉直躯干的同时，通过屈曲躯干来抵抗阻力，评估屈曲躯干肌肉的力量和耐力。B.抵抗躯干伸展。站在被检查者一侧，面向被检查者前半身，将一只手置于被检查者的上胸部，另一只手置于上背部。指导被检查者在检查者轻轻但有力向前屈曲躯干时伸展背部，以抵抗阻力。评估伸展躯干肌肉的力量和耐力。C.抵抗躯干右屈。站在被检查者面前，面向被检查者前半身，将一只手置于被检查者的右肩，另一只手置于左髋。指导被检查者在检查者轻轻但有力地将其右肩向左侧推时，向右髋屈曲，以应对阻力。评估躯干向右屈肌肉的力量和耐力。D.抵抗躯干左屈。站在坐位被检查者面前，面向被检查者前半身。将一只手置于被检查者的左肩，另一只手置于右髋。指导被检查者在检查者轻轻但有力地将其左肩向右侧推时，向左髋屈曲，以应对阻力。评估躯干左屈肌肉的力量和耐力。

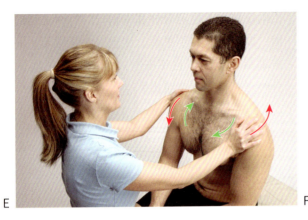
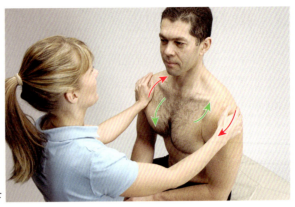

E

F

图7.15 （续）E.抵抗躯干右旋。站在被检查者面前，面对被检查者，将一只手置于被检查者左肩前面，另一只手置于右肩后面。指导被检查者在检查者轻轻但有力地将上半身向左旋转的同时，将上半身向右旋转，以对抗阻力。评估躯干向右旋的肌肉的力量和耐力。F.抵抗躯干左旋。站在被检查者面前，面对被检查者，将一只手置于被检查者右肩前面，另一只手置于左肩后面。指导被检查者在检查者轻轻但有力地将上半身向右旋转的同时，将上半身向左旋转，以应对阻力。评估躯干左旋肌肉的力量和耐力。

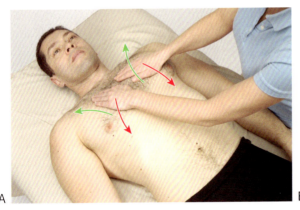
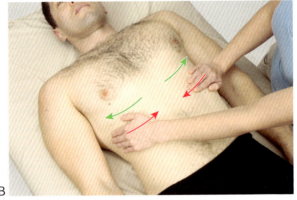

A

B

图7.16 A.抵抗吸气：胸廓上部。站在仰卧的被检查者一侧，面向被检查者，双手置于被检查者胸前。指导被检查者在检查者轻轻但有力地向后和向下按压双手的同时，胸部深呼吸，以应对阻力。评估吸气时肌肉的力量和耐力。B.抵抗吸气：胸廓下部。站在仰卧的被检查者一侧，面向被检查者，将一只手置于被检查者下部胸廓的两侧，当检查者轻轻但有力地向胸廓内侧按压时，指导被检查者通过向腹部和两侧深呼吸来克服阻力。评估吸气时肌肉的力量和耐力。

肌肉概述

腹直肌（Rectus Abdominis）

拉丁语"rectus"意为直，"abdominis"意为腹部。

附着点
起点：耻骨、坐骨嵴和耻骨联合
止点：第5~7肋，肋软骨和胸骨剑突

动作
- 脊柱屈曲（双侧动作）
- 脊柱侧屈（单侧动作）

神经支配
- 肋间神经和肋下神经
- T7~T12

血液供应
- 腹壁上动脉和腹壁下动脉

（一）功能解剖学

腹直肌是最靠前的腹部肌肉，它连接胸骨、胸廓和耻骨，其左右两侧被垂直的白线隔开。腹直肌纤维是水平走行的；每侧被结缔组织的水平线分成五对。其他肌肉通常会覆盖在最上部和内部的肌段，由此产生的肌段通常被称为"六块腹肌"。腹直肌的这种分割利于躯干的分级运动。分段成对的有序收缩，在躯干屈曲的过程中产生了一种平滑效应。

除了分级屈曲外，腹直肌还可以单方面起作用，以协助侧屈，这种能力在行走过程中很重要。当右腿承重时，右侧腹直肌与相应的右竖脊肌一起发力，以稳定躯干。当重量转移到左腿上时，左侧腹直肌和竖脊肌被激活，以稳定躯干。

腹直肌在保持直立姿势方面也很重要。它与后竖脊肌相互平衡，使前骨盆固定在上方。如果腹直肌肌力变弱，会使骨盆的前部向下方倾斜（可以将骨盆想象成一碗水，从前部溢

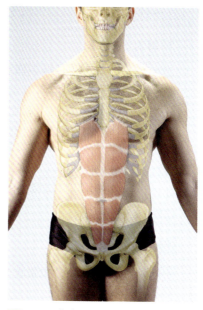

图7.17 腹直肌。

出），从而导致骨盆向前倾斜，进而致使脊椎自然的腰椎前凸过度增加，导致腰痛。

（二）腹直肌触诊

体位：被检查者仰卧。

① 站在被检查者一侧，面向其腹部，用双手掌定位前胸廓的下缘。

② 将手向下滑入剑突和骨盆前部之间的空间。

③ 在白线两侧定位腹直肌的分段纤维。

④ 让被检查者轻轻地将两个肩膀抬离检查台，以确保触诊到适当的位置。

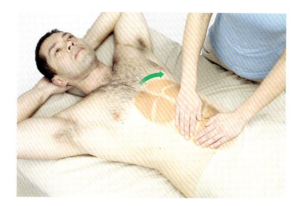

图7.18 腹直肌触诊。

腹外斜肌（External Oblique）

拉丁语 "extern" 意为向外，"obliquus" 意为倾斜。

附着点

起点：第5～12肋骨外表面
止点：髂前上棘、耻骨结节和腹膜

动作

- 脊柱屈曲（双侧动作）
- 脊柱侧屈（单侧动作）
- 使脊柱向对侧旋转（单侧动作）
- 压缩和支撑腹部器官

神经支配

- 肋间神经、肋下神经和髂腹下神经
- T7～L1

血液供应

- 肋间动脉、肋下动脉和旋髂深动脉

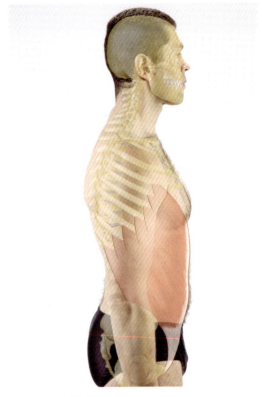

图7.19　腹外斜肌。

（一）功能解剖学

　　腹外斜肌位于腹内斜肌的外层，腹直肌外侧。它是一块厚而强壮的激动肌，其肌纤维以斜形方向从外侧肋骨向前、向下延伸至髂骨、腹股沟韧带和白线。腹外斜肌起源于前锯肌交错的肋骨附着点（见第四章肩）。

　　在用力呼气时，腹外斜肌、腹内斜肌和腹横肌共同作用，压缩和保护腹部内容物。当腹外斜肌和腹内斜肌的左右两侧共同作用时，躯干在腰部屈曲。在旋转过程中，右腹外斜肌与左腹内斜肌共同作用，将躯干左旋。左腹外斜肌与右腹内斜肌共同将躯干右旋。在屈曲和旋转过程中，这些肌肉依靠深部横脊肌群来维持脊椎序列。当我们用斧头砍东西、过头顶扔东西，或者用一只手推东西时，腹外斜肌和腹内斜肌均处于激活状态。

（二）腹外斜肌触诊

　　体位：被检查者仰卧。

① 站在被检查者一侧，面向其腹部，用手掌定位前外侧胸廓下缘。

② 将手向下滑入髂嵴和胸廓下缘之间的空隙。

③ 定位腹外斜肌的斜行纤维，它自外侧胸廓向白线前、内侧倾斜。

④ 嘱被检查者轻轻抬起同侧的肩部，以确保触诊到适当的位置。

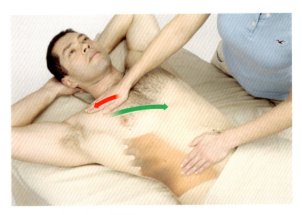

图7.20　腹外斜肌触诊。

腹内斜肌（Internal Oblique）

拉丁语"intern"意为向内。"obliquus"意为倾斜。

附着点

起点：胸腰筋膜、髂嵴和腹股沟外侧韧带

止点：第10～12肋骨内表面和腹肌筋膜

动作

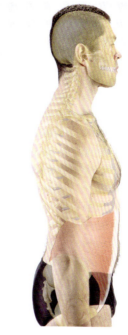

图7.21 腹内斜肌。

- 脊柱屈曲（双侧动作）
- 脊柱侧屈（单侧动作）
- 脊柱向同侧旋转（单侧动作）
- 压缩和支撑腹部器官

神经支配

- 肋间神经、肋下神经、髂腹下神经和髂腹股沟神经
- T7～L1

血液供应

- 肋间动脉、肋下动脉、腹壁动脉、回旋动脉和腰动脉

（一）功能解剖学

腹内斜肌位于腹横肌浅部，腹外斜肌深部，腹直肌外侧，是一块结实有力的原动肌。其纤维以斜形方向从白线向下延伸至髂骨，再向后延伸至胸腰段筋膜。

腹内斜肌、腹外斜肌和腹横肌共同作用，压缩和保护腹部内容物，它们在用力呼气时激活。当腹内斜肌和腹外斜肌的左右两侧共同作用时，躯干屈曲，腰部屈曲。回旋肌、右腹内斜肌与左腹外斜肌共同作用，将躯干右旋。左腹内斜肌与右腹外斜肌共同将躯干左旋。这些强壮的躯干旋肌，依靠深部横棘肌，在运动过程中保持脊椎序列。腹内斜肌和腹外斜肌负责有力地旋转和屈曲，如挥斧、过头顶投掷和单手推物。

（二）腹内斜肌触诊

体位：被检查者仰卧位。

① 站在被检查者一侧，面向其腹部，用手掌定位前外侧胸廓下缘。

② 将手向下滑入髂嵴和胸廓下缘之间的空隙。

③ 定位腹内斜肌的斜行纤维，它自腹白线向外侧髂嵴前侧和后侧倾斜。

④ 嘱被检查者轻轻地将行躯干转向同侧，以确保触诊到适当的位置。

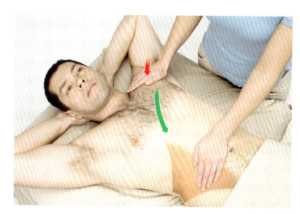

图7.22 腹内斜肌触诊。

腹横肌（Transverse Abdominis）

拉丁语 "trans" 意为跨过，"verse" 意为转向，"abdominis" 意为腹部。

附着点
起点：第7～12肋的内表面
止点：腹肌筋膜

动作
- 压缩和支撑腹部器官
- 协助呼气

神经支配
- 肋间神经、肋下神经、髂腹下神经和髂腹股沟神经
- T7～L1

血液供应
- 肋间动脉、肋下动脉、腹壁动脉、回旋动脉和腰动脉

（一）功能解剖学

　　腹横肌是最深的腹部肌肉，它的纤维从脊柱到白线水平延伸，横跨整个腰部。腹横肌的独特之处在于它不会产生真正的动作，它的功能主要在于增加腹内压。腹横肌在腹筋膜处连接腹内斜肌和腹外斜肌，腹横筋膜是一个坚固的鞘状结缔组织，位于腹直肌浅部，止于白线前方。

　　腹横肌收缩压迫腹腔脏器和内容物，由此导致的腹腔内压力增加具有三种功能：首先，有助于在用力呼气时排出气体；其次，有助于排出腹部内容物，如尿液、粪便或呕吐时的胃内容物；第三，也是对人类运动来说最重为要的一点，可支撑和稳定腰椎。这最后一项功能使腹横肌获得了"解剖学重量带"的称号，结实而功能强大的腹横肌，与举起重物时为防止受伤而系的厚腰带的作用相同。

（二）触诊腹横肌

　　体位：被检查者仰卧。

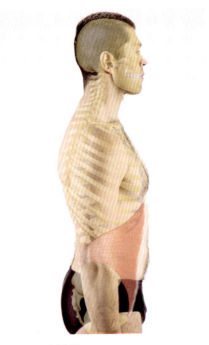

图7.23　腹横肌。

① 站在被检查者一侧，面向其腹部，以双手掌分别定位两侧髂嵴最外侧缘。
② 将手向下滑入髂嵴和胸廓下缘之间的空隙。
③ 在腰部用手掌定位腹横肌的横向肌纤维。
④ 嘱被检查者轻轻呼气，"像蛇一样发出嘶嘶声"，以确保触诊到适当的位置。

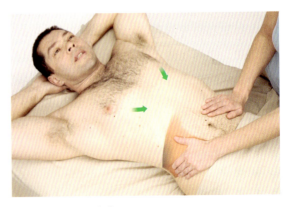

图7.24　腹横肌触诊。

膈肌（Diaphragm）

希腊语"dia"意为通过，"phragma"意为隔板。

附着点

起点：第7～12肋内表面和肋软骨、胸骨剑突和L1～L2椎体

止点：中心腱

动作

吸气时扩张胸廓

神经支配

膈神经

C3～C5

血液供应

肋下动脉、肋间动脉和膈动脉

（一）功能解剖学

膈肌为圆顶状肌肉，在胸腔下部形成隔断，将胸腔和腹腔分开。其上有几个血管、神经和消化系统结构的开口。膈肌纤维在中央汇合形成中心腱，构成圆顶形最上面的内侧区域。

膈肌是参与呼吸的主要肌肉，当它收缩时，中心腱被向下拉向腹腔，使圆顶变平，增加胸腔体积，降低胸腔内气压。胸腔内气压降低使环境中的空气流入（吸气）以平衡气压。这一过程使肺部充满了气体。当膈肌放松时，可恢复圆顶形状，胸腔内的空间缩小，压力增大，使气体从肺部流出（呼气）以平衡气压。身体放松时，膈肌的收缩和放松完成呼吸动作。其他肌肉如肋间肌、肋下肌和后锯肌被激活时，可增加呼吸的深度。

（二）膈肌触诊

体位：被检查者仰卧位。

① 站于被检查者一侧，面朝被检查者腹部，用指尖或拇指指腹定位前外侧胸廓下缘。

② 触诊时嘱被检查者做几次深呼吸。

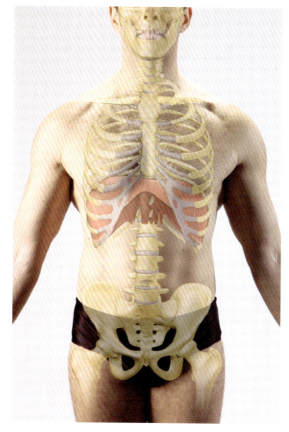

图7.25 膈肌。

③ 从前到后，手指沿胸腔内表面轻轻向后深滑动，找到膈肌纤维。

④ 嘱被检查者吸气，以确保触诊到适当的位置。

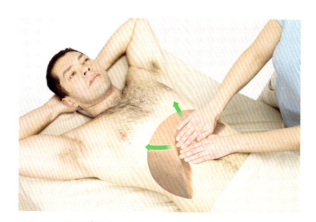

图7.26 膈肌触诊。

肋间外肌
（External Intercostals）

拉丁语"extern"意为向外，"inter"意为在……之间，"costal"意为肋骨。

附着点
起点：上一条肋骨下缘
止点：下一条肋骨上缘

动作
- 吸气时抬高肋骨

神经支配
- 肋间神经

血液供应
- 肋间动脉

（一）功能解剖学

肋间外肌位于肋骨之间，肋间内肌浅层。它的肌纤维与腹外斜肌纤维一样，从前面观，为从外侧到内侧呈斜角延伸。肋间外肌和肋间内肌有助于保持胸廓的形状和完整性。

对于肋间肌的功能是有争议的。目前已知它与呼吸有关，从机械力学角度讲，肌纤维将下面的附着物向上拉起，从而抬高肋骨。随着胸廓的抬高，增加胸腔内的空间，这个动作有助于吸气。在需要用力吸气或呼气的活动中，例如吸吮吸管或吹灭蜡烛，肋间内肌和肋间外肌的激活似乎更为重要。

（二）肋间外肌触诊

定位：被检查者仰卧位。
① 站在被检查者一侧，面向腹部，用一手指的指腹定位肋骨的前表面。
② 将手指滑入这根肋骨与上肋或下肋之间的间隙。
③ 将呈斜行走向的肋间外肌纤维定位于两根肋骨的边缘之间。
④ 嘱被检查者紧闭嘴唇用力吸气，以确保触诊到适当的位置。

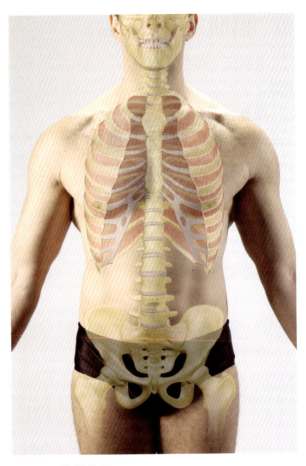

图7.27 肋间外肌。

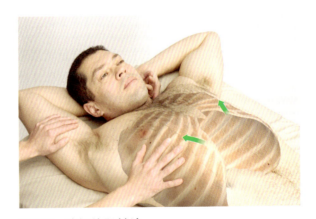

图7.28 肋间外肌触诊。

肋间内肌
（Internal Intercostals）

拉丁语"intern"意为向内，"inter"意为在……之间，"costal"意为肋骨。

附着点

起点：肋骨内表面和肋软骨

止点：上肋内部边界

动作

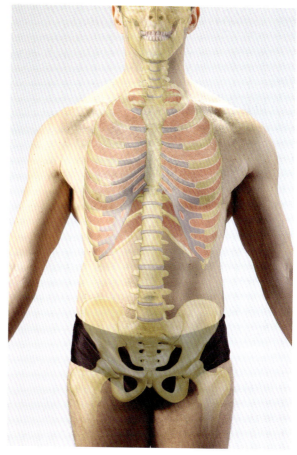

图7.29 肋间内肌。

- 呼气时压低肋骨

神经支配

- 肋间神经

血液供应

- 肋间动脉

（一）功能解剖学

肋间内肌位于肋骨之间，深部是肋间外肌。从前面观，它的肌纤维从内侧到外侧呈斜角状分布。肋间内肌和肋间外肌有助于保持胸廓的形状和完整性。

肋间内肌的纤维将其上面的附着物向下拉，以压低肋骨。这个动作有助于呼气时胸廓下压，减少胸腔内的空间。肋间内肌的激活在吹灭蜡烛等用力呼吸活动中尤为重要。

（二）肋间内肌触诊

定位：被检查者仰卧位。

① 站在被检查者一侧，面向腹部，用一根手指的指腹定位肋骨的前表面。

② 将手指滑入这根肋骨与上肋或下肋之间的间隙。

③ 将肋间内肌成角的肌纤维定位于两肋的边缘之间。

④ 嘱被检查者呼气，并"像蛇一样发出嘶嘶声"，以确保触诊到适当的位置。

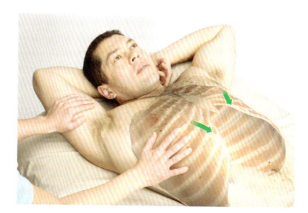

图7.30 肋间内肌触诊。

髂肋肌（Iliocostalis）

拉丁文"ilio"意为髂骨，"costalis"意为肋骨。

附着点

起点：髂嵴内侧、胸腰筋膜和第3～12后肋表面

止点：第1～12后肋表面和C4～C7横突

动作

■ 伸展脊柱（双侧动作）

■ 脊柱侧屈（单侧动作）

神经支配

■ 脊神经背支

血液供应

■ 枕动脉、颈动脉、椎动脉、肋间动脉、肋下动脉、腰动脉和骶动脉

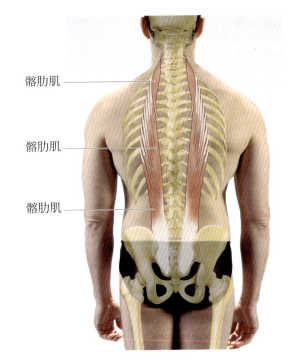

图7.31　髂肋肌。

（一）功能解剖学

髂肋肌是竖脊肌群的一部分，最长肌和棘肌也是这一组肌群的一部分。这些肌肉连接骶骨、髂骨、脊柱和颅骨，它们提供了比更深部的横脊肌群更加广泛的稳定性和运动。竖脊肌和横脊肌群共同维持脊柱抵抗重力的直立姿势。

髂肋肌是三对竖脊肌群中最外侧的一对，它的节段像树枝一样向上方和横向延伸，从骶骨和髂骨后部延伸到腰椎和颈椎后肋骨和横突。这些分支为其提供了伸展和有力地侧屈脊柱的杠杆作用。在用力呼气过程中，髂肋肌可使肋骨向下拉伸。

（二）髂肋肌触诊

体位：被检查者俯卧位。

① 站在被检查者一侧，面向脊柱，用双手指尖定位胸椎棘突。

② 将指尖横向滑动，经过椎板沟，到达竖脊肌上。

③ 双手指尖朝向肋骨，横向通过竖脊肌，找到髂肋肌。

④ 嘱被检查者稍抬头，将躯干伸展，以确保触诊到适当的位置。

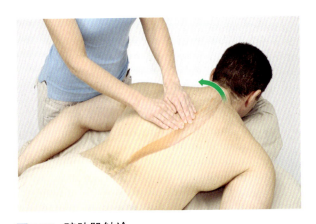

图7.32　髂肋肌触诊。

最长肌（Longissimus）

拉丁语"longissimus"意为长。

附着点

起点：胸腰筋膜、L5～T1横突和C4～C7关节突

止点：T1～T12和C2～C6横突，第3～12后肋的表面，以及颞骨的乳突

动作

- 脊柱伸展（双侧动作）
- 脊柱侧屈（单侧动作）
- 将头部和颈部向同一侧旋转（颈部的单侧动作）

神经支配

- 脊神经背支

血液供应

- 椎动脉、颈动脉、枕动脉、肋间动脉、肋下动脉和骶动脉

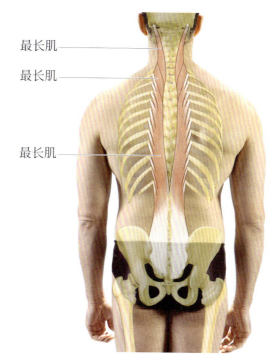

图7.33　最长肌。

（一）功能解剖学

最长肌是竖脊肌群的一部分，髂肋肌和棘肌也是这一组肌群的一部分，它们连接、稳定并使骶骨、髂骨、脊柱和颅骨完成广泛运动。竖脊肌还与横棘肌群共同工作，以维持脊柱在重力作用下的直立姿势。

最长肌位于髂肋肌内侧和棘肌外侧，横跨整个中轴骨，连接骶骨和颅骨：它从骶骨和髂骨延伸到椎骨横突和颞骨乳突。最长肌纤维比髂肋肌纤维更垂直；因此，它是脊柱的强伸展肌和弱侧屈肌。它还通过向后、向下向脊椎拉动乳突来稳定和旋转头颈部。

（二）最长肌触诊

体位：被检查者俯卧位。

① 站在被检查者一侧，面向脊柱，用双手指尖定位胸椎棘突。

② 将指尖横向滑动，穿过椎板沟，到达竖脊肌上。

③ 用双手指尖在竖脊肌上前后滑动，以区分中心最长肌的垂直纤维和髂肋肌的斜向纤维。

④ 嘱被检查者稍抬头，并伸展躯干，以确保触诊到适当的位置。

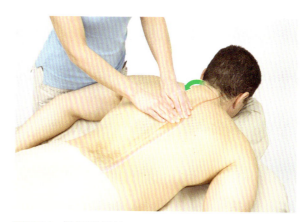

图7.34　最长肌触诊。

棘肌（Spinalis）

拉丁文"spinalis"意为棘肌。

附着点

起点：L2～T11和T2～C7的棘突和项韧带

止点：T1～T8和C2～C4的棘突，以及枕骨上项线和下项线之间

动作

- 脊柱伸展（双侧动作）
- 将头颈部向同侧旋转（单侧动作）

神经支配

- 脊神经背支

血液供应

- 颈动脉、椎动脉和肋间动脉

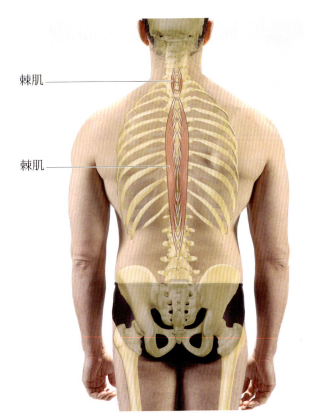

图7.35 棘肌。

（一）功能解剖学

　　棘肌是竖脊肌群的一部分，竖脊肌还包括髂肋肌和最长肌。这些肌肉连接骶骨、髂骨、脊柱和颅骨，提供广泛的稳定性和运动。竖脊肌和横棘肌群一起在脊柱中维持直立姿势，以抵抗重力。

　　棘肌是三对竖脊肌群中最内侧的一对。它从下胸椎和上腰椎的棘突延伸到上胸椎和下颈椎的棘突。它的垂直纤维使其在伸展方向比在旋转方向的作用更强。在颈椎中，棘肌在附着于枕骨之前，与横棘肌群的半棘肌相连。

（二）棘肌触诊

体位：被检查者俯卧位。

① 站在被检查者一侧，面向脊柱，用双手指尖定位胸椎棘突。

② 将指尖横向滑动，穿过椎板沟，到达竖脊肌上。

③ 双手指尖定位棘肌的最内侧缘，在竖脊肌上前后滑动。

④ 嘱被检查者稍抬头并伸展躯干，以确保触诊到适当的位置。

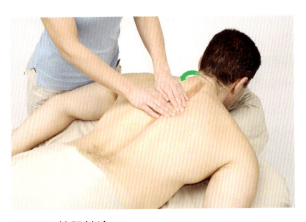

图7.36 棘肌触诊。

腰方肌（Quadratus Lumborum）

拉丁语 "quadratus" 意为方形，"lumborum" 意为腰部。

附着点
起点：髂后嵴和髂腰韧带
止点：L1～L4横突和第12肋骨下缘

动作
脊柱伸展（双侧动作）
脊柱侧屈（单侧动作）
吸气时下压/固定最后一根肋骨

神经支配
脊神经的颈下支和腹侧支
T12～L4

血液供应
腰动脉、骶动脉、髂腰动脉和肋下动脉

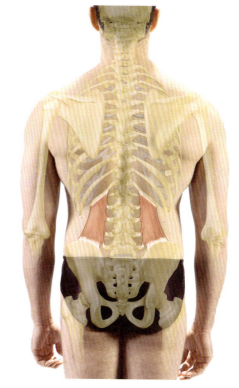

图7.37 腰方肌：后面观。

（一）功能解剖学

腰方肌是一种位于深层的多功能脊柱肌肉。它连接髂骨到腰椎外侧和第12肋骨。腰方肌的纤维从肋骨和脊椎下外侧向髂后略倾斜。腰方肌位于竖脊肌深处，腰大肌后方，参与形成腹后壁。

从功能来说，当下半身固定时，腰方肌有助于骨盆和脊柱的稳定。它们可维持直立姿势，与竖脊肌协调产生精细的侧向运动和伸展。当我们站立时，成对的腰方肌与臀中肌一起稳定下肢以上的部位。

在行走过程中，腰方肌和臀中肌有助于稳定骨盆。因为行走时人体的重量先转移到一只脚上，然后转移到另一只脚上。这些肌肉可防止骨盆横向移位，并保持其在矢状面上的运动。此外，当重量转移到另一只脚上时，腰方肌会将髂嵴向胸廓方向抬高。这个动作可以让腿向前摆动，而脚不会碰到地面。

腰方肌也有辅助呼吸功能，在吸气过程中，它将第12根肋固定在下方位置，使胸廓完全扩张。腰方肌功能障碍可由用力呼吸、臀中肌无力以及竖脊肌、腹肌和腰大肌等维持体位的肌肉失衡引起。

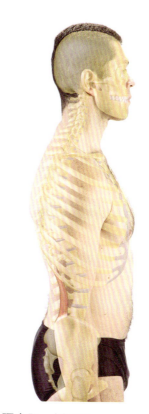

图7.38 腰方肌：侧面观。

腰方肌（续）

（二）腰方肌触诊

体位：被检查者俯卧位。

① 站在被检查者一侧，面向脊柱，用双手指尖定位腰椎棘突。

② 指尖横向滑动，经过椎板沟和竖脊肌。

③ 在第12肋和髂骨之间深部触诊，以寻找走行与之成角度的腰方肌纤维。

④ 嘱被检查者稍向上抬起臀部，以确保触诊到适当的位置。

体位：被检查者侧卧，上臂向前或置于头顶。

① 站在被检查者一侧，面向脊柱，用手指或肘部定位它们面朝上的髋关节的髂嵴。

② 将手指或肘部向上滑动至胸廓，横向滑动至竖脊肌。

③ 在第12肋和髂骨之间深部触诊，以寻找腰方肌的斜形纤维。

④ 嘱被检查者稍向上抬起臀部，以确保触诊到适当的位置。

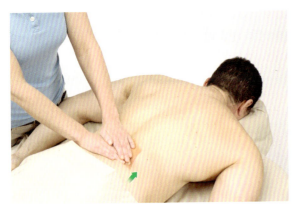

图7.39 腰方肌触诊（被检查者俯卧）。

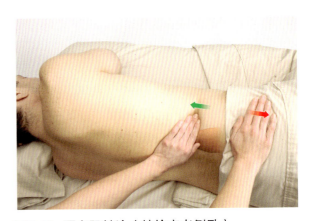

图7.40 腰方肌触诊（被检查者侧卧）。

上后锯肌
（Serratus Posterior Superior）

拉丁语"Serra"意为锯子，"posterior"意为朝向后面，"superior"意为在……上面。

附着点
起点：C7～T3棘突
止点：第2～5后肋表面

动作
吸气抬高肋骨

神经支配
第2～5肋间神经

血液供应
肋间后动脉

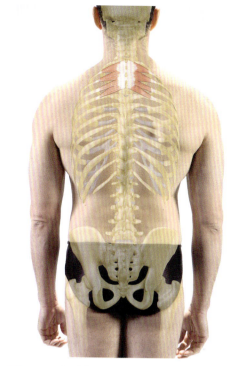

图7.41　上后锯肌。

（一）功能解剖学

上后锯肌在菱形肌和斜方肌的深面（见第四章肩），它将C7～T3处的脊柱与后胸廓上的第2～第5肋骨相连，其肌纤维呈斜向下走行，在用力吸气时可抬高肋骨上缘。

（二）上后锯肌触诊

体位：被检查者俯卧位。

① 站在被检查者一侧，面向脊柱，用指尖定位C7～T3的棘突。

② 将指尖沿肋骨方向轻轻向外下滑动。

③ 沿第2～12后肋表面，定位上后锯肌向下斜行的肌纤维。

④ 嘱被检查者紧闭嘴唇用力吸气，以确保触诊到适当的位置。

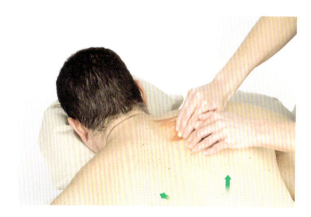

图7.42　上后锯肌触诊。

下后锯肌
（Serratus Posterior Inferior）

拉丁语"serra"意为锯子，"posterior"意为朝向背后，"inferior"意为下面。

附着点

起点：T11～L3棘突

止点：第9～12后肋表面

动作

呼气时压低肋骨

神经支配

第5～8肋间神经

血液供应

肋间动脉、肋下动脉和腰动脉

（一）功能解剖学

下后锯肌在背阔肌的深面（见第四章肩），竖脊肌的浅面。它将T11～L2处的脊柱与后胸廓上的第9～第12肋相连。其肌纤维呈斜向上走行，使该肌肉能够压低这些肋骨。该肌肉在呼吸中的作用存在一些争议，大多数人认为下肋被下后锯肌压低有助于用力呼气。

（二）下后锯肌触诊

体位：被检查者俯卧位。

① 站在被检查者一侧，面向脊柱，用指尖定位T11～L2棘突

② 将指尖沿肋骨方向横向稍向上滑动。

③ 沿下肋的后表面定位下后锯肌的斜向上的纤维。

④ 嘱被检查者呼气并"像蛇一样发出嘶嘶声"，以确保触诊到适当的位置。

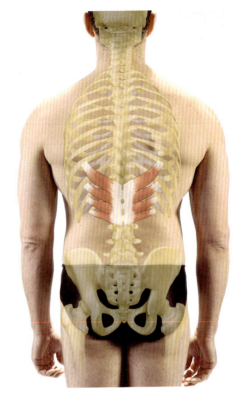

图7.43 下后锯肌。

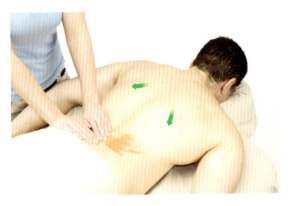

图7.44 下后锯肌触诊。

半棘肌（Semispinalis）

拉丁语"semi"意为一半，"spinalis"意为脊椎。

附着点

O点：C4～T12横突

止点：C2～T4棘突，以及枕骨上项线和下项线之间

动作

- 脊柱伸展（双侧动作）
- 朝相反一侧旋转头部和脊柱（单侧动作）

神经支配

- 枕神经（头神经）和脊神经背支（颈神经）

血液供应

- 枕动脉、肋间动脉（头动脉）和颈动脉

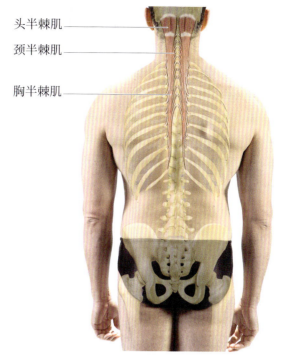

头半棘肌

颈半棘肌

胸半棘肌

图7.45 半棘肌。

（一）功能解剖学

半棘肌是横脊肌群的一部分，当脊柱运动时，它们与回旋肌和多裂肌一起稳定和控制单个椎骨。但不同于回旋肌和多裂肌，半棘肌并不位于腰部。

半棘肌是横脊肌群中最浅的一块，它的肌纤维将1个椎骨的横突连接到上面4～6个椎骨棘突。其肌纤维方向是横棘肌中最垂直的；这一特性为其伸展性提供了最佳杠杆。所有的横脊肌群通过将棘突向下拉向横突，将脊柱旋转到相反的一侧。

（二）半棘肌触诊

体位：被检查者俯卧（仰卧触诊见第六章头、颈和面部）。

① 站在被检查者头一侧，用指尖定位枕骨。

② 将指尖向下、横向滑入枕下部位和椎板沟。

③ 沿着椎板沟内的垂直肌纤维向下移动。

④ 嘱被检查者稍抬头并伸展躯干，以确保触诊到适当的位置。

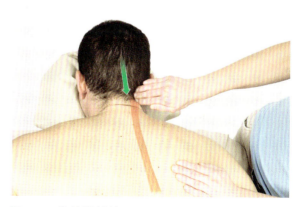

图7.46 半棘肌触诊。

多裂肌（Multifidi）

拉丁语"mult"意为许多，"findus"意为分开。

附着点
起点：骶骨后部、髂后上棘和L5～C4棘突
止点：棘突起源上方2～4个椎骨

动作
- 脊柱伸展（双侧动作）
- 将脊椎向相反一侧旋转（单侧动作）

神经支配
- 脊神经背支

血液供应
- 椎动脉、颈动脉、枕动脉、肋间动脉、肋下动脉和腰动脉

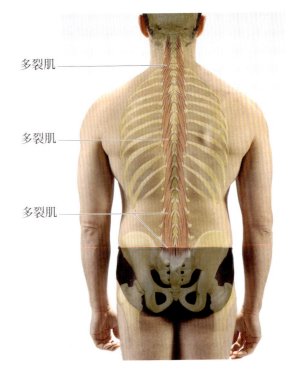

图7.47　多裂肌。

（一）功能解剖学

多裂肌是横脊肌群的一部分。它们与回旋肌和半棘肌共同形成一个网络，连接不同椎骨的后外侧突和棘突。它们还可以在脊柱运动时稳定和控制脊椎。

多裂肌位于半棘肌的深面，回旋肌的浅部。它们存在于脊椎的所有节段中，其纤维将1个椎骨的关节突（颈突）、横突（胸突）或乳突（腰突）连接到3～4个以上椎骨的棘突。多裂肌比回旋肌稍垂直，使它们能够更好地伸展脊柱。所有的横脊肌群都可将脊柱旋转到相对的一侧。这是通过将棘突直接拉向下方的横突来实现的。

（二）多裂肌触诊

体位：被检查者俯卧。
① 站在被检查者一侧，面向脊柱，用双手指尖定位腰椎棘突。
② 将指尖向横突或骶骨方向横向深入滑动，进入椎板沟。

③ 用指尖在棘突和横突之间或骶骨正下方定位多裂肌。
④ 嘱被检查者稍将头部和一侧肩抬离检查台，以确保触诊到适当的位置。

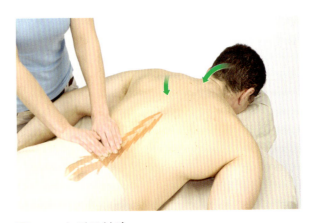

图7.48　多裂肌触诊。

回旋肌（Rotatores）

拉丁语"rotatores"意为回旋肌。

附着点

起点：L5～C1横突

止点：椎体上部的棘突

动作

- 脊柱伸展（双侧动作）
- 将脊椎向另一侧旋转（单侧动作）

神经支配

- 脊神经背支

血液供应

- 肋间动脉和腰动脉

（一）功能解剖学

回旋肌是横脊肌群的一部分，多裂肌和半棘肌也是这一组肌肉群的一部分。横脊肌群的深层小肌肉形成一个网络，连接不同椎骨的横突和棘突。当脊柱运动时，它们共同作用来稳定和控制单个椎骨。

回旋肌是横脊肌群中最深的肌肉，它们存在于脊柱的所有节段，但胸椎节段的回旋肌最发达。每一块肌肉有两个部分：第一部分将1块椎骨的横突连接到上一椎体的棘突，第二部分将横突连接在上2块椎骨的棘突。回旋肌几乎水平的肌纤维方向使其具有良好的旋转杠杆作用，但伸展杠杆作用较小。多裂肌和半棘肌的方向更垂直。所有的横脊肌群都可以将脊柱旋转到另一侧，这是通过将棘突直接拉向下方的横突来实现的。

（二）回旋肌触诊

体位：被检查者俯卧。

① 站在被检查者面向脊柱的一侧，使用双手指尖定位棘突。

② 将指尖向横突方向外侧深深滑动，进入椎板沟。

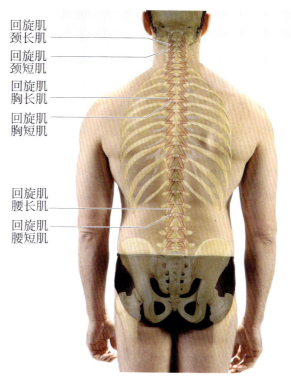

图7.49 回旋肌。

③ 用指尖将回旋肌定位在棘突和横突正下方。

④ 嘱被检查者稍抵抗躯干旋转，以确保触诊到适当的位置。

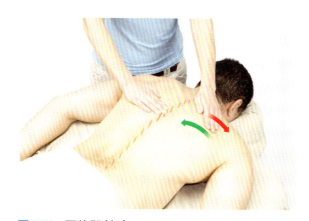

图7.50 回旋肌触诊。

棘间肌（Interspinalis）

拉丁语"inter"意为在两者之间，"spinalis"意为脊柱。

附着点

起点：L5~L2、T12和T2~C3的棘突

止点：椎体上部的棘突

动作

■ 脊柱伸展（双侧动作）

神经支配

■ 脊神经背支

血液供应

■ 椎动脉、颈动脉、枕动脉、肋间动脉、肋下动脉和腰动脉

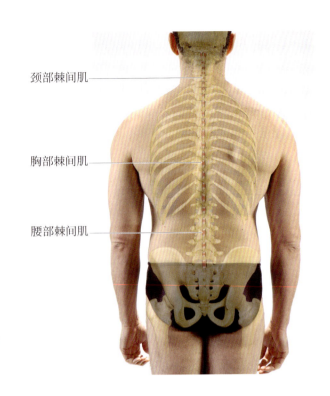

图7.51　棘间肌。

（一）功能解剖学

棘间肌是小而深的肌肉，连接1个椎骨的棘突至上方椎骨的棘突。它们成对工作，棘间韧带两侧各有一个。它们的主要功能是在人体抵抗重力直立时控制并保持前后姿势。它们的肌纤维位于脊柱后部、内侧，并垂直延伸。这个位置使它们可等长收缩，保持脊柱在矢状面上直立。

棘间肌并不存在于整个胸椎。由于胸廓比较稳定，脊柱在这一区域的活动性较小，因此对发挥稳定作用的棘间肌等肌肉的需求较小。

（二）棘间肌触诊

体位：被检查者俯卧在枕头上。

① 站在被检查者一侧，面向脊柱，用指尖定位棘突。

② 将指尖在一个棘突和下一个棘突之间滑动；让被检查者保持放松。

③ 将棘间肌的垂直纤维定位在两个棘突之间的中心（两个棘突一个在中线的右侧，一个在中线的左侧）。

④ 嘱被检查者轻轻伸展躯干，以确保触诊到适当的位置。

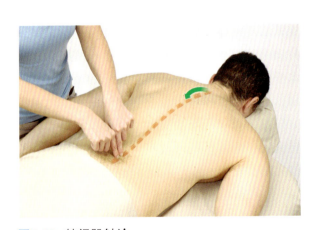

图7.52　棘间肌触诊。

横突间肌（Intertransversarii）

拉丁语"inter"意为在两者之间，"trans"意为穿过，"vers"意为翻转，"ari"意为很多。

附着点
起点：L5～C1横突
止点：椎体上部的横突

动作
脊柱侧屈（单侧动作）

神经支配
脊神经背支

血液供应
枕动脉、颈动脉和椎动脉

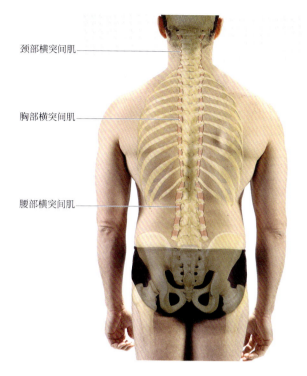

颈部横突间肌
胸部横突间肌
腰部横突间肌

图7.53 横突间肌。

（一）功能解剖学

横突间肌是一种小而深的肌肉，连接一个椎体的横突和上一个椎体的横突。因此，正如你可能猜测的那样，它们的肌肉纤维在脊柱上横向排列，并垂直延伸。这个位置使它们能够等长收缩，并保持脊柱在冠状面垂直。事实上，当人体直立时，它们的主要功能是保持人体脊柱左右平衡，以对抗重力。

胸椎横突间肌与肋骨之间的肋间肌无法区分。由于胸廓部位的运动性非常小，对横突间肌横向稳定性的需求较少。

（二）横突间肌触诊

横突间肌非常小，而且太深，无法触诊。

表7-1 与呼吸有关的其他肌肉

肌肉	起点	止点	功能
肋提肌 	C7~T11横突	第1~12肋，肋角下	在用力吸气过程中抬高肋骨
肋下肌 	第10~12肋，靠近肋角	第8~10肋，靠近肋角	在用力呼气过程中压低第8~10肋骨
胸横肌 	剑突和胸骨	第2~6肋，肋软骨	用力呼气时压低第2~6肋骨

功能方面

协同肌/拮抗肌：躯干

躯干运动	涉及肌肉	躯干运动	涉及肌肉
屈曲	腹直肌 腹外斜肌 腹内斜肌	伸展	髂肋肌 最长肌 棘肌 腰方肌 半棘肌 回旋肌 多裂肌 棘间肌
右屈	右腹直肌 右腹外斜肌 右腹内斜肌 右髂肋肌 右最长肌 右腰方肌 右横突间肌	左屈	左腹直肌 左腹外斜肌 左腹内斜肌 左髂肋肌 左最长肌 左腰方肌 左横突间肌

屈曲 90°

伸展 30°

右屈 30°

左屈 30°

协同肌/拮抗肌：躯干

躯干运动	涉及肌肉	躯干运动	涉及肌肉
右旋 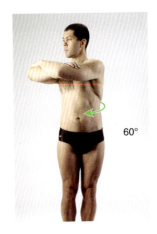 60°	左腹外斜肌 右腹内斜肌 左半棘肌 左多裂肌 左回旋肌	左旋 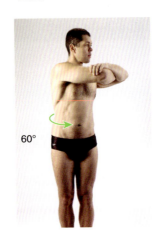 60°	右腹外斜肌 左腹内斜肌 右半棘肌 右多裂肌 右回旋肌

协同肌/拮抗肌：呼吸

躯干运动	涉及肌肉	躯干运动	涉及肌肉
吸气 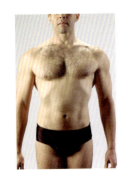	膈肌 肋间外肌 后上锯肌 肋提肌 腰方肌 斜角肌（见第6章） 胸小肌（见第4章） 前锯肌（见第4章）	呼气 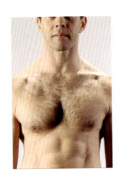	肋间内肌 后下锯肌 腹横肌 腹内斜肌 腹外斜肌 腹直肌 肋下肌 胸横肌

运动方式

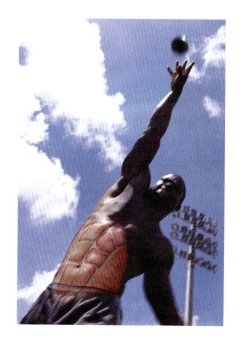

推：腹部肌肉能够有力地向前移动躯干，手臂和躯干屈肌在手臂向前和过头顶推送时协同工作，例如投掷动作。

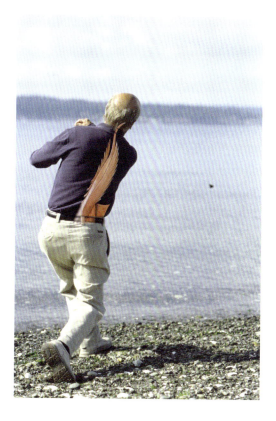

屈曲：躯干的横向屈肌在向人体一侧弯曲时被激活。深部稳定肌肉，例如腰方肌和竖脊肌，在腹部向侧面弯曲运动时保持姿势。

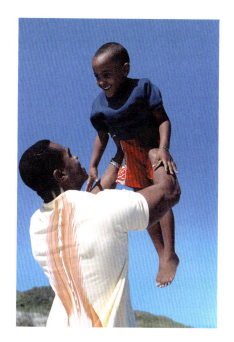

举：保持直立姿势并在躯干弯曲后重建这种姿势是躯干伸肌的主要功能。竖脊肌群是此功能的主要贡献者，尤其是在人体前部承载或移动负荷时。

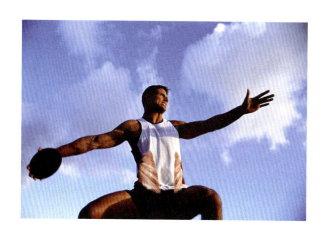

扭转：投掷等旋转运动需要深层脊柱稳定肌肉和表浅旋转原力动肌的协调，回旋肌和多裂肌维持脊柱对位，而斜肌转动人体并使躯干产生爆发力。

小结

- 躯干的骨骼包括胸椎和腰椎、骶骨和尾骨、十二对肋骨、胸骨以及成对的髂骨、坐骨和耻骨。
- 胸廓包含前肋胸关节和后肋椎关节，而脊柱由重叠的椎间关节组成。
- 脊柱有四个弯曲：颈椎前凸、胸椎后凸、腰椎前凸和骶骨后凸。
- 每个脊椎分区都有独特的骨和软组织特征，可以调节活动能力和功能。
- 深层肌肉，例如回旋肌和多裂肌，可以稳定脊柱节段，而大型表浅肌肉，如斜肌和竖脊肌，可有力地移动躯干。
- 复杂的神经网络从脊髓分支出来，在躯干中形成神经丛。躯干骨骼和肌肉通过循环和淋巴管得到滋养和引流。
- 躯干可能的运动包括屈曲、伸展、侧屈和旋转。
- 负责吸气和呼气的运动发生在躯干，主要由膈肌、肋间肌和腹肌控制。
- 躯干肌肉的协调运动可以产生平稳、有效的运动，例如推、举、屈曲和扭转。

复习

多选题

1. 脊柱前凸通常出现在
   A. 颈椎和胸椎
   B. 颈椎和腰椎
   C. 胸椎和腰椎
   D. 颈椎和骶椎

2. 脊柱后凸通常出现在
   A. 颈椎和胸椎
   B. 颈椎和腰椎
   C. 胸部和骶部
   D. 腰椎和骶椎

3. 浮肋之所以得名，是因为附着处缺乏
   A. 胸骨
   B. 肋软骨

C. 椎体
D. 横突

4. 胸廓保护的器官包括
   A. 心脏、肝脏和小肠
   B. 小肠、脾脏和肝脏
   C. 结肠、胃和脾脏
   D. 心脏、脾脏、肝脏和肺

5. 胸导管的末端膨大收集腰淋巴的淋巴干称为
   A. 右淋巴管
   B. 乳糜池
   C. 腹主动脉
   D. 肠淋巴干

6. 将血液从手臂、腿部和头部回流到心脏的大血管是
   A. 主动脉和乳糜池
   B. 肾静脉和肾动脉
   C. 下腔静脉和上腔静脉
   D. 主动脉和下腔静脉

7. 椎间盘的吸收力的凝胶状中心，称为
   A. 椎体
   B. 横突
   C. 纤维环
   D. 髓核

8. 脊髓分支形成多少脊神经对
   A. 10
   B. 21
   C. 31
   D. 51

9. 主要负责呼气的肌肉是
   A. 腹直肌
   B. 腹横肌
   C. 后上锯肌
   D. 膈肌

10. 不产生真正动作或运动，但具有压缩和支撑腹部器官功能的肌肉是
    A. 腹直肌
    B. 腹横肌
    C. 后上锯肌
    D. 膈肌

配伍题

下面列出了不同的肌肉附着点。将肌肉与其附着点进行正确匹配。

11. ____ T1～T8和C2～C4的棘突和枕骨上项
    线与下项线之间

12. ____ 第5～12肋外表面

13. ____ 第7～12肋内表面和肋软骨、胸骨剑
    突及L1～L2椎体

14. ____ L5～C2，2～4个椎体上的棘突

15. ____ 白线和耻骨嵴及耻骨肌线

16. ____ 第2～5肋骨后表面

17. ____ 胸腰椎筋膜、髂嵴和腹股沟外侧韧带

18. ____ 上方脊椎横突

19. ____ 上方脊椎棘突

20. ____ 胸腰筋膜，L5～T1横突和C4关节突

A. 后上锯肌
B. 横突间肌
C. 棘肌
D. 多裂肌
E. 最长肌
F. 腹横肌
G. 回旋肌
H. 膈肌
I. 腹内斜肌
J. 腹外斜肌

下面列出了不同肌肉的动作，将肌肉与其动作正确的匹配，答案可多选。

21. ____ 右腹内斜肌

22. ____ 左横突间肌

23. ____ 腹直肌

24. ____ 膈肌

25. ____ 右腹外斜肌

26. ____ 腹横肌

27. ____ 后下锯肌

28. ____ 左回旋肌

29. ____ 右腰方肌

30. ____ 最长肌

A. 躯干屈曲
B. 躯干伸展
C. 躯干右屈
D. 躯干左屈
E. 躯干右旋
F. 躯干左旋
G. 吸气
H. 呼气

简答题

31. 对比胸椎和腰椎的结构，它们有什么共同点，又有什么不同之处？简要解释它们存在差异的目的
或原因。

32. 绘制或描述胸廓的结构，包括所有骨骼、关节和肌肉，描述这种结构是如何通过膨胀和收缩来产生呼吸的。

33. 列出躯干部连接到脊椎的所有肌肉，简要描述每块肌肉的功能。

试一试！

活动1：找一个搭档。从侧面观察其站姿，特别注意躯干和脊椎。写下或画下你观察到的关于他的姿势特点。重复这个过程，这次是从后面看。如果你注意到任何偏差，利用你对肌肉功能和关系的了解，确定哪些肌肉可能失衡。看看你能不能弄清楚哪些肌肉是紧张的。交换合作伙伴并重复此过程。比较你的发现。

活动2：找一个搭档，让他表演"运动方式"中确定的一项技能。确定构成此技能的躯干的具体动作。把它们写下来。使用协同肌列表来确定哪些肌肉协同工作来产生这种运动。确保按照正确的顺序进行操作。看看你是否能发现哪些肌肉在稳定或引导关节就位，哪些肌肉负责为运动提供动力。

建议：换个搭档，表演一种不同的"运动方式"中的技巧。重复上述步骤。

活动3：制作自己的膈肌模型！首先，切掉一个塑料瓶的底端（最好是2升的瓶子）。接下来，剪一块足够大的运动弹力带，盖住新打开的瓶子末端。把带子牢牢地绑在瓶子上，这样它就能把瓶子的一端封住。确保没有空隙。然后，从瓶子的顶端开口处放入一个小气球，使其位于瓶子里面并密封瓶子的顶部。现在，你可以向下拉动瓶子底部密封弹力带的中心。气球怎么了？当你向上推底部密封弹力带时会发生什么？这与膈肌和肺的运动相似吗？

参考文献

Chek P. Corrective postural training and the massage therapist. *J Massage Ther.* 1995;34(3):83.

Drysdale CL, Earl JE, Hertel J. Surface electromyographic activity of the abdominal muscles during pelvic-tilt and abdominal hollowing exercises. *J Athl Train.* 2004;39(1):32–36.

Konrad P, Schmitz K, Denner S. Neuromuscular evaluation of trunk-training exercises. *J Athl Train.* 2001;36(2):109–118.

Nandlall N, Rivaz H, Rizk A, et al. The effect of low back pain and lower limb injury on lumbar multifidus muscle morphology and function in university soccer players. *BMC Musculoskelet Disord.* 2020;21:96.

Padkao T, Boonla O. Relationship between respiratory muscle strength, chest wall expansion, and functional capacity in healthy nonsmokers. *J Exerc Rehabil.* 2020 Apr;16(2):189–196.

Scannell JP, McGill SM. Lumbar posture—should it and can it be modified? A study of passive tissue stiffness and lumbar position during activities of daily living. *Phys Ther.* 2003;83:907–917.

Udermann BE, Mayer JM, Graves JE, et al. Quantitative assessment of lumbar paraspinal muscle endurance. *J Athl Train.* 2003;38(3):259–262.

（李百强　王　骏　吴虹桥　许　静　彭力娟）

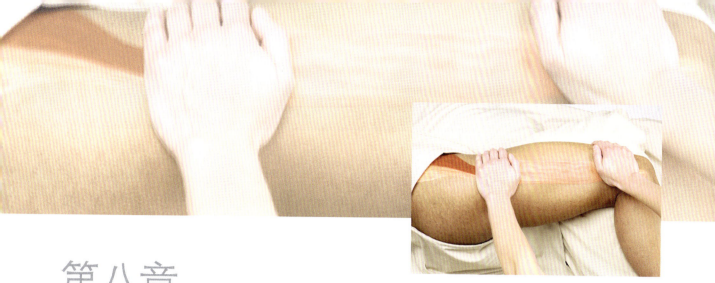

第八章

骨盆、大腿和膝

学习完本章的内容后，你应该能够：

- 识别骨盆、大腿和膝关节的主要结构，包括骨骼、关节、特殊结构以及深层肌、表浅肌。
- 标记并触诊骨盆、大腿和膝关节的主要表面标志。
- 确定骨盆、大腿和膝关节的正常姿势和姿势偏差。
- 识别并展示骨盆、大腿和膝部肌肉的所有动作。
- 展示骨盆、大腿和膝关节的被动和抵抗活动范围。
- 描绘、标记、触诊和激活骨盆、大腿和膝关节的表浅肌和深层肌。
- 定位骨盆、大腿和膝关节的肌肉附着点和神经支配。
- 描述骨盆、大腿和膝部各肌肉之间独特的功能解剖和关系。
- 确定髋关节和膝关节每次运动的协同肌和拮抗肌（屈曲、伸展等）。
- 识别用于髋关节和膝关节的四种协调运动的肌肉：跑步、举重、投掷和踢腿。

概述

　　骨盆带与肩带相似，但在结构和功能上有些差异。肩带和骨盆带都支持四肢的活动。肩带的活动度高，增加了上肢运动的可能性。骨盆带更稳定，可承受躯干和上半身的重量，它也接收并传递下肢产生的力。

　　髋关节与上肢的肩关节平行。每侧髋关节可进行多平面运动，但髋关节必须承受身体的重量，因此需要更大的稳定性。这种稳定性是通过更深的关节窝、坚韧的韧带网和多层肌肉群实现的。

　　膝关节是一种改良的屈戌关节，包括股骨、胫骨和髌骨之间的关节。其独特的解剖结构平衡了负重稳定性与方向变化的旋转运动性，例如一只脚撑地，身体进行旋转。一些独特的结构帮助支撑和缓冲膝关节所承受的力量。

骨盆、大腿和膝的表面解剖

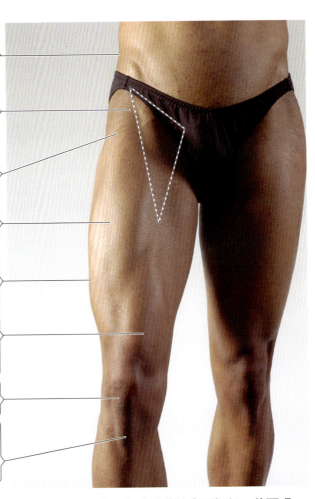

髂嵴是髋骨翼的上边缘。

股三角上方由腹股沟韧带，外侧由缝匠肌，内侧由长收肌构成。

阔筋膜张肌是大腿前外侧可见的小的髋部屈肌。

股直肌是髋关节屈曲和膝关节伸展的原动力。

股外侧肌是股四头肌的一部分，构成了大腿外侧的大部分。

股内侧肌是股四头肌的一部分，在膝关节上方和内侧呈泪滴状。

髌骨通常被称为膝盖骨。

髌腱与股四头肌相连，穿过髌骨并附着于胫骨粗隆。

图8.1A　骨盆、大腿和膝关节的表面解剖：前面观。

骨盆、大腿和膝的表面解剖

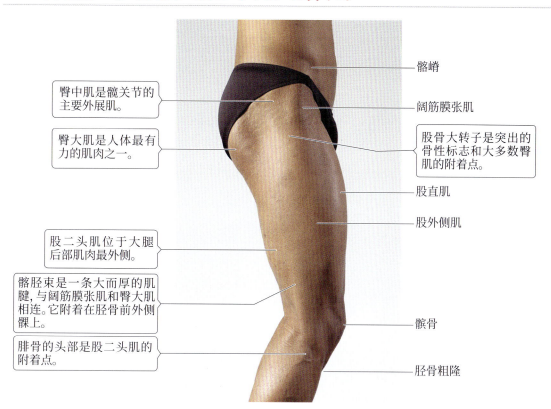

臀中肌是髋关节的主要外展肌。

臀大肌是人体最有力的肌肉之一。

股二头肌位于大腿后部肌肉最外侧。

髂胫束是一条大而厚的肌腱，与阔筋膜张肌和臀大肌相连。它附着在胫骨前外侧髁上。

腓骨的头部是股二头肌的附着点。

髂嵴

阔筋膜张肌

股骨大转子是突出的骨性标志和大多数臀肌的附着点。

股直肌

股外侧肌

髌骨

胫骨粗隆

图8.1B 骨盆、大腿和膝关节表面解剖：侧面观。

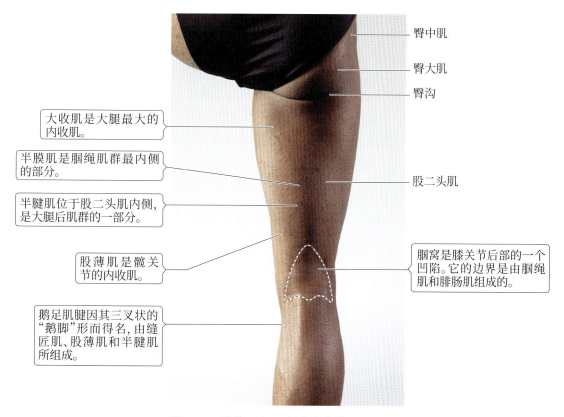

大收肌是大腿最大的内收肌。

半膜肌是腘绳肌群最内侧的部分。

半腱肌位于股二头肌内侧，是大腿后肌群的一部分。

股薄肌是髋关节的内收肌。

鹅足肌腱因其三叉状的"鹅脚"形而得名，由缝匠肌、股薄肌和半腱肌所组成。

臀中肌

臀大肌

臀沟

股二头肌

腘窝是膝关节后部的一个凹陷。它的边界是由腘绳肌和腓肠肌组成的。

图8.1C 骨盆、大腿和膝关节表面解剖：后面观。

骨盆、大腿和膝的骨性结构

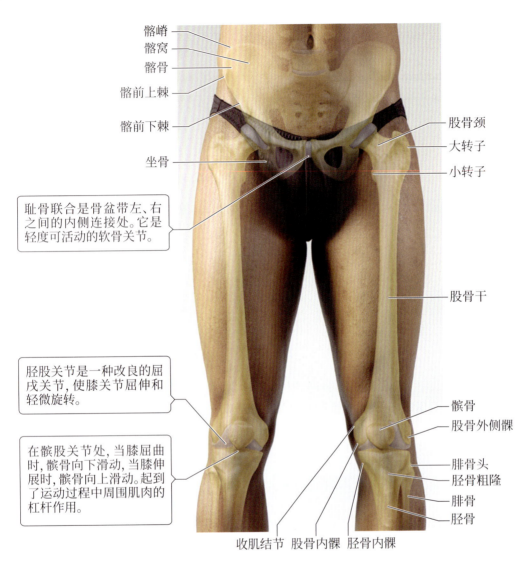

髂嵴

髂窝

髂骨

髂前上棘

髂前下棘

坐骨

股骨颈

大转子

小转子

耻骨联合是骨盆带左、右之间的内侧连接处。它是轻度可活动的软骨关节。

股骨干

胫股关节是一种改良的屈戌关节，使膝关节屈伸和轻微旋转。

在髌股关节处，当膝屈曲时，髌骨向下滑动，当膝伸展时，髌骨向上滑动。起到了运动过程中周围肌肉的杠杆作用。

髌骨

股骨外侧髁

腓骨头

胫骨粗隆

腓骨

胫骨

收肌结节　股骨内髁　胫骨内髁

图8.2A 骨盆、大腿和膝关节的骨性结构：前面观。

骨盆、大腿和膝的骨性结构

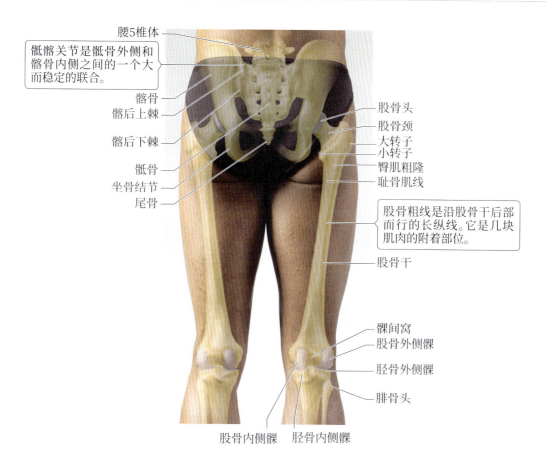

骶髂关节是骶骨外侧和
髂骨内侧之间的一个大
而稳定的联合。

腰5椎体

髂骨
髂后上棘

髂后下棘

骶骨
坐骨结节
尾骨

股骨头
股骨颈
大转子
小转子
臀肌粗隆
耻骨肌线

股骨粗线是沿股骨干后部
而行的长纵线。它是几块
肌肉的附着部位。

股骨干

髁间窝
股骨外侧髁

胫骨外侧髁

腓骨头

股骨内侧髁　胫骨内侧髁

图8.2B 骨盆、大腿和膝关节的骨性结构：后面观。

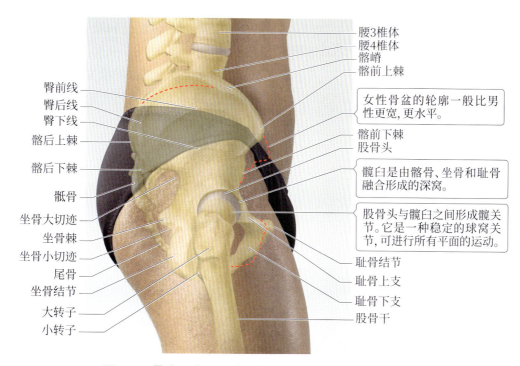

臀前线
臀后线
臀下线
髂后上棘

髂后下棘

骶骨
坐骨大切迹
坐骨棘
坐骨小切迹
尾骨
坐骨结节
大转子
小转子

腰3椎体
腰4椎体
髂嵴
髂前上棘

女性骨盆的轮廓一般比男
性更宽，更水平。

髂前下棘
股骨头

髋臼是由髂骨、坐骨和耻骨
融合形成的深窝。

股骨头与髋臼之间形成髋关
节。它是一种稳定的球窝关
节，可进行所有平面的运动。

耻骨结节
耻骨上支
耻骨下支
股骨干

图8.2C 骨盆、大腿和膝关节的骨性结构：侧面观。

骨盆、大腿和膝的骨性标志

（一）髂前上棘（ASIS）触诊

体位：被检查者仰卧位。

① 用指尖定位髂嵴。

② 将指尖向前、向下滑动到前部突出的髂前上棘。

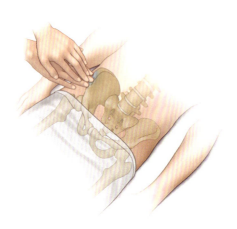

图8.3A 髂前上棘。

（二）髂前下棘（AIIS）触诊

体位：被检查者仰卧位。

① 用指尖定位髂嵴。

② 指尖向前下方滑过髂前上棘，然后向更深处滑到髂前下棘。

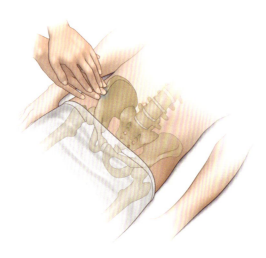

图8.3B 髂前下棘。

（三）触诊髂窝

体位：被检查者仰卧位。

① 用指尖定位髂嵴。

② 指尖向内下方滑动，深入到髂窝的凹面。

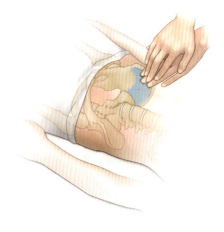

图8.3C 髂窝。

（四）腰椎椎体触诊

体位：被检查者仰卧位，臀部微屈。

① 在耻骨联合和髂前上棘之间垂直线上定位一点，在脐和耻骨之间水平线上定位一点。

② 深部触诊，并将指尖对准中间，直到接触到坚实的、圆形的腰椎体。

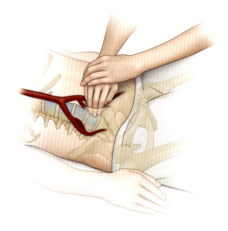

图8.3D 腰椎椎体。

骨盆、大腿和膝的骨性标志

（五）耻骨支触诊

体位：被检查者仰卧位。

① 用指尖定位髂嵴。

② 指尖向内侧、略向下滑动到宽阔平坦的耻骨支表面。

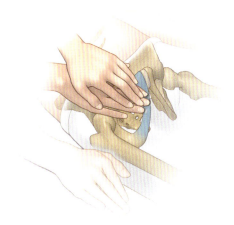

图8.3E　耻骨支。

（六）内收肌结节触诊

体位：被检查者仰卧位。

① 用拇指定位膝关节前侧的髌骨。

② 将拇指向内侧滑动到内收肌结节的圆形突出处。

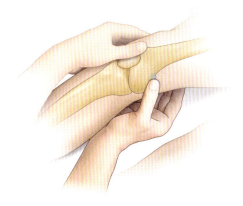

图8.3F　内收肌结节。

（七）股骨内侧髁触诊

体位：被检查者仰卧位。

① 用拇指定位膝关节前侧的髌骨。

② 将拇指向内侧、略向下滑动到宽阔、圆形的股骨内侧髁。

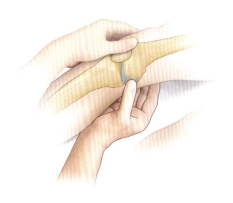

图8.3G　股骨内侧髁。

（八）股骨外侧髁触诊

体位：被检查者仰卧位。

① 用拇指定位膝关节前侧的髌骨。

② 拇指向外侧、略向下滑动到宽阔、圆形的股骨外侧髁。

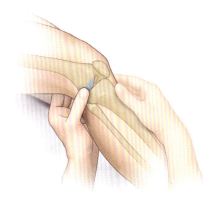

图8.3H　股骨外侧髁。

骨盆、大腿和膝的骨性标志

（九）胫骨内侧髁触诊

体位：被检查者仰卧位。

① 用拇指定位膝关节前的髌骨。

② 拇指向内下方滑动，穿过胫股关节线，到达弯曲的胫骨内侧髁。

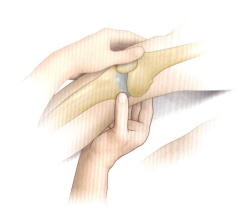

图8.3I　胫骨内侧髁。

（十）胫骨外侧髁触诊

体位：被检查者仰卧位。

① 用拇指定位膝关节前侧的髌骨。

② 拇指向外下方滑过胫股关节线，到达弯曲的胫骨外侧髁。

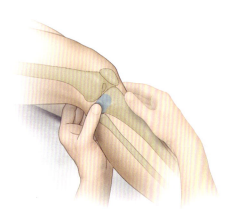

图8.3J　胫骨外侧髁。

（十一）腓骨头触诊

体位：被检查者仰卧位。

① 用拇指定位胫股关节线外侧。

② 将拇指向下向后滑动到外侧突出的圆形腓骨头。

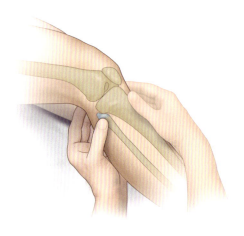

图8.3K　腓骨头。

（十二）胫骨粗隆触诊

体位：被检查者仰卧位。

① 用拇指定位膝关节前侧的髌骨。

② 拇指顺着髌腱向下滑动到胫骨粗隆的轻微隆起处。

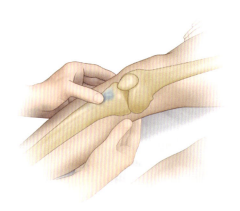

图8.3L　胫骨粗隆。

骨盆、大腿和膝的骨性标志

（十三）髂后上棘触诊（PSIS）

体位：被检查者俯卧位。

① 用指尖定位髂嵴。

② 指尖向后滑动到圆形突出的髂后上棘。

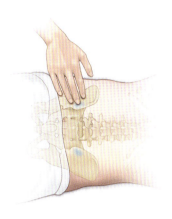

图8.3M 髂后上棘。

（十四）骶骨触诊

体位：被检查者俯卧位。

① 用指尖定位腰椎棘突。

② 指尖在左右髂后上棘之间向下滑动到骶骨后表面。

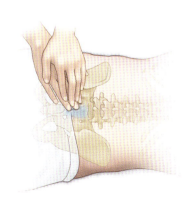

图8.3N 骶骨。

（十五）股骨大转子触诊

体位：被检查者俯卧位。

① 用指尖定位髂嵴。

② 将指尖向下滑动几英寸到大转子的大而圆的突出处。

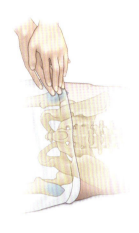

图8.3O 股骨大转子。

（十六）坐骨结节触诊

体位：被检查者俯卧位。

① 用指尖定位大腿的上后部。

② 指尖向前上方滑动，在臀裂下方，到达大而圆的坐骨结节。

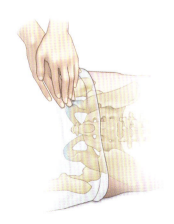

图8.3P 坐骨结节。

肌肉附着点

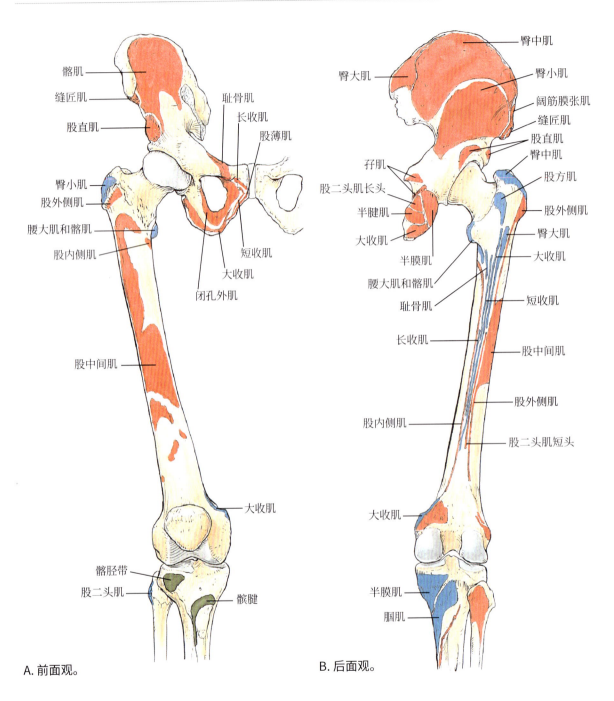

A. 前面观。

B. 后面观。

图8.4　骨盆、大腿和膝关节的肌肉附着点。A.前面观。B.后面观。

骨盆、大腿和膝的韧带

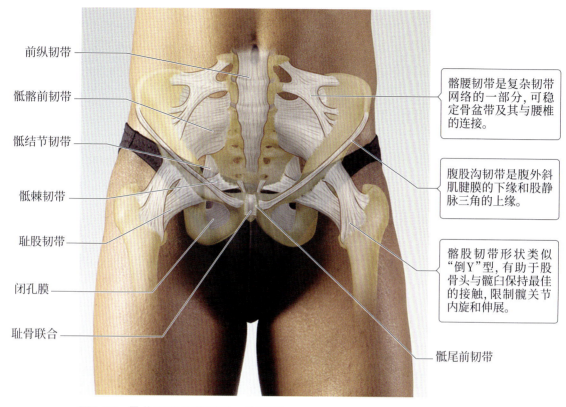

前纵韧带

骶髂前韧带

骶结节韧带

骶棘韧带

耻股韧带

闭孔膜

耻骨联合

髂腰韧带是复杂韧带网络的一部分,可稳定骨盆带及其与腰椎的连接。

腹股沟韧带是腹外斜肌腱膜的下缘和股静脉三角的上缘。

髂股韧带形状类似"倒Y"型,有助于股骨头与髋臼保持最佳的接触,限制髋关节内旋和伸展。

骶尾前韧带

图8.5A 骨盆和髋关节韧带:前面观。

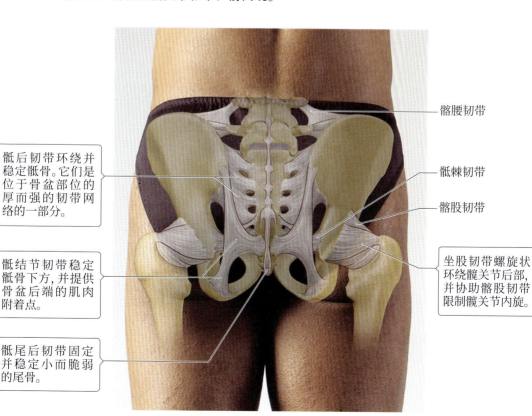

骶后韧带环绕并稳定骶骨。它们是位于骨盆部位的厚而强的韧带网络的一部分。

骶结节韧带稳定骶骨下方,并提供骨盆后端的肌肉附着点。

骶尾后韧带固定并稳定小而脆弱的尾骨。

髂腰韧带

骶棘韧带

髂股韧带

坐股韧带螺旋状环绕髋关节后部,并协助髂股韧带限制髋关节内旋。

图8.5B 骨盆和髋关节韧带:后面观。

骨盆、大腿和膝的韧带

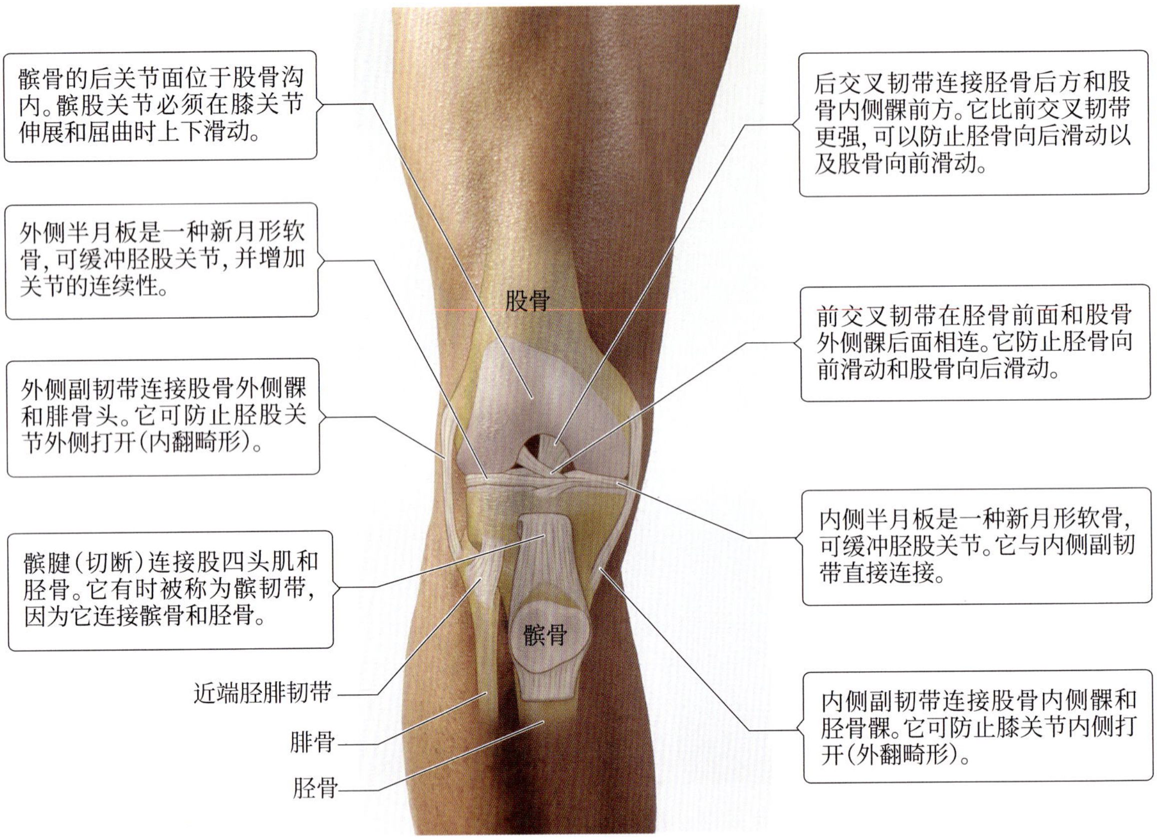

髌骨的后关节面位于股骨沟内。髌股关节必须在膝关节伸展和屈曲时上下滑动。

外侧半月板是一种新月形软骨,可缓冲胫股关节,并增加关节的连续性。

外侧副韧带连接股骨外侧髁和腓骨头。它可防止胫股关节外侧打开(内翻畸形)。

髌腱(切断)连接股四头肌和胫骨。它有时被称为髌韧带,因为它连接髌骨和胫骨。

后交叉韧带连接胫骨后方和股骨内侧髁前方。它比前交叉韧带更强,可以防止胫骨向后滑动以及股骨向前滑动。

前交叉韧带在胫骨前面和股骨外侧髁后面相连。它防止胫骨向前滑动和股骨向后滑动。

内侧半月板是一种新月形软骨,可缓冲胫股关节。它与内侧副韧带直接连接。

内侧副韧带连接股骨内侧髁和胫骨髁。它可防止膝关节内侧打开(外翻畸形)。

股骨

髌骨

近端胫腓韧带

腓骨

胫骨

图8.5C 膝关节韧带:前面观。

膝关节是一种可屈伸的改良屈戌关节,股骨内侧髁和外侧髁之间的不对称,使胫股关节轻度旋转。

半月板股骨后韧带连接外侧半月板和股骨内侧髁。

股骨

前交叉韧带

外侧副韧带

内侧半月板

外侧半月板

后交叉韧带

近端胫腓关节囊

内侧副韧带

胫骨

腓骨

图8.5D 膝关节韧带:后面观。

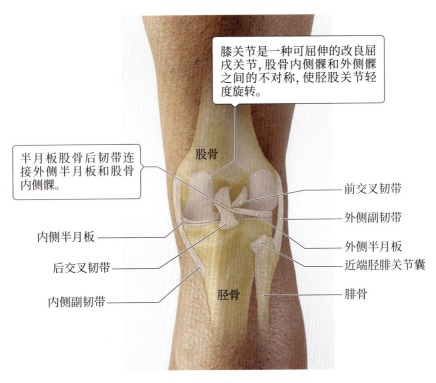

骨盆、大腿和膝的表浅肌肉

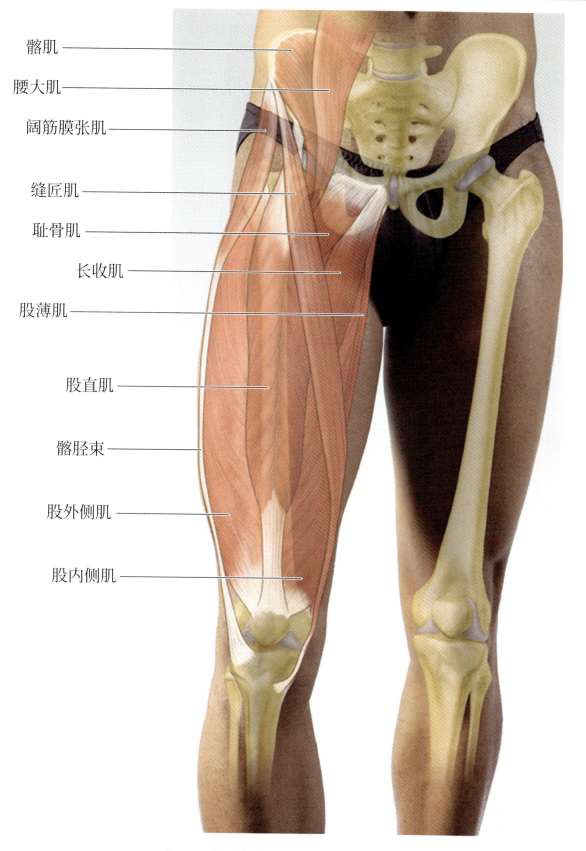

髂肌

腰大肌

阔筋膜张肌

缝匠肌

耻骨肌

长收肌

股薄肌

股直肌

髂胫束

股外侧肌

股内侧肌

图8.6A　骨盆和大腿肌肉：前面观。

骨盆、大腿和膝的表浅肌肉

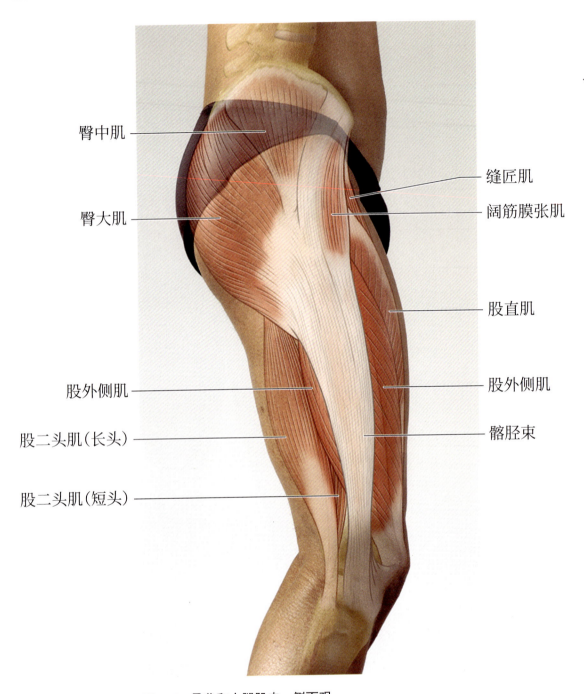

臀中肌

臀大肌

股外侧肌

股二头肌(长头)

股二头肌(短头)

缝匠肌

阔筋膜张肌

股直肌

股外侧肌

髂胫束

图8.6B 骨盆和大腿肌肉：侧面观。

骨盆、大腿和膝的表浅肌肉

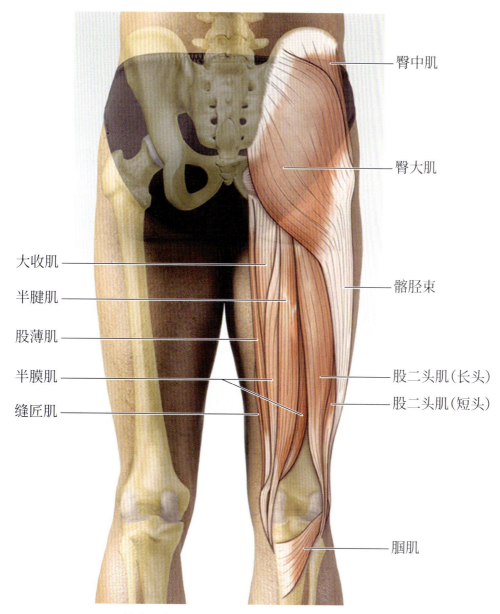

臀中肌

臀大肌

髂胫束

股二头肌（长头）

股二头肌（短头）

腘肌

大收肌

半腱肌

股薄肌

半膜肌

缝匠肌

图8.6C 骨盆和大腿肌肉：后面观。

骨盆、大腿和膝的深部肌肉

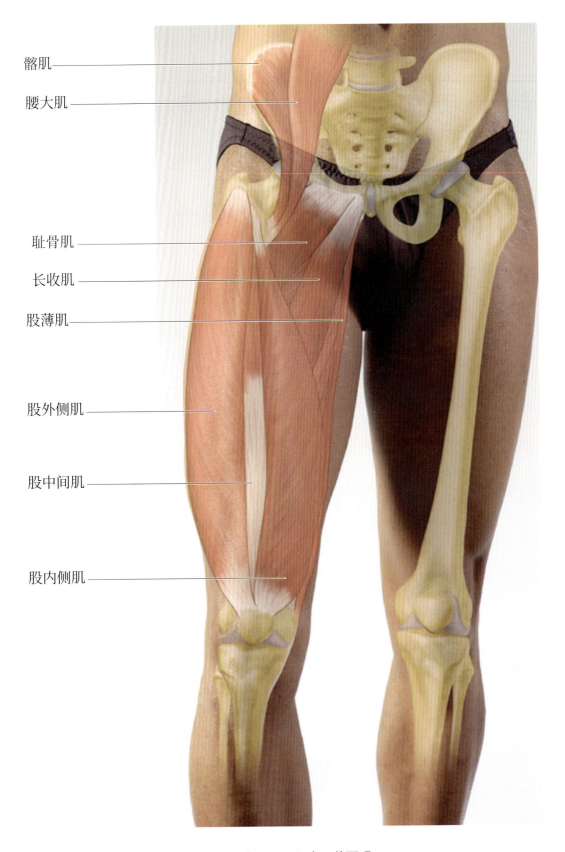

髂肌

腰大肌

耻骨肌

长收肌

股薄肌

股外侧肌

股中间肌

股内侧肌

图8.7A 骨盆和大腿深层肌肉：前面观。

骨盆、大腿和膝的深部肌肉

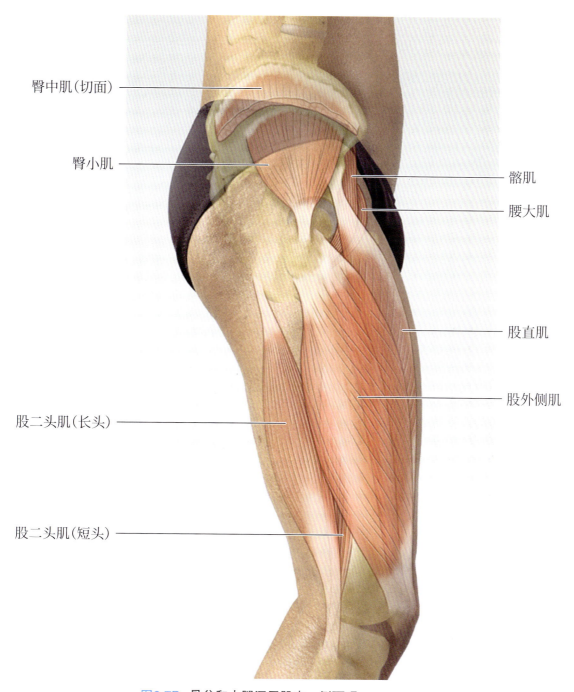

臀中肌(切面)

臀小肌

髂肌

腰大肌

股直肌

股外侧肌

股二头肌(长头)

股二头肌(短头)

图8.7B 骨盆和大腿深层肌肉：侧面观。

骨盆、大腿和膝的深部肌肉

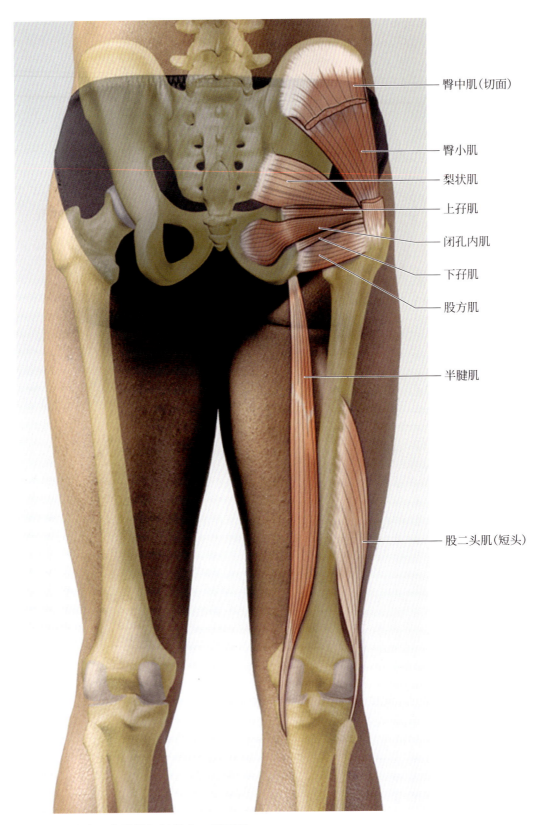

臀中肌(切面)

臀小肌

梨状肌

上孖肌

闭孔内肌

下孖肌

股方肌

半腱肌

股二头肌(短头)

图8.7C 骨盆和大腿的深层肌肉：后面观。

骨盆、大腿和膝的特殊结构

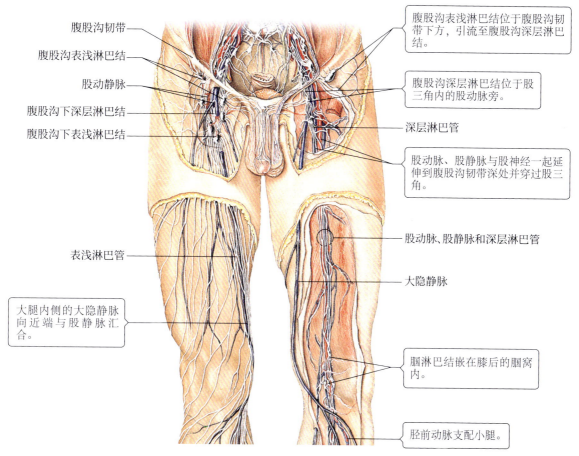

腹股沟韧带

腹股沟表浅淋巴结

股动静脉

腹股沟下深层淋巴结

腹股沟下表浅淋巴结

表浅淋巴管

大腿内侧的大隐静脉向近端与股静脉汇合。

腹股沟表浅淋巴结位于腹股沟韧带下方，引流至腹股沟深层淋巴结。

腹股沟深层淋巴结位于股三角内的股动脉旁。

深层淋巴管

股动脉、股静脉与股神经一起延伸到腹股沟韧带深处并穿过股三角。

股动脉、股静脉和深层淋巴管

大隐静脉

腘淋巴结嵌在膝后的腘窝内。

胫前动脉支配小腿。

图8.8 骨盆、大腿和膝关节的血管和淋巴管：前面观。

骨盆、大腿和膝的特殊结构

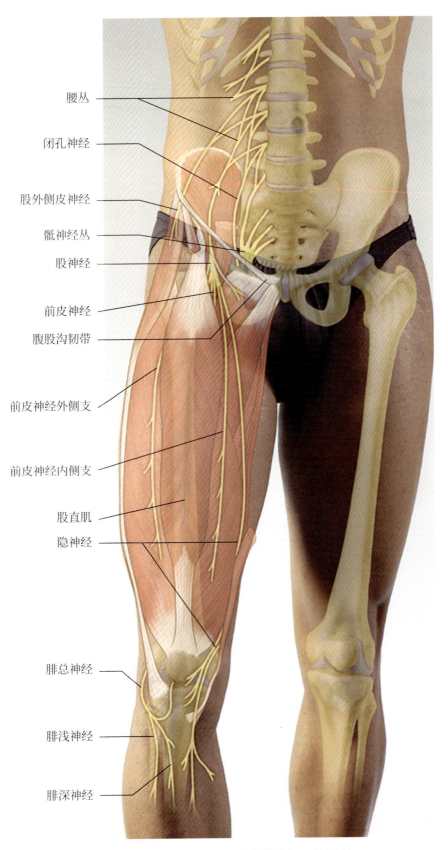

腰丛

闭孔神经

股外侧皮神经

骶神经丛

股神经

前皮神经

腹股沟韧带

前皮神经外侧支

前皮神经内侧支

股直肌

隐神经

腓总神经

腓浅神经

腓深神经

图8.9A　骨盆、大腿和膝关节神经：前面观。

骨盆、大腿和膝的特殊结构

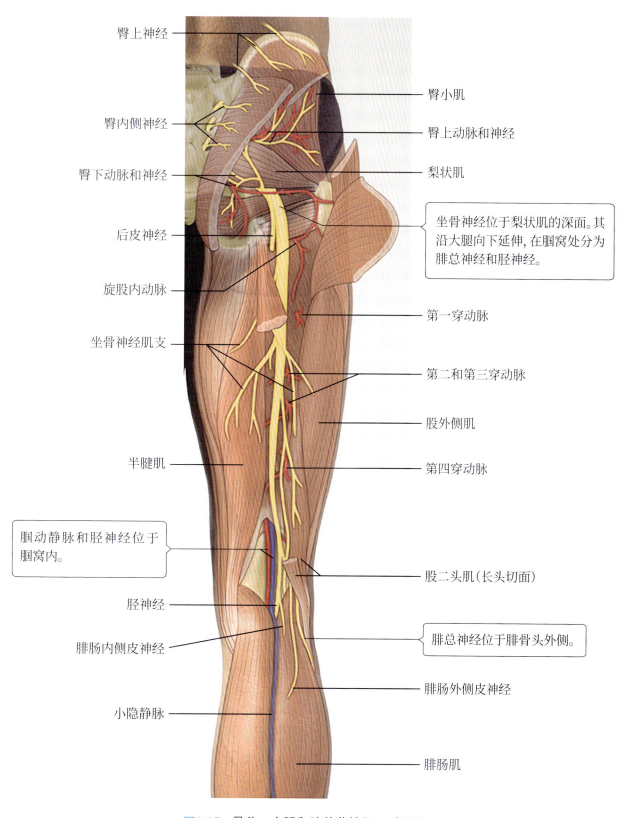

臀上神经

臀内侧神经

臀下动脉和神经

后皮神经

旋股内动脉

坐骨神经肌支

半腱肌

腘动静脉和胫神经位于腘窝内。

胫神经

腓肠内侧皮神经

小隐静脉

臀小肌

臀上动脉和神经

梨状肌

坐骨神经位于梨状肌的深面。其沿大腿向下延伸，在腘窝处分为腓总神经和胫神经。

第一穿动脉

第二和第三穿动脉

股外侧肌

第四穿动脉

股二头肌（长头切面）

腓总神经位于腓骨头外侧。

腓肠外侧皮神经

腓肠肌

图8.9B 骨盆、大腿和膝关节神经：后面观。

髋和膝的姿势

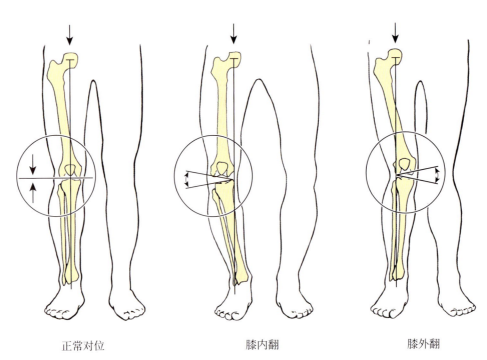

正常对位　　　　　　　　　膝内翻　　　　　　　　　膝外翻

图8.10　髋关节和膝关节姿势：前面观。股骨头位于髌骨和胫股关节的中心，与髋关节和膝关节保持正常对位。如果膝关节位于股骨头外侧，则膝关节会向外侧"打开"，导致膝内翻的姿势偏斜。如果膝关节位于股骨头内侧，膝关节会向内侧"打开"，导致膝外翻的姿势偏斜。每种偏斜都会对肌腱、韧带和关节面产生特殊应力。

主动活动度：髋关节

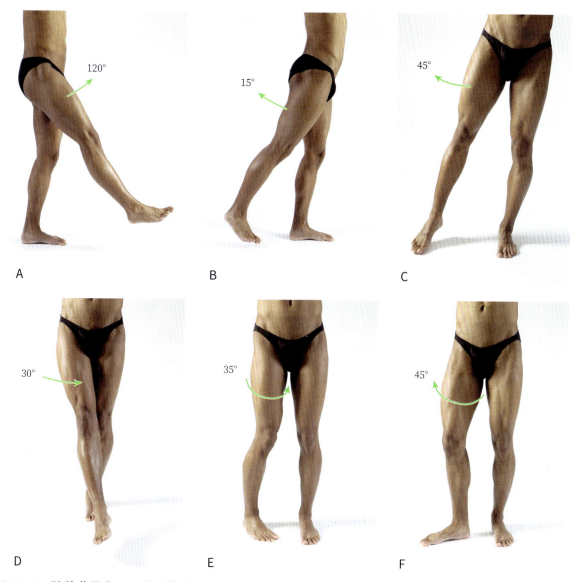

图8.11 A.髋关节屈曲。B.髋关节伸展。C.髋关节外展。D.髋关节内收。E.髋关节内旋。F.髋关节外旋。

主动活动度：膝关节

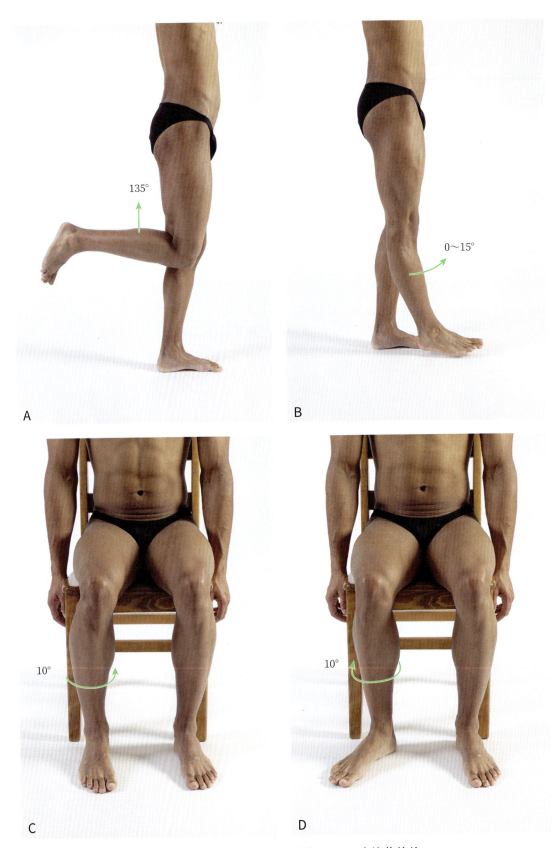

图8.12 A．膝关节屈曲。B．膝关节伸展。C．膝关节内旋。D．膝关节外旋。

被动活动度

评估髋关节和胫股关节的被动活动范围（ROM）有助于了解惰性结构（例如关节囊和韧带）的健康状况和功能。

被检查者应躺在按摩床或检查台上。嘱被检查者放松，使你可在没有被检查者"帮助"的情况下进行ROM练习。对于下图所示的每一个动作，将小腿伸直至极限，同时观察躯干的代偿动作（额外运动）。实施被动ROM的步骤参见第三章肌肉。

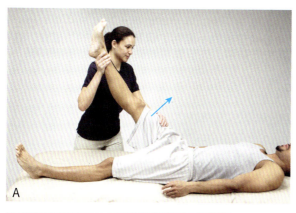
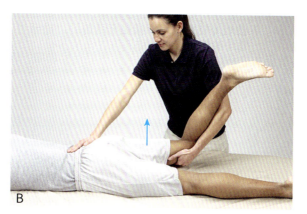
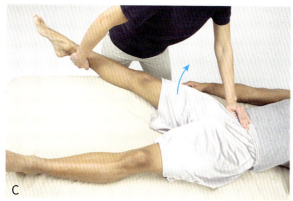
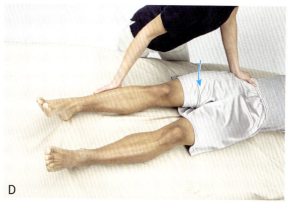

图8.13　A.髋关节被动屈曲。蓝色箭头表示移动方向。被检查者仰卧，检查者站于被检查者一侧。一只手抓住小腿，另一只手稳住大腿。指导被检查者在移动肢体时保持放松。保持膝关节伸直，将被检查者的腿从检查台移向胸部。评估臀部后韧带、关节囊和伸展臀部肌肉的ROM。B.髋关节被动伸展。被检查者俯卧，检查者站于被检查者一侧。一只手抓住大腿下方，另一只手固定骨盆。指导被检查者在移动肢体时保持放松。将被检查者大腿从检查台上抬起。评估髋关节前韧带、关节囊和髋关节屈曲肌肉的ROM。C.髋关节被动外展。被检查者仰卧，站于被检查者一侧。用一只手抓住小腿，用另一只手固定骨盆。指导被检查者在移动肢体时保持放松。当将肢体移向一侧远离身体时，保持膝关节伸直，至感到舒适的极限位置。评估髋关节内侧韧带、关节囊和髋关节外展肌肉的ROM。D.髋关节被动内收。被检查者仰卧，检查者站于被检查者一侧。用一只手抓住小腿，另一只手固定住骨盆的同一侧。指导被检查者在移动肢体时保持放松。当你向内、朝向身体移动肢体时，尽可能保持被检查者的膝关节伸直，至感到舒适的极限位置。评估髋关节外侧韧带、关节囊和髋关节内收肌肉的ROM。

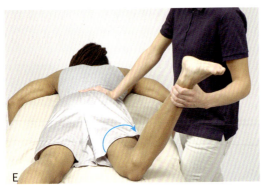
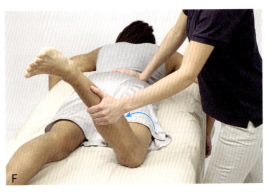

图8.13 （续）E.被动内旋髋关节。被检查者俯卧，检查者站于被检查者一侧。一只手抓住小腿，另一只手稳住骨盆中心。指导被检查者在移动肢体时保持放松。当你转动被检查者的小腿时，保持膝关节90°屈曲，这样足就会向外移动，远离身体，至感到舒适的极限。评估髋关节韧带、关节囊和髋关节外旋肌肉的ROM。F.被动外旋髋关节。被检查者俯卧，检查者站于被检查者一侧。一只手抓住小腿，另一只手稳住骨盆中心。指导被检查者在移动肢体时保持放松。当你转动被检查者的小腿时，保持膝关节90°屈曲，这样足就会向内移动，朝向身体，至感到舒适的极限。评估髋关节韧带、关节囊和髋关节内旋肌肉的ROM。

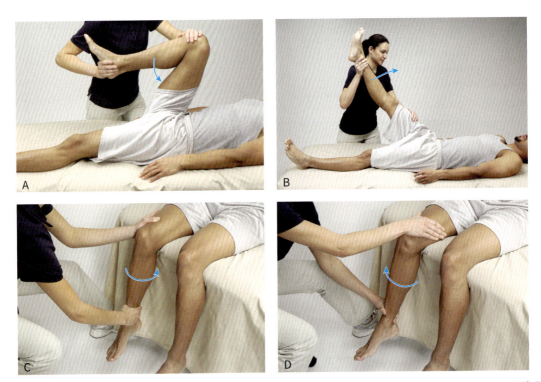

图8.14 A.被动屈膝。被检查者仰卧，检查者站于被检查者一侧。一只手抓住足跟，另一只手稳住膝关节。指导被检查者在移动肢体时保持放松。屈曲膝关节，同时将被检查者的大腿从检查台移向胸部。评估膝关节前韧带、关节囊和膝关节伸肌的ROM。B.被动伸膝。被检查者仰卧，检查者站于被检查者一侧。一只手抓住足踝，另一只手稳住大腿。指导被检查者在移动肢体时保持放松。伸直膝关节，同时将被检查者大腿从检查台移向胸部。评估膝关节后韧带、关节囊和膝关节屈肌的ROM。C.被动膝关节内旋。被检查者坐位，检查者蹲在被检查者前方。用一只手抓住足踝，另一只手稳定膝关节。当你移动被检查者的腿时，指导被检查者保持放松。将腿向内转动，朝向身体，至感到舒适的极限。评估关节囊和膝关节外旋肌的ROM。D.被动膝关节外旋。被检查者坐位，检查者蹲在被检查者前方。用一只手抓住足踝，另一只手稳定膝关节。当你移动被检查者的腿时，指导被检查者保持放松。将腿向外旋转，远离身体，至感到舒适的极限。评估关节囊和膝关节内旋肌的ROM。

▩ 抵抗活动度

髋关节和胫股关节的抵抗性ROM，有助于了解该部位动态稳定肌肉和原动肌的健康和功能。评估功能力量和耐力可以帮助你识别控制和驱动下肢肌肉之间的平衡和潜在的不平衡。第三章肌肉中概述了抵抗性ROM的步骤和分级程序。

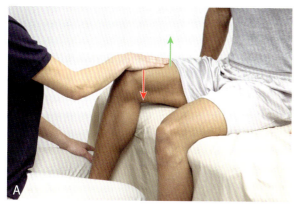
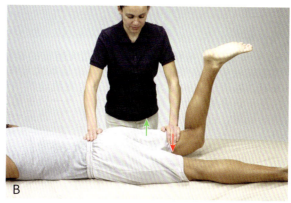
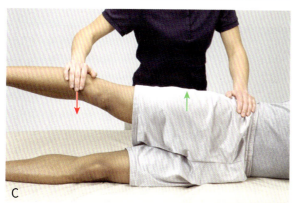
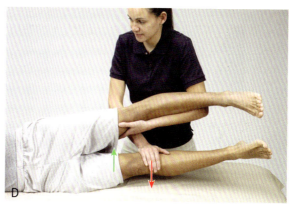

图8.15 A.抵抗髋关节屈曲。绿色箭头表示被检查者的运动方向，红色箭头表示检查者的阻力方向。面向坐位的被检查者坐下。将一只手掌置于被检查者大腿上。当你轻轻地但有力地按下被检查者大腿时，指示被检查者将大腿抬离检查台，以对抗你的阻力。评估髋关节屈肌的强度和耐力。B.抵抗髋关节伸展。面向俯卧位被检查者站立。将手掌置于被检查者大腿上，另一只手固定骨盆。当你轻轻地但有力地按下被检查者大腿时，指示被检查者将大腿抬离检查台，以对抗你的阻力。评估髋关节伸肌的力量和耐力。C.抵抗髋关节外展。站在侧卧位被检查者后面。将一只手掌置于被检查者腿上，另一只手固定骨盆。当你轻轻地但有力地把大腿压下去时，指示被检查者将大腿从另一侧大腿上抬起，以对抗你的阻力。评估髋关节外展肌肉的力量和耐力。D.抵抗髋关节内收。站在侧卧位被检查者后面。将一只手掌置于被检查者大腿内侧，另一只手支撑上面那条腿。当你轻轻地但有力地把大腿压下去，指示被检查者把大腿底部抬离检查台，以对抗你的阻力。评估臀部内收肌的力量和耐力。

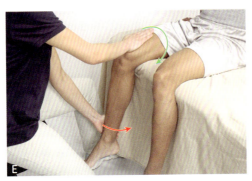
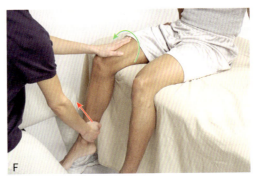

图8.15 （续）E.抵抗髋关节内旋。面向坐位的被检查者坐下。将一只手掌置于被检查者腿外侧，另一只手固定被检查者的膝关节。当你轻轻地但有力地向内按压被检查者的腿时，指示被检查者的大腿远离另一条腿，以对抗你的阻力。评估髋部内旋肌肉的力量和耐力。F.抵抗髋关节外旋。面向坐位的被检查者坐下。将一只手掌置于被检查者腿内侧，另一只手固定被检查者膝关节。当你轻轻地但有力地向外按压被检查者的腿时，指示被检查者将他们的大腿向转另一侧靠拢，以对抗你的阻力。评估髋部外旋肌肉的力量和耐力。

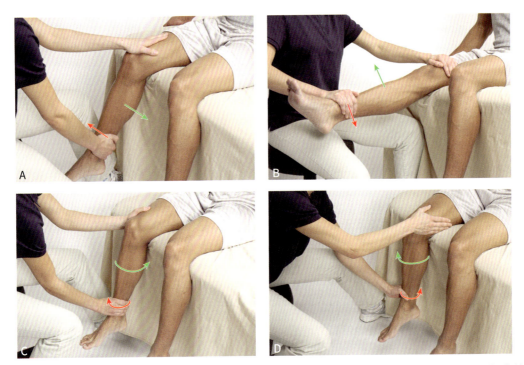

图8.16 A.抵抗膝关节屈曲。面向坐位的被检查者坐下。一只手置于足踝后部，另一只手固定膝关节。当你轻轻地但有力地向前拉时，指导被检查者向后拉他的足跟，以对抗你的阻力。评估膝关节屈肌的力量和耐力。B.抵抗膝关节伸展。面向坐位的被检查者一侧坐下。将一只手置于伸直的腿上，同时用另一只手固定大腿。当你轻轻地但有力地向下推时，指导被检查者在遇到阻力时保持膝关节伸直。评估膝关节伸肌的力量和耐力。C.抵抗膝关节内旋。面向坐位的被检查者坐下。一只手置于踝内侧，另一只手固定膝关节。当你轻轻地但有力地将腿外旋时，指导被检查者将腿内旋，以对抗你的阻力。评估膝关节内旋肌肉的力量和耐力。D.抵抗膝关节外旋。面向坐位的被检查者坐下。一只手置于足踝外侧，另一只手固定膝关节。当你轻轻地但有力地把腿向内旋时，指示被检查者把腿外旋，以对抗你的阻力。评估膝关节外旋肌肉的力量和耐力。

肌肉概述

腰大肌（Psoas）

希腊语 "psoa" 意为腰部的。

附着点

起点：T12～L5的横突、外侧椎体及相应的椎间盘

止点：股骨小转子

动作

- 髋关节屈曲
- 髋关节外旋

神经支配

- 脊神经腹支
- L1～L3

血液供应

- 腰动脉、髂腰动脉、髂动脉和股动脉

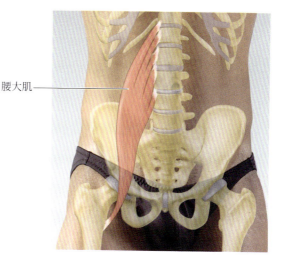

腰大肌

图8.17 腰大肌。

（一）功能解剖学

腰大肌和腰小肌在躯干和下肢之间形成连接。腰大肌起于腰椎的外侧，当人体直立时，它们稳定脊柱下部。腰大肌纤维在骨盆带的前边缘汇聚并弯曲，然后，它们与髂肌一起止于股骨的小转子上。

在行走、跑步和跳跃等运动中，腰大肌和髂肌都参与屈曲臀部。由于它们的止点相同，腰大肌、腰小肌和髂肌共同组成了髂腰肌群。髂腰肌群除了它们共同参与的动作之外，各自有其独立的功能，所以这里将分别讨论腰大肌和髂肌。

腰大肌在维持姿势的过程中起着独特的作用。当人体站立时，腰大肌、腰方肌和竖脊肌使骨盆前倾。这些肌肉必须对抗使骨盆向后倾斜的腹肌和臀肌的力量。这些肌肉群一起保持躯干和骨盆之间的对位。

这些维持骨盆姿势的肌肉之间的不平衡很常见，可导致人体的核心区域的疼痛和功能障碍。长时间坐着或开车的人腰大肌通常会变得紧绷和短缩，直立时如果腰大肌缩短，会使骨盆过度向前倾斜，压迫腰椎。这种姿势被称为骨盆带前倾，通常与过度的腰椎前凸和腰痛有关（见第七章躯干）。

（二）腰大肌触诊

体位：被检查者仰卧位，髋、膝屈曲。

① 站于被检查者一侧，面向腹部，用指尖定位髂前嵴。

② 指尖向上、向内侧、向腰椎椎体外侧深部滑动（注意：腹主动脉位于此部位。为了避免压迫这个结构，一定要从外侧向内侧触诊，从肌腹后外侧轻轻滑过腹股沟）。

③ 让你的手指轻轻地落在腰大肌的斜向纤维上，来回触诊，以识别管状肌肉。

④ 当被检查者屈髋时给予对抗力，以确保触诊到适当的位置。

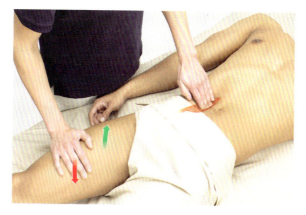

图8.18 腰大肌触诊。

髂肌（Iliacus）

拉丁语"ilia"意为侧翼，腰部。

附着点

起点：髂窝和骶翼

止点：股骨小转子

动作

- 屈髋
- 髋关节外旋

神经支配

- 股神经
- L1 ~ L3

血液供应

- 髂腰动脉、髂动脉、闭孔动脉和股动脉

（一）功能解剖学

髂肌是髋关节屈曲和外旋的原动肌。它起于髂骨的内表面，其纤维与腰大肌一起附着在股骨小粗隆处。髂肌的主要功能是在行走、跑步、跳跃和踢腿等运动过程中使髋部屈曲。

当下肢负重时，髂肌协助将骨盆向前拉。然而，由于它起源于髂骨，对脊柱的作用与腰大肌有所不同。保持髂肌的力量、柔韧性和平衡对正确的姿势和下肢功能至关重要。

（二）髂肌触诊

体位：被检查者仰卧位。

① 站在被检查者一侧，面向腹部，用指尖定位髂前上嵴。

② 指尖沿髂骨前表面向下、向内侧深部滑动（注意：腹主动脉位于这个部位，所以一定要从外侧到内侧触诊，从侧后方滑过腹股沟，避免腹主动脉受到压迫）。

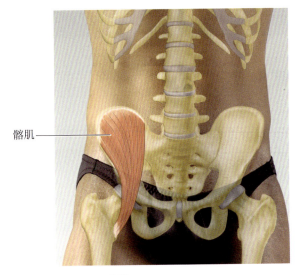

髂肌

图8.19 髂肌。

③ 让你的手指轻轻地落在髂肌的扇形纤维上。

④ 当被检查者屈髋时给予对抗力，以确保触诊到适当的位置。

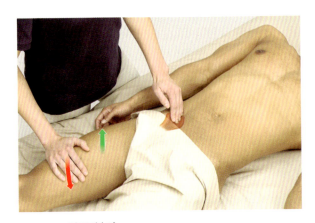

图8.20 髂肌触诊。

股直肌（Rectus Femoris）

拉丁语"recti"意为直的，拉丁语"femoro"意为大腿。

附着点

起点：髂前下棘（AIIS）

止点：通过髌腱的胫骨粗隆

动作

- 屈髋
- 伸膝

神经支配

- 股神经
- L2~L4

血液供应

- 股动脉

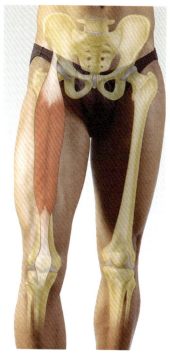

图8.21 股直肌。

（一）功能解剖学

股直肌在缝匠肌和阔筋膜张肌之间，位于大腿前侧。它是唯一穿过髋关节的股四头肌。股直肌的纤维呈羽毛状，是屈髋和伸膝的原动肌。

在行走和跑步时，股直肌向前拉动股骨，同时迈出小腿。这个动作可将脚放置在接触地面并承受人体重量的位置。该肌肉在伸膝时比屈髋时作用更强，但仍可辅助腰大肌、髂肌、缝匠肌和阔筋膜张肌移动髋关节。由于股直肌起于髂前下棘，也有一定的使骨盆向前倾斜的作用。

股直肌、股外侧肌、股中间肌和股内侧肌组成股四头肌群，站立和抬腿时负责伸直膝关节。在这个动作中，股肌比股直肌要有力得多。股肌的力量来自于它们的大截面积，髌骨增加的杠杆作用，以及只完成伸膝这一单一动作。

股直肌过度紧绷是一个常见的问题，可导致膝关节疼痛。这种疼痛是由髌骨关节面压迫到股骨沟引起的。长时间的压迫会磨损关节软骨，导致慢性膝关节问题。股直肌足够的灵活性有助于预防发生此类膝关节病变。

（二）股直肌触诊

体位：病人仰卧位。

① 站在被检查者一侧，面向其大腿，用指尖定位髂前上棘。

② 指尖在阔筋膜张肌和缝匠肌之间向下滑动。

③ 让你的手指停留在大腿表面，找到股直肌的羽状纤维。

④ 当被检查者进行屈髋和伸膝时给予对抗力，以确保触诊到适当的位置。

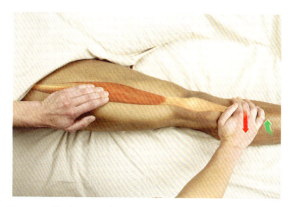

图8.22 股直肌触诊。

缝匠肌（Sartorius）

拉丁语"sartori"意为裁缝。

附着点

起点：髂前上棘（ASIS）

止点：经鹅足肌腱的胫骨干内侧

动作

☑ 髋关节屈曲

☑ 髋关节外展

☑ 髋关节外旋

☑ 膝关节屈曲

☑ 膝关节内旋

神经支配

☑ 股神经

☑ L2～L3

血液供应

☑ 股动脉

（一）功能解剖学

缝匠肌是人体最长的肌肉，通常被称为"裁缝的肌肉"。这种工作姿势是一条腿的足踝搭在另一条腿的膝部上，因此得名（这一裁缝的姿势见图1.12）。实现这个姿势需要缝匠肌的作用。为了盘腿而坐，一个人必须在屈曲膝关节的同时屈曲、外展和外旋髋关节。

缝匠肌长而细，在大腿上很表浅。它与阔筋膜张肌一起，在大腿前部形成一个倒"V"字形。这两块肌肉都可以屈曲臀部，但旋转的方向却相反。这种协同关系有助于控制臀部和膝部的旋转运动，例如着地和旋转下肢。

缝匠肌在鹅足肌腱处与股薄肌和半腱肌相连。"Pes anserine"的意思是"鹅掌"，因其三叉形而得名。三条肌肉在膝关节内侧汇合，并止于胫骨干内侧，它们一起构成了膝关节内侧动态稳定器的三脚架。缝匠肌从大腿前部下行，股薄肌从大腿中部下行，半腱肌从大腿后部下行。当这三块肌肉无力或不平衡时，常会导致内侧副韧带损伤。

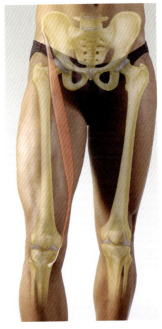

图8.23　缝匠肌。

（二）缝匠肌触诊

体位：被检查者仰卧位，髋关节外旋，膝关节屈曲。

① 站在被检查者一侧，面向其大腿，用指尖定位髂前上棘。

② 指尖沿股三角外侧向下、向内滑动（注意：股三角位于缝匠肌内侧，包含淋巴结以及股神经、股动脉和股静脉。为了避开这些结构，触诊腹股沟折痕外侧）。

③ 让你的手指停留在大腿表面，找到缝匠肌的带状纤维。

④ 当被检查者进行髋关节屈曲和外旋时给予对抗力，以确保触诊到适当的位置。

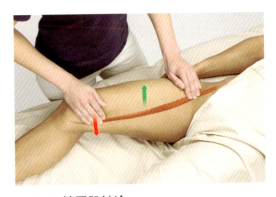

图8.24　缝匠肌触诊。

阔筋膜张肌
（Tensor Fasciae Latae）

拉丁语"tensor"意为收紧器，"fasci"意为捆或带，"lati"意为宽。

附着点

起点：髂嵴前外侧唇

止点：经髂胫束的胫骨外侧髁

动作

髋关节屈曲

髋关节外展

髋关节内旋

神经支配

臀上神经

L4 ~ S1

血液供应

股动脉

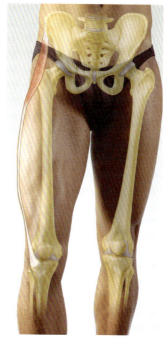

图8.25 阔筋膜张肌：前面观。

（一）功能解剖学

阔筋膜张肌是髋关节前外侧的一块小肌肉。它与大腿前侧的缝匠肌形成了"V"字的另一半。这两块肌肉都可以使髋关节屈曲，但旋转方向相反。阔筋膜张肌和缝匠肌均参与下肢旋转。

与阔筋膜张肌相关的大而粗的髂胫束是下肢非常重要的结构，它是髋关节和外侧膝关节的主要稳定器。阔筋膜张肌（前侧）和臀大肌（后侧）均向外侧下行进入髂胫束。这个粗束越过大腿外侧，并附着到胫骨前外侧髁。其远端纤维协助外侧副韧带，防止股骨外侧髁和胫骨髁分离。

阔筋膜张肌、臀大肌和相关髂胫束的过度紧张可导致在股骨大转子近端或股骨外侧髁远端产生摩擦。这种过度的摩擦通常会导致滑囊或肌腱损伤。保持髂胫束的灵活性和髋关节内收肌和外展肌之间的力量平衡，有助于防止这个问题。

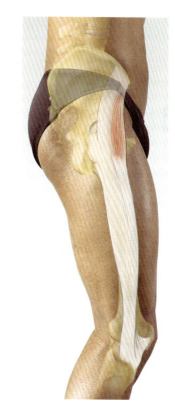

图8.26 阔筋膜张肌：侧面观。

阔筋膜张肌（续）

（二）阔筋膜张肌触诊

体位：被检查者仰卧位，髋关节内旋。

① 站在被检查者一侧，面向其大腿，用指尖定位髂前上棘。

② 将指尖向大腿外下滑动。

③ 因为阔筋膜张肌在髂胫束处变得更厚、更光滑，可沿着阔筋膜张肌的肌纤维触诊。

④ 当被检查者进行髋关节外展和屈曲时给予对抗力，以确保触诊到适当的位置。

（三）髂胫束触诊

体位：被检查者侧卧，髋关节和膝关节稍屈曲。

① 站在被检查者一侧，面向大腿，用一只手掌定位股骨外侧髁。

② 手掌向大转子近端滑动。

③ 沿着大腿外侧的髂胫束纤维触诊。

④ 当被检查者进行髋关节外展时给予对抗力，以确保触诊到适当的位置。

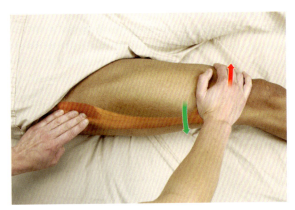

图8.27　阔筋膜张肌触诊。

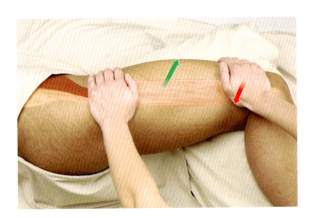

图8.28　髂胫束触诊。

股外侧肌（**Vastus Lateralis**）

拉丁语"vast"意为巨大，"lateral"意为侧面。

附着点

起点：股骨大转子、臀肌粗隆和股骨嵴（粗线）近端侧唇

止点：经髌腱的胫骨结节

动作

- 伸膝

神经支配

- 股神经
- L3 ~ L4

血液供应

- 股动脉

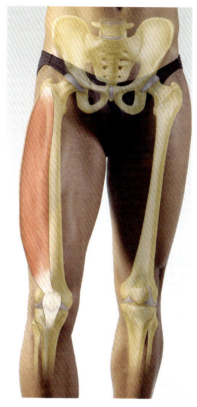

图8.29　股外侧肌。

（一）功能解剖学

股外侧肌是股四头肌群的一部分。它的纤维从外侧股骨粗线开始绕过大腿外侧，股骨粗线是股骨后部的垂直嵴。粗而斜的股外侧肌纤维深入髂胫束，并在髌腱前与股四头肌的其余部分相连。髂胫束与下方股外侧肌的肌筋膜粘连并不少见。

股外侧肌、股中间肌和股内侧肌只有一个功能，就是伸展膝关节。在这个动作中也会用到股直肌。而站立、举起、跳跃和有力的踢腿都需要强壮、平衡的股四头肌。

股外侧肌通常比股内侧肌发育得更好、更强壮。如果两者之间的发育程度差异过大，当膝关节屈曲和伸展时，这种不平衡会导致髌骨不稳。具体而言，髌骨可在股骨沟中被侧向拉动，导致关节软骨疼痛和磨损。如果存在严重的失衡，可将髌骨完全拉出凹槽，导致髌骨脱位。这在股四头肌角度（或Q角）较大的个体中更常见。Q角是由髂前上棘到髌骨上缘中点的连线，与由髌骨中心到胫骨结节连线交叉所形成的锐角。正常Q角为5°~15°，由于女性骨盆较宽，Q角往往大于男性。

（二）股外侧肌触诊

体位：被检查者仰卧位。

① 站在被检查者一侧，面向大腿，用手掌定位大转子。

② 将手滑向大腿外侧。

③ 触诊髂胫束深处的股外侧斜形纤维。

④ 当被检查者伸膝时给予对抗力，以确保触诊到适当的位置。

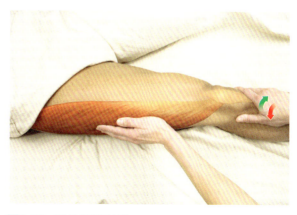

图8.30　股外侧肌触诊。

股内侧肌（Vastus Medialis）

拉丁语"vast"意为巨大，"medi"意为中间。

附着点
起点：股骨粗隆间线和股骨嵴（粗线）内侧唇

止点：经髌腱的胫骨粗隆

动作
- 伸膝

神经支配
- 股神经
- L2～L4

血液供应
- 股动脉

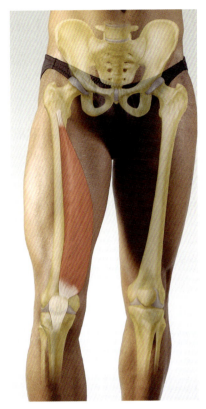

图8.31   股内侧肌。

（一）功能解剖学

股内侧肌是股四头肌的一部分。它的纤维从股骨粗线（股骨后部的一个垂直嵴）内侧开始绕过大腿内侧，股内侧肌粗斜纤维发达时，在膝关节前内侧形成泪滴状结构。

与股外侧肌和股中间肌一样，股内侧肌只有一个功能：伸膝。它的纤维更偏向内侧，平衡股外侧肌向外的拉力。股内侧肌和股外侧肌之间平衡的力量和灵活性，有助于髌骨在股骨沟中的动态稳定性。站立、举起、跳跃和有力的踢腿都需要强壮、平衡的股四头肌。由于股肌的横截面积大、髌骨可以起到杠杆作用，以及只能完成伸膝这种单一动作，因此肌力非常大。

③ 沿股内侧肌的斜形纤维向近端和后方触诊至缝匠肌深部。

④ 当被检查者进行伸膝时给予对抗力，以确保触诊到适当的位置。

（二）股内侧肌触诊

体位：被检查者仰卧位。
① 站在被检查者一侧，面向大腿，用指尖定位髌骨近端。
② 指尖向内侧和近端滑动至缝匠肌。

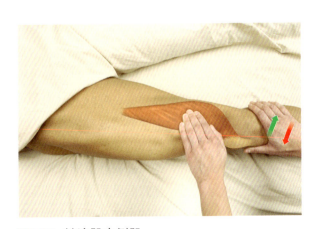

图8.32   触诊股内侧肌。

股中间肌
（Vastus Intermedius）

拉丁语 "vast" 意为巨大的，"inter" 意为在……之内，"medi" 意为中间。

附着点
起点：股骨干前近端三分之二
止点：髌腱的胫骨粗隆

动作
伸膝

神经支配
股神经
L2 ~ L4

血液供应
股动脉

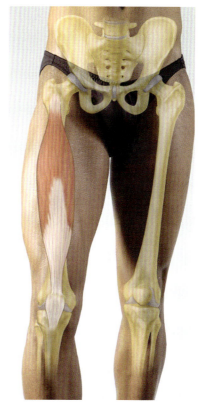

图8.33 股中间肌。

（一）功能解剖学

股中间肌是股四头肌群的一部分，位于股直肌深部。它被牢固地固定在股骨的前部，使它能够有力地牵拉股骨。股中间肌与股外侧肌和股内侧肌在某种程度上是连续的，但它的纤维很少斜向走行。这块肌肉是垂直拉伸的，而不是像外侧和内侧的肌肉那样呈斜行拉伸。

与股四头肌的其他股肌一样，股中间肌的唯一功能是伸膝。它比股外侧肌和股内侧肌要小，但它的动作仍然很有力。跑步、跳跃、踢腿等强有力的运动以及膝关节的静态稳定都需要强有力的股肌。因为股肌横截面积大、髌骨可以起到杠杆作用，以及只能完成单一伸膝动作，因而力量强大。

（二）股中间肌触诊

体位：被检查者仰卧位。
① 站在被检查者一侧，面向大腿，用指尖定位髌骨近端。
② 指尖从外侧或内侧向近端滑动，将股直肌推到一边。

③ 定位股骨干，触诊股直肌深部。
④ 当被检查者伸膝时给予对抗力，以确保触诊到适当的位置。

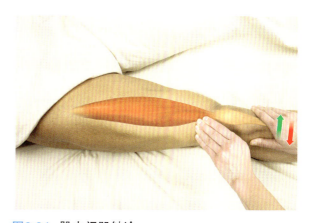

图8.34 股中间肌触诊。

耻骨肌（Pectineus）

拉丁语"pectin"意为梳。

附着点

起点：耻骨上支

止点：股骨的耻骨线

动作

- 髋关节内收
- 髋关节屈曲

神经支配

- 股神经和闭孔神经
- L2 ~ L3

血液供应

- 股动脉和闭孔动脉

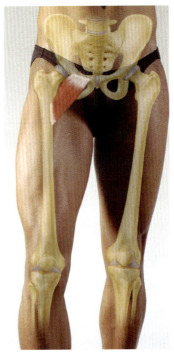

图8.35 耻骨肌。

（一）功能解剖学

耻骨肌是大腿内收肌群的一部分。它与内收短肌、内收长肌、大收肌以及股薄肌一起使髋关节内收。所有这些肌肉都连接骨盆带至股骨的下内侧。耻骨肌是这些肌肉中最小的，它的肌纤维在耻骨上支和股骨近后端之间，向下外侧倾斜。

当脚没有站稳时，耻骨肌在股骨外旋时向内、向前拉股骨，这个动作有助于在走路和跑步时调整下肢的位置。耻骨肌参与足球或橄榄球等运动中的踢球动作。当脚着地时，耻骨肌的功能有所不同：它有助于稳定骨盆在股骨上的位置，并可改变运动方向。如果没有它和其他内收肌的协同作用，骨盆会向膝关节上方的内侧移动，影响下肢的稳定和对齐。

耻骨肌和其他内收肌的作用也随着股骨的位置而改变。当髋关节屈曲，股骨向前时，内收肌使髋关节伸展，使骨盆超过足部。当髋关节伸展，股骨向后时，内收肌使髋关节屈曲，使腿部向前摆动。这种交替功能与行走或奔跑的动态过程是一致的。

（二）耻骨肌触诊

体位：被检查者仰卧位。

① 站在被检查者一侧，面向大腿，用手掌侧边定位耻骨上支。

② 将手向缝匠肌的侧面和远处滑动。

③ 沿着耻骨肌下行纤维，在髂腰肌和股内收肌之间触诊。

④ 当被检查者进行髋关节屈曲和内收时给予对抗力，以确保触诊到适当的位置。

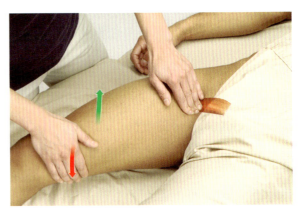

图8.36 耻骨肌触诊。

短收肌（Adductor Brevis）

拉丁语"ad"意为趋于，"ducere"意为拉，"brevis"意为短。

附着点
起点：耻骨下支的外表面
止点：股骨耻骨线和股骨粗线内侧嵴的近端

动作
- 髋关节内收
- 髋关节屈曲
- 髋关节外旋

神经支配
- 闭孔神经
- L2 ~ L4

血液供应
- 股动脉和闭孔动脉

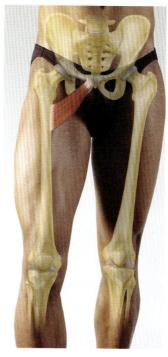

图8.37 短收肌。

（一）功能解剖学

短收肌与耻骨肌、长收肌、大收肌和股薄肌一起内收髋关节。短收肌和耻骨肌有相似的起源和纤维走行方向，短收肌在股骨的止点处更宽。这块肌肉位于耻骨肌和长收肌的深部，这使得它的触诊更具挑战性。

当足站不稳时，短收肌在股骨外旋时向内前方拉动股骨。这个动作有助于在走路和跑步时调整下肢的位置。短收肌也参与踢足球或橄榄球等运动。脚着地时，短收肌的功能有所不同：它有助于稳定骨盆在股骨上的位置，并改变运动方向。如果没有它和其他内收肌的协同作用，骨盆会向膝关节上方的内侧移动，影响下肢的稳定和对齐。

短收肌和其他内收肌的作用也随着股骨的位置而改变。当髋关节屈曲，股骨向前时，内收肌将使髋关节伸展，使骨盆超过足部。当髋关节伸展，股骨向后时，内收肌将使髋关节屈曲，使腿部向前摆动。

（二）短收肌触诊

体位：被检查者仰卧位，髋关节外旋。
① 站在被检查者一侧，面向大腿，用手掌的外侧定位耻骨的外侧缘。
② 将手向缝匠肌的侧面和远处滑动。
③ 沿着短收肌的下行纤维，在耻骨肌和内收肌之间触诊。
④ 当被检查者进行髋关节屈曲和内收时给予对抗力，以确保触诊到适当的位置。

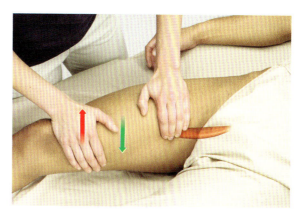

图8.38 短收肌触诊。

长收肌（Adductor Longus）

拉丁语"ad"意为趋向，"ducere"意为拉，"longi"意为长。

附着点

起点：在耻骨嵴和耻骨联合之间

止点：股骨粗线内侧嵴的中三分之一

动作

- 髋关节内收
- 髋关节屈曲

神经支配

- 闭孔神经
- L2 ~ L4

血液供应

- 股动脉和闭孔动脉

（一）功能解剖学

长收肌是大腿内收肌群的一部分。它与耻骨肌、短收肌、大收肌和股薄肌一起内收髋关节。所有这些肌肉都连接着骨盆带至股骨下内侧。

当脚没有站稳时，长收肌将股骨向前内侧拉，这个动作有助于在走路和跑步时调整下肢的位置。长收肌也参与踢足球或橄榄球等运动。脚着地时，长收肌的功能不同。当我们改变运动方向时，它有助于稳定股骨上方的骨盆。如果没有它和其他内收肌的协同作用，骨盆会向内侧移动越过膝关节，影响下肢的稳定和对齐。

长收肌和其他内收肌的作用也随着股骨的位置而改变。当髋关节屈曲，股骨向前时，内收肌将使髋关节伸展，使骨盆超过足部。当髋关节伸展，股骨向后时，内收肌将使髋关节屈曲，使腿部向前摆动。长收肌有很好的杠杆作用。

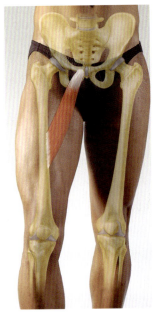

图8.39 长收肌。

（二）长收肌触诊

体位：被检查者仰卧位，髋关节外旋。

① 站在被检查者一侧，面向大腿，用手掌的外侧定位耻骨。

② 将手向缝匠肌的外侧和远端滑动找到该部位最突出的肌腱（注意：股三角位于长收肌外侧，包含淋巴结以及股神经、股动脉和股静脉。为了避免压迫这些结构，触诊远端腹股沟折痕时要谨慎）。

③ 触诊长收肌的纤维，直到缝匠肌下方。

④ 当被检查者进行髋关节屈曲和内收时给予对抗力，以确保触诊到适当的位置。

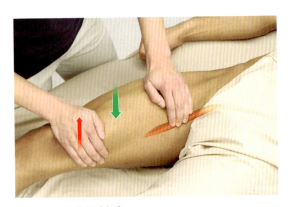

图8.40 长收肌触诊。

股薄肌（Gracilis）

拉丁语"gracili"意为纤细的。

附着点

起点：耻骨下支

止点：经鹅足肌腱的胫骨干内侧

动作

髋关节内收

髋关节屈曲

膝关节屈曲

膝关节内旋

神经支配

闭孔神经

L2 ~ L3

血液供应

股动脉和闭孔动脉

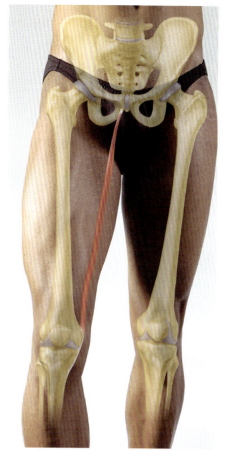

图8.41 股薄肌。

（一）功能解剖学

股薄肌与耻骨肌、短收肌、长收肌和大收肌一起内收髋关节。它是最内侧的内收肌，形状和功能与缝匠肌相似。这两块肌肉横跨髋关节和膝关节，附着到胫骨的鹅足肌腱。股薄肌的起点在耻骨支上，与大多数其他内收肌相比，可完成更强有力的髋关节屈曲。

股薄肌形成了在膝关节处的鹅足肌三脚架的中心，它能够屈曲和内旋膝关节。所有这三块肌肉都集中在鹅足，当人体旋转站稳足跟时，有助于稳定下肢。这些结构协助内侧副韧带共同防止股骨内侧髁和胫骨髁分离。强大的鹅足肌群可以防止内侧副韧带损伤，这是一种常见的膝关节病变。

（二）股薄肌触诊

体位：被检查者仰卧位，髋关节外旋，膝关节稍屈曲。

① 站在被检查者一侧，面向大腿，用手掌定位股骨内侧髁。

② 将你的手向耻骨近端滑动，找到该部位最突出的肌腱。

③ 沿着股薄肌近端细长的纤维触诊。

④ 当被检查者进行髋关节内收和膝关节屈曲时给予对抗力，以确保触诊到适当的位置。

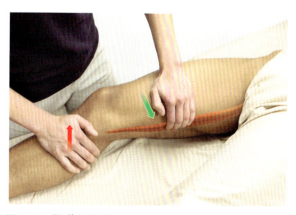

图8.42 股薄肌触诊。

大收肌（Adductor Magnus）

拉丁语"ad"意为趋向，"ducere"意为拉，"magni意为很大。

附着点
起点：耻骨下支、坐骨支、坐骨粗隆
止点：股骨粗线内侧唇、髁上内侧线、内收肌结节

动作
- 髋关节内收
- 髋关节屈曲（上部纤维）
- 髋关节伸展（下部纤维）

神经支配
- 闭孔神经和坐骨神经
- L2 ~ L4

血液供应
- 股动脉、臀动脉、闭孔动脉和腘动脉

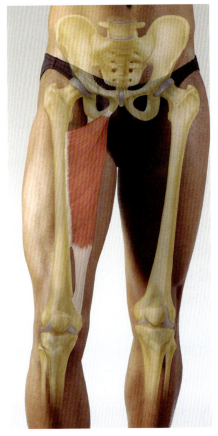

图8.43 大收肌。

（一）功能解剖学

大收肌是大腿肌群中最大的内收肌。它与耻骨肌、短收肌、长收肌和股薄肌一起内收髋关节。所有这些肌肉连接骨盆带和股骨下内侧。大收肌的宽大纤维几乎连续地沿着整个股骨附着在股骨粗线的内缘。

当脚没有站稳时，大收肌强有力地向内拉股骨。这个动作有助于在走路和跑步时调整下肢的位置。在参与踢足球或橄榄球等运动的动作中，大收肌的主要功能发生在足着地的时候，它帮助稳定股骨上方的骨盆。大收肌可以向内、前或后方拉动骨盆，使其在下肢上方居中。如果没有它和其他内收肌的协同作用，骨盆会向内侧移动越过膝关节，影响下肢的稳定和对齐。

大收肌和其他内收肌的作用也随着股骨的位置而改变。当髋关节屈曲，股骨向前时，内收肌使髋关节伸展，使骨盆超过足部。当髋关节伸展，股骨向后时，内收肌使髋关节屈曲，使腿部向前摆动。大收肌对于髋关节的屈伸都有很好的机械力学优势。这是因为它起于耻骨和坐骨，并且在股骨上有很长的后附着点。屈曲和伸展的交替功能与行走或跑步的动态过程一致。

（二）大收肌触诊

体位：被检查者俯卧。
① 站在被检查者一侧，面向大腿，用指尖定位坐骨粗隆。
② 手指向股骨内侧髁内侧远端滑动。
③ 沿着大收肌下行纤维到大腿内侧中间，在股薄肌和内侧腘绳肌之间触诊。
④ 当被检查者进行髋关节内收时给予对抗力，以确保触诊到适当的位置。

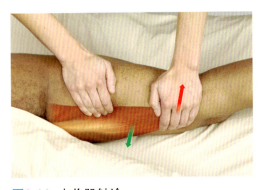

图8.44 大收肌触诊。

臀大肌（Gluteus Maximus）

希腊语"glute"意为臀部，拉丁语"max-im"意为最大的。

附着点

起点：髂后嵴、骶骨和骶结节韧带

止点：股骨大粗隆、臀结节和经髂胫束的胫骨外侧髁

动作

- 髋关节伸展
- 髋关节外旋
- 髋关节外展（上部纤维）
- 髋关节内收（下部纤维）

神经支配

- 臀下神经
- L5 ~ S2

血液供应

- 臀动脉

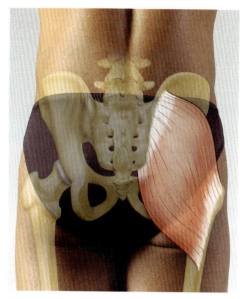

图8.45 臀大肌。

节外旋，在负重活动时帮助维持股骨与胫骨的动态稳定。

（一）功能解剖学

臀大肌是人体最有力的肌肉之一。它位于臀中肌浅层，其平行纤维连接腰筋膜、髂骨和骶骨到大转子，然后止于髂胫束。臀大肌体积大、功能多。

从力学上讲，臀大肌在行走或从坐位上起立等动作中伸展髋关节，它还为跑步和跳跃等运动提供动力。当下肢固定时，强大的臀大肌和腘绳肌使身体伸直，使骨盆与膝关节和足动态对位。这种"臀摆"功能在负重运动中至关重要。

从姿势上讲，臀大肌支撑骨盆、髋关节和膝关节。它与腹直肌（见第七章躯干）一起使骨盆向后倾斜，与腰方肌、腰大肌、髂肌和其他屈髋肌相平衡。臀大肌无力可导致骨盆前倾，过度紧绷可导致骨盆后倾。远端臀大肌通过粗的髂胫束稳定髋关节和膝关节外侧。因此，这些部位的韧带损伤并不常见。

臀大肌的上部纤维使髋关节外展，而下部纤维使髋关节内收。这两种相反的力量增强了髋关节的稳定力，使臀大肌在矢状面集中发力，特别是在伸展的时候。臀大肌也可使髋关

（二）臀大肌触诊

体位：被检查者俯卧。

① 站在被检查者一侧，面向髋关节，用指尖定位骶骨侧缘。

② 指尖向大转子外侧和远端滑动。

③ 当肌纤维汇聚并融入髂胫束时，触诊并跟踪肌纤维。

④ 当被检查者进行髋关节伸展时给予对抗力，以确保触诊到适当的位置。

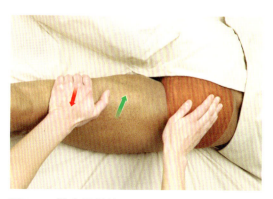

图8.46 臀大肌触诊。

臀中肌（Gluteus Medius）

希腊语"glute"意为臀部，拉丁语"medi"意为中间。

附着点

起点：臀前线和臀后线之间的髂骨外表面

止点：股骨大粗隆外侧面

动作

- 髋关节外展
- 髋关节屈曲（前部纤维）
- 髋关节内旋（前部纤维）
- 髋关节伸展（后部纤维）
- 髋关节外旋（后部纤维）

神经支配

- 臀上神经
- L4~S1

血液供应

- 臀上动脉

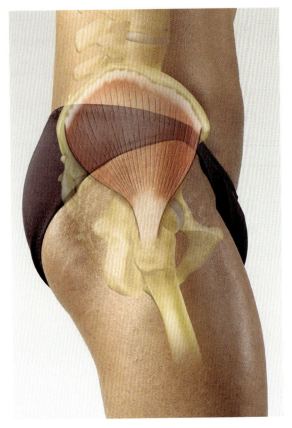

图8.47 臀中肌。

（一）功能解剖学

臀中肌位于臀小肌的表面和臀大肌的深部。它是髋关节的主要外展肌。臀中肌在形状、纤维走行及功能上，与肩关节处的三角肌相似。像三角肌一样，臀中肌可完成多种动作，包括髋关节外展、屈曲、伸展、内旋和外旋。它是下肢强壮而多功能的肌肉。

当我们站立时，髋关节由臀中肌、臀小肌和腰方肌协同动作控制（见第七章躯干），这个动作有助于髋关节与下肢其他部分的正确对位。这些肌肉的无力会使骨盆在站立、行走或跑步时发生横向移动，单腿站立时，患者无法保持骨盆处于两侧膝关节和足的中心位置；走路时，无法维持矢状运动会导致"蹒跚步态"，即倾向前方的步态模式。

（二）臀中肌触诊

体位：被检查者俯卧。

① 站在被检查者一侧，面向髋关节，用指尖定位髂嵴外缘。

② 指尖向远端大转子滑动。

③ 当肌纤维汇聚并融入大转子外表面时，触诊并跟踪肌纤维。

④ 当被检查者进行髋关节外展时给予对抗力，以确保触诊到适当的位置。

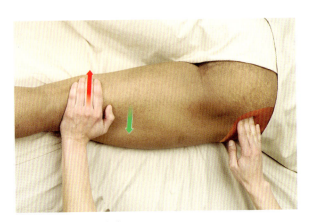

图8.48 臀中肌触诊。

臀小肌（Gluteus Minimus）

希腊语 "glute" 意为臀部，拉丁语 "min-im" 意为最小的。

附着点

起点：臀前线和臀下线之间的髂骨外表面

止点：股骨大转子的前缘

动作

- 髋关节外展
- 髋关节内旋
- 髋关节稍屈曲

神经支配

- 臀上神经
- L4～S1

血液供应

- 臀上动脉

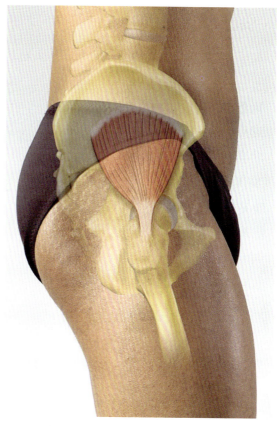

图8.49 臀小肌。

（一）功能解剖学

臀小肌位于臀中肌深部稍前，这些肌肉一起发挥作用使髋关节外展。臀小肌能够使髋关节屈曲和内旋，因为它的前起点在髂骨上，并止于大转子上。它的功能与肩关节的三角肌前部相似。

当我们站立时，髋关节由臀小肌、臀中肌和腰方肌协同动作控制（见第七章躯干），这有助于髋关节与下肢其他部分的正确对位。这些肌肉的无力会使骨盆在站立、行走或跑步时横向移动。表现为当单腿站立时，骨盆无法维持在两侧膝关节和足的中心；走路时，无法维持矢状运动，会导致"蹒跚步态"，即倾向前方的步态模式。

（二）臀小肌触诊

体位：被检查者俯卧。

① 站在被检查者一侧，面向髋关节，用指尖定位髂嵴的前外侧缘。

② 指尖向大转子的内侧和远端滑动。

③ 当肌纤维汇聚并融入大转子前缘时，触诊并跟踪肌纤维。

④ 当被检查者进行髋关节内旋时给予对抗力，以确保触诊到适当的位置。

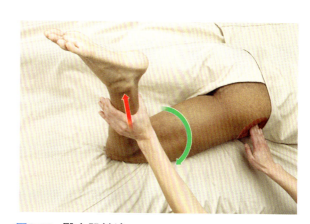

图8.50 臀小肌触诊。

梨状肌 (Piriformis)

拉丁语 "piri" 意为梨, "forma" 意为形状。

附着点

起点: 骶骨前表面

止点: 股骨大转子上缘

动作

- 髋关节外旋
- 髋关节外展

神经支配

- 梨状肌神经
- L5 ~ S2

血液供应

- 臀动脉和阴部动脉

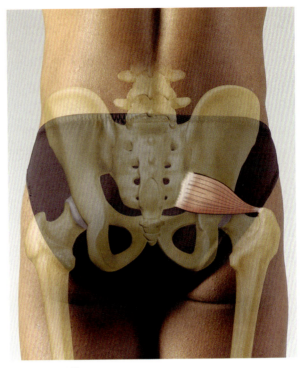

图8.51 梨状肌。

（一）功能解剖学

梨状肌是六个髋部深层旋肌中最表浅的。就像肩袖稳定肩关节一样,这六块肌肉通过大转子稳定髋关节,髋关节的其他深部外旋肌包括上下孖肌、闭孔内肌、闭孔外肌和股方肌。

梨状肌的独特之处在于它与坐骨神经密切相关。大多数人的坐骨神经深入梨状肌。少部分形成分支,部分深入梨状肌,部分在浅表处走行。特别是梨状肌等深部六块外旋肌的紧张可压迫神经,引起下肢疼痛、无力和感觉异常。

（二）梨状肌触诊

体位: 被检查者俯卧。

① 站在被检查者一侧,面向髋关节,用指尖定位骶骨外侧缘。

② 指尖向大转子外侧和远端滑动(注意: 坐骨神经位于梨状肌肌腹附近。为了避免压迫它,应沿着斜形肌纤维触诊)。

③ 当肌纤维汇聚并止于大转子上表面时,触诊并跟踪肌纤维。

④ 当被检查者髋关节外旋时给予对抗力,以确保触诊到适当的位置。

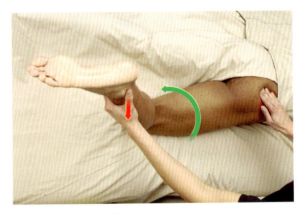

图8.52 梨状肌触诊。

上孖肌（Superior Gemellus）

拉丁语"superior"意为较高的，"geminus"意为孪生。

附着点

起点：坐骨外表面

止点：股骨大粗隆内侧面

动作

- 髋关节外旋
- 髋关节外展

神经支配

- 骶丛
- L4～S1

血液供应

- 臀下动脉

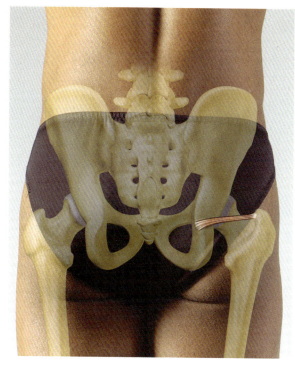

图8.53 上孖肌。

（一）功能解剖学

在六个深部外旋肌组中，上孖肌位于梨状肌下方，在闭孔内肌上方。髋关节的其他深部外旋肌分别为下孖肌、闭孔内肌、闭孔外肌和股方肌。就像肩袖稳定肩关节一样，这些肌肉在大转子处稳定髋关节。

当下肢未着地时，六块深部外旋肌将股骨向外转动。在涉及下肢负重的活动中，这些肌肉阻止股骨内旋，使膝关节向内，对抗膝外翻姿势（或"扣膝"），如图8.10所示。足着地时，上孖肌和梨状肌也会使骨盆向外倾斜。当重力从一只脚转移到另一脚时，例如走路或跑步时，就会产生这种功能。骨盆的横向移动有助于躯干旋转，也有助于启动运动方向的变化，例如快速转向或旋转。

③ 当肌纤维汇聚并止于大转子的内侧面时，触诊并跟踪肌纤维。

④ 当被检查者进行髋关节外旋时给予对抗力，以确保触诊到适当的位置。

（二）上孖肌触诊

体位：被检查者俯卧。

① 站在被检查者一侧，面向髋关节，用指尖定位坐骨棘。

② 指尖向大转子横向滑动。

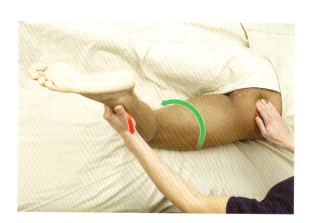

图8.54 上孖肌触诊。

下孖肌（Inferior Gemellus）

拉丁语"inferior"意为较小的，"geminus"意为孪生。

附着点

起点：坐骨粗隆近端

止点：股骨大转子内表面

动作

☑ 髋关节外旋

☑ 髋关节外展

神经支配

☑ 骶丛

☑ L4～S1

血液供应

☑ 臀下动脉

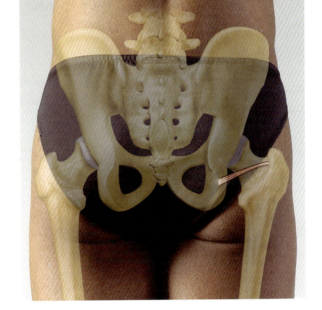

图8.55 下孖肌。

（一）功能解剖学

在深部六块外旋肌群中，下孖肌位于闭孔内肌的下方和闭孔外肌的上方。髋关节的其他深部外旋肌分别是梨状肌、上孖肌和股方肌。深部六块肌肉在大转子处稳定髋关节。

深部六块外旋肌在下肢未着地时将股骨向外旋转。在下肢负重时，这些肌肉会阻止股骨内翻，让膝关节向内，对抗"扣膝"姿势（称为膝外翻，见图8.10）。

（二）下孖肌触诊

体位：被检查者俯卧。

① 站在被检查者一侧，面向髋关节，用指尖定位坐骨结节近端。

② 指尖向大转子横向滑动。

③ 当肌纤维汇聚并止于大转子的内侧面时，沿肌纤维触诊。

④ 当被检查者进行髋关节外旋时给予对抗力，以确保触诊到适当的位置。

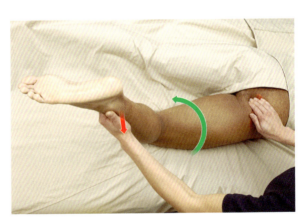

图8.56 下孖肌触诊。

闭孔内肌
（Obturator Internus）

拉丁语"obtur"意为封闭，"internus"意为内部的。

附着点
起点：坐骨闭孔膜下表面
止点：股骨大粗隆内侧面

动作
- 髋关节外旋
- 髋关节外展

神经支配
- 骶丛
- L5～S1

血液供应
- 闭孔动脉和阴部动脉

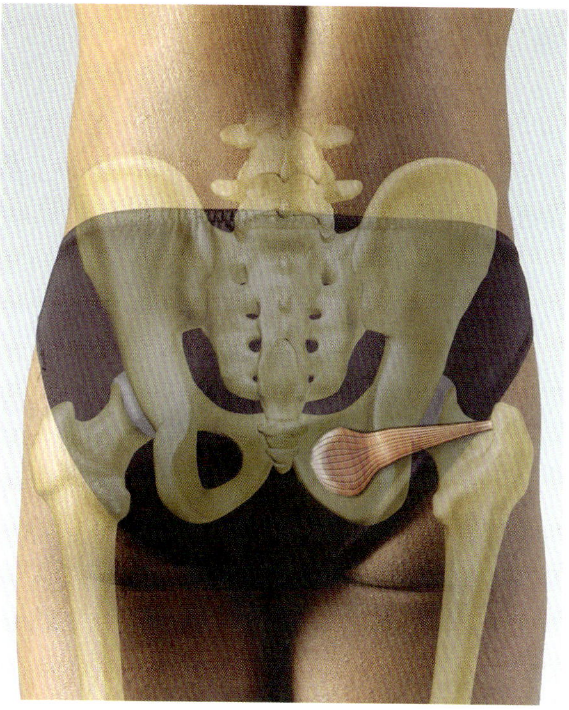

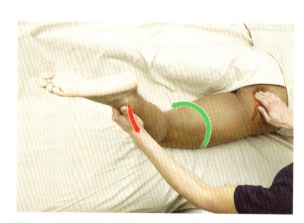

图8.57 闭孔内肌。

（一）功能解剖学

在深部六块外旋肌组中，闭孔内肌位于上孖肌的下方和下孖肌的上方。深部六块肌肉在大转子处稳定髋关节，与肩袖稳定肩关节一样。

深部六块外旋肌在下肢未着地时将股骨向外旋转。当下肢负重时，这些肌肉会对抗膝外翻（或"扣膝"）姿势（见图8.10）。

（二）闭孔内肌触诊

体位：被检查者俯卧。
① 站在被检查者一侧，面向髋关节，用指尖定位闭孔下表面。
② 指尖向大转子横向滑动。
③ 当肌纤维汇聚并止于大转子的内侧面时，触诊并跟踪肌纤维。
④ 当被检查者进行髋关节外旋时给予对抗力，以确保触诊到适当的位置。

图8.58 闭孔内肌触诊。

闭孔外肌
（Obturator Externus）

拉丁语"obtur"意为封闭，"externus"意为外部的。

附着点
起点：耻骨上支、下支和坐骨上支、下支
止点：股骨转子间窝

动作
- 髋关节外旋

神经支配
- 闭孔神经
- L3 ~ L4

血液供应
- 闭孔动脉和股动脉

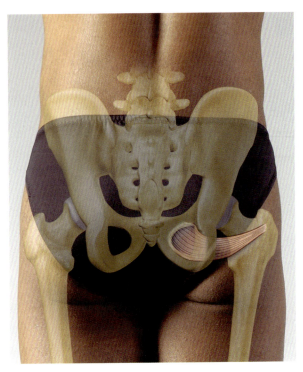

图8.59 闭孔外肌。

（一）功能解剖学

闭孔外肌位于股方肌前方，耻骨肌后方，下孖肌下方。它是髋关节的深部外旋肌之一，有助于在大转子处稳定髋关节。

深部六块外旋肌在下肢未着地时将股骨外旋。当下肢负重时，这些肌肉阻止股骨和膝关节膝外翻姿势（见图8.10）。

（二）闭孔外肌触诊

体位；被检查者俯卧。
① 站在被检查者一侧，面向髋关节，用指尖定位坐骨结节近端。
② 指尖向大转子外侧和远端滑动。
③ 当肌纤维汇聚并止于下孖肌远端的转子窝时，触诊并跟踪肌纤维。
④ 当被检查者髋关节外旋时给予对抗力，以确保触诊到适当的位置。

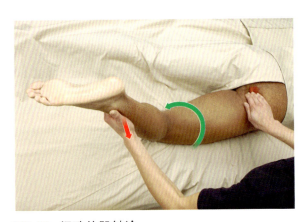

图8.60 闭孔外肌触诊。

股方肌（Quadratus Femoris）

拉丁语"quadrato"意为方形，　"femoro"意为大腿。

附着点

起点：坐骨粗隆外侧

止点：在股骨大转子和小转子之间

动作

■ 髋关节外旋

神经支配

■ 骶丛

■ L4～S1

血液供应

■ 臀下动脉

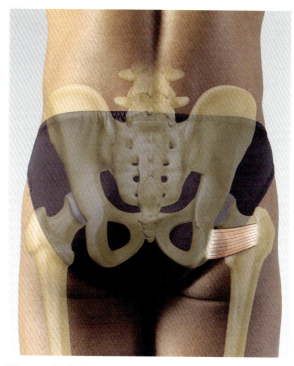

图8.61　股方肌。

（一）功能解剖学

　　股方肌位于闭孔外肌后方，下孖肌下方，大收肌上方。髋关节的其他深部外旋肌分别是梨状肌、上孖肌和闭孔内肌。这些肌肉一起协助维持股骨头在髋臼内的旋转和对位。

　　深部六块外旋肌在下肢未着地时将股骨向外旋转。当下肢支撑人体重力时，这些肌肉会阻止股骨和膝关节的膝外翻姿势。

（二）股方肌触诊

体位：被检查者俯卧。

① 站在被检查者一侧，面向髋关节，用指尖定位坐骨结节近端。

② 指尖向大转子外侧和远端滑动。

③ 当肌纤维会聚并止于大转子和小转子之间时，触诊并跟踪肌纤维。

④ 当被检查者进行髋关节外旋时给予对抗力，以确保触诊到适当的位置。

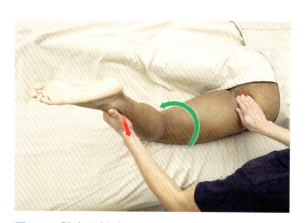

图8.62　股方肌触诊。

股二头肌（Biceps Femoris）

拉丁语"bi"意为2个，"ceps"意为头，"femoro"意为大腿。

附着点

起点：长头：坐骨粗隆

起点：短头：粗线的侧唇

止点：腓骨头

动作

- 髋关节伸展
- 髋关节外旋
- 膝关节屈曲
- 膝关节外旋屈曲

神经支配

- 坐骨神经的胫神经分支（长头）和腓总神经分支（短头）
- L5～S2

血液供应

- 臀下动脉、穿动脉和腘动脉

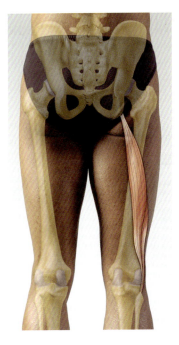

图8.63　股二头肌。

（一）功能解剖学

股二头肌在腘绳肌群的最外侧。股二头肌有两个头，长头起自坐骨结节，短头起自股骨嵴中部，两头汇合，以肌腱止于腓骨小头。腘绳肌群还包括半膜肌和半腱肌。这些肌肉比拮抗股四头肌更能起到姿势稳定器的作用。它们协助臀大肌和腹直肌维持骨盆后倾。与股直肌一样，股二头肌是作用于两个关节的肌肉，横跨髋关节和膝关节。

当下肢不固定时，股二头肌、半膜肌和半腱肌一起伸展髋关节，并将股骨拉回。当我们在走路和跑步将腿向后摆动时，就会用到这个动作。腘绳肌会偏心收缩来减速这些动作。当股四头肌群过于强壮，或腘绳肌过于紧张时，减速会导致腘绳肌受伤。

当下肢固定时，腘绳肌和强大的臀大肌使人体伸直，骨盆向后拉过膝关节和足。这种"髋关节屈戌"功能在站立、抬起和用腿推动（例如跳跃）等动作中至关重要。

腘绳肌群能使膝关节屈曲，股二头肌还能使膝关节外旋。只有当膝关节稍屈曲时，才可

以完成旋转动作。当膝关节完全伸展时锁定胫股关节，并阻止旋转。当负重时，屈曲的膝关节旋转可改变下半身的运动方向。这个动作通常被称为重心移动，在网球、橄榄球、足球和篮球等运动中至关重要。

（二）股二头肌触诊

体位：被检查者俯卧，膝关节稍屈。

① 站在被检查者一侧，面向大腿，用手掌定位腘窝近端外侧缘。

② 手掌稍向坐骨粗隆近端滑动。

③ 当肌纤维深入臀大肌下方，并止于坐骨粗隆上时，触诊并跟踪肌纤维。

④ 在被检查者进行膝关节屈曲和外旋时给予对抗力，以确保触诊到适当的位置。

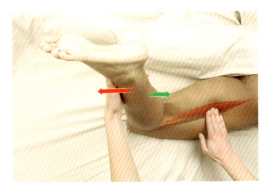

图8.64　股二头肌触诊。

半膜肌（Semimembranosus）

拉丁语"semi"意为一半，"membrano-sus"意为膜。

附着点

起点：坐骨粗隆

止点：胫骨内侧髁后内侧部分

动作

- 髋关节伸展
- 髋关节内旋
- 膝关节屈曲
- 膝关节屈曲内旋

神经支配

- 坐骨神经胫神经分支
- L5 ~ S2

血液供应

- 股动脉和腘动脉的穿支

（一）功能解剖学

半膜肌是腘绳肌群中最内侧的肌肉，位于大收肌和半腱肌之间。半膜肌在坐骨粗隆起点远端位于臀大肌下方，在大腿后部位于浅面。腘绳肌比拮抗股四头肌更能起到稳定姿势的作用。它们协助臀大肌和腹直肌维持骨盆后倾。与股直肌和股二头肌一样，半膜肌是一种横跨髋关节和膝关节的双关节肌肉。

半膜肌与股二头肌和半腱肌一起，在下肢不固定时伸展髋关节并将股骨拉回。这个动作使我们在走路和跑步时将腿向后摆动。为了将这些运动减速，腘绳肌会偏心收缩，如果它们过度紧张或股四头肌群过于强壮，就可能受伤。

当下肢固定时，腘绳肌和臀大肌使人体伸直，骨盆向后拉过膝关节和足。这种"髋关节屈戌"功能在站立、抬腿和用腿推动（例如跳跃）等动作中至关重要。

腘绳肌可使膝关节屈曲。半膜肌和半腱肌还有使膝关节内旋的附加作用，这种运动只有在膝关节稍屈曲时才可能发生。膝关节完全伸展时锁定胫股关节并防止旋转。当负重时，屈曲的膝关节旋转可改变下半身的运动方向。在网球、橄榄球、足球和篮球等运动中，这种重心移动是至关重要的。

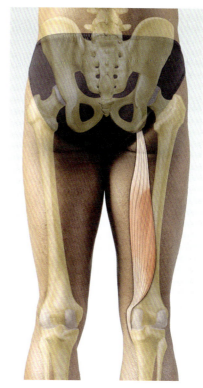

图8.65 半膜肌。

（二）半膜肌触诊

体位：被检查者俯卧，膝关节稍屈。

① 站在被检查者一侧，面向大腿，用手掌定位腘窝内侧缘近端。

② 手掌稍向坐骨粗隆近端滑动。

③ 沿着股薄肌后方内侧直到大腿中部触诊肌纤维。

④ 当被检查者进行膝关节屈曲和内旋时给予对抗力，以确保触诊到适当的位置。

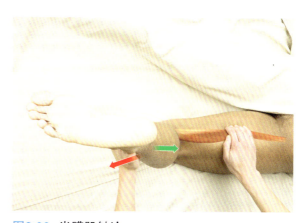

图8.66 半膜肌触诊。

半腱肌（Semitendinosus）

拉丁语"semi"意为一半，"tendinosus"意为腱。

附着点
起点：坐骨粗隆
止点：经鹅足腱的胫骨干内侧

动作
- 髋关节伸展
- 髋关节内旋
- 膝关节屈曲
- 膝关节屈曲内旋

神经支配
- 坐骨神经的胫神经分支
- L5 ~ S2

血液供应
- 股动脉、臀下动脉和腘动脉的穿支

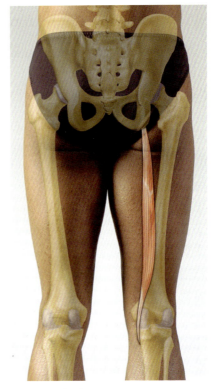

图8.67 半腱肌。

（一）功能解剖学

半腱肌是腘绳肌群的一部分。这块纤细的肌肉位于股二头肌内侧，半膜肌表面，在坐骨粗隆起点远端它位于臀大肌下方，在大腿后部位于浅面。半腱肌形成鹅足肌群的后三分之一。腘绳肌稳定姿势，协助臀大肌和腹直肌维持骨盆后倾。像股直肌和股二头肌一样，半腱肌是一种横跨髋关节和膝关节的双关节肌肉。

半腱肌与股二头肌和半膜肌一起伸展髋关节，并在下肢不固定时，例如在走路和跑步时，将股骨拉回。当我们减速时，腘绳肌会偏心收缩，如果它们过于紧张或股四头肌群过于强壮，就可能受伤。

当下肢固定时，腘绳肌和强大的臀大肌可使人体伸直，骨盆向后拉过膝关节和足。这种"髋关节屈戍"功能在站立、抬腿和用腿推动（例如跳跃）等动作中至关重要。

腘绳肌可使膝关节屈曲，半腱肌和半膜肌还能使膝关节内旋。只有当膝关节稍屈曲时，才可以在膝关节处旋转，膝关节完全伸展时，将锁定胫股关节。在网球、橄榄球、足球和篮球等体育运动中，膝关节屈曲时的旋转是必不可少的。

（二）半腱肌触诊

体位：被检查者俯卧，膝关节稍屈。

① 站在被检查者一侧，面向大腿，用手掌定位腘窝内缘近端。

② 手掌稍向坐骨粗隆近端滑动。

③ 当肌纤维平行于股二头肌并位于股二头肌内侧时，向近端触诊并跟踪肌纤维。

④ 当被检查者进行膝关节屈曲和内旋时给予对抗力，以确保触诊到适当的位置。

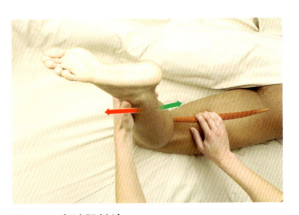

图8.68 半腱肌触诊。

腘肌（Popliteus）

拉丁语"poplit"意为膝关节后部。

附着点

起点：股骨外侧髁

止点：胫骨后表面近端

动作

- 膝关节屈曲
- 膝关节内旋

神经支配

- 胫神经
- L4 ~ S1

血液供应

- 腘动脉和胫后动脉

（一）功能解剖学

腘肌位于膝关节后部，呈一定角度斜行，它连接股骨外侧髁和胫骨后部，在胫股关节处产生旋转动作。如果足部不固定，胫骨会在股骨上向内侧旋转。如果足部固定，股骨会在胫骨上横向旋转。

腘肌是打开"膝关节锁膝"机制的钥匙。因为股骨内侧髁比外侧髁大，膝关节锁膝机制涉及通过旋转锁定胫股关节。当膝关节伸展时，胫骨在股骨上向外旋转，直到完全外旋，这就是"锁定"位置。观察这一点的一个简单方法是，首先坐在椅子上，面朝前方。完全伸直单膝，观察脚的位置，可以看到当膝关节完全伸展时，足应该稍向外旋，这发生在胫骨在股骨上旋转时。你也可以站着观察，并轻轻锁定（完全伸展）和解锁（稍屈曲或"软化"）膝关节。

当腘肌使胫骨内旋和膝关节屈曲时，这种精细运动"解锁"了膝关节，并使腘绳肌继续屈曲和/或旋转。膝关节过度伸展会损伤腘肌，造成膝关节后侧疼痛和肿胀，以及下肢功能障碍。

（二）腘肌触诊

体位：被检查者俯卧，膝关节稍屈。

① 站在被检查者一侧，面向膝关节，用指尖定位胫骨内侧髁。

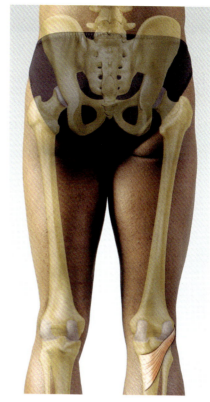

图8.69 腘肌。

② 弯曲指尖向后触诊到腘窝远端边缘，找到胫骨干后部（注意：腘窝包含腘动静脉、胫神经、腓总神经和淋巴结。触诊腘窝的远端边缘时，应避免用力按压这些结构）。

③ 触诊并顺着腘肌斜形纤维滑向股骨外侧髁。

④ 当被检查者在中立位用脚进行膝关节内旋时给予对抗力，以确保触诊到适当的位置。

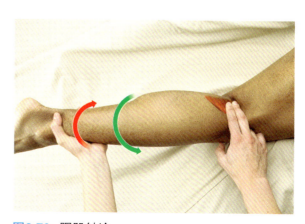

图8.70 腘肌触诊。

功能方面

协同肌/拮抗肌：髋

动作	参与的肌肉	动作	参与的肌肉
屈曲	腰大肌 髂肌 缝匠肌 阔筋膜张肌 股直肌 耻骨肌 短收肌 长收肌 大收肌（前部纤维） 臀中肌（前部纤维） 臀小肌	伸展	大收肌（后部纤维） 臀大肌 臀中肌（后部纤维） 股二头肌（长头） 半膜肌 半腱肌
外展	缝匠肌 阔筋膜张肌 梨状肌 臀大肌（上部纤维） 臀中肌 臀小肌 上孖肌 下孖肌 闭孔内肌	内收	耻骨肌 短收肌 长收肌 股薄肌 大收肌 臀大肌（下部纤维）

协同肌/拮抗肌：髋

动作	参与的肌肉	动作	参与的肌肉
内旋 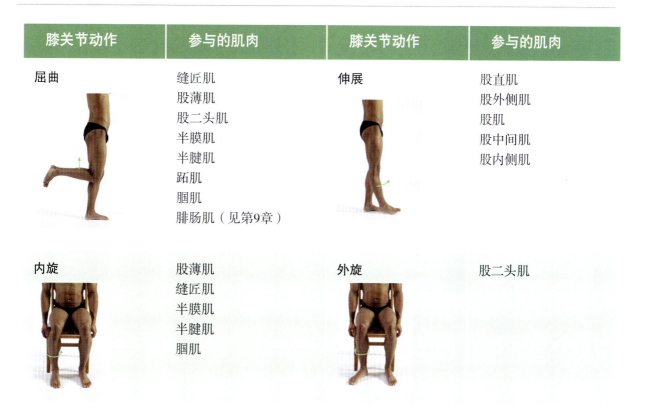	阔筋膜张肌 臀中肌（前部纤维） 臀小肌 半膜肌 半腱肌	外旋	腰大肌 髂肌 缝匠肌 短收肌 臀大肌 臀中肌（后部纤维） 梨状肌 上孖肌 下孖肌 闭孔内肌 闭孔外肌 股方肌 股二头肌（长头）

协同肌/拮抗肌：膝

膝关节动作	参与的肌肉	膝关节动作	参与的肌肉
屈曲	缝匠肌 股薄肌 股二头肌 半膜肌 半腱肌 跖肌 腘肌 腓肠肌（见第9章）	伸展	股直肌 股外侧肌 股肌 股中间肌 股内侧肌
内旋	股薄肌 缝匠肌 半膜肌 半腱肌 腘肌	外旋	股二头肌

运动方式

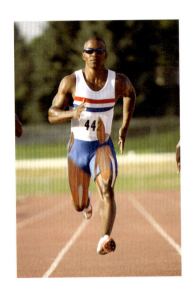

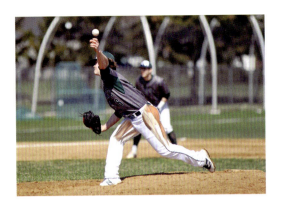

投掷：和跑步一样，投掷需要身体两侧不同的动作。这个运动更为复杂，因为它发生在多个平面。前腿着地，人体围绕前腿旋转，带动胸部和手臂向前。股四头肌、腘绳肌和臀肌承受着人体的重量，而髋关节和膝关节的旋转肌则围绕着足部让人体旋转。背部或后腿在摆动之前利用内收肌来控制动作，并通过身体的爆发力来完成后续动作。

跑步：髋关节和膝关节交替的反相运动驱动跑步运动。有力的髋关节伸肌和膝关节屈肌使一条腿向后，髋关节屈肌和膝关节伸肌使另一条腿向前。通过深层的六块外旋肌，以及内收肌和较小的臀肌的稳定作用，使人体维持其矢状面运动。

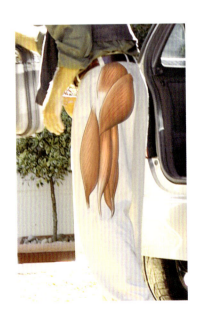

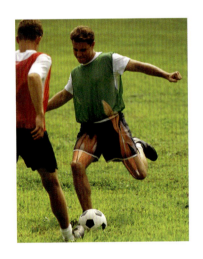

踢腿：踢腿和投掷相似，有一条腿向前摆动，另一条向后摆动。同样，人体必须绕着前腿旋转，以便人体能够进行有力的矢状面运动。在踢腿时，着地腿不像投掷时那样接触地面，以最大限度地调动屈髋肌和伸膝肌，在足部施加最大的力量进行踢腿。一旦接触到球，臀大肌、腘绳肌和内收肌必须收缩以减速这个动作。

举重：髋关节和膝关节必须与躯干和上半身配合才能抬起地面上的物体。强大的肌肉，如臀大肌和股四头肌驱动运动，而稳定器，如臀中肌和内收肌群维持人体位置的稳定。

小结

- 骨盆带由髂骨、坐骨、耻骨、骶骨和尾骨组成。髂骨、坐骨和耻骨在髋臼处汇合，形成球窝型髋关节窝。
- 骶髂关节和耻骨联合允许骨盆带轻微运动。
- 股骨头形成球窝型髋关节的球，可以在所有平面上运动，使髋关节产生屈曲、伸展、外展、内收、内旋和外旋。
- 膝关节由两个关节组成：胫股关节和髌股关节。这些关节使膝关节屈曲、伸展、内旋和外旋。髌骨在膝关节屈伸时维持股四头肌的杠杆作用。
- 与肩部一样，臀部较深、较小的肌肉，例如深部六块外旋肌，倾向于稳定关节。更大、更表浅的肌肉，例如臀肌，可以产生强有力的动作。
- 腹股沟区、髋关节后深部和膝关节后部包含几个脆弱的特殊结构，包括淋巴结和血管、静脉、动脉和神经。在触诊时应避免用力按压。
- 骨盆、髋关节和大腿肌肉的柔韧性和力量的平衡可以增强姿势，并将髌骨轨迹异常、肌肉拉伤和韧带扭伤等损伤降至最低。
- 在走路和跑步时，骨盆、大腿和膝关节肌肉的协调运动是必需的，同时也是进行举重、投掷、踢腿等力量运动所必需的。

复习

多选题

1. 构成髋关节的骨骼是
   A. 髂骨、骶骨、坐骨和耻骨
   B. 骶骨、尾骨、髋骨和股骨
   C. 髂骨、坐骨、耻骨和股骨
   D. 骶骨、尾骨和髋骨

2. 构成骨盆带的骨骼是
   A. 髂骨、骶骨、坐骨和耻骨
   B. 骶骨、尾骨、髋骨和股骨
   C. 髂骨、坐骨、耻骨和股骨
   D. 骶骨、尾骨和髋部

3. 髋关节是一个
   A. 屈戌关节
   B. 球窝关节
   C. 改良型屈戌关节
   D. 滑动关节

4. 胫股关节是一个
   A. 屈戌关节
   B. 球窝关节
   C. 改良型屈戌关节
   D. 滑动关节

5. 连接脊柱和髋关节的骨盆肌是
   A. 腰大肌
   B. 缝匠肌
   C. 股二头肌
   D. 梨状肌

6. 与坐骨神经联系最紧密的肌肉是
   A. 腰大肌
   B. 缝匠肌
   C. 股二头肌
   D. 梨状肌

7. 所有臀肌的共同运动是
   A. 髋关节伸展
   B. 髋关节内旋
   C. 髋关节外展
   D. 髋关节内收

8. 唯一作用于髋关节的股四头肌是
   A. 股外侧肌
   B. 股直肌
   C. 股内侧肌
   D. 股中间肌

9. 负责膝关节外旋的腘绳肌是
   A. 半膜肌
   B. 半腱肌
   C. 股二头肌
   D. A和B都是正确的

10. 连接鹅足肌腱的三块肌肉是
    A. 大收肌、股薄肌、半腱肌
    B. 股二头肌、半腱肌、半膜肌
    C. 缝匠肌、股薄肌、半膜肌
    D. 缝匠肌、股薄肌、半腱肌

配伍题

下面列出了不同的肌肉附着点，将肌肉与它的附着点正确匹配。

11. _____ 髂嵴前外侧唇
12. _____ 股骨粗线内侧唇的中三分之一
13. _____ 股骨粗隆间线和股骨粗线内侧唇
14. _____ T12～L5的横突、椎体侧面和相应的椎间盘
15. _____ 耻骨上支
16. _____ 股骨转子窝
17. _____ 股骨臀结节和经髂胫束的胫骨外侧髁
18. _____ 坐骨粗隆近端
19. _____ 胫骨后表面近端
20. _____ 胫骨内侧髁的后内侧部

A. 闭孔外肌
B. 半膜肌
C. 臀大肌
D. 下孖肌
E. 阔筋膜张肌
F. 耻骨肌
G. 腘肌
H. 长收肌
I. 股内侧肌
J. 腰大肌

下面列出了不同肌肉的动作，将肌肉与其动作正确匹配。答案可多选。

21. _____ 臀中肌
22. _____ 腘肌
23. _____ 髂肌
24. _____ 短收肌
25. _____ 股薄肌
26. _____ 股二头肌
27. _____ 股中间肌
28. _____ 半腱肌
29. _____ 臀小肌
30. _____ 梨状肌

A. 髋关节屈曲
B. 髋关节伸展
C. 髋关节外展
D. 髋关节内收
E. 髋关节内旋
F. 髋关节外旋
G. 膝关节屈曲
H. 膝关节伸展
I. 膝关节内旋
J. 膝关节外旋

简答题

31. 描述骨盆带的一般结构，并将其与肩带进行比较。对髋关节和盂肱关节做同样的比较。

32. 简要描述股四头肌之间力量平衡对于维持髌骨动态稳定的重要性。

33. 简要描述下肢着地和旋转时涉及的关节和运动。哪些活动或体育运动需要这种类型的运动？

试一试！

活动1：找一个搭档。从侧面观察其站立姿势，特别注意骨盆和下肢。记录你观察到的姿势。重复这个过程，这次从前面和后面观察。如果你注意到任何偏差，利用你对肌肉功能和关系的了解，来确定哪些肌肉可能失去了平衡。看看你能不能找出哪些肌肉紧张。更换合作伙伴，重复这个过程。比较你的发现。

活动2：找一个搭档，让他们表演"运动方式"部分中确定的技能。确定构成这项技能的髋关节和膝关节的具体动作。把它们写下来。使用协同肌列表来识别哪些肌肉一起工作来产生这个动作。确保你的动作顺序正确。看看你是否能发现哪些肌肉在稳定或引导关节进入合适的位置，哪些肌肉负责为运动提供动力。

换一个搭档，练习一种"运动方式"中不同的技能。重复以上步骤。

参考文献

Aminaka N, Gribble PA. Patellar taping, patellofemoral pain syndrome, lower extremity kinematics, and dynamic postural control. *J Athl Train*. 2008;43(1):21–28.

Cote KP, Brunet ME II, Gansneder BM, et al. Effects of pronated and supinated foot postures on static and dynamic posture stability. *J Athl Train*. 2005;40(1):41–46.

Devan MR, Pescatello LS, Faghri P, et al. A prospective study of overuse knee injuries among female athletes with muscle imbalances and structural abnormalities. *J Athl Train*. 2004;39(3):263–267.

Fairclough J, Hayashi K, Toumi H, et al. The functional anatomy of the iliotibial band during flexion and extension of the knee: Implications for understanding iliotibial band syndrome. *J Anat*. 2006;208(3):309–316.

Hanson AM, Padua DA, Blackburn JT, et al. Muscle activation during side-step cutting maneuvers in male and female soccer athletes. *J Athl Train*. 2008;43(2):133–143.

Moffit TJ, Montgemery MM, Lockie RG, Pamukoff DN. Association between knee and hip extensor strength and running-related injury biomechanics in collegiate distance runners. *J Athl Train* 2020;55(12):1262–1269.

Moss RI, DeVita P, Dawson ML. A biomechanical analysis of patellofemoral stress syndrome. *J Athl Train*. 1992;7(1):64–66, 68–69.

Otsuka S, Shan X, Yoshida K, et al. Site dependent elastic property of human iliotibial band and the effect of hip and knee joint angle configuration. *J Biomech*. 2020;109:109919.

Pettitt R, Dolski A. Corrective neuromuscular approach to the treatment of iliotibial band friction syndrome: a case report. *J Athl Train*. 2000;35(1):96–99.

Richards J, Thewlis D, Selfe J, et al. A biomechanical investigation of a single-limb squat: Implications for lower extremity rehabilitation exercises. *J Athl Train*. 2008;43(5):477–482.

（姚志峰 王 骏 吴虹桥 张译文 蒋一飞）

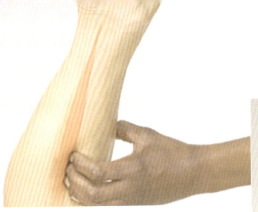
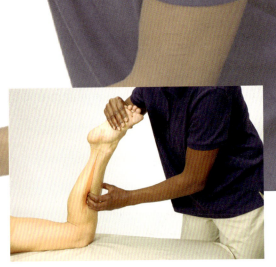

第九章

小腿、踝和足

学习目标

完成本章的学习之后，你应该能够：

■ 识别小腿、踝和足的主要结构，包括骨骼、关节、特殊结构、深部和表浅肌肉。

■ 确定小腿、踝和足的正常和异常姿势。

■ 标记并触诊小腿、踝和足的主要体表标志。

■ 绘制、标记、触诊和激活小腿、踝和足的表浅和深部肌肉。

■ 定位小腿、踝和足部的肌肉附着点和神经支配。

■ 识别并演示小腿、踝和足部肌肉的所有动作。

■ 描述人体步态活动，并识别每个动作所涉及的肌肉。

■ 演示踝和足的被动活动度和抵抗活动度。

■ 描述小腿、踝和足每一块肌肉之间独特的功能解剖和关系。

■ 确定踝和足的每一个动作（例如：跖屈、背屈）所涉及的协同肌和拮抗肌。

■ 识别在踝和足的四个协调动作中所使用的肌肉：走、跑、滑冰和滑轮。

概述

　　小腿、踝和足在结构上与前臂、腕和手相似。两者都有平行的骨（前臂的桡骨和尺骨，腿的胫骨和腓骨），由骨间膜连接。在远端，关节变得更加复杂，在终端形成多关节复合体——分别是手和足。

　　虽然足和手都能进行多种运动，但下肢往往更稳定，因为它必须承受人体的重量。足的近端和远端关节可完成最小限度的活动，在行走、跑步和跳跃等前进活动中稳定下肢。踝关节在矢状面的运动，有针对性地推动人体向前。最后，足是一个更灵活的结构，使用多个关节来吸收接触地面的冲击力，适应各种地形。

小腿、踝和足的表面解剖

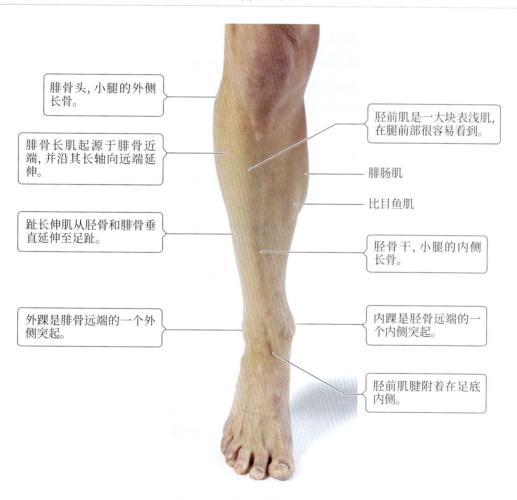

腓骨头，小腿的外侧长骨。

腓骨长肌起源于腓骨近端，并沿其长轴向远端延伸。

趾长伸肌从胫骨和腓骨垂直延伸至足趾。

外踝是腓骨远端的一个外侧突起。

胫前肌是一大块表浅肌，在腿前部很容易看到。

腓肠肌

比目鱼肌

胫骨干，小腿的内侧长骨。

内踝是胫骨远端的一个内侧突起。

胫前肌腱附着在足底内侧。

图9.1A　小腿、踝和足：前面观。

小腿、踝和足的表面解剖

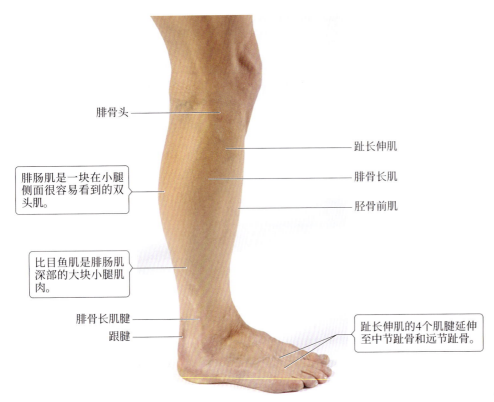

腓骨头

腓肠肌是一块在小腿侧面很容易看到的双头肌。

比目鱼肌是腓肠肌深部的大块小腿肌肉。

腓骨长肌腱

跟腱

趾长伸肌

腓骨长肌

胫骨前肌

趾长伸肌的4个肌腱延伸至中节趾骨和远节趾骨。

图9.1B 小腿、踝和足：侧面观。

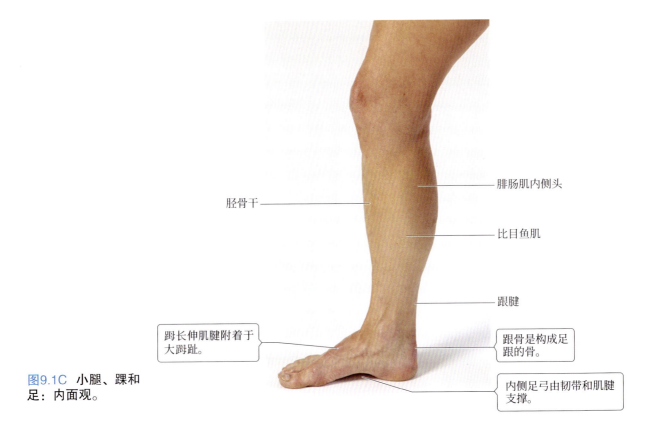

胫骨干

腓肠肌内侧头

比目鱼肌

跟腱

跟骨是构成足跟的骨。

内侧足弓由韧带和肌腱支撑。

姆长伸肌腱附着于大姆趾。

图9.1C 小腿、踝和足：内面观。

小腿、踝和足的表面解剖

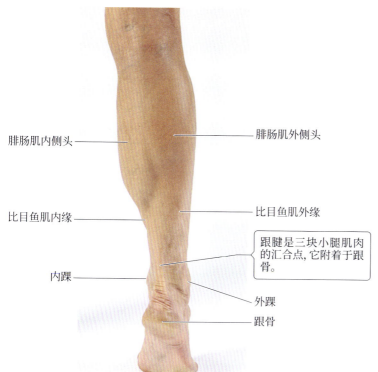

腓肠肌内侧头

腓肠肌外侧头

比目鱼肌内缘

比目鱼肌外缘

跟腱是三块小腿肌肉的汇合点，它附着于跟骨。

内踝

外踝

跟骨

图9.1D 小腿、踝和足：后面观。

小腿、踝和足的骨性结构

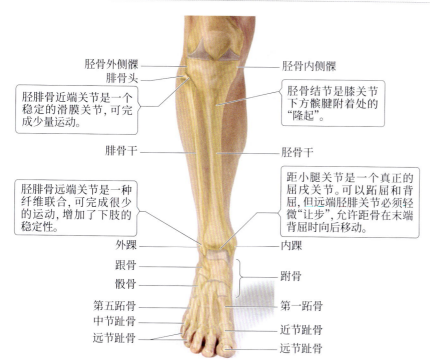

胫骨外侧髁

胫骨内侧髁

腓骨头

胫腓骨近端关节是一个稳定的滑膜关节，可完成少量运动。

胫骨结节是膝关节下方髌腱附着处的"隆起"。

腓骨干

胫骨干

胫腓骨远端关节是一种纤维联合，可完成很少的运动，增加了下肢的稳定性。

距小腿关节是一个真正的屈戌关节。可以跖屈和背屈，但远端胫腓关节必须轻微"让步"，允许距骨在末端背屈时向后移动。

外踝

内踝

跟骨

骰骨

跗骨

第五跖骨

第一跖骨

中节趾骨

近节趾骨

远节趾骨

远节趾骨

图9.2A 小腿、踝和足的骨骼结构：前面观。

小腿、踝和足的骨性结构

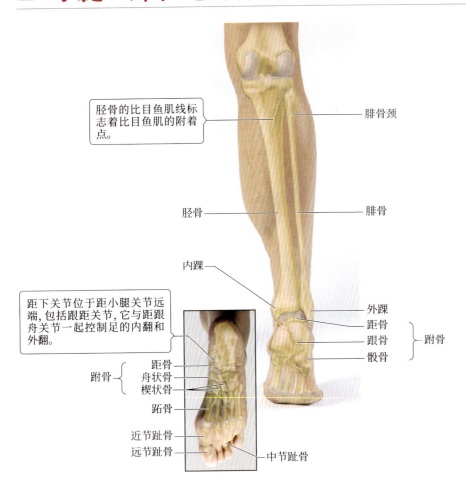

胫骨的比目鱼肌线标志着比目鱼肌的附着点。

腓骨颈

胫骨

腓骨

内踝

外踝

距骨

跟骨

骰骨

跗骨

距下关节位于距小腿关节远端,包括跟距关节,它与距跟舟关节一起控制足的内翻和外翻。

距骨

舟状骨

楔状骨

距骨

跗骨

近节趾骨

远节趾骨

中节趾骨

图9.2B　小腿、踝和足的骨骼结构:后面观。

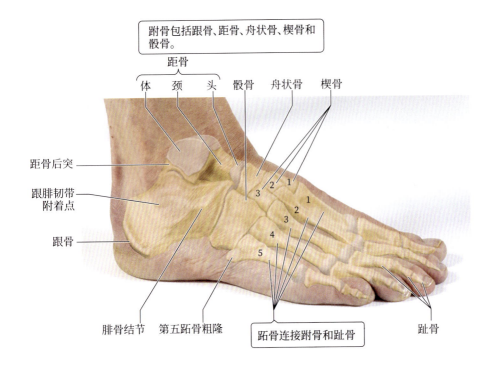

跗骨包括跟骨、距骨、舟状骨、楔骨和骰骨。

距骨

体　颈　头

骰骨　舟状骨　楔骨

距骨后突

跟腓韧带附着点

跟骨

腓骨结节　第五跖骨粗隆

跖骨连接跗骨和趾骨

趾骨

图9.2C　小腿、踝和足的骨性结构:侧面观。

小腿、踝和足的骨性结构

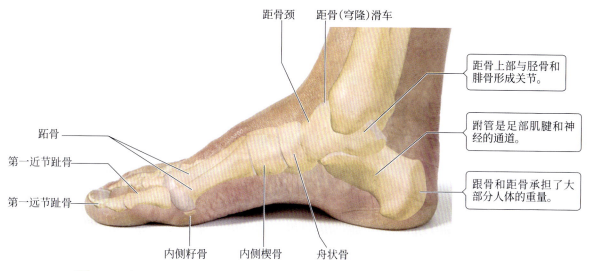

距骨颈　　距骨(穹隆)滑车

距骨上部与胫骨和腓骨形成关节。

跗管是足部肌腱和神经的通道。

跟骨和距骨承担了大部分人体的重量。

距骨

第一近节趾骨

第一远节趾骨

内侧籽骨　　内侧楔骨　　舟状骨

图9.2D　小腿、踝和足骨性结构：内面观。

小腿、踝和足的骨性标志

（一）内踝触诊

体位：被检查者仰卧位。

① 用你的指尖定位内踝。

② 触及胫骨远端大的粗隆，即为内踝。

（二）跟骨触诊

体位：被检查者仰卧位。

① 用拇指和指尖定位足跟。

② 用你的拇指和其他手指一起捏，触诊大而圆的跟骨。

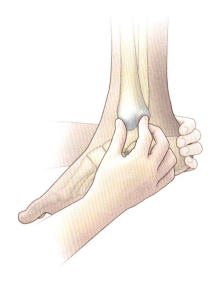

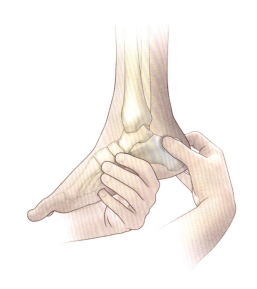

图9.3A　内踝。

图9.3B　跟骨。

小腿、踝和足的骨性标志

（三）距骨内侧结节触诊

体位：被检查者仰卧位。

① 用拇指定位跟骨内侧。

② 将拇指向内踝近端稍前方轻轻滑动到小而圆的距骨内侧结节上。

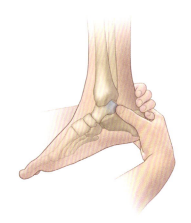

图9.3C 距骨内侧结节。

（四）载距突触诊

体位：被检查者仰卧位。

① 用拇指定位胫骨内踝。

② 拇指向远端滑动，穿过距骨内侧结节，到达深部圆钝的载距突。

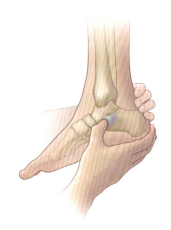

图9.3D 载距突。

（五）舟状骨触诊

体位：被检查者仰卧位。

① 用拇指定位胫骨内踝。

② 将拇指向远端和前方滑动，沿着内侧足弓到达舟状骨的圆形内侧突。

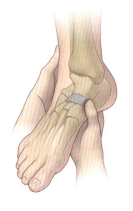

图9.3E 舟状骨。

（六）楔骨触诊

体位：被检查者仰卧位。

① 用拇指定位舟状骨。

② 将拇指向远侧滑动到足背表面，触及楔骨的平坦背面。

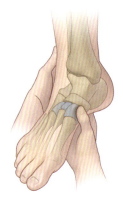

图9.3F 楔骨。

▦ 小腿、踝和足的骨性标志

（七）外踝触诊

体位：被检查者仰卧位。

① 用拇指定位外踝。

② 触诊腓骨远端大的突出部分，即为外踝。

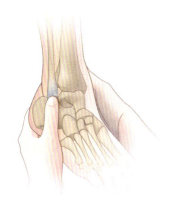

图9.3G 外踝。

（八）距骨触诊

体位：被检查者仰卧，踝关节跖屈。

① 用拇指定位外踝。

② 将拇指向中间和远端滑动到距骨穹隆稍圆的表面上。

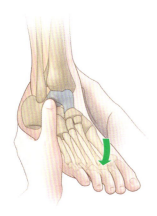

图9.3H 距骨。

（九）跗骨窦触诊

体位：被检查者仰卧位。

① 用拇指定位外踝。

② 将拇指向远端稍向前滑动，触诊距骨穹隆外侧深部的跗骨窦。

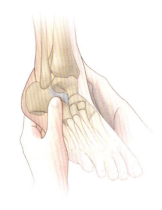

图9.3I 跗骨窦。

（十）骰骨触诊

体位：被检查者仰卧。

① 用拇指定位跟骨外侧。

② 将拇指向远端和前方滑动到骰骨平坦的背面上。

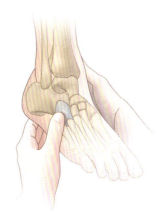

图9.3J 骰骨。

小腿、踝和足的骨性标志

（十一）腓骨结节触诊

体位：被检查者仰卧。

① 用拇指定位外踝。

② 将拇指向远端滑动到位于跟骨外侧的小突起腓骨结节。

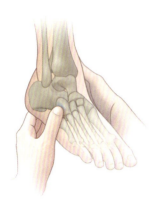

图9.3K 腓骨结节。

（十三）跟骨内侧结节触诊

体位：被检查者仰卧位。

① 用拇指定位跟骨的足底表面。

② 滑动拇指向远端和内侧，触诊跟骨深部的内侧结节。

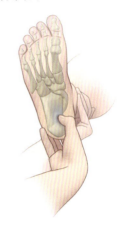

图9.3M 跟骨内侧结节。

（十二）第五跖骨基底部触诊

体位：被检查者仰卧。

① 用拇指定位足的外侧边缘，第五足趾近端。

② 沿着足的近端边缘滑动拇指，直到第五跖骨底部尖锐的外侧突起。

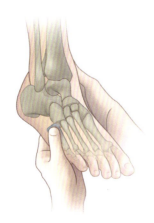

图9.3L 第五跖骨基底部。

（十四）籽骨触诊

体位：被检查者仰卧，大踇趾伸展。

① 用拇指定位第一跖骨的远端。

② 触诊位于第一跖趾关节近端小而圆的籽骨。

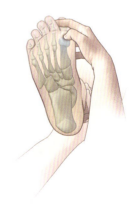

图9.3N 籽骨。

▨ 小腿、踝和足的骨性标志

（十五）跖骨头触诊

体位：被检查者仰卧。

① 用拇指定位第一跖骨的远端。

② 拇指向外侧滑动，触诊第二、第三、第四和第五跖骨的头部。

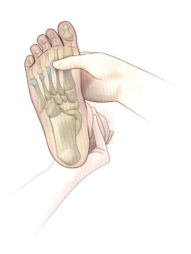

图9.3O 跖骨头。

（十六）趾骨触诊

体位：被检查者仰卧。

① 用拇指和指尖夹住足趾。

② 触诊趾骨的足底和背面以及趾间关节。

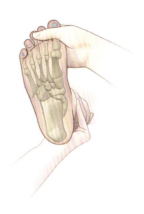

图9.3P 趾骨。

肌肉附着点

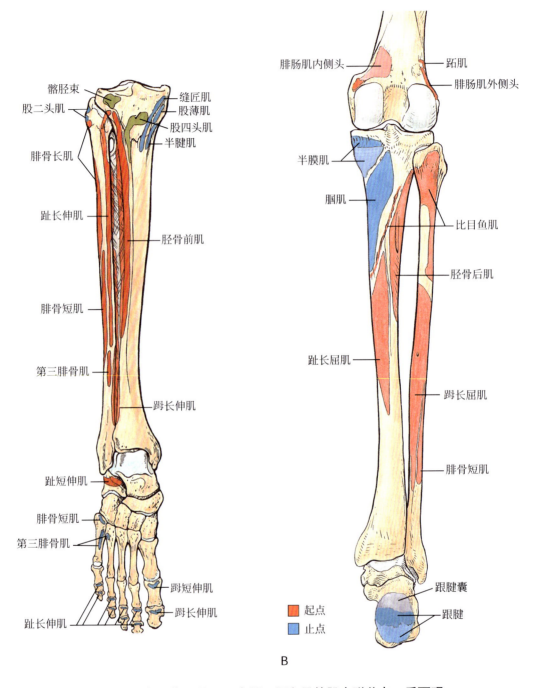

髂胫束
股二头肌
腓骨长肌
趾长伸肌
腓骨短肌
第三腓骨肌
趾短伸肌
腓骨短肌
第三腓骨肌
趾长伸肌

缝匠肌
股薄肌
股四头肌
半腱肌
胫骨前肌
姆长伸肌
姆短伸肌
姆长伸肌

A

腓肠肌内侧头
半膜肌
腘肌
趾长屈肌

跖肌
腓肠肌外侧头
比目鱼肌
胫骨后肌
姆长屈肌
腓骨短肌
跟腱囊
跟腱

起点
止点

B

图9.4　A.小腿、踝和足的肌肉附着点：前面观。B.小腿、踝和足的肌肉附着点：后面观。

肌肉附着点

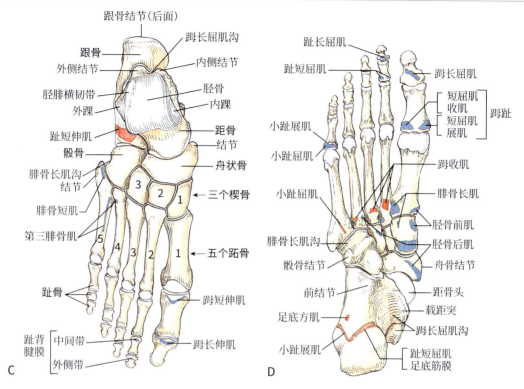

图9.4 （续）C.足的肌肉附着点：背面。D.足的肌肉附着点：足底。

小腿、踝和足的韧带

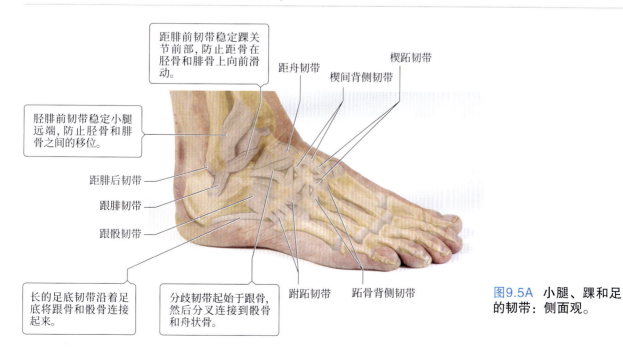

距腓前韧带稳定踝关节前部，防止距骨在胫骨和腓骨上向前滑动。

胫腓前韧带稳定小腿远端，防止胫骨和腓骨之间的移位。

长的足底韧带沿着足底将跟骨和骰骨连接起来。

分歧韧带起始于跟骨，然后分叉连接到骰骨和舟状骨。

图9.5A 小腿、踝和足的韧带：侧面观。

小腿、踝和足的韧带

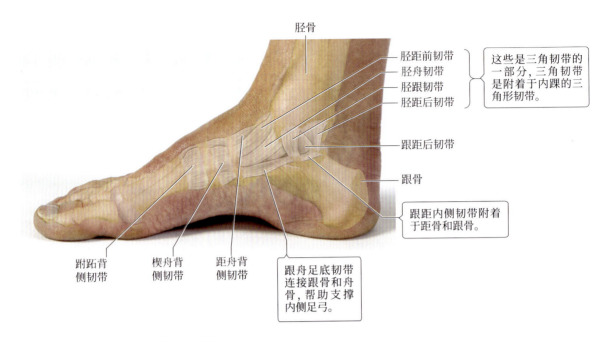

胫骨

胫距前韧带
胫舟韧带
胫跟韧带
胫距后韧带

这些是三角韧带的一部分，三角韧带是附着于内踝的三角形韧带。

跟距后韧带

跟骨

跟距内侧韧带附着于距骨和跟骨。

跗跖背侧韧带

楔舟背侧韧带

距舟背侧韧带

跟舟足底韧带连接跟骨和舟骨，帮助支撑内侧足弓。

图9.5B 小腿、踝和足韧带：内侧观。

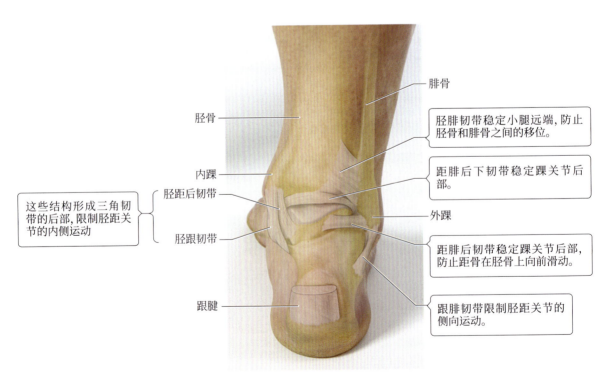

腓骨

胫腓韧带稳定小腿远端，防止胫骨和腓骨之间的移位。

胫骨

距腓后下韧带稳定踝关节后部。

内踝

胫距后韧带

外踝

这些结构形成三角韧带的后部，限制胫距关节的内侧运动

胫跟韧带

距腓后韧带稳定踝关节后部，防止距骨在胫骨上向前滑动。

跟腱

跟腓韧带限制胫距关节的侧向运动。

图9.5C 小腿、踝和足部韧带：后面观。

小腿、踝和足的韧带

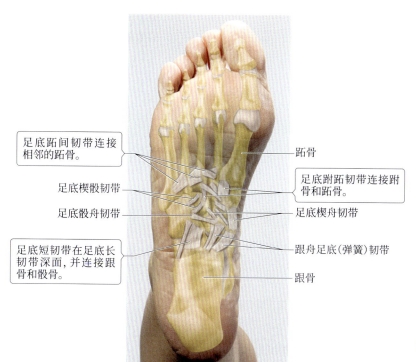

足底跖间韧带连接相邻的跖骨。

足底楔骰韧带

足底骰舟韧带

足底短韧带在足底长韧带深面，并连接跟骨和骰骨。

跖骨

足底跗跖韧带连接跗骨和跖骨。

足底楔舟韧带

跟舟足底（弹簧）韧带

跟骨

图9.5D 小腿、踝和足部韧带：足底观。

小腿、踝和足的表浅肌肉

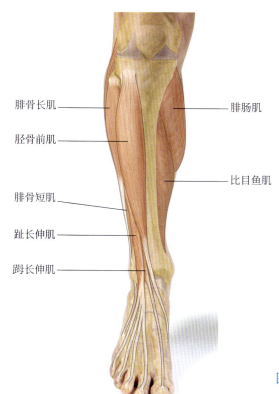

腓骨长肌

胫骨前肌

腓骨短肌

趾长伸肌

鉧长伸肌

腓肠肌

比目鱼肌

图9.6A 小腿、踝和足部的表浅肌肉：前面观。

小腿、踝和足的表浅肌肉

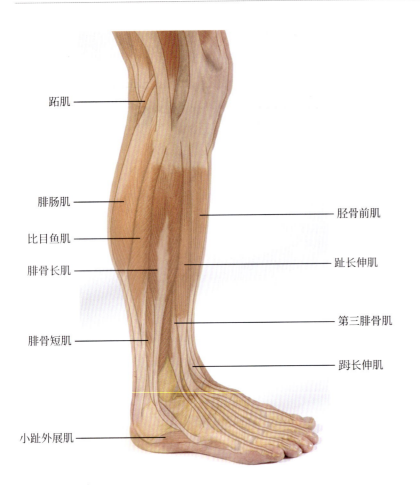

跖肌

腓肠肌

比目鱼肌

腓骨长肌

腓骨短肌

小趾外展肌

胫骨前肌

趾长伸肌

第三腓骨肌

姆长伸肌

图9.6B 小腿、踝和足部的表浅肌肉：侧面观。

图9.6C 小腿、踝和足部的表浅肌肉：内面观。

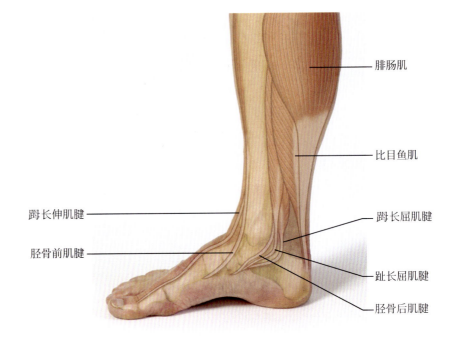

腓肠肌

比目鱼肌

姆长伸肌腱

胫骨前肌腱

姆长屈肌腱

趾长屈肌腱

胫骨后肌腱

小腿、踝和足的表浅肌肉

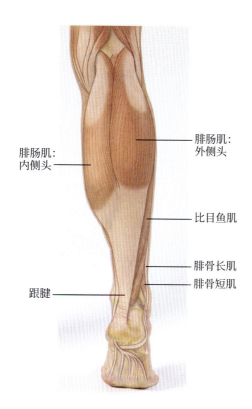

图9.6D 小腿、踝和足的浅表肌肉：后面观。

腓肠肌：外侧头

腓肠肌：内侧头

比目鱼肌

腓骨长肌

腓骨短肌

跟腱

小腿、踝和足的深部肌肉

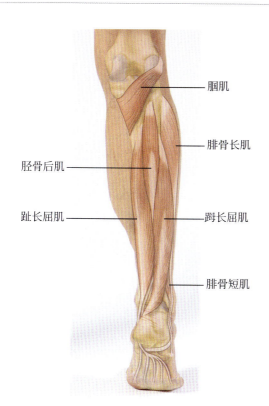

腘肌

腓骨长肌

胫骨后肌

趾长屈肌

踇长屈肌

腓骨短肌

图9.7A 小腿、踝和足的深部肌肉：后面观。

小腿、踝和足的深部肌肉

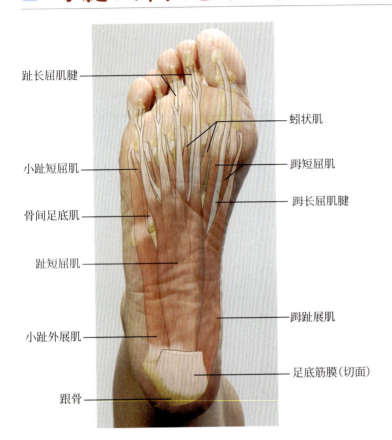

趾长屈肌腱

蚓状肌

小趾短屈肌

姆短屈肌

骨间足底肌

姆长屈肌腱

趾短屈肌

姆趾展肌

小趾外展肌

足底筋膜（切面）

跟骨

图9.7B 足部肌肉：足底观。

小腿、踝和足的特殊结构

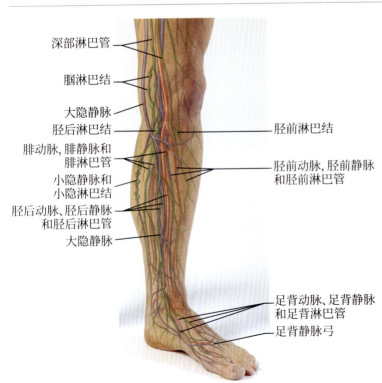

深部淋巴管

腘淋巴结

大隐静脉

胫后淋巴结

胫前淋巴结

腓动脉, 腓静脉和腓淋巴管

胫前动脉, 胫前静脉和胫前淋巴管

小隐静脉和小隐淋巴结

胫后动脉、胫后静脉和胫后淋巴管

大隐静脉

足背动脉、足背静脉和足背淋巴管

足背静脉弓

图9.8A 小腿、踝和足的血管和淋巴：前面观。

小腿、踝和足的特殊结构

图9.8B 小腿、踝和足的神经：后面观。

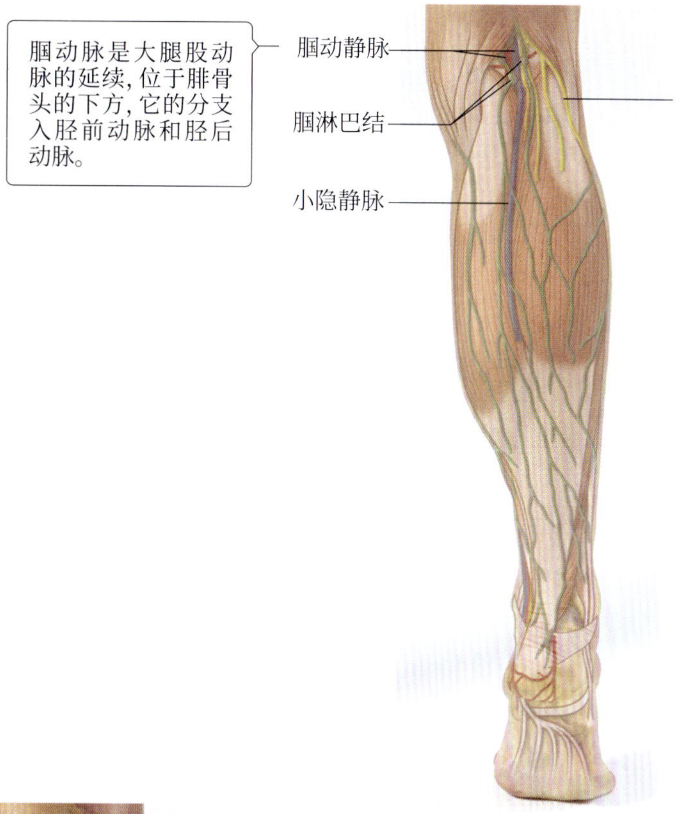

腘动脉是大腿股动脉的延续，位于腓骨头的下方，它的分支入胫前动脉和胫后动脉。

腘动静脉

腘淋巴结

腓总神经

小隐静脉

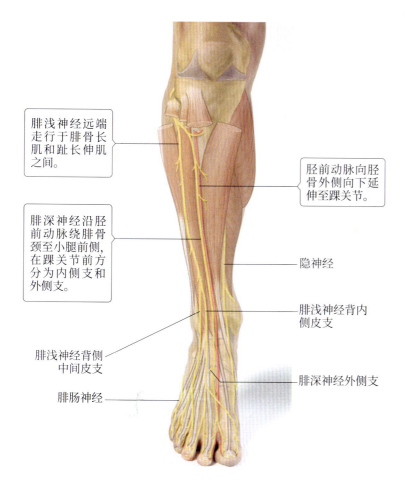

腓浅神经远端走行于腓骨长肌和趾长伸肌之间。

胫前动脉向胫骨外侧向下延伸至踝关节。

腓深神经沿胫前动脉绕腓骨颈至小腿前侧，在踝关节前方分为内侧支和外侧支。

隐神经

腓浅神经背内侧皮支

腓浅神经背侧中间皮支

腓深神经外侧支

腓肠神经

图9.8C 小腿、踝和足的神经：前面观。

小腿、踝和足的特殊结构

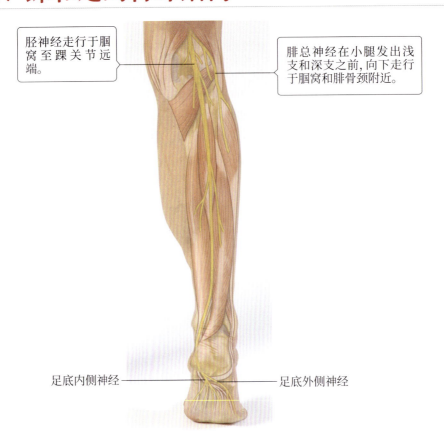

胫神经走行于腘窝至踝关节远端。

腓总神经在小腿发出浅支和深支之前,向下走行于腘窝和腓骨颈附近。

足底内侧神经 —— 足底外侧神经

图9.8D 小腿、踝和足的神经:后面观。

踝和足的姿势

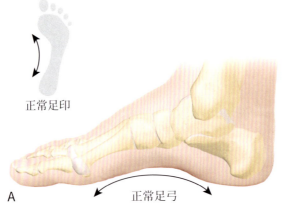

正常足印

正常足弓

A

图9.9 A.足的正常姿势、结构和接触方式。B.足的异常姿势、结构和接触方式:扁平足。A.保持良好的内侧纵向足弓,需要关节囊和韧带的被动张力,以及足内在肌肉的动态稳定。B.足弓下陷,或称扁平足,是指足弓内侧降低和足过度内旋。这种姿势降低了传递力的能力,给足的内侧结构带来了过度的压力。运动链上更高的结构,例如膝关节、髋关节和脊柱,也会受到影响。这种姿势常与膝关节和髋关节的膝外翻姿势有关。

踝和足的姿势

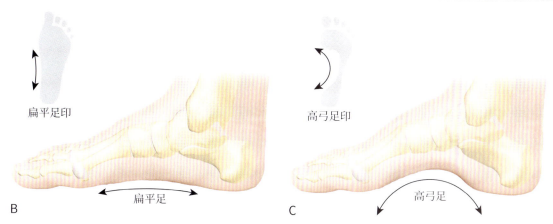

图9.9 （续）C.足的异常姿势、结构和接触方式：高弓足。踝关节和足部僵硬会导致内侧足弓过高。高弓足，或爪形足，是指内侧足弓增高和足的过度旋后。这种姿势会降低吸收冲击的能力，并且在足的外侧结构上造成过度的压力。运动链上更高的结构，例如膝关节、髋关节和脊柱也会受到影响。这种姿势常与膝关节、髋关节的膝内翻姿势有关。

主动活动度：踝关节

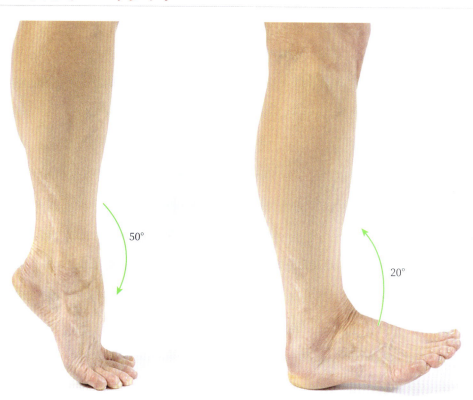

图9.10 A.踝关节跖屈。B.踝关节背屈。

主动活动度：足

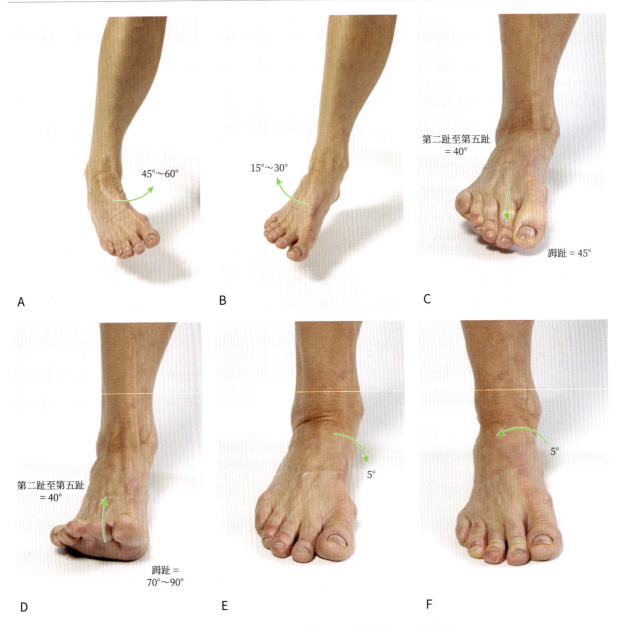

图9.11　A.足内翻。B.足外翻。C.足趾屈曲。D.足趾伸展。E.足内旋。F.足外旋。

步态

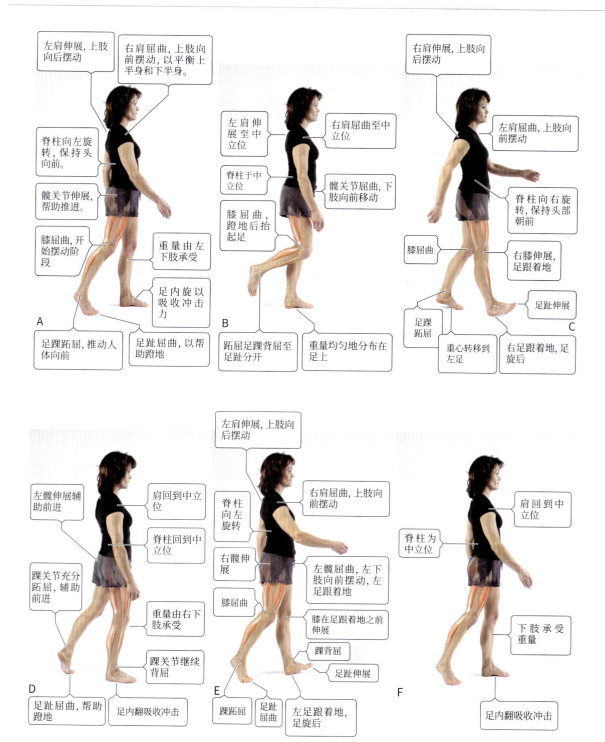

左肩伸展，上肢向后摆动

右肩屈曲，上肢向前摆动，以平衡上半身和下半身。

脊柱向左旋转，保持头向前。

髋关节伸展，帮助推进。

膝屈曲，开始摆动阶段

重量由左下肢承受

足内旋以吸收冲击力

A

足跟跖屈，推动人体向前

足趾屈曲，以帮助蹬地

左肩伸展至中立位

右肩屈曲至中立位

脊柱于中立位

髋关节屈曲，下肢向前移动

膝屈曲，蹬地后抬起足

B

跖屈足踝背屈至足趾分开

重量均匀地分布在足上

右肩伸展，上肢向后摆动

左肩屈曲，上肢向前摆动

脊柱向右旋转，保持头部朝前

膝屈曲

右膝伸展，足跟着地

足趾伸展

足跟跖屈

重心转移到左足

右足跟着地，足旋后

C

左髋伸展辅助前进

肩回到中立位

脊柱回到中立位

踝关节充分跖屈，辅助前进

重量由右下肢承受

踝关节继续背屈

D

足趾屈曲，帮助蹬地

足内翻吸收冲击

左肩伸展，上肢向后摆动

脊柱向左旋转

右肩屈曲，上肢向前摆动

右髋伸展

左髋屈曲，左下肢向前摆动，左足跟着地

膝屈曲

膝在足跟着地之前伸展

踝背屈

足趾伸展

E

踝跖屈

足趾屈曲

左足跟着地，足旋后

肩回到中立位

脊柱为中立位

下肢承受重量

F

足内翻吸收冲击

图9.12 步态。人的步态非常复杂，需要下肢、骨盆、脊柱和上肢的协调运动。随着脊柱的旋转和手臂的摆动，重心在左右下肢之间转移，以平衡重心的转移。可将步态周期分成几个阶段进行评估：支撑阶段，下肢承受人体的重量；摆动阶段，非承重的肢体抬起并向前摆动。这些阶段同时发生，一侧站立，另一侧摆动。A.单支撑阶段：左。B.摆动阶段：右。C.双支撑阶段。D.单支撑阶段：右。E.双支撑阶段。F.单支撑阶段：左。

被动活动度

评估踝关节、距下关节和趾骨关节的被动活动（ROM），有助于了解惰性结构的健康状况和功能，例如关节囊及踝关节和足的韧带。它还能评估踝关节、距下关节和远端关节之间的相对运动。

让被检查者躺在按摩床上或检查台上。请被检查者放松，使你在没有被检查者"帮助"的情况下进行ROM练习。对于下面所示的每一个动作，在观察胫股关节或髋关节代偿（外来运动）的同时，将足伸至极限。实施被动ROM的步骤见第三章肌肉。

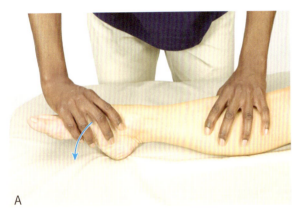
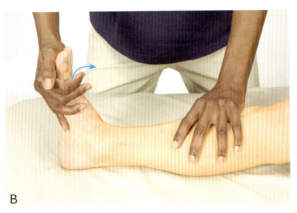

图9.13　A.被动跖屈踝关节。蓝色箭头指示移动方向。被检查者仰卧，检查者站在被检查者的一侧。一只手抓住足，另一只手固定腿。指导被检查者在移动足时保持放松。将被检查者的足背向下压。评估踝关节前韧带、关节囊和踝关节背屈肌肉的活动范围。B.被动背屈踝关节。被检查者仰卧，检查者站在被检查者的一侧。一只手抓住足底，另一只手固定腿。指导被检查者在移动足时保持放松。将被检查者的足背屈。评估踝关节后韧带、关节囊和踝关节跖屈肌肉的活动范围。

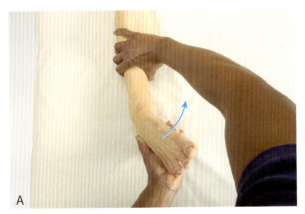
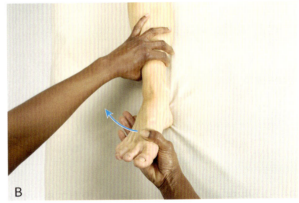

图9.14　A.被动足内翻。被检查者仰卧，检查者站在被检查者的一侧。一只手抓住足，另一只手固定腿。指导被检查者在移动足部时保持放松。将被检查者的足向内侧移动。评估踝关节外侧韧带、关节囊和足外翻肌肉的活动范围。B.被动足外翻。被检查者仰卧，检查者站在被检查者的一侧。一只手抓住足，另一只手固定腿。指导被检查者在移动足部时保持放松。将被检查者的一只足向外侧移动。评估踝关节内侧韧带、关节囊和足内翻肌肉的活动范围。

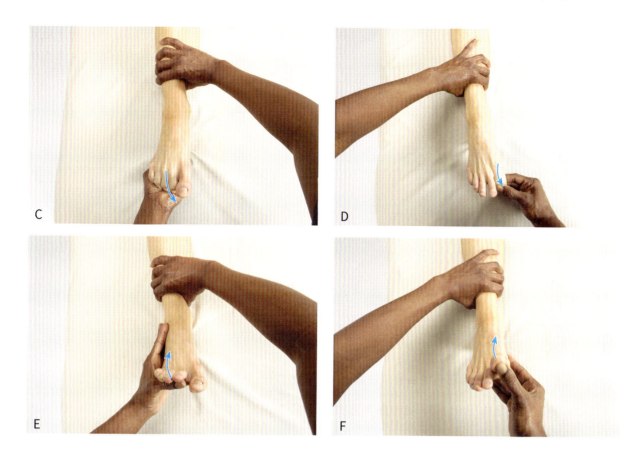

图9.14 （续）C.被动屈曲足趾。被检查者仰卧，检查者站在被检查者的一侧。一只手抓住足趾，另一只手固定足。指导被检查者在移动足趾时保持放松。将被检查者的足趾向下移向检查台。评估趾背韧带、关节囊和趾伸肌的活动范围。D.被动屈曲踇趾。被检查者仰卧，检查者站在被检查者的一侧。一只手抓住踇趾，另一只手固定足。指导被检查者在移动足趾时保持放松。将被检查者的足趾向下移向检查台。评估趾背韧带、关节囊和踇趾伸肌的活动范围。E.被动伸展足趾。被检查者仰卧，检查者站在被检查者的一侧。一只手抓住足趾，另一只手固定足。指导被检查者在移动足趾时保持放松。将被检查者的足趾向上抬起。评估趾骨足底韧带、关节囊和趾屈肌的活动范围。F.被动伸展踇趾。被检查者仰卧，检查者站在被检查者的一侧。一只手抓住踇趾，另一只手固定足。指导被检查者在移动踇趾时保持放松。将被检查者的踇趾向上抬起。评估趾骨足底韧带、关节囊和屈曲趾屈肌的活动范围。

抵抗活动度

评估抵抗ROM有助于了解踝关节和足部动态稳定和原动肌的健康状况和功能。评估功能性力量和耐力可以帮助确定稳定和控制下肢肌肉之间的平衡和潜在的不平衡。第三章肌肉中概述了抵抗ROM的实施步骤和分级程序。

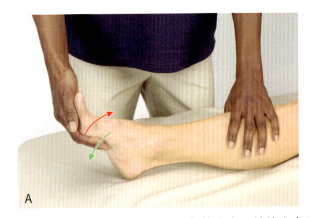 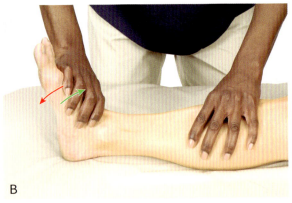

图9.15 A.抵抗踝关节跖屈。绿色箭头表示被检查者移动的方向，红色箭头表示检查者的阻力方向。被检查者仰卧，检查者面向被检查者站立。将一只手的手掌置于被检查者的足底，另一只手置于小腿的前面，以稳定之。轻轻地将足向上抬，指导被检查者通过将足向下推来对抗你向上抬的力。评估足部跖屈的肌肉力量和耐力。B.抵抗踝关节背屈。被检查者仰卧，检查者面向被检查者站立。将一只手的手掌置于被检查者足背，另一只手置于小腿的前面，以稳定之。当你轻轻地将足下压时，指导被检查者抬起足来对抗你向下压的力。评估足背屈肌肉的力量和耐力。

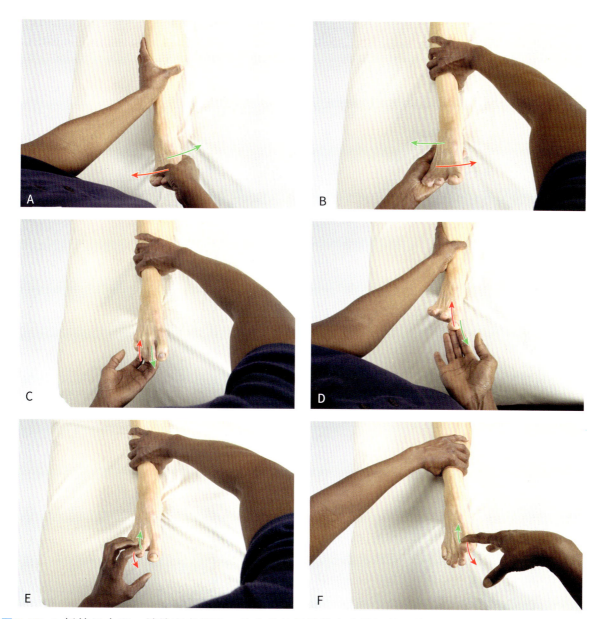

图9.16 A.抵抗足内翻。被检查者仰卧，检查者站于被检查者的面前。将一只手掌置于被检查者的足内侧，另一只手置于小腿前面，用来稳定。当你轻轻地向外侧按压足时，指导被检查者向内侧拉来对抗你的阻力。评估足内翻肌肉的力量和耐力。B.抵抗足外翻。被检查者仰卧，检查者站于被检查者的面前。将一只手掌置于被检查者的足外侧，另一只手置于小腿的前面，用来稳定。当你轻轻地将足向内侧推时，指导被检查者通过将足向外侧推来对抗你的阻力。评估足外翻肌肉的力量和耐力。C.抵抗足趾屈曲。被检查者仰卧，检查者站于被检查者的面前。将一只手的指尖置于被检查者的足底部，另一只手置于小腿的前面以稳定。当你轻轻地向上抬足趾时，指导被检查者通过向下压足趾来对抗你的阻力。评估屈曲足趾肌肉的力量和耐力。D.抵抗蹬趾屈曲。被检查者仰卧，检查者站于被检查者的面前。将一只手的指尖置于被检查者的蹬趾的底部，另一只手置于小腿的前面，用来稳定。当你轻轻地将足趾向上抬时，指导被检查者通过向下压足趾来对抗你的阻力。评估屈曲蹬趾肌肉的力量和耐力。E.抵抗足趾伸展。检查者站在仰卧被检查者的面前。将一只手的指尖置于被检查者的足趾顶部，另一只手置于小腿的前面，用来稳定。当你轻轻地将足趾向下按压时，指导被检查者通过向上抬足趾来对抗你的阻力。评估伸展足趾肌肉的力量和耐力。F.抵抗蹬趾伸展。检查者站在仰卧被检查者的面前。将一只手的指尖置于被检查者的蹬趾顶部，另一只手置于小腿的前面用来稳定。当你轻轻地将蹬趾向下压时，指导被检查者通过向上抬足趾来对抗你的阻力。评估伸展蹬趾肌肉的力量和耐力。

肌肉概述

胫骨前肌（Tibialis Anterior）

拉丁语"tibialis"意为胫骨，"anterior"意为前。

附着点
起点：外侧髁和胫骨近端1/2和骨间膜
止点：内侧楔形足底和第一跖骨基底部

动作
- 踝关节背屈
- 足部翻转

神经支配
- 腓深神经
- L4~S1

血液供应
- 胫骨前动脉

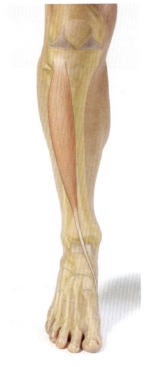

图9.17 胫骨前肌。

（一）功能解剖学

胫骨前肌是小腿前部一块大的表浅肌肉。它的功能根据足的位置而变化。当足部放松时，胫骨前肌将足的远端向上抬起（背屈）。这一功能使足趾在步态摆动阶段接触地面。保持这种背屈的姿势也可以让足跟先着地，在从足跟着地阶段过渡到支撑阶段时，这种姿势可以达到最佳的减震效果。

当足固定或站立时，胫骨前肌将腿拉过足（也称为背屈）。这一功能发生在步态的支撑阶段。一旦足跟着地，胫骨前肌继续收缩，将重心拉向足的前方。这一功能过度使用或减弱会引起这块肌肉受刺激或肌腱炎，这是导致前腿疼痛的几种原因之一，通常称为"外胫夹"。

另外，胫骨前肌有助于支撑内侧足弓。它的肌腱在伸肌支持带下穿过足背。在附着于内侧楔形足底面和第一跖骨基底部之前，围绕内踝向前弯曲。这个肌腱角度可为胫骨前肌提供杠杆作用，以抬高内侧足弓的重心，限制或控制足旋前。它与胫骨后肌协同作用，以维持足弓的高度，并在足旋前和旋后时与腓骨长肌相拮抗。

（二）胫骨前肌触诊

体位：被检查者仰卧。

① 站在被检查者足旁，用一只手的拇指找到胫骨干外缘。

② 将拇指向外侧滑动到胫骨前肌的肌腹。

③ 继续向远端触诊，肌肉向踝关节前方汇聚为肌腱。

④ 当被检查者进行踝关节背屈时给予对抗力，以确保触诊到适当的位置。

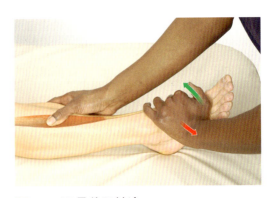

图9.18 胫骨前肌触诊。

趾长伸肌
（Extensor Digitorum Longus）

拉丁语"extensor"意为伸展，"digitorum"意为数字，"longus"意为长。

附着点

起点：胫骨外侧髁、腓骨前近端和骨间膜

止点：第2～5中、远端趾骨，通过4根肌腱到背侧

动作

- 延伸至第2至第5跖趾关节和趾间关节
- 踝关节背屈
- 足外翻

神经支配

- 腓深神经
- L4～S1

血液供应

- 胫前动脉

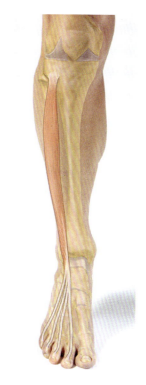

图9.19 趾长伸肌。

（一）功能解剖学

趾长伸肌位于胫骨前肌外侧。其主要功能是伸展外侧四趾。肌腹在足顶部远端分为四条不同的肌腱，止于中、远端趾骨。因为它穿过所有的远端关节，所以它能够在掌趾关节和趾间关节处伸展足趾。

趾长伸肌穿过整个前腿，使其在踝关节处起杠杆作用。当足放松或固定时，它协助胫骨前肌和姆长伸肌背屈踝关节。因为它位于小腿和足的外侧，所以它也能够协助腓骨肌进行足外翻。

（二）趾长伸肌触诊

体位：被检查者仰卧位。

① 站在被检查者足侧，用一只手的拇指定位胫骨的外侧缘。

② 将拇指横向滑过胫骨前部，触诊趾长伸肌的肌腹。

③ 当其分支到足背表面的四根肌腱时继续在远端触诊。

④ 当被检查者进行第2～5趾骨的伸展时给予对抗力，以确保触诊到适当的位置。

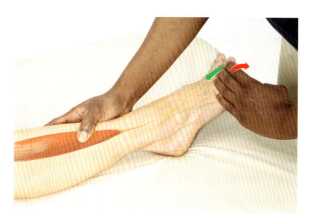

图9.20 趾长伸肌触诊。

蹈长伸肌
（Extensor Hallucis Longus）

拉丁语"extensor"意为伸展，"hallux"意为蹈趾，"longus"意为长。

附着点
起点：腓骨前表面中部和骨间膜
止点：背侧第一趾骨末端基底部

动作
- 延伸至第一跖趾关节和趾间关节
- 踝关节背屈
- 足翻转

神经支配
- 腓深神经
- L4 ~ S1

血液供应
- 胫前动脉

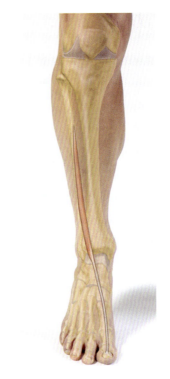

图9.21 蹈长伸肌。

（一）功能解剖学

蹈长伸肌位于胫骨前肌和趾长伸肌之间。它比其他两块肌肉更深，更难触诊。其主要功能是伸展蹈趾。肌腹略向外侧，然后在伸肌支持带下汇聚于肌腱。在止于蹈趾的远节趾骨之前，它必须向内侧弯曲。因为它穿过所有的远端关节，所以能够跨越跖趾关节和趾间关节延伸至足趾。

当足放松或固定时，蹈长伸肌协助胫骨前肌和趾长伸肌背屈踝关节。蹈长伸肌在伸肌支持带处弯曲为足内翻提供了杠杆作用。它辅助胫骨前肌、胫骨后肌、趾长屈肌和蹈长屈肌。蹈长伸肌也可与胫骨前肌和胫骨后肌一起控制足旋前。

（二）蹈长伸肌触诊

体位：被检查者仰卧。

① 蹈长伸肌位于胫骨前肌和趾长伸肌之间深部。站在被检查者足侧，用一只手的拇指找到胫骨前肌远端肌腱连接处。

② 拇指稍向外侧滑动至蹈长伸肌的肌腱。

③ 在伸肌支持带下至蹈趾背侧继续触诊远端肌腱。

④ 当被检查者进行伸展蹈趾时给予对抗力，以确保触诊到适当的位置。

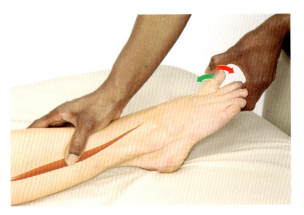

图9.22 蹈长伸肌触诊。

腓骨长肌（Fibularis Longus）

拉丁语"fibula"意为搭扣，"longus"意为长。

附着点

起点：腓骨头和腓骨外侧三分之二

止点：第一跖骨外侧和内侧楔骨

动作

- 踝关节跖屈
- 足外翻

神经支配

- 腓浅神经
- L5～S1

血液供应

- 腓动脉

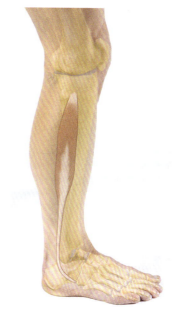

图9.23 腓骨长肌。

（一）功能解剖学

腓骨长肌是位于小腿外侧表面的长羽状肌。它的肌腱向后方走行至外踝，穿过足底，并止于胫骨前肌附近。腓骨长肌和胫骨前肌共同组成"解剖镫"。这两块连续的肌肉是足的横弓和内侧弓的主要动态稳定结构。这两种结构在足部减震并适应不平坦地面方面是必需的。

腓骨长肌与腓骨短肌和第三腓骨肌共同作用使足外翻。为了在地面上获得准确的位置，这个动作在足着地之前是必要的。在冠状面，当横向移动人体后，腓骨长肌也会被激活。腓骨长肌的功能与胫骨前肌类似，可将重心从足内侧移动到足外侧。在跨过或绕过物体，例如徒步时，这种类型的侧向踏步运动是很常见的。在橄榄球、足球和篮球等运动中腓骨长肌也参与和控制方向的改变。需要将足从一侧推到另一侧的运动，如滑雪和滑冰，也需要依靠腓骨肌来协助。

腓骨长肌和腓骨短肌都在外踝后方走行。正因如此，它们有助于踝关节跖屈。在举物、行走、跑步和跳跃等运动中，几块大小肌肉共同作用使踝关节跖屈。

（二）腓骨长肌触诊

体位：被检查者仰卧。

① 站在被检查者足侧，用拇指定位腓骨头的外侧面。

② 触诊腓骨长肌的远端肌腹。

③ 当触及肌腱与外踝后的其他腓骨肌汇合时，继续在肌腱的远端触诊。

④ 当被检查者进行足外翻时给予对抗力，以确保触诊到适当的位置。

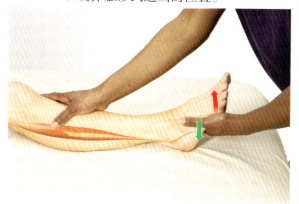

图9.24 腓骨长肌触诊。

腓骨短肌（Fibularis Brevis）

拉丁语 "fibula" 意为搭扣， "brevi" 意为短。

附着点

起点：腓骨外侧面远端2/3处

止点：第五跖骨基底部结节

动作

- 踝关节跖屈
- 足外翻

神经支配

- 腓浅神经
- L5 ~ S1

血液供应

- 腓动脉

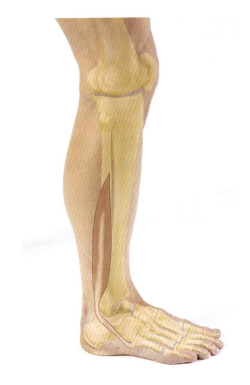

图9.25 腓骨短肌。

（一）功能解剖学

腓骨短肌是位于小腿外侧，被腓骨长肌掩盖的深部短羽状肌。它的肌腱走行于外踝之后，止于第五跖骨基底部。腓骨长肌和腓骨短肌的肌腱被跟骨的腓骨结节分开。腓骨短肌没有腓骨长肌那样的长肌腱，使其在足部跖屈时的杠杆作用较小。

腓骨短肌主要与第三腓骨长肌和腓骨肌协同作用，使足外翻。为了在地面上获得准确的位置，这个动作在足着地之前是必要的。在冠状面，当横向移动人体后，它也会被激活。腓骨肌的功能与胫骨前肌类似，将重心从足内侧移动到足外侧。当跨过或绕过物体时，这种类型的侧向踏步运动是很常见的。在足球、橄榄球和篮球等运动中它也参与和控制方向的改变。腓骨肌也有助于力量运动，例如滑雪和滑冰这些需要将足从一侧推到另一侧的运动。

（二）腓骨短肌触诊

体位：被检查者仰卧。

① 腓骨短肌在腓骨长肌深部，两者难以区分。站在被检查者足侧，用拇指找到外踝后缘。

② 将拇指向后滑动，定位腓骨短肌和腓骨长肌的肌腱。

③ 区分腓骨短肌两个肌腱中更靠前的一个，并沿着它到达第五跖骨结节。

④ 当被检查者进行足外翻时给予对抗力，以确保触诊到适当的位置。

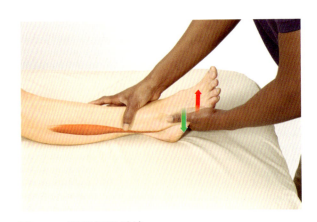

图9.26 腓骨短肌触诊。

第三腓骨肌
（Fibularis Tertius）

拉丁语"fibula"意为搭扣，"terti"意为第三。

附着点

起点：腓骨前表面远侧1/3和骨间膜

止点：第五跖骨基底部背侧

动作

- 踝关节背屈
- 足外翻

神经支配

- 腓深神经
- L5 ~ S1

血液供应

- 胫前动脉

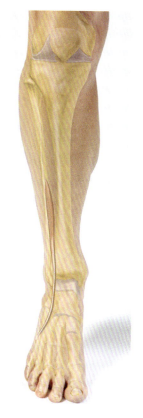

图9.27 第三腓骨肌。

（一）功能解剖学

第三腓骨肌是位于腓骨长肌和腓骨短肌前方深部的短羽状肌。肌腹位于腓骨长肌和趾长伸肌之间。第三腓骨肌腱走行于外踝前方，并止于第五跖骨基底部的顶部。因为其止点在足背侧，使之成为唯一使踝关节背屈的腓骨肌。

第三腓骨肌主要与腓骨长肌和腓骨短肌共同作用，使足外翻。为了在地面上获得准确的位置，这个动作在足着地之前是必要的。在冠状面，当横向移动人体后，它也会被激活。腓骨肌协同工作将重心从足内侧移到足外侧，这种类型的侧向踏步运动很常见。在足球、橄榄球和篮球等运动中它也参与和控制方向的改变。腓骨肌也有助于力量运动，例如滑雪和滑冰这些需要将足从一侧移到另一侧的运动。

（二）第三腓骨肌触诊

体位：被检查者仰卧位。

① 站在被检查者足侧，用拇指定位外踝内缘。

② 将拇指向内上方滑动到第三腓骨肌肌纤维。

③ 继续向远端触诊伸肌支持带下的肌腱，直至第五跖骨基底部的背面。

④ 当被检查者进行足外翻时给予对抗力，以确保触诊到适当的位置。

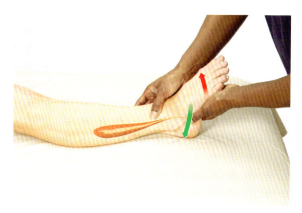

图9.28 第三腓骨肌触诊。

腓肠肌（Gastrocnemius）

希腊语"gaster"意为腹部，"cnemi"意为小腿。

附着点

起点：内侧头：股骨内侧髁后表面

起点：外侧头：股骨外侧髁后表面

止点：经跟腱至跟骨后表面

动作

- 踝关节跖屈
- 膝弯曲

神经支配

- 胫神经
- S1～S2

血液供应

- 腘动脉腓肠支

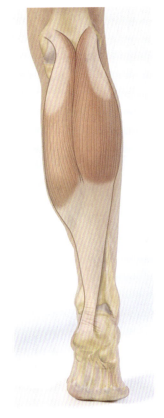

图9.29 腓肠肌。

（一）功能解剖学

腓肠肌是小腿三头肌中最大且最表浅的肌肉。足底肌和比目鱼肌也属于这一组肌肉群中的一部分，它们汇聚到跟腱并附着在跟骨的后表面。

腓肠肌是非常强大的双头肌，支配着小腿的后部。它的两个头很容易定位，下行至跟腱。腓肠肌主要包含快肌纤维，它们收缩迅速但很快疲劳。这种纤维的存在表明了腓肠肌在举重、短跑和跳跃中产生爆发力的作用。

比目鱼肌是腓肠肌跖屈的协同肌。在跖屈动作中，这两块肌肉中哪一块更活跃，主要是由膝关节的位置来决定的。如果膝关节伸展（如从蹲下或坐着的姿势起身或跳跃时），腓肠肌更活跃；如果膝关节屈曲（如放松行走或静态站立），比目鱼肌更活跃。

（二）腓肠肌触诊

体位：被检查者俯卧位。

① 站在被检查者近小腿处，用手掌确定腘窝远端肌群的位置。

② 手向内外侧滑动来区分腓肠肌的两个大头。

③ 当腓肠肌汇聚到跟腱时，继续向远端触诊。

④ 当被检查者进行踝关节跖屈时给予对抗力，以确保触诊到适当的位置。

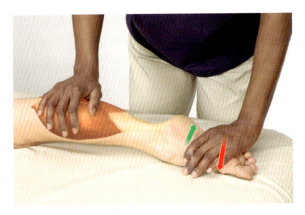

图9.30 腓肠肌触诊。

比目鱼肌（Soleus）

拉丁语"solum"意为底部。

附着点

起点：胫骨足底线和后表面，腓骨后头和近
　　　端表面

止点：经跟腱至跟骨后表面

动作

- 踝关节跖屈

神经支配

- 胫神经
- S1～S2

血液供应

- 胫后动脉、腓动脉和腓肠动脉

（一）功能解剖学

　　比目鱼肌是小腿三头肌之一，位于腓肠肌的深层，通过跟腱附着在跟骨的后面。跖肌和腓肠肌也属于这一肌群的一部分。

　　虽然比目鱼肌是一块大肌肉，但其慢肌纤维多于快肌纤维。这种纤维的存在表明比目鱼肌具有抗疲劳功能。腓肠肌用于爆发性、强有力的运动，例如举重、短跑和跳跃，而比目鱼肌则用于不太剧烈的运动，例如站立、行走和慢跑。在这个动作中，这两块肌肉中哪一块更活跃，主要是由膝关节的位置来决定的：如果膝关节伸展（如从蹲下或坐着的姿势起身或跳跃时），腓肠肌更活跃；如果膝关节屈曲（如放松行走或静态站立），比目鱼肌更活跃。

（二）比目鱼肌触诊

体位：被检查者俯卧，膝关节稍屈曲。

① 站在被检查者近小腿处，用手掌定位腓肠肌内侧头和外侧头。

② 手向远端滑动，然后抓住腓肠肌的内侧头和外侧头到比目鱼肌的边缘。

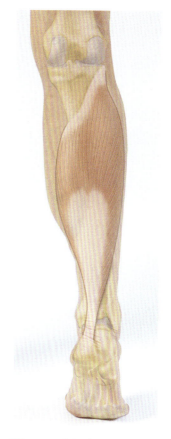

图9.31 比目鱼肌。

③ 当比目鱼肌汇聚到跟腱时，继续向远端触诊。

④ 当被检查者进行踝关节跖屈时给予对抗力，以确保触诊到适当的位置。

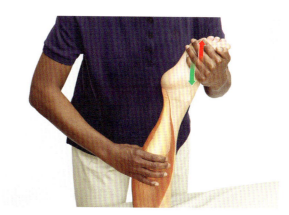

图9.32 比目鱼肌触诊。

跖肌（Plantaris）

拉丁语 "planta" 意为足底。

附着点

起点：股骨外侧髁上线远端

止点：经跟腱至跟骨后表面

动作

- 踝关节跖屈
- 膝屈曲

神经支配

- 胫神经
- L5 ~ S2

血液供应

- 腓肠动脉

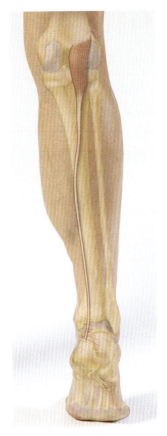

图9.33 跖肌。

（一）功能解剖学

跖肌是小腿三头肌中最深和最小的肌肉。小腿三头肌组由三块小腿肌肉组成，它们汇聚于跟腱，并附着在跟骨的后表面。比目鱼肌和腓肠肌也属于这一肌群的一部分。

跖肌与前臂的掌长肌类似，因为它的肌腹小，肌腱长。它是腓肠肌的协同肌，但缺乏较大的动力。它的肌腹非常靠近腓肠肌内侧头，常常难以区分。跖骨长肌腱位于小腿后侧腓肠肌和比目鱼肌之间。对于跖肌的功能知之甚少，但它被认为有助于行走和跑步时踝关节的跖屈和膝关节的屈曲。

（二）跖肌触诊

体位：被检查者俯卧位。

① 站在被检查者近小腿处，用拇指找到腓骨头的后表面。

② 拇指在腓肠肌的两头之间向内侧和远端滑动，然后定位在跖肌的肌腹上。

③ 在跖肌嵌入腓肠肌头之间之前，继续触诊跖肌（注意：腘窝包含腘动脉和腘静脉，胫神经和腓总神经，以及淋巴结，要避开这些结构，可触诊腘窝的远端边缘）。

④ 当被检查者进行踝关节跖屈时给予对抗力，以确保触诊到适当的位置。

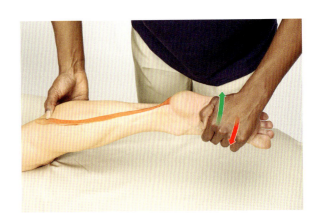

图9.34 跖肌触诊。

胫骨后肌（Tibialis Posterior）

拉丁语 "tibialis" 意为胫骨，"posterior" 意为背后。

附着点

起点：胫骨外后侧，腓骨内侧近2/3处和骨间膜

止点：舟状骨结节，1~3楔骨，骰骨和2~4跖骨基底部

动作

- 踝关节跖屈
- 足内翻

神经支配

- 胫神经
- L4~L5

血液供应

- 腓肠动脉、腓动脉和胫后动脉

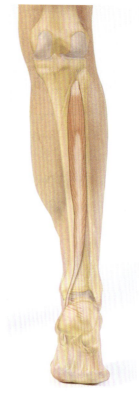

图9.35 胫骨后肌。

（一）功能解剖学

胫骨后肌是小腿后部最深的肌肉。它位于腓肠肌和比目鱼肌深处，趾长屈肌和蹞长屈肌之间。它的肌腱穿过内踝后下缘和跟骨之间称为踝管的空间，到达足的底部。在那里，它像蜘蛛网一样融入到八块分离的骨骼上。通过踝管的其他肌肉包括趾长屈肌和蹞长屈肌（提示：要记住这一肌肉群，想想胫骨后肌、趾长屈肌和蹞长屈肌。提醒自己胫后神经也穿过踝管）。

胫骨后肌向内侧走行，并止于足底，这个止点能够使足内翻和踝跖屈。更重要的是，它的止点广泛，有助于维持内弓的物理力学结构和控制足旋前。它对足弓的影响比胫骨前肌大得多，一些运动学家认为它构成"解剖镫"的内侧半。

胫骨后肌在负重活动中最为活跃，例如步行、跑步和跳跃。胫骨后肌保持适当的力量和耐力，并与其他支持足弓的肌肉保持平衡是必要的，以防止胫骨后肌肌腱炎而导致"外胫夹"。胫骨后肌肌腱炎很常见，尤其是有扁平足或足过度旋前的人，因为足弓塌陷会使肌肉过度牵拉。

（二）胫骨后肌触诊

video

体位：被检查者俯卧位，屈膝。

① 站在被检查者近小腿处，用指尖找到胫骨内缘。

② 手指向后滑动，绕胫骨边缘钩住胫骨后肌的纤维。

③ 继续触诊胫骨和腓骨之间小腿后侧深部胫骨后肌的羽状纤维。

④ 当被检查者进行跖屈和内翻时给予对抗力，以确保触诊到适当的位置。

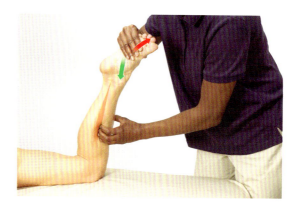

图9.36 胫骨后肌触诊。

趾长屈肌
（Flexor Digitorum Longus）

拉丁语"flexor"意为弯曲，"digitorum"意为数字，"longus"意为长的。

附着点

起点：胫骨后表面1/2处

止点：2~5趾骨远端基底部，通过四个肌腱到足底表面

动作

- 屈曲第2~第5跖趾关节和趾间关节
- 踝关节跖屈
- 足内翻

神经支配

- 胫神经
- S2~S3

血液供应

- 胫后动脉

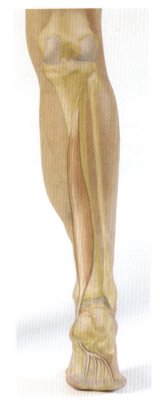

图9.37　趾长屈肌。

（一）功能解剖学

趾长屈肌位于腓肠肌和比目鱼肌的深部，胫骨后肌的内侧。它与胫骨后肌和跛长屈肌一起横穿踝管。这三块肌肉可使足内翻和踝关节跖屈。趾长屈肌也使跖趾关节和趾间关节处的小趾屈曲。

趾长屈肌是动态稳定足内侧弓的几种肌肉之一。它在负重活动如行走、跑步和跳跃时被激活，并控制足的旋前。它还与足的内在肌肉共同调整平衡，使足适应接触的任何表面。

（二）趾长屈肌触诊

体位：被检查者俯卧位。

① 站在被检查者足侧，用拇指找到内踝。

② 将拇指向后向近端滑入胫骨干和跟腱之间的间隙，然后滑到趾长屈肌上（注意：胫动脉和胫神经也走行于内踝的后方。如果被检查者反映足趾麻木、

刺痛或你摸到脉搏，一定要重新调整拇指位置）。

③ 继续沿着趾长屈肌触诊比目鱼肌内缘深部。

④ 当被检查者进行第2~5趾骨屈曲时给予对抗力，以确保触诊到适当的位置。

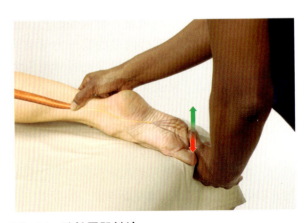

图9.38　趾长屈肌触诊。

蹈长屈肌
（Flexor Hallucis Longus）

拉丁语"flexor"意为弯曲，"hallux"意为大蹈趾，"longus"意为长的。

附着点
起点：腓骨远端后表面和骨间膜
止点：第一远节趾骨基底部，足底面

动作
- 屈曲第一跖趾关节和趾间关节
- 踝关节跖屈
- 足内翻

神经支配
- 胫神经
- S2 ~ S3

血液供应
- 腓动脉和胫后动脉

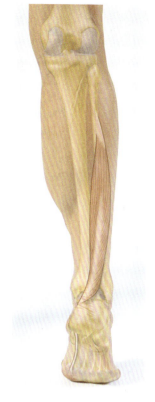

图9.39 蹈长屈肌。

（一）功能解剖学

蹈长屈肌位于腓肠肌和比目鱼肌深部，胫骨后肌的外侧。它与胫骨后肌和趾长屈肌一起横穿踝管，使足内翻和踝关节跖屈。蹈长屈肌也可使蹈趾在跖趾关节和趾间关节屈曲。

蹈长屈肌是动态稳定足内侧弓的几块肌肉之一。它在负重活动时，如行走，跑步和跳跃，控制足的旋前。它还与足的内在肌肉共同调整平衡，使足适应接触任何表面。

蹈长屈肌是在步态行走和推进人体"蹬离"过程中的主要肌肉。人体重心从足跟转移，穿过足，在步态的最后阶段转移到蹈趾上。由髋关节、大腿、膝关节和小腿产生的力通过足和蹈趾推动人体向前。蹈长屈肌在引导这些力方面起着重要作用。

（二）蹈长屈肌触诊

体位：被检查者俯卧位。
① 站在被检查者足侧，用拇指定位内踝。
② 将拇指向后方近端滑动到踝关节和跟腱之间的间隙，然后到三个肌腱上（注

意：胫动脉和胫神经也走行于内踝后方。如被检查者反映麻木、刺痛或你摸到脉搏，一定要调整拇指位置）。
③ 沿着近外侧的肌肉继续触诊最后面的肌腱，即蹈长屈肌。
④ 当被检查者进行蹈趾屈曲时给予对抗力，以确保触诊到适当的位置。

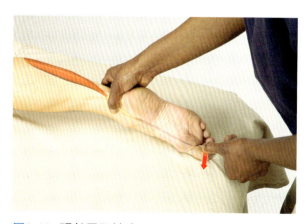

图9.40 蹈长屈肌触诊。

表9-1　足部固有肌肉

肌肉	位置	动作	功能
趾短伸肌	起点：跟骨背外侧 止点：2～4足趾背侧筋膜	伸展足趾	行走时抬起2～4足趾协助背屈
蹞短伸肌	起点：跟骨背侧 止点：第一趾骨末节基底部	伸展蹞趾	行走时抬起蹞趾协助背屈
背侧趾间肌	起点：跖骨的相邻侧 止点：近节趾骨基底部和趾背腱膜	外展足趾	调整足和足趾的位置以保持平衡
骨间足底肌	起点：3～5跖骨内侧基底部 止点：3～5近节趾骨内侧基底部	内收3～5足趾	调整足和足趾的位置以保持平衡

表9-1 足部固有肌肉

肌肉	位置	动作	功能
蚓状肌	起点：趾长屈肌肌腱 止点：2~5趾背内侧腱膜	近端趾骨屈曲	调整足和足趾的位置以保持平衡
小趾对掌肌	起点：第五跖骨结节背侧 止点：近节第五趾骨基底部	外展第5足趾	协助足旋后
屈小趾肌	起点：第5跖骨基底部及腓骨长肌腱鞘 止点：近节第5趾骨	第5趾屈曲	调整足趾的位置，以保持平衡
蹞收肌	起点：第2~4跖骨基底部及腓骨长肌腱鞘（斜头） 起点：3~5跖趾韧带（横头） 止点：第一近节趾骨基底部和外侧籽骨	内收蹞趾	调整蹞趾的位置，以保持平衡和推进

表9-1 足部固有肌肉

肌肉	位置	动作	功能
鉧短屈肌	起点：骰骨、外侧楔骨和胫骨后肌腱的足底面 止点：籽骨和第一近节趾骨基底部内外侧	鉧趾屈曲	协助平衡和推进
小趾展肌	起点：跟骨结节内外侧和足底筋膜 止点：第5近节趾骨外侧	外展小趾	调整足趾的位置，以保持平衡
趾短屈肌	起点：跟骨结节内侧和足底筋膜 止点：通过单独的肌腱连接到2~5中节趾骨	在近端趾间关节处屈曲2~5足趾	调整足和足趾的位置，以保持平衡
鉧展肌	起点：跟骨结节内侧 止点：第一近节趾骨基底部和内侧籽骨	外展鉧趾	调整鉧趾的位置，以保持平衡和推进

功能方面

协同肌/拮抗肌：踝和足

动作	涉及的肌肉	动作	涉及的肌肉
跖屈	腓肠肌 比目鱼肌 跖肌 腓骨长肌 腓骨短肌 胫骨后肌 趾长屈肌 姆长屈肌	背屈	胫骨前肌 趾长伸肌 姆长伸肌 第三腓骨肌
内翻	胫骨前肌 姆长伸肌 胫后屈肌 趾骨长肌 姆长屈肌	外翻	趾长伸肌 腓骨长肌 腓骨短肌 第三腓骨肌
足趾屈曲	趾长屈肌 （2~5） 姆长屈肌（1）	足趾伸展	趾长伸肌 （2~5） 姆长伸肌（1）

运动方式

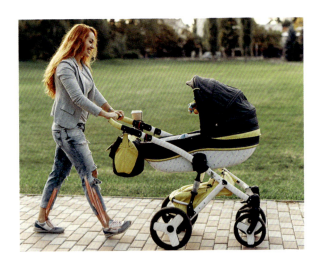

步行：重心从一条腿转移到另一条腿，驱动行走的模式。通过髋关节屈曲、膝关节伸展、踝关节背屈和足趾伸展来摆动腿部。站立的腿通过髋关节伸展、踝关节跖屈和足趾屈曲来驱动运动，特别是蹬趾。控制足内旋减震和正确地引导整个足的力量。

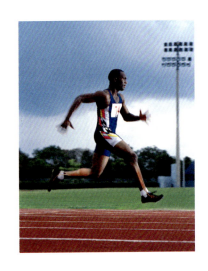

跑步：跑步比走路需要更大的力量。步行和跑步之间的主要区别在腾空阶段。在跑步过程中，有一段时间双足都离开地面，这需要更大的向心力来推动人体离开地面和离心力来"抓住"落地时的人体。髋关节伸展和踝关节跖屈由相同的肌肉来驱动运动。

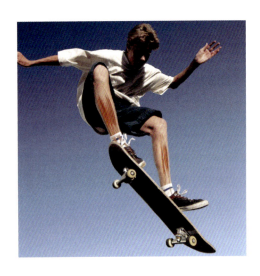

滑板：滑板运动是需要踝和足共同参与的多种有力而精细的运动。腓肠肌和比目鱼肌产生跳跃运动，推动人体和滑板腾空。腓骨肌使足外翻，胫骨前肌使足向后内翻，以指引滑板的方向和控制落地。

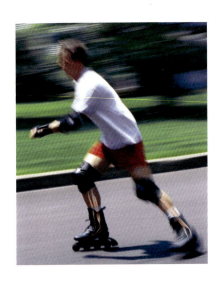

溜冰：溜旱冰和滑雪都是冠状面运动，很大程度上依赖于小腿内侧和外侧肌肉。腓骨肌与髋外展肌一起驱使运动（外翻）。胫骨前肌、胫骨后肌、趾长屈肌、蹬长屈肌与足的内在肌肉共同作用，以在这个动作中维持足的位置。在这种左右摇摆的运动中，也需要强有力的髋内收肌协同工作。

小结

- 小腿的胫骨和腓骨形成了胫腓关节的近端和远端。两个关节的活动度非常有限，为下肢提供稳定性。
- 踝关节（也称距小腿关节）仅能跖屈和背屈。
- 距下关节更灵活，可以足内翻和足外翻。
- 足部是一个由骨骼、关节和韧带组成的复杂网络，能进行多种运动，包括地面缓冲和减震，旋前和旋后。
- 几条足的外部肌肉同时移动踝和足，而足的内在肌肉产生精细的足部运动。
- 踝关节和足部强有力的运动是由大块的表浅肌肉产生的，包括比目鱼肌和腓肠肌。
- 步态是全身参与的复杂运动模式，由下肢驱动。
- 小腿、踝和足的肌肉一起产生功能性运动，例如行走、跑步、举重和滑冰。

复习

多选题

1. 形成踝关节的骨是
   A. 股骨、胫骨和腓骨
   B. 胫骨、腓骨和跟骨
   C. 胫骨、腓骨和距骨
   D. 胫骨、跟骨和距骨

2. 形成距下关节的骨是
   A. 胫骨、腓骨和距骨
   B. 距骨和跟骨
   C. 胫骨和跟骨
   D. 舟骨和跟骨

3. 踝关节可完成的运动是
   A. 跖屈和背屈
   B. 内翻和外翻
   C. 旋前和旋后
   D. 以上所有

4. 距下关节可完成的运动是
   A. 足趾屈伸
   B. 跖屈和背屈
   C. 内翻和外翻
   D. B和C都正确

5. 附着在足部八块独立骨上的肌肉是
   A. 胫骨前肌
   B. 胫骨后肌
   C. 腓肠肌
   D. 跗长屈肌

6. 膝和踝交叉的两块肌肉是
   A. 腓肠肌和比目鱼肌
   B. 比目鱼肌和跖肌
   C. 跖肌和腓肠肌
   D. 以上所有

7. 帮助控制旋前的肌肉是
   A. 胫骨前肌
   B. 胫骨后肌
   C. 趾长屈肌
   D. 以上所有

8. 被认为是维持"姿势"的后部肌肉是
   A. 腓肠肌
   B. 趾长屈肌
   C. 比目鱼肌
   D. 跗长屈肌

9. 组成"小腿三头肌"的肌肉是
   A. 跖肌、比目鱼肌和腓肠肌
   B. 胫骨后肌、趾长屈肌和跗长屈肌
   C. 胫骨前肌、趾长伸肌和跗长伸肌
   D. 腓骨长肌、腓骨短肌和第三腓骨肌

10. 行走时将小腿拉过足的肌肉是
    A. 胫骨后肌
    B. 比目鱼肌
    C. 跖肌
    D. 胫骨前肌

配伍题

下面列出了不同肌肉的附着点。将肌肉与其附着点正确匹配。

11. _____ 舟状骨结节，1～3楔骨，骰骨和2～4跖骨基底部

12. _____ 胫骨外侧髁、腓骨前近端和骨间膜

13. _____ 胫骨足底线和后表面，腓骨头后和近端表面

14. _____ 2～5远端趾骨，由四个肌腱到足底基底面

15. _____ 腓骨前表面远端1/3及骨间膜

16. _____ 腓骨前表面中部与骨间膜

17. _____ 外侧第一跖骨和内侧楔骨

18. _____ 内侧楔骨、第一跖骨基底部和足底面

19. _____ 股骨外侧髁上线远端

20. _____ 腓骨远端后表面和骨间膜

A. 趾肌
B. 跛长伸肌
C. 胫骨后肌
D. 跛长屈肌
E. 腓骨长肌
F. 胫骨前肌
G. 第三腓骨肌
H. 比目鱼肌
I. 趾长屈肌
J. 趾长伸肌

下面列出了不同肌肉的动作。将肌肉与其动作正确匹配。答案可以多选。

21. _____ 跖屈

22. _____ 背屈

23. _____ 内翻

24. _____ 外翻

25. _____ 足趾屈曲

26. _____ 跛趾屈曲

27. _____ 足趾伸展

28. _____ 跛趾伸展

A. 趾长伸肌
B. 腓骨短肌
C. 胫骨前肌
D. 趾长屈肌
E. 跛长伸肌
F. 比目鱼肌
G. 第三腓骨肌
H. 跛长屈肌
I. 胫骨后肌
J. 腓骨长肌

简答题

29. 简述小腿、踝关节和足的一般结构，并将其与前臂、腕部和手进行比较。比较其中的差异。

30. 简述踝关节跖屈和背屈之间的力量平衡关系。这种平衡关系的作用是什么？

31. 比较内翻和外翻，旋前和旋后。这些动作有什么不同，它们的目的是什么？

试一试！

活动1：找一个搭档。从侧面研究这个人的站立姿势，特别注意下肢和足。写下或画出你观察到的姿势。重复这个过程，这次从后面看。如果你注意到任何偏差，运用你对肌肉功能和关系的认识，确定哪些肌肉可能会失去平衡。看看你能不能找出哪块肌肉紧张。交换伙伴，重复上述过程。比较你的发现。

活动2：找一个搭档，让他在你的观察下在房间或大厅里来回走动。观察每个下肢的动作。继续观察臀部、骨盆和脊柱。现在观察他们手臂的运动。从前面、后面和侧面观察他们。写下或画出你观察到的动作。你注意到了什么？左右两边的动作相似吗？他们的动作幅度怎么样？他们的动作是放松还是僵硬？你能识别他们的步态阶段（摆动阶段和支撑阶段）吗？是什么肌肉使每个部位发生变化？足、膝、髋关节、骨盆、脊柱、手臂和头部发生了什么？

建议：交换合作伙伴，重复上述活动。彼此分享你观察到的重要发现。重复相同的过程。如果可以的话，在跑步机上进行这些活动会更有帮助。通过视频来捕捉动作，如果可能的话，甚至可以让它慢下来。这样能够更具体地观察和重复分析。

参考文献

Cote KP, Brunet ME II, Gansneder BM, et al. Effects of pronated and supinated foot postures on static and dynamic posture stability. *J Athl Train.* 2005;40(1):41–46.

Hanson AM, Padua DA, Blackburn JT, et al. Muscle activation during side-step cutting maneuvers in male and female soccer athletes. *J Athl Train.* 2008;43(2):133–143.

Hertel J. Functional anatomy, pathomechanics, and pathophysiology of lateral ankle instability. *J Athl Train.* 2002;37(4):364–375.

Hertel J, Gay MR, Denegar CR. Differences in postural control during single-leg stance among healthy individuals with different foot types. *J Athl Train.* 2002;37(2):129–132.

Holowka NB, Richards A, Sibson BE, Lieberman D. The human foot functions like a spring of adjustable stiffness during running. *J Exp Biol.* 2021;224(1):jeb219667

Richards J, Thewlis D, Selfe J, et al. A biomechanical investigation of a single-limb squat: Implications for lower extremity rehabilitation exercises. *J Athl Train.* 2008;43(5):477–482.

Yong JR, Dembia CL, Silder A, et al. Foot strike pattern during running alters muscle-tendon dynamics of the gastrocnemius and the soleus. *Sci Rep* 2020;10:5872.

（李艳影 薛冠男 王 骏 吴虹桥 储 天）

术 语

A

鞍状关节（Saddle Joint）：两个骨性关节面一凹一凸构成的滑膜关节

凹（Depressions）：骨上含有肌肉、肌腱、神经和血管的槽和沟

凹面（Concave）：向里的圆形凹陷

凹凸定律（Convex–concave rule）：控制附加运动（滑动和滚动）方向的定律，关节面的形态决定运动状态：如果凹面在固定的凸面上运动，则滑动方向与滚动方向相同；如果凸面在固定的凹面上运动，则滑动方向与滚动方向相反

B

摆动期（Swingphase）：从抬小腿并向前移动，到足跟着地的步态期

半羽肌（Unipennate）：肌纤维从中心肌腱一侧斜行的羽状肌

胞体（Cell body）：胞核所在处神经元的功能中心

被动活动范围（Passive range of motion）：受检者静息而治疗师移动关节进行可能的运动时所发生的关节运动。常用于确定关节的终末感

本体感受（Proprioception）：体位的总体感觉

扁骨（Flat bones）：由纤维网骨化形成的一类薄骨，包括胸骨、髂骨和几块颅骨。骨中心的松质骨为造血部位

扁平足（Pes planus）：以内侧弓低和足过度旋前为特点的足和踝部姿态偏斜

变形（Deform）：形状的改变

表面上皮（Surface epithelium）：含膜状细胞层的组织，位于人体内外表面，起屏障或分泌腺作用

表皮（Epidermis）：在皮肤表面的层状或上皮组织，含有角蛋白、黑色素和免疫细胞

不动关节（Synarthroticjoint）：关节面结合得很紧密的关节

不规则骨（Irregular bones）：有独持形态的骨，包括椎骨和面颅骨

不随意（Involuntary）：不受意识控制

步态（Gait）：行走或跑步的方式

C

产热（Thermogenesis）：体内热量的产生

成骨细胞（Osteoblasts）：分泌蛋白的成纤维细胞，可在骨的细胞外基质中形成纤维

成软骨细胞（Chondroblasts）：分泌蛋白的成纤维细胞，可在软骨细胞外基质中合成纤维

成纤维细胞（Fibroblast）：能产生和分泌蛋白的细胞，可在结缔组织细胞外基质中形成纤维

触变性（Thixotropy）：当组织的活动或温度增加时，基质变为更多液态的能力

传导性（Conductivity）：传播电信号的能力

传入纤维（Afferent fibers）：围绕肌梭的梭内肌纤维的感觉神经，可监控肌肉的伸展速率和强度

粗肌丝（Thick filament）：肌纤维的收缩成分之一，由肌球蛋白组成

粗隆（Tuberosity）：骨上的圆形附着点

D

单轴的（Uniaxial）：能在单一运动平面内移动

导管（Meatus）：骨内的细小通道

等张收缩（isotonic contraction）：产生张力且肌肉长度和关节角度发生改变的肌肉收缩

等长收缩（Isometric contraction）：产生张力但肌肉长度和关节角度不改变的肌肉收缩

抵抗力（Resistance）：杠杆系统中对抗作用力施加的机械能来源

钉状关节（Gomphosis）：一种特殊的纤维关节，由牙齿嵌入颌部凹槽形成

动力行程（Power stroke）：当肌球蛋白结合肌动蛋白将肌节拉拢在一起时发生的渐变运动

动态稳定器（Dynamic stabilizer）：通过收缩和伸长来限制或控制运动的结构

动作电位（Action potential）：当兴奋发生时，在神经、肌肉和其他可兴奋组织中发生的细胞膜电荷改变

短骨（Shortbones）：主要由松质骨组成的立方状骨，可进行精细的滑动

多羽肌（Multipennate）：肌纤维在多个肌腱的两侧排列的羽状肌

E

额状面（Frontal plane）：将人体垂直分成前后两部分的运动平面

额状轴（Frontal axis）：与矢状面垂直的一条想象直线，围绕这个轴进行屈伸运动

二类杠杆（Second-classlever）：这种机械系统的特点是：一端施力另一端为轴，阻力加在两端之间

F

反射（Reflexes）：无意识发生的保护性机制

反向肌伸张反射（Inverse myotatic reflex）：对于因受到高尔基腱器刺激而使其过度紧张所产生的反应性肌松弛和拮抗肌收缩

福尔克曼管（Volkmann's canals）：在密质骨中与哈弗管垂直走行的管道，构成从骨表面到其内面的通道，也称为穿通管

俯卧（Prone）：面朝下的卧姿

附加运动（Accessory motion）：关节面之间的相对运动

G

钙（Calcium）：储存在骨里的矿物质和磷酸盐组成骨质。它用于人体内许多化学反应中，包括保持血液中的酸碱平衡、传递神经冲动、协助肌收缩、维持血压以及受伤后启动血液凝固

感觉上皮（Sensoryepithelium）：包含有特殊细胞，能感受和传导特殊刺激的组织

感觉神经（Sensorynerve）：监控内外环境并将这些信息传至脑的一种神经类型

杠杆（Lever）：通过传递或改变力量来产生运动的刚性装置

杠杆作用（Leverage）：由机械系统产生的作用力的增加量，也称机械效益

高尔基腱器（Golgi tendon organ）：嵌入肌腱结缔组织中的本体感受器，可监控肌肉伸缩所产生的肌肉张力变化

高弓足（Pes cavus）：以内侧弓过高和旋后为特点的足和踝部姿态偏斜

高张性（Hypertonicity）：过度肌紧张

沟（Fissure）：骨上的一个扩大的裂口或缝隙

骨（Bone）：由胶原纤维和矿物质构成的一种支撑结缔组织

骨板（Lamellae）：包绕哈弗管的同心圆陷窝

骨单位（Osteon）：骨的功能单位，由骨板和哈弗管组成，也称哈弗系统

骨端感觉（Bony endfeel）：使关节运动达到两骨接触的限制因素

骨缝（Sutures）：骨之间的连续骨膜连结

骨干（Diaphysis）：长骨体由密质骨组成，其中央充满黄骨髓

骨骼肌（Skeletalmuscle）：可使关节产生运动的随意肌

骨关节炎（Osteoarthritis）：透明软骨受损导致的关节慢性炎症

骨化（Ossification）：透明软骨被成骨细胞生成的骨组织所取代的过程

骨间膜（Interosseous membrane）：比韧带薄的宽片状致密结缔组织，沿骨干的长轴连结两骨

骨膜（Periosteum）：围绕骨并滋养和保护骨的致密结缔组织

骨盆后倾（Posterior pelvic tilt）：骨盆带向后倾斜的姿态偏斜

骨盆前倾（Anterior pelvic tilt）：以骨盆带前倾为特点的姿态偏斜

骨细胞（Osteocyte）：组成骨实质的细胞

骨线（Line）：骨上细长的软组织附着点

骨小管（Canaliculi）：从中央哈弗管辐射状发出的小管，将微血管和神经分支带到远处的骨细胞

骨小梁（Trabeculae）：根据应力线形成和重塑的骨小体，起支撑作用

骨性标志（Bony landmark）：可识别软组织附着点、关节面、沟或其他功能的骨上独特结构

骨性连结（Synostosis）：形成关节的两骨之间的骨性结合

骨学（Osteology）：研究骨的学科

骨质疏松症（Osteoporosis）：由于骨矿物质（如钙和磷酸盐）缺失而导致的病理状态，其特点是松质骨的骨密度减少

关节（Joint）：两骨之间的连结部位

关节面（Facet）：形成关节的骨的扁平突起

关节囊（Joint capsule）：包绕整个关节的致密结缔组织网

关节囊终末感（Capsular endfeel）：将关节运动限制在关节囊的因素

关节内活动度（Joint play）：围绕关节的关节囊和韧带的松弛度或弹性

关节腔（Joint cavity）：骨关节面之间的腔隙

关节头（Head）：长骨上形成关节的、大而圆的末端突起

关节学（Arthrology）：研究关节的学科

滚动（Roll）：一个骨面上的一系列点与另一骨面上相应的一系列点接触时发生的辅助关节运动

H

哈弗斯管（Haversian canals）：使血管和神经穿过密质骨的纵行管

黑色素（Mclanin）：存在于皮肤表皮的色素蛋白

横断面（Transverse plane）：将人体水平分为上、下两半的平面

横桥（Cross-bridges）：在肌肉收缩过程中肌球蛋白头和肌动蛋白纤维上活性受体位点之间的连结

横纹（Striation）：见于心肌和骨骼肌组织的明暗交替的肌纤维

横小管（Transverse tubules）：垂直于肌节走行的管状网络，可将神经冲动从肌纤维膜传至细胞内

红骨髓（Red bone marrow）：存在于某些类型可生成血细胞的骨的内腔的疏松结缔组织

骺（Epiphysis）：长骨的隆起端，由薄层密质骨包绕松质骨构成

骺板（Epiphyseal plate）：长骨骺与骨干交汇的部位，也称为生长板

后方（Posterior）：指向背侧的方位术语

滑动（Glide）：一个骨面上的一点与另一个骨面上的一系列点接触时所发生的附加运动

滑动关节（Gliding joint）：以扁平关节面为特征可进行小的平面运动的滑膜关节

滑膜（Synovialmembrane）：滑膜关节囊的内膜，能产生滑液

滑膜关节（Synovialjoint）：多为灵活的一类关节，有关节囊、大的关节腔和滑液

滑膜液（Synovialfluid）：黏液囊和滑膜关节内的润滑剂，以减少结构间的摩擦并产生滑动

滑囊炎（Bursitis）：由创伤或过度摩擦引起的囊的炎症

环层小体（Pacinian corpuscle）：皮肤、肌肉周围结缔组织和肌腱内的机械感受器，可监测初期施加的振动或深部压力并监控人体的运动方向和速度

环状肌（Circular muscles）：其肌纤维环绕人体某些开口排列形成括约肌

活动范围（Range of motion）：关节可能的移动幅度

J

机械感受器（Mechanoreceptor）：对压力产生反应性变形并协助本体感觉的特殊神经末梢

机械效益（Mechanical advantage）：由杠杆产生的作用力的增量，也称杠杆作用

肌腹（Muscle belly）：肌腱之间的那部分肌肉

肌钙蛋白（Troponin）：在静息期，将原肌球蛋白保持在肌动蛋白结合点上的蛋白，将其移出路径外以使肌肉收缩

肌腱（Tendon）：将肌肉附着至骨并汇聚在一起的肌筋膜致密结缔组织

肌节（Myotome）：与对应脊髓神经相关的运动功能区域

肌节（Sarcomere）：肌纤维的功能单位，包含一条Z线到下一条Z线的结构

肌痉挛（Muscle spasm）：以抽动或颤抖为特征的肌肉不随意性突然收缩，也称肌卫

肌膜（Panniculus）：连续的扁平肌外膜

肌内膜（Endomysium）：包绕各个肌细胞的结缔组织鞘

肌球蛋白（Myosin）：在肌肉中形成粗肌丝纤维的蛋白

肌肉肌腱连接处（Musculotendinous junction）：肌外膜开始汇聚并形成肌腱的部位

肌束（Fascicle）：被肌束膜包绕的肌纤维束

肌束膜（Perimysium）：围绕肌束的结缔组织鞘

肌松弛（Flaccidity）：肌的紧张度下降

肌梭（Muscle spindle）：遍布骨骼肌组织的本体感受器，可监控组织长度变化

肌外膜（Epimysium）：包绕肌束的结缔组织鞘

肌卫（Guarding）：以抽动或颤抖为特征的肌肉不随意突然收缩，也称为肌痉挛

肌纤维方向（Fiber direction）：决定组织收缩时牵拉方向的肌组织排列

肌纤维膜（Sarcolemma）：肌纤维的细胞膜，可调控进出肌纤维的化学物质

肌学（Myology）：研究肌肉的学科

肌原纤维（Myofibrils）：使骨骼肌组织出现横纹状的特殊收缩蛋白

肌张力（Muscle tone）：由于持续运动单位激活产生的张力

肌质（Sarcoplasm）：肌细胞的细胞质

肌质网（Sarcoplasmic reticulum）：含有液体腔隙的网状结构，覆盖在每一个肌纤维上并储存有助于引发肌肉收缩的钙离子

肌组织（Muscle tissue）：四种基本组织之一，含有称为肌纤维的收缩蛋白结构，可以使这种组织收缩并产生运动

基质（Ground substance）：结缔组织中一种独特的液体成分，悬浮于细胞外基质，可以水状或固体状存在

棘（Spine）：骨上短而锋利的刺样突起

嵴（Crest）：骨上的细长软组织附着部位

嵴（Ridge）：骨上细长的软组织附着部位

脊柱侧凸（Scoliosis）：以脊柱外偏并有一定旋转特征的姿势偏移

脊柱后凸（Kyphosis）：脊椎向后弯曲

脊柱前凸（Lordosis）：脊柱向前弯曲

肩肱节律（Scapulohumeral rhythm）：肩胸关节和盂肱关节之间的协调运动

腱膜（Aponeurosis）：宽而扁的肌腱

浆膜下筋膜（Subserous fascia）：将深筋膜与胸腔和腹腔衬膜分隔开的致密结缔组织

交互抑制（Reciprocal inhibition）：由于肌梭和高尔基腱器受到刺激，使关节一侧的肌肉收缩而关节另一侧的肌肉产生适应性松弛

胶原纤维（Collagen fibers）：一种长而直的蛋白链，使结缔组织具有抗拉强度和柔韧度

角蛋白（Keratin）：存在于表皮的坚韧保护性蛋白

拮抗肌（Antagonist）：与相应的激动肌进行相反运动的肌肉

结缔组织（Connective tissue）：四大基本组织类型之一，可见于人体大多数运动结构，包括骨、韧带、肌腱和筋膜

结节（Tubercle）：骨上的钝圆形附着点

解剖学（Anatomy）：是一门研究器官结构的学科

解剖学术语（Anatomical terminology）：用于描述人体部位和运动的通用术语

解剖学姿势（Anatomical position）：以身体直立面向前方、双足并拢、双臂在体侧伸展、掌心向前为特征的标准体位

筋膜（Fascia）：疏松或致密结缔组织的一层薄膜，覆盖于人体组织结构上，对其起保护作用，并使其形成一个结构单位

近端（Proximal）：指趋向躯干的方位术语

静态稳定结构（Static stabilizer）：通过抵抗拉伸来限制运动的结构

巨噬细胞（Macrophages）：对损伤或感染做出反应的免疫细胞

K

抗阻力活动范围（Resisted range of motion）：受检者遇到检查者施加的阻力时，试图使关节运动所产生的关节运动范围，常用于检查收缩肌及其相应肌腱的健康和功能状况

髁（Condyle）：形成关节的圆形骨端

可动关节（Diarthrotic joint）：具有大关节腔的关节

孔（Foramen）：大小不一，通常是骨上的圆形开口

孔（Openings）：骨上的孔槽，神经、血管、肌肉和肌腱由此通过。有时也指含气空腔，称之为窦

L

离心收缩（Eccentric contraction）：产生张力、使肌肉伸长并使关节角度增大的肌肉等张收缩

力（Force）：起始运动的杠杆系统中的机械能源

联合（Symphysis）：形成关节两骨之间的纤维软骨联合

淋巴结（Lymph node）：清除淋巴液里外来颗粒、病毒和细菌的微小器官

淋巴液（Lymph）：人体组织里的过量液体

磷酸盐（Phosphate）：储存于骨内的矿物质，和钙一起构成骨质

隆起（Projection）：骨上的隆起部分，有助于形成关节

鲁菲尼小体（Ruffini corpuscle）：位于整个关节囊的机械感受器，可监测关节变形并监控关节位置

M

慢缩肌纤维（Slow twitch fiber）：利用有氧产能的肌纤维，收缩慢且耐疲劳

密质骨（Compact bone）：同心层状骨单位和间骨板组成的骨的致密部

N

囊（Bursa）：可以减少结构之间摩擦的小而扁的滑液囊

内侧（Medial）：指趋向中线的方位术语

内收（Adduction）：围绕矢状轴发生在额状面的关节运动，可产生趋于正中线的运动

内旋（Internal rotation）：肢带骨绕纵轴在横截面上向中线旋转的关节运动，也称内侧旋转

P

皮肤（Skin）：覆盖于体表的连续结构，保护人体免受侵害和辐射，协助调控体内温度，排出某些废物，便于和外界环境的相互作用

皮节（Dermatome）：与对应脊髓神经相关的皮肤感觉区域

皮下组织（Hypodermis）：皮肤真皮深部的疏松结缔组织层，含有脂肪细胞，能缓冲和保护深层结构，见浅筋膜

平滑肌（Smooth muscle）：有助于消化、泌尿、生殖、循环和呼吸的不随意肌

破骨细胞（Osteoclast）：分解陈旧骨的骨细胞

Q

Q角（Quadriceps angle）：是由髂前上棘到髌骨上缘中点的连线，与由髌骨中心到胫骨结节连线交叉所形成的锐角

牵张反射（Myotatic reflex）：由于肌梭受到刺激对快速牵拉力产生的肌收缩

前方（Anterior）：朝向前方的方位术语

前庭器官（Vestibular apparatus）：位于内耳，能感受头的位置和运动刺激的结构

浅层（Superficial）：表示接近体表的方位术语

浅筋膜（Superficial fascia）：位于皮肤真皮正下方的疏松结缔组织，可储存脂肪和水，并为神经和血管提供通道

球窝关节（Ball-and-socket joint）：这种滑膜关节的特点是一个骨的球状关节头配在另一骨的圆形空腔

屈曲（Flexion）：围绕额状轴在矢状面发生的关节运动，使关节角度减小

屈戌关节（Hinge joint）：一块骨上的圆柱状突起配在另一块骨的相应凹槽内形成的滑膜关节

R

韧带（Ligament）：由连结相邻骨的致密结缔组织所形成的纤维结构

韧带连结（Syndesmosis）：呈条索状或膜状，由结缔组织形成纤维连结

软骨（Cartilage）：是一种支持结缔组织，根据在基质中各蛋白分布比例的不同而具有不同的硬度和功能

软骨关节（Cartilaginous joints）：由软骨将相邻骨的关节面分隔开的微动关节

S

三级杠杆（Third-class lever）：阻力在一端、轴在另一端、力加在两者之间的机械系统

三角肌（Triangular muscles）：肌纤维排列起始于一个宽底，然后汇聚成一点的一种类型的肌肉

三磷酸腺苷［Adenosine triphosphate（ATP）］：细胞中储存能量的化合物

三轴的（Triaxial）：能在所有三个平面运动（矢状面、冠状面、横断面）

上方（Superior）：指向头部的方位术语

上髁（Epicondyle）：长骨在关节端附近的突起，位于髁的上面

上皮组织（Epithelial tissue）：四种基本组织类型之一，覆盖在人体的内外表面。它具有保护、吸收、过滤和分泌功能，且极易再生

伸展（Extension）：在矢状面围绕冠状轴发生的关节运动，使关节角度增大

伸展性（Extensibility）：无损伤伸长的能力

深（Deep）：是指远离体表的方位术语

深筋膜（Deep fascia）：致密结缔组织网，可在肌肉及其内部结构周围形成一个网状结构

神经（Nerve）：控制和联系人体其他部位的那部分神经系统

神经丛（Plexus）：脊髓神经在位置和功能上组合在一起

神经递质（Neurotransmitter）：可以穿过突触间隙并刺激或抑制邻近细胞的特殊化学物质

神经肌肉连结（Neuromuscular junction）：神经细胞轴突和肌细胞之间的连结

神经元（Neuron）：神经细胞

神经组织（Nervous tissue）：四种基本组织之一，能感受刺激、传导刺激并对刺激产生反应

生理学（Physiology）：研究器官功能的学科

生理运动（Physiological movements）：在基本平面进行的所有关节运动

生长板（Growth plate）：见骺板

矢状面（Sagittal plane）：将人体垂直分为左右两半的运动平面

矢状轴（Sagittal axis）：与额状面垂直相交的一条假想直线，可围绕其进行外展和内收

收缩性（Contractlity）：对某一具体刺激反应性变短和增厚从而产力的能力

枢轴关节（Pivot joint）：一骨的圆柱状头和另一骨相应的凹盂相配构成的滑膜关节

疏松结缔组织（Loose connective tissue）：含大量基质和很少纤维的结缔组织

疏松终末感（Spongy endfeel）：是以湿软感为特点的异常终末感

输出淋巴管（Efferent lymphatic vessel）：将淋巴结中的淋巴液滤出的结构

输入淋巴管（Afferent lymphaticvessel）：将淋巴液输入淋巴结的管状结构

树突（Dendrite）：神经细胞的短分支，可将冲动传递至胞体

双轴的（Biaxial）：能在两个运动平面上进行运动

水肿（Edema）：在人体组织中液体的异常累积

松弛终末感（Loose endfeel）：以异常运动为特征的异常终末感，受韧带或关节囊限制。也称为空虚终末感

松质骨（Spongy bone）：一种三维网格疏松骨组织，里面填充红骨髓

随意（Voluntary）：受意识控制

髓腔（Medullary cavity）：含骨髓的长骨干的中央空腔

梭肌（Fusiform muscles）：肌纤维排列呈厚的中部肌腹，两端细的肌肉

梭内肌纤维（Intrafusal fibers）：肌梭内的特殊肌纤维，外面包绕一圈感觉神经末梢，可监控肌肉的伸展速率和强度

梭外肌纤维（Extrafusal fibers）：肌梭外的肌纤维，对 α 运动神经元的刺激做出反应性收缩和缩短

T

弹力终末感（Springyendfeel）：肌肉或肌腱类拉伸关节运动的限制因素

弹性（Elasticity）：在伸长或缩短后恢复原状的能力

弹性蛋白（Elastin）：弹性纤维中的蛋白，可使组织呈现一种分支的波状外观，并使其在伸长或改变形状后能恢复原状

弹性软骨（Elastic cartilage）：鼻和耳中含有大量弹性纤维的一种支撑软骨

弹性纤维（Elastic fibers）：含有弹性蛋白并使组织回弹，以使其恢复原状的结缔组织成分

弹性阻滞（Springyblock）：以运动范围终止之前发生弹力或弹性阻断为特点的异常终末感

糖酵解（Glycolysis）：无氧产能，将糖转化成乳酸

腾空期（Flight phase）：两足都离地的步态

同心收缩（Concentric contraction）：产生张力、使肌肉缩短并使关节角变小的肌肉等张收缩

头侧（Cephalic）：表明朝向头侧的方位术语

透明软骨（Hyaline cartilage）：光滑有弹性的软骨，有利于减少摩擦，见于喉、肋骨与胸骨之间和骨的关节面

凸面（Convex）：向外的圆形突起

突触（Synapse）：一个神经细胞和另一个神经细胞、肌细胞、腺体或感觉受体细胞之间的功能性膜对膜接触部位

突触间隙（Synaptic cleft）：轴突末端和突触后膜之间的空隙

突起（Process）：软组织与骨连结处的隆起

脱位（Dislocation）：关节中正常骨结构的移位

椭圆关节（Ellipsoid joint）：具有卵圆形关节面，类似于扁圆或椭圆的滑膜关节

W

外侧（Lateral）：指远离中线的方位术语

外旋（External rotation）：在横截面围绕纵轴发生的，使附属骨旋离中线的关节运动，也称侧向旋转

外展（Abduction）：围绕矢状轴发生在额状面的关节运动，可产生偏离正中线的运动

网状纤维（Reticular fibers）：存在于结缔组织内的薄层蛋白，能抵抗多方向的作用力，有助于将各种结构结合在一起

微动关节（Amphiarthrotic joint）：有柔韧结构，如韧带或纤维软骨环环绕的关节

尾侧（Caudal）：表明朝向足侧的方位术语

伍尔夫定律（Wolff's Law）：描述当应力（如重力的压迫以及肌肉和韧带的张力）加在骨上时骨的适应性原理

X

膝内翻（Genu varum）：小腿相对于大腿向内偏移的姿态

膝外翻（Genu valgus）：小腿相对于大腿向外侧偏移的姿态

细胞核（Nucleus）：细胞的一部分，包含细胞的功能信息并控制细胞的工作

细胞间隙（Interstitial space）：组织细胞间的间隙

细胞外基质（Extracellular matrix）：由悬浮在基质内的不同纤维组成的结缔组织成分

细肌丝（Thin filament）：肌纤维的收缩成分之一，由肌动蛋白组成

下（Inferior）：指向底部的方位术语

纤丝滑动学说（Sliding filament theory）： 用来解释肌纤维中厚肌纤维和薄肌纤维中的收缩蛋白怎样结合和释放，以使肌节缩短，而导致肌收缩

纤维关节（Fibrous joints）： 带有小关节腔的骨和将各骨紧密连结在一起的致密胶原纤维结缔组织之间的稳固结构

纤维囊（Fibrous capsule）： 滑膜关节囊外层组织，为关节提供稳定和保护作用

纤维软骨（Fibrous cartilage）： 由胶原纤维的致密网状结构形成的软骨，可起缓冲作用并提高关节的连续性，见于椎间盘和膝关节的半月板

限制（Approximation）： 将关节活动约束在关节内的限制因素

线粒体（Mitochondrion）： 细胞的主要能量来源，产生三磷酸腺苷（ATP）

陷窝（Lacunae）： 骨细胞所在骨基质中的微小腔隙

腺上皮（Glandular epithelium）： 生成物质并将其输送至人体的内外表面或者直接送至血液的一种组织

相对协同肌（Relative synergist）： 只有一部分或很少部分的动作是和主动肌一起运动的肌

协同肌（Synergist）： 是指通过稳定、调控或促成某种特定关节运动，协助主动肌发挥作用的肌肉

心肌（Cardiacmuscle）： 组成心壁并产生使血液在人体循环所需搏动的不随意肌

兴奋性（Excitability）： 能通过产生电信号对刺激做出反应，也称为感应性

胸导管（Thoracic duct）： 人体最大的淋巴管，两条终末淋巴管之一，将淋巴液输送至头臂静脉

需氧的（Aerobic）： 为产生能量而利用氧，也称为氧化

旋锁机制（Screw-home mechanism）： 通过胫骨外旋而锁定胫股关节

血管（Blood vessel）： 一种循环结构，是血液流经整个人体的通道

Y

厌氧的（Anaerobic）： 产生能量不依靠氧

仰卧（Supine）： 面朝上的卧姿

液态结缔组织（Fluid connective tissue）： 在细胞外基质中包含血浆的结缔组织

一级杠杆（First-class lever）： 是在中心轴的一侧施力，在另一侧施以阻力的机械系统

乙酰胆碱（Acetylcholine）： 穿过突触间隙，在神经肌肉接头处传播动作电位的神经递质

应激性（Irritability）： 通过产生电信号对刺激做出反应，也称可兴奋性

右淋巴导管（Rightlymphaticduct）： 两条终末淋巴管之一，位于颈部右侧，流入胸部的右头臂静脉

右旋（Rightrotation）： 脊柱围绕长轴在横断面上使脊柱向右旋转的关节运动

羽肌（Bipennate）： 肌纤维沿中央肌腱两侧斜行排列的羽状肌

羽状（Pennate）： 像羽毛状的结构

原肌球蛋白（Tropomyosin）： 在静息期覆盖于肌动蛋白分子上结合点的蛋白

远端（Distal）： 表明远离躯干的方位术语

运动单位（Motor unit）： 一个运动神经元以及它控制的所有肌纤维

运动神经（Motor nerve）： 定向作用神经，执行由脑决定的反应

运动神经元（Alpha motor neurons）： 肌梭中的运动神经，可激发环绕的梭外肌纤维，使肌肉收缩变短，以保护其不受损伤

运动神经元（Motor neuron）： 负责引发运动的神经元

运动学（Kinesiology）： 研究人类运动的学科

Z

造血（Hematopoiesis）： 发生在红骨髓内的血细胞生成过程

站立期（Stance phase）： 以完全由下肢承载体重为特征的步态期

长骨（Long bones）： 长度大于宽度的一种骨，有明显的骨干和突起的末端

真皮（Dermis）： 表皮深面的致密结缔组织层，包含有毛囊、腺体、神经、血管和细小的肌肉

支（Ramus）：骨上的桥状突起

支持结缔组织（Supportive connective tissue）：强有力的紧密结缔组织，含有在其底物中沉积的钙盐

支点（Fulcrum）：杠杆系统的一部分，杠杆围绕它进行自身旋转，也称为轴

肢带骨（Appendicular skeleton）：包括上肢带骨和下肢带骨

脂肪细胞（Adipocytes）：在细胞的内部间隙内储存油脂的细胞

直接协同肌（Direct synergist）：所有活动都有主动肌共同参与的肌肉

致密结缔组织（Dense connective tissue）：含有许多胶原纤维和少量基质的结缔组织

中间纤维（Intermediate fibers）：兼有快收缩纤维和慢收缩纤维特性的肌纤维

中轴骨路（Axialskeleton）：由头部和躯干各骨组成，包括颅骨及其相关骨、舌骨、胸骨、肋骨、椎骨、骶骨、尾骨

终末感（Endfeel）：在关节可能的运动范围达到终点时，可觉察到的活动性，取决于被动活动范围

终末空虚感（Empty endfeel）：以允许异常运动为特点的异常终末感，由韧带或关节囊来防止其产生，也称为松弛终末感

轴（Axis）：使杠杆围绕自身转动的杠杆系统的一部分，也称为支点

轴突（Axon）：神经细胞的延伸，接受胞体发出的冲动，并将这种冲动发送至相邻细胞

主动肌（Agonist）：主要参与产生运动的肌肉

主动运动范围（Active range of motion）：当一个人独立运动身体特定部位，并进行这个部位的可能运动时所产生的关节运动，以此证明其主动进行某关节运动的意愿和能力

转子（Trochanter）：骨上的圆形附着点

籽骨（Sesamoid bone）：被肌腱包绕的骨，其功能是增加与其连结肌肉的杠杆作用和力量

自旋（Spin）：一个面围绕一个固定的纵轴顺时针或逆时针旋转时发生的附属运动

总和（Summation）：汇聚越来越多的运动单位，以增加产力的过程

纵轴（Longitudinal axis）：与横截面垂直相交的一条假想直线，骨围绕它旋转

足跟着地（Heel strike）：步态中如灌铅的足着地

足趾离地（Toe-off）：步态中行进腿的足离开地面向前进

组织（Tissue）：有相同结构和功能的一组细胞

左旋（Left rotation）：围绕纵轴在横断面上使脊柱转向左侧的脊柱关节运动

（耿德新　王骏　吴虹桥　储天）

索 引

注：页码后标有"f"的表示图；页码后标有"t"表示表。

（耿德新 王 骏 吴虹桥 储 天）